Stephen Cummings und Dana Ullman

Das Hausbuch der Homöopathie

Naturheilkunde als Selbsthilfe

Aus dem Amerikanischen von Jutta Hein

Überarbeitete und aktualisierte Neuausgabe

WILHELM HEYNE VERLAG
MÜNCHEN

HEYNE-RATGEBER
08/5217

Besuchen Sie uns im Internet:
http://www.heyne.de

Umwelthinweis:
Dieses Buch wurde auf
chlor- und säurefreiem Papier gedruckt.

Copyright © 1997 by Stephen Cummings, M.D., and Dana Ullman, M.P.H.
Die Originalausgabe erschien 1997 unter dem Titel
EVERYBODY'S GUIDE TO HOMEOPATHIC MEDICINES
im Verlag Tarcher/Putman, New York
Copyright © der deutschsprachigen Ausgabe 1998 by
Wilhelm Heyne Verlag GmbH & Co. KG, München
Printed in Germany 1998
Umschlaggestaltung: Atelier Bachmann & Seidel, Reischach
Umschlagabbildung: Studio für Werbefotografie Elmar Kohn, Landshut,
und Fotoagentur Imagine/Viesti Associat, Hamburg
Satz: Pospischil, Stadtbergen
Druck und Bindung: Ebner, Ulm

ISBN 3-453-14078-8

Inhalt

Vorwort 11

Einleitung 13

Danksagung 17

Wie und warum man dieses Buch benutzt 18

Teil I   Zum Verständnis der Homöopathie 21

1 Homöopathie als Wissenschaft 22
Das Gesetz von der Gleichartigkeit 23
Symptome als Verteidigung 24
Die homöopathischen Prüfungen 26
Die Gesamtheit der Symptome 27
Das eine Medikament 29
Die geringste Menge in der Dosierung 29
Die potenzierte Dosis 30
Herings Gesetze der Heilung 33
Die homöopathische Sicht von Infektionskrankheiten 36
Varianten der homöopathischen Praxis 40
Historische Anmerkungen und der Stand
der Homöopathie heute 42

2 Praktische Homöopathie 45
Feststellung des Krankheitsfalls 46
Hinweise für die Feststellung 50
Anleitung zur Feststellung im akuten Krankheitsfall 51
Analyse des Falls und Wahl der Heilmittel 54

Auswahl der richtigen Medikamente 58
Umgang mit den Medikamenten 60
Wiederholung und Wechsel der Medikamente 62
Ein Beispiel 64

Teil II   Häusliche Behandlung mit homöopathischen Medikamenten 71

Liste der Medikamente 72

3   Fieber und Grippe 76
Fieber 76
Grippe 84
Das Reye-Syndrom 90

4   Erkältungen, Husten und damit verbundene Erkrankungen 91
Erkältungen und Husten 92
Liste der Symptome von Husten und Erkältungen 117
Probleme mit den Nebenhöhlen 121
Bindehautentzündung 123
Blockierte Tränenkanäle 126

5   Kinderkrankheiten 128
Verabreichung homöopathischer Medikamente an Kinder 128
Koliken 129
Zahnen 135
Bettnässen 137
Masern 143
Röteln 150
Mumps 151
Windpocken 156

6   Ohrenschmerzen 161
Mittelohr 162
Äußerer Gehörgang 166

7 Halsschmerzen 174
Halsschmerzen ohne Infektion 174
Entzündungen durch Viren und Bakterien
(ohne Streptokokken) 175
Streptokokkenangina 175
Drüsenfieber 177
Schleimhautentzündung des Kehlkopfdeckels 177

8 Probleme mit der Verdauung 186
Schleimhautentzündungen von Magen und Darm
und andere Ursachen für Erbrechen und Durchfall 186
Erbrechen 187
Durchfall 188
Wasserentzug 190
Leibschmerzen und Verdauungsstörungen 193
Blinddarmentzündung 194
Verstopfung 207
Hämorrhoiden 208
Hepatitis 215
Reisekrankheit 221

9 Gesundheitsprobleme bei Frauen 222
Scheidenentzündungen 223
Krämpfe während der Menstruation und das
Spannungssyndrom 231
Blasenkatarrh 240

10 Gesundheitsprobleme bei Männern 248
Geschlechtskrankheiten 248
Harnröhrenentzündung 249
Blaseninfektionen 250
Prostataprobleme 254
Gutartige Prostatahypertrophie 254
Prostatakrebs 254
Prostataentzündung 255
Reizung der Vorhaut 260
Probleme mit den Hoden 260

11 Kopfschmerzen 263
Schmerzen durch Zusammenziehen der Muskeln 264
Gefäßbedingte Kopfschmerzen 267
Andere Schmerzen 270
Homöopathische Medikamente gegen
Kopfschmerzen aller Art 271

12 Allergien 280
Kontakt-Dermatitis 281
Nesselausschlag 286
Atopie (Ekzeme) 287
Allergien der oberen Atemwege 288
Asthma 292

**13 Hautprobleme und damit verbundene
Störungen** 300
Furunkel, Abszesse und andere Hautinfektionen 302
Gerstenkörner 308
Impetigo (Eitergrind) 312
Herpes simplex 317
Herpes zoster (Gürtelrose) 323
Warzen 327
Ringelflechte und ähnliche Pilzinfektionen 330
Mykose: Hefepilzinfektionen 334
Akne 341

14 Unfälle und Verletzungen 342
Schnitte und Kratzer 343
Blaue Flecken 346
Stichwunden 347
Zerrungen, Verstauchungen und andere Verletzungen
der Bänder und Sehnen 349
Verletzungen und Schmerzen im unteren Rücken 352
Ausgekugelte Gelenke 355
Brüche 356
Kopfverletzungen 358
Verbrennungen 360
Schock 363

Schwächeanfall durch Hitze 364
Hitzschlag (Sonnenstich) 365
Stiche und Bisse von Insekten und Spinnen 367
Schlangenbisse 369
Bisse von Tieren und Menschen 370
Zahnschmerzen und ihre Behandlung 371

15 Emotionale Belastungen und Schlaflosigkeit 373
Emotionale Störungen 373
Schlaflosigkeit 376

Teil III Liste der homöopathischen Mittel 385

Anhang 425
Homöopathische Organisationen 426
Empfohlene Literatur 427
Internet-Adressen 435
Glossar 437
Register 441

Vorwort

Theorie und Praxis der Homöopathie sind allen von uns fremd, die die herkömmliche Schulmedizin der westlichen Welt gewohnt sind. Dr. Samuel Christian Friedrich Hahnemann (1755 – 1843), der Begründer der klassischen Homöopathie, glaubte, daß Heilmittel, die in hohen Dosierungen zu bestimmten Symptomen führen können, in winzigen Dosierungen – manchmal so klein, daß kein einziges Molekül der ursprünglichen Substanz verbleibt – dieselben Symptome beseitigen können.

Aber auch wenn die Homöopathie uns nicht vertraut ist und manches unglaublich erscheint, so ist sie doch nicht falsch. Voller Hoffnung suchen wir nach Medikamenten, die eine Antwort sind auf die chronischen Beschwerden, die so viele von uns belasten und die sich der heilenden Wirkung herkömmlicher Arzneimittel entziehen. Wir wünschen uns Medikamente, die weniger Nebenwirkungen haben. Und wir begreifen die Richtigkeit eines Heilungssystems, das sich mit allen Symptomen als Teil eines größeren Ganzen befaßt und eher die körpereigenen Heilkräfte anzuregen scheint, statt seine Feinde anzugreifen. Die Homöopathie scheint mit uns, nicht an uns zu arbeiten.

Dieses Buch ist eine außerordentlich nützliche Einführung in Theorie und Praxis der Homöopathie. Es zeichnet kurz die homöopathische Bewegung nach, von ihrer Hoch-Zeit in der Mitte des 19. Jahrhunderts (wo beispielsweise in Amerika jeder fünfte Arzt in städtischen Gebieten ein Homöopath war), über ihren Niedergang bis zu ihrem bemerkenswerten Wiederaufstieg in den siebziger und achtziger Jahren unseres Jahrhunderts. Das Buch liefert eine Einführung in die Theorie des homöopathischen Verschreibens und Behandelns. Es bietet eine Auswahl von homöopathischen Medikamenten mit ihren charakteristischen Eigenschaften an und erläutert einige weniger vertraute Begriffe.

Kernstück des Buches ist jedoch eine Reihe von Kapiteln über häufig auftretende Krankheiten und deren homöopathische Behandlung. Das ist wichtig und gehört dazu, denn die Homöopathie ist immer eine praktische Disziplin gewesen, an der der einzelne sich mitbeteiligen kann. Diese Kapitel mit ihrer Beschreibung der Symptome machen es jedem Leser möglich, das angemessene Mittel auszuwählen – gegen Fieber, Erkältungen, Hautprobleme, Schmerzen und andere leichtere Beschwerden. Diese Kapitel laden uns dazu ein, an der Entwicklung der Homöopathie teilzuhaben und herauszufinden, ob sie wirkt.

Bei der Vorlage des Materials grenzen die Autoren diejenigen Bereiche sorgfältig ab, in denen Laien- oder Selbstmedikation stattfinden kann. Jedes Kapitel beschreibt klar die Bereiche, die über die häusliche Behandlung hinausgehen und eine Versorgung durch den Arzt erfordern. Das ist sehr sinnvoll – und zugleich verantwortungsbewußt und mutig. Verantwortungsbewußt, weil Praktiker so die Möglichkeit haben, den Bereich der Krankheiten zu erkennen, den sie ohne Gefahr allein behandeln können, und mutig, weil es dazu beiträgt, die homöopathische und die traditionelle Medizin miteinander zu versöhnen.

Ich glaube, daß der Wiederaufstieg der Homöopathie sich noch weiter fortsetzen wird. Ich weiß, daß viele von denen, die meine Kollegen und ich homöopathisch behandelt haben, begeisterte Anhänger und Verfechter der Homöopathie geworden sind. Gleichzeitig ist das Interesse bei jungen Ärzten und Medizinstudenten gestiegen. Dieses Buch von Stephen Cummings und Dana Ullman bietet einen Einstieg für die Menschen, die die Herausforderung der Homöopathie erleben möchten. Und das wird uns helfen, auf diesem wenig verstandenen, aber faszinierenden Weg der Gesundheitsfürsorge weiterzukommen.

James S. Gordon, M. D.
Georgetown University School of Medicine

Einleitung

Die Homöopathie ist inzwischen in ganz Europa so populär, daß man kaum noch von »alternativer Medizin« sprechen kann. Statt dessen hat sie sich zum integralen Bestandteil der medizinischen Grundversorgung entwickelt.

In Frankreich verschreiben gegenwärtig 32 Prozent der Hausärzte homöopathische Medikamente, und ein ähnlich hoher Anteil der französischen Bevölkerung greift zu diesen natürlichen Mitteln. (1) Homöopathie gewinnt auch in England an Ansehen, wie in einer Ausgabe des *British Medical Journal* nachzulesen ist. Danach überweisen 42 Prozent der britischen Ärzte Patienten an Homöopathen. (2)

Die weitere Verbreitung und wachsende Anerkennung der Homöopathie ist auch in den USA zu beobachten. Zwar ist die homöopathische Bewegung hier bedeutend kleiner als in Europa, doch Ärzte setzen inzwischen immer öfter homöopathische Medikamente ein, und immer mehr medizinische Laien behandeln sich selbst mit homöopathischen Mitteln.

Zunächst haben die Menschen aufgrund der Sicherheit zu diesen natürlichen Heilmitteln gegriffen. Doch inzwischen haben Aids und andere Erkrankungen des Immunsystems uns allen nachdrücklich deutlich gemacht, wie wichtig ein starkes, gesundes Immunsystem ist. Immer mehr Menschen wenden sich der Homöopathie zu, weil es sinnvoller ist, die natürlichen, körpereigenen Heilungskräfte anzuregen, statt Medikamente zu nehmen, die die Immunreaktionen beeinträchtigen.

Auch durch neuere Forschungen hat die Homöopathie an Glaubwürdigkeit gewonnen. An Kliniken und in Labors wurden mehrere Dutzend umfassende, gründliche Studien durchgeführt. Die Ergebnisse sind in angesehenen medizinischen und naturwissenschaftlichen Zeitschriften nachzulesen. In den meisten Fällen zeigten diese Studien die biologische Aktivität und den therapeutischen Nutzen homöopathischer Medikamente auf. (3)

Seit der Erstauflage dieses Buches wurden Forschungsergebnisse über homöopathische Medikamente in verschiedenen hochangesehenen medizinichen Fachzeitschriften veröffentlicht, darunter *Lancet, British Medical Journal, British Journal of Clinical Pharmacology, Pediatrics, Human and Experimental Toxicology, The European Journal of Pharmacology, Phlebology* und *The International Journal of Immunology*.

Drei niederländische Professoren der Medizin veröffentlichten 1991 einen Überblick und eine Analyse klinischer Studien zur Homöopathie. (4) Sie machten 107 Versuche, von denen 81 die Wirkung homöopathischer Mittel nachwiesen. Zwar waren viele dieser Versuche auf unterschiedliche Weise fehlerhaft, dennoch entdeckten die Autoren 22 Studien, die ihren wissenschaftlichen Kriterien standhielten. Darunter waren 15, die aufzeigten, daß homöopathische Medikamente funktionieren. In elf der 14 sorgfältigsten Studien wurde zusätzlich die Wirksamkeit homöopathischer Mittel bewiesen. Die Autoren dieser wissenschaftlichen Prüfung waren keine Homöopathen, und sie merkten an: »Die Anzahl der positiven Beweise in den sorgfältigsten Studien hat uns überrascht.« Ihre Schlußfolgerung: »Die in diesem Prüfungsbericht dargestellten Beweise würden wahrscheinlich ausreichen, um der Homöopathie bei der Behandlung bestimmter Erkrankungen einen festen Platz einzuräumen.«

In einer neueren Analyse klinischer Studien, die sich mit Arbeiten aus dem Jahr 1995 befaßt, stellte ein deutsch-amerikanisches Medizinierteam weitere Studien von hoher, kontrollierter Qualität vor. Hier war der Anteil der Versuche, die die Wirksamkeit der Homöopathie beweisen, sogar noch größer als in den früheren Auswertungen.

Zu den Beschwerden, bei denen wissenschaftlichen Studien zufolge homöopathische Mittel wirksam sind, gehören Allergien, Migräne, Gelenkrheumatismus, Durchfall bei Kindern, Grippe, Infektionen der Atemwege, Bindegewebsentzündung, durch Diabetes bedingte Netzhautentzündung, Wehen und Entbindung, Verstopfung nach Bauchoperationen, Fußverstauchung und Krampfadern. In einem Beispiel führte eine Forschergruppe der Universität Glasgow drei Versuche durch, um die Wirksamkeit homöopathischer Mittel bei Allergien zu testen. In zwei Studien ging es um Heuschnupfen, die dritte untersuchte allergisches Asthma. Diese Versuche brachten so offensichtlich positive Ergebnisse durch die homöopathischen Medikamente zu Tage, daß die Forscher daraus folgerten: Entweder taugen diese Medikamente etwas, oder die kontrollierten klinischen Versuche taugen nichts! (5)

Während die Forschung weiterhin die Wirkung der homöopathischen Medikamente bestätigt, beziehen immer mehr Mediziner sie in ihre Behandlung ein. Und da auch die Zahl der Verbraucher steigt, die immer umfassender über die Homöopathie informiert sind, nutzen sie diese Mittel verstärkt zur Behandlung häufig auftretender Gesundheitsprobleme.

Wir freuen uns, daß *Das Hausbuch der Homöopathie* seit der Erstveröffentlichung 1984 jährlich steigende Verkaufszahlen zu verzeichnen hat, und wir hoffen, daß diese vollständig überarbeitete und aktualisierte Ausgabe Ihnen auch wieder praktische, fachkundige Informationen zur Homöopathie und zu allgemeinen medizinischen Fragen vermittelt.

Für diese Ausgabe haben wir die medizinischen Informationen im gesamten Buch auf den neuesten Stand gebracht genau wie die homöopathischen Informationsquellen im Anhang. Zusätzlich haben wir das Herzstück des Buches – die Kapitel über die Krankheiten – um jeweils zwei Beiträge erweitert; sie sollen Ihnen die Auswahl des richtigen homöopathischen Mittels bei bestimmten Beschwerden erleichtern. Diese Erweiterungen, Fragen zur Feststellung der Erkrankung und Zusammenfassung der Heilmittel, machen das Buch noch benutzerfreundlicher. Mit Hilfe der Schlüsselfragen, die Sie dem Kranken (oder sich selbst) bei Beschwerden stellen, sammeln Sie die notwendigen Informationen zur Auswahl des richtigen Heilmittels. Diese Zusammenfassungen enthalten weitgehend dieselben Informationen wie die ausführlichen Beschreibungen, helfen Ihnen aber, die Medikamente leichter und schneller zu finden. Mit diesen Zusammenfassungen können Sie sich auch die Charakteristika jedes homöopathischen Medikaments besser merken. So lernen Sie die Anwendung der Mittel, ohne daß Sie ständig im Buch nachschlagen müssen.

An der Schwelle zum 21. Jahrhundert wird sich die hochtechnisierte Medizin unaufhaltsam weiterentwickeln. Aber neben dieser wird es die »hochnatürliche« Medizin geben – den systematischen und wissenschaftlichen Einsatz natürlicher Medikamente, die Beschwerden wirksam vorbeugen und die bei der Behandlung gute Ergebnisse bringen können. Diese Verbindung von hochtechnisierter und hochnatürlicher Medizin wird das nächste Stadium in der ärztlichen Betreuung sein, und in dieser Medizin der Zukunft wird die Homöopathie mit Sicherheit eine wesentliche Rolle spielen. Wir hoffen, daß dieses Buch Sie schon heute mit der Gesundheitsversorgung von morgen vertraut macht.

(1) F. Bouchayer, ›Alternative Medicines: A General Approach to the French Situation‹, *Complementary Medical Research* 4(2): 4-8

(2) Richard Warton und George Lewith, ›Complementary Medicine and the General Practicioner‹, *British Medical Journal* 292 (7. Juni 1986): 1498-1500

(3) P. Bellavite und A. Signorini, *Homeopathy: A Frontier in Medical Science* (Berkeley: North Atlantic, 1995); K Linde, W. B. Jonas, D. Melchart et al., ›Critical Review and Meta-Analysis of Serial Agitated Dilutions in Experimental Toxicology‹, *Human and Experimental Toxicology* 13 (1994), 481-492

(4) J. Kleijnen, P. Knipschild und G. ter Riet, ›Clinical Trials of Homeopathy‹, *British Medical Journal* 302 (1991); 316-23

(5) D. Reilly, M. Taylor, N. Beattie et al., ›Is Evidence for Homeopathy Reproducible?‹, *Lancet* 344 (10. Dezember 1994); 1601-1606

Danksagung

Wir möchten den folgenden Mitarbeitern danken, die dieses Buch ganz oder teilweise überprüft haben: Maesimund Panos, M. D., Edward C. Whitmont, M. D., Randy Neustaedter, Jeff Gould, M. D., Louis Klein, Jacquelin Wilson, M. D., Bob Stewart, Margaret Macasland, Fred Cagle und Della Desrosiers. Janice Gallagher, unsere Lektorin, hat großartige Arbeit geleistet, als sie in unser ursprünglich sehr umfangreiches Manuskript Ordnung brachte, so daß das Buch auch benutzbar und verständlich wurde.

Von Herzen danken wir auch unseren zahlreichen Freunden und Kollegen, die uns auf die eine oder andere Weise geholfen haben: Jayme Canton, Liz Gregory, Greg Manteuffel, M. D., Ina Gordon, Diana Jackson, Nancy Herrick, David Anderson, M. D., Peggy Chipkin, Christine Ciavarella, Jack Guralnik, M. D., Ray Rosenthal, M. D., Kathleen Haley, Corey Weinstein, M. D., Carole, Lisa und Jason Morison, Marshall Cummings, Robert Bruse Mood, Sally und Sarah Aldinger, Alan Solares, Selden Cummings, Celia Cummings, Richard Grossinger, David Hoskinson, Marc Lappe, Harnis Coulter, Burt Linnetz, Don Gerrard, Chris Mole, Jocelyn Stoller, Arnold Whitridge und Dannon Lahey.

Dane Ullman: Es ist wunderbar, wenn man einen liebevollen, hilfsbereiten Vater hat. Es war von großem Vorteil, daß er als Mediziner und Kinderarzt unser Manuskript gegenlesen konnte, um ganz sicherzustellen, daß das Buch ein Maximum an neuesten medizinischen Informationen liefert. Die beständige Liebe und Hilfe meiner Mutter hat mich auch bei meiner Arbeit ermutigt und dazu beigetragen, daß ich der Mensch geworden bin, der ich bin.

Wie und warum man dieses Buch benutzt

Die Homöopathie ist ein zweihundert Jahre altes medizinisches System, das man zu Hause anwenden kann, um Familienmitgliedern bei akuten Gesundheitsproblemen zu helfen. Sie ist ein Weg, unsere inneren Heilungskräfte sanft anzuregen, indem sie die Anpassungsreaktionen unseres natürlichen Abwehrsystems erkennt und verstärkt. Durch die Auswahl des richtigen, individuell geeigneten homöopathischen Heilmittels aus dem weiten Bereich der Pflanzen, Mineralstoffe, Tiere oder chemischen Elemente kann man erfolgreich die körpereigenen Abwehrkräfte anregen. Wenn Sie unseren Anleitungen folgen, können Sie zur Gesundheit Ihrer Familie beitragen durch diese gefahrlosen, natürlichen Medikamente, die eine wirkungsvolle, nicht allzu teure Alternative zu herkömmlichen Heilmitteln sind.

Der beste Grund für den Einsatz homöopathischer Mittel bei der Selbstbehandlung ist der, daß sie wirken. Wenn die Mittel richtig verordnet werden, wirken sie schnell, nachhaltig und heilend, indem sie die körpereigenen Abwehrkräfte anregen und nicht nur einfach die Symptome unterdrücken.

Homöopathische Mittel sind etwas Außergewöhnliches, denn sie können großartig zu einer tiefreichenden Heilung beitragen, ohne daß es zu den schädlichen Nebenwirkungen kommt, die herkömmliche Medikamente oft auslösen. Außerdem kosten homöopathische Mittel weniger als herkömmliche.

Der große Geiger Yehudi Menuhin, Vorsitzender der Hahnemann-Gesellschaft in Großbritannien, einer der größten homöopathischen Vereinigungen des Landes, sagte einmal: »Die Homöopathie ist der einzige medizinische Weg, auf dem es keine Strafen, sondern nur Wohltaten gibt.«

Homöopathie wirkt bei der Behandlung vieler akuter und chronischer Krankheiten, auch bei Infektionen, Allergien, Problemen mit dem Unterleib und der Verdauung, Hauterkrankungen und selbst bei psychischen und genetischen Störungen. Der Anwendungsbereich homöopathischer Mittel ist breit, aber dieses Buch will Ihnen keineswegs sagen, wie Sie alle gesundheitlichen Probleme behandeln, die bei Ihnen oder Ihrer Familie auftreten könnten. Ihre richtige Anwendung findet die homöopathische Medizin zu Hause bei der Behandlung von leichten akuten Erkrankungen. Dazu gehören kleine Unfälle oder Krankheiten von kurzer Dauer, die in ihrem Verlauf überschaubar sind und ohne größere Nachwirkungen vorübergehen. Durch Einnehmen homöopathischer Mittel zu Hause können Sie den Heilungsprozeß bei zahlreichen Erkrankungen beschleunigen. Natürlich brauchen manche akuten Erkrankungen ärztliche Beobachtung, und wir machen Sie auf möglicherweise schwerwiegende Symptome in dem Abschnitt ›Nicht allein zu Hause behandeln‹ in jedem Kapitel des zweiten Teils besonders aufmerksam. Homöopathie kann jedoch dazu beitragen, daß die Schwere der Erkrankung gemildert und auch in solchen Fällen die Heilung beschleunigt wird.

Im Gegensatz zu akuten dauern chronische Erkrankungen lange, sie verschlimmern sich häufig, und es kommt selten vor, daß sie plötzlich ausheilen. Solche Krankheiten sind umfassend und kompliziert, sie erfordern viel Wissen im medizinischen und homöopathischen Bereich. Menschen mit chronischen Erkrankungen brauchen die Behandlung durch einen erfahrenen Homöopathen, der ihnen oft helfen kann, daß sie sich kräftiger fühlen, weniger Schmerzen haben und daß die Krankheit sich nicht so schnell verschlimmert.

Unser Buch ist in drei Hauptbereiche unterteilt. Teil I geht auf die Geschichte der Homöopathie ein sowie auf die Prinzipien und das praktische Vorgehen. Wir möchten Ihnen dringend raten, diese Einführung aufmerksam zu lesen, bevor Sie mit einer Behandlung zu Hause beginnen. Um auf Dauer Erfolg zu haben, müssen Sie die Philosophie und die Prinzipien verstehen, die die Grundlagen der Homöopathie sind.

In Teil II befassen wir uns einzeln mit einem großen Teil akuter Erkrankungen, bei denen die Behandlung zu Hause mit homöopathischen Mitteln oft angezeigt ist. Unsere Besprechung jeder Erkrankung in diesen ›klinischen‹ Kapiteln ist in mehrere Abschnitte unterteilt: eine allgemeine Beschreibung des Zustandes, Ratschläge für einfache Versorgung zu Hause, eine Liste möglicher homöopathischer Mittel und ihre Wirkung auf die Krankheitssymptome und ›Nicht allein zu Hause behandeln‹, eine Zusammenfassung von Warnzeichen, die ärztliche Hilfe erforderlich machen.

Teil III besteht aus einer Liste homöopathischer Mittel, in der die meisten Medikamente aufgeführt sind, die in den ›klinischen‹ Kapiteln erwähnt werden. Hier werden ihre typischen Eigenschaften beschrieben. Zu jedem Medikament gehört eine Reihe von Symptomen, die für alle Erkrankungen gelten, bei denen das Mittel richtig angewendet werden kann. Die Informationen in Teil III ergänzen die Beschreibung der besonderen Symptome in Teil II; Teil III liefert Ihnen weiteres Wissen über die Medikamente, die Sie heranziehen können, und hilft Ihnen bei der Auswahl.

Es ist unsere größte Hoffnung, daß unser Buch Ihnen eine Hilfe ist, wenn Sie beginnen, sich mit der Homöopathie zu befassen.

Die Chinesen glauben, daß die besten Ärzte keine Medikamente benutzen, sondern daß sie heilen, indem sie eine Anleitung zum richtigen Leben geben. Genaugenommen ist Homöopathie auch nur ein System, bei dem Medikamente verabreicht werden, und selbst natürliche Medikamente können nur vorübergehend Symptome lindern, die dadurch verursacht werden, daß ein Mensch ständig persönlichem oder allgemeinem Gesundheitsstreß ausgesetzt ist (Einflüsse, die Homöopathen ›heilungsbedürftige Hindernisse‹ nennen). Wenn Sie nach all dem, was bis jetzt gesagt wurde, bereit sind, Ihre Beobachtungsgabe und Ihr Urteilsvermögen einzusetzen – und wenn Sie andere Menschen behandeln, auch Ihre Kontaktfähigkeit –, dann bekommen Sie den schönsten Lohn für den Einsatz homöopathischer Mittel zu Hause: ein besseres Verständnis für Ihre eigene Gesundheit und die Ihrer Familie und das Wissen, daß Sie sich nicht nur besser fühlen, sondern daß Sie auch wirklich gesünder werden.

Teil I

Zum Verständnis der Homöopathie

1
Homöopathie als Wissenschaft

Gegen Ende des 18. Jahrhunderts trat die Homöopathie durch die Bemühungen des deutschen Arztes Samuel Hahnemann als eine hochgradig systematische medizinische Wissenschaft hervor. Bevor er die homöopathische Wissenschaft entwickelte, war Hahnemann ein angesehener Arzt und Chemiker gewesen. Er war der persönliche Arzt einiger Mitglieder der königlichen Familie; und er war der Verfasser einer der bemerkenswertesten Schriften über die Chemie seiner Zeit. Trotz seiner Erfolge gab er seine Arztpraxis herkömmlichen Stils auf. Er hatte das Gefühl, mit dem üblichen Einsatz von Aderlaß, giftigen Gaben von Quecksilber und Arsen und mit anderen medizinischen Praktiken mehr Schaden anzurichten, als Gutes zu tun.

Hahnemann sprach mehrere Sprachen, und weil er eine Familie zu ernähren hatte, verlegte er sich darauf, medizinische und literarische Texte zu übersetzen. Als er eine Arbeit von William Cullen, einem der führenden Physiologen der Zeit, übersetzte, war Hahnemann überrascht über die Behauptung des Autors, daß die bitteren und entzündungshemmenden Eigenschaften des Chinarindenbaums, in dem Chinin enthalten ist, wirkungsvoll bei der Behandlung von Malaria eingesetzt werden können. Hahnemann bewies, daß Cullen unrecht hatte, indem er eine noch bitterere und entzündungshemmendere Mischung zusammenstellte, die gegen Malaria nichts ausrichtete.

Hahnemann beschloß, die Wirkungen der Chinarinde zu testen, indem er selbst kleine Mengen einnahm. Sein Körper reagierte schließlich auf das Medikament. Zu seiner Überraschung zeigten sich Symptome, die der Malaria sehr ähnlich waren. Hahnemann fragte sich, ob die Heilkraft der Chinarinde darauf beruhte, daß sie ähnliche Symptome wie die Krankheit selbst hervorrufen konnte.

Er studierte Aufzeichnungen über unbeabsichtigte Vergiftungen durch häufig gebrauchte zeitgenössische Medikamente wie Quecksilber, Arsen, Tollkirsche und Silbernitrat, er probierte diese Gifte an sich selbst und anderen aus, und er fand so heraus, daß die ›Medikamente‹ in Überdosierungen ähnliche Symptome hervorriefen wie die Krankheit, gegen die sie eingesetzt wurden. Quecksilber, bei der Behandlung von Syphilis herangezogen, konnte der Syphilis ähnliche Geschwüre hervorrufen. Von Arsen und Tollkirsche wußte man, daß sie bestimmte Arten von Fieber bewirken konnten, und beide wurden als Medikamente gegen Fieber eingesetzt. Silbernitrat, bei Augenentzündungen angewendet, verursachte in Überdosis starke Reizungen und Absonderungen des Auges.

Das Gesetz von der Gleichartigkeit: das Grundprinzip der Homöopathie

Hahnemann prägt den lateinischen Satz »Similia similibus curentur« (Gleiches soll mit Gleichem geheilt werden), um seine Entdeckung zu beschreiben, daß Substanzen in kleinen Dosierungen den Organismus dazu anregen, das zu heilen, was sie in Überdosis verursachen. Er bezeichnete das medizinische System, das auf diesem Prinzip beruht, als ›Homöopathie‹ (griechisch *homoios* für gleich, *pathos* für Leiden oder Krankheit). Dieses Prinzip, häufig als ›Simileprinzip‹ bezeichnet, besagt, daß irgendeine Substanz, die zu Krankheitssymptomen führt, wenn man sie einem gesunden Menschen gibt, auch bei der Heilung helfen kann, wenn man sie einem Menschen mit ähnlichen Symptomen verabreicht.

Das Gesetz des Gleichartigen wurde im Laufe der Geschichte in der ganzen Welt angewendet. Im 4. Jahrhundert v. Chr. schrieb Hippokrates: »Durch Gleichartiges wird Krankheit hervorgerufen, und durch die Anwendung von Gleichem wird sie geheilt.«

Paracelsus, ein bekannter Arzt und Alchimist des 15. Jahrhunderts, wandte das Gesetz des Gleichartigen in seiner Praxis und seinen Schriften auf breiter Ebene an. Er stellte fest: »Bring die gleiche Anatomie der Kräuter und die gleiche Anatomie einer Krankheit in eine Reihe. Diese Gleichartigkeit verleiht Kenntnis von dem Weg, auf dem Heilung kommt.«

Teile des Simileprinzips haben auch ihren Platz in der herkömmlichen Medizin. Seit der Zeit von Edward Jenner (englischer Arzt, 1749–1823) wurden kleine Dosierungen von Wirkstoffen, die Krankheit verursachen, verabreicht, um Patienten immun zu machen. Bestrahlung ist z. B. eine Krebsbehandlung, obwohl Strahlen Krebs verursachen können. Amphetaminähnliche Medikamente werden hyperaktiven Kindern verschrieben. Gold wird zur Behandlung von einigen Formen der Arthritis eingesetzt, obwohl es Gelenkschmerzen verursachen kann. Obwohl diese und zahlreiche andere medizinische Behandlungsweisen an das Grundprinzip der Homöopathie erinnern, folgt keine der Methoden den anderen wesentlichen Lehrsätzen der homöopathischen Praxis: individuelle Abstimmung des Medikaments auf die körperliche und psychologische Gesamtcharakteristik des Menschen, Gebrauch eines einzigen Medikaments und der einzigartige homöopathische pharmazeutische Prozeß.

In Physik, Biologie, Biochemie und anderen Naturwissenschaften sind eine ganze Reihe von technischen Forschungen angestellt worden, um festzustellen, wie das Gesetz des Gleichartigen funktioniert. Wenngleich wichtig, ist eine theoretische oder technische Erklärung dieses Phänomens allerdings zweitrangig gegenüber dem Erfolg, den die homöopathische Behandlung Millionen von Patienten und Ärzten gebracht hat.

Symptome als Verteidigung: Ausnutzung der körpereigenen Heilkräfte

Hahnemanns Beobachtung, daß eine Substanz, die zu Symptomen führt, auch bei der Heilung eines Menschen hilft, führte zu einem umwälzenden Verständnis der Symptome. Statt anzunehmen, daß Symptome unlogische, unpassende oder ungesunde Reaktionen des Körpers sind und als solche behandelt, kontrolliert und unterdrückt werden müssen, fand Hahnemann heraus, daß Symptome positive, angemessene Antworten auf eine Reihe von Belastungen sind, unter denen der Körper leidet. Symptome sind ein Ausdruck der besten Bemühungen des Körpers, selbst zu heilen. Daher sollten Therapien die Abwehrkräfte des Körpers anregen, um den Heilungsprozeß zu fördern, statt die Symptome zu unterdrücken.

Dieses Verständnis von Krankheit war keineswegs beispiellos in der Medizingeschichte der westlichen Welt. Seit Hippokrates gibt es in der westlichen Kultur die Überlieferung, daß die Symptome dem Organismus guttun, indem sie sich mit den Belastungen befassen, die auf ihn einwirken. Die alte Formel ›vis medicatrix naturae‹ – die Heilkraft der Natur – bezieht sich direkt auf die dynamische und kraftvolle Fähigkeit des menschlichen Organismus, sich selbst zu schützen und zu heilen.

Ärzte und Wissenschaftler der Gegenwart erkennen diese ›Weisheit des Körpers‹ im allgemeinen an. Hans Selye, ein international anerkannter Arzt und Wissenschaftler, stellte fest: »Krankheit ist nicht nur eine Unterwerfung bei einem Angriff, sondern auch ein Kampf um die Gesundheit; wo kein Kampf stattfindet, ist keine Krankheit ... Krankheit ist nicht einfach Leiden, sondern ein Kampf, um das selbstregulierende Gleichgewicht unserer Gewebe trotz Beschädigung zu erhalten.«

So gesehen, sind die Symptome nicht die Krankheit. Symptome begleiten die Krankheit. Symptome sind ein Zeichen für Krankheit. Aber Symptome zu behandeln gleicht dem Töten des Boten, der eine schlechte Nachricht überbringt.

In der Tat, indem man die Symptome behandelt, unterdrückt man die natürlichen körpereigenen Reaktionen und behindert den Heilungsprozeß.

Als systematischer Beobachter von Natur und Heilung war Hahnemann klug genug festzustellen, daß der Körper erstaunliche und eindrucksvolle Anstrengungen zur Selbstheilung macht, aber daß er nicht immer stark genug ist, um den Heilungsprozeß zu vollenden. Er benötigt häufig eine Art Katalysator, damit die Abwehrkräfte angeregt werden, besonders wenn er gegen schwere akute Infektionen, chronische Krankheiten oder genetische Störungen kämpft. Mit dem Simileprinzip entwickelte Hahnemann eine äußerst systematische Methode, die Wahl des Katalysators individuell zu gestalten, indem eine Substanz verschrieben wird, die die körpereigenen Abwehrkräfte nachahmt.

Hahnemann kritisierte die herkömmlichen medizinischen Behandlungsweisen seiner Zeit heftig, die einfach die Symptome unterdrückten. Er stellte fest, daß die zahlreichen ›Erfolge‹ der herkömmlichen Behandlungsmethoden nur vorübergehend und oft schädlich waren, daß die Symptome häufig zurückkehrten oder noch bedrohlichere Symptome auftraten, während der Körper versuchte, seine innere Harmonie wiederherzustellen.

Wie der mit dem Nobel-Preis ausgezeichnete Wissenschaftler René Dubos sagte: »Die Medizin in der westlichen Welt wird nur wissenschaftlich, wenn die Ärzte und ihre Patienten es gelernt haben, mit den Kräften des Körpers und des Geistes umzugehen, die in *vis medicatrix naturae* wirken.« Die Homöopathie *ist* diese Wissenschaft.

Die homöopathischen Prüfungen: Annäherung an die toxischen und therapeutischen Eigenschaften von Medikamenten

Die traditionellen medizinischen Forscher haben die meisten Experimente mit Medikamenten an Kranken, Tieren oder in Labors durchgeführt. Als ein ständiger Erneuerer in der medizinischen Wissenschaft war Hahnemann der erste, der empfahl, gesunden Menschen Medikamente zu geben, um Aufschluß über ihre physiologischen Eigenschaften zu bekommen. Zu diesen Experimenten oder Prüfungen gehört es, dem Menschen täglich eine kleine Dosis einer einzigen Substanz zu verabreichen, bis Symptome zutage treten. Die Dosis ist äußerst niedrig und wird entsprechend der vorliegenden Kenntnisse über die toxischen Eigenschaften des möglichen Medikaments festgelegt. Die auftretenden Symptome werden sorgfältig beobachtet und schriftlich festgehalten. Jede Substanz verursacht eine Vielzahl von körperlichen, seelischen und geistigen Symptomen, die nur bei dieser Substanz auftreten.

Anfangs benutzte Hahnemann vorwiegend Kräuter und Schwermetalle wie Quecksilber und Arsen, also die Medikamente, die von den orthodoxen Ärzten seiner Zeit benutzt wurden. Später testete er verschiedene Kräuter, die in Europa in der Volksmedizin bekannt waren, und andere Homöopathen haben seither Medikamente aus vielen Regionen und zahlreiche andere mineralische und tierische Substanzen erprobt.

Die homöopathischen Prüfungen liefern die experimentelle Basis für die Erkenntnis, welche Symptome eine Substanz verursacht und welche Krankheit sie nach dem Simileprinzip heilt. Die Prüfungen erlauben es dem Arzt, die Wahl eines Medikaments entsprechend den Symptomen des Patienten individuell auszuwählen.

Die in allen Einzelheiten aufgezeichneten Symptome, die während einer Prüfung auftreten, sind in einem Nachschlagewerk, der ›materia medica‹, zusammengefaßt. Die ›materia medica‹ (lateinisch für ›Materialien der Medizin‹) zählt die in der Homöopathie verwendeten Medikamente auf und beschreibt im Detail die besonderen psychologischen und körperlichen Symptome eines jeden Medikaments. Repetitorien sind Kurzfassungen der Informationen in der ›materia medica‹ und führen zahlreiche Symptome auf. Unter jedem Symptom werden die homöopathischen Medikamente angegeben, die zur Behandlung eines Menschen mit derartigen Symptomen angezeigt sein könnten.

Obwohl viele der Prüfungen im 19. und frühen 20. Jahrhundert durchgeführt wurden, haben neuere Überprüfungen ergeben, daß die alten Nachschlagewerke heute noch so wertvoll sind wie zu der Zeit, als sie zum ersten Mal veröffentlicht wurden.

Dennoch führen zur Zeit zahlreiche Forscher Versuche durch, um mit deren Hilfe die therapeutischen Anwendungsmöglichkeiten neuer Medikamente herauszufinden.

Die Gesamtheit der Symptome

Schon vor 180 Jahren, lange bevor von einer ›holistischen‹ Gesundheit, also von einer Gesamtschau, die Rede war, erkannten die Homöopathen die Untrennbarkeit von Körper und Geist. Homöopathen haben immer die besondere Wichtigkeit betont, einen Menschen in seiner Gesamtheit zu betrachten.

Hahnemann fand heraus, daß viele der Substanzen, die er in seinen Prüfungen testete, die üblichen Symptome wie Fieber, Durchfall, Husten, Ruhelosigkeit und Reizbarkeit hervorriefen. Dennoch hatte jede ein einzigartiges Gesamtmuster in den physiologischen und psychologischen Veränderungen. Hahnemann beschloß, daß er das Gesamtmuster der toxischen Symptome einer Substanz mit allen Symptomen des Kranken in Übereinstimmung bringen mußte, um ihn zu heilen. Diese Übereinstimmungen mußten präzise und individuell sein. Wenn nur Übereinstimmung mit einigen der üblichen Symptome bestand oder die Medikamente routinemäßig verordnet wurden – wenn man beispielsweise jedem Malariakranken Chinarinde gab –, stellte sich keine Wirkung ein.

Die homöopathische Definition des Begriffs ›Symptom‹ umfaßt das Körperliche und das Seelische, das Offensichtliche und das subtil Verborgene, das Übliche und das Ungewöhnliche. Selbst wenn bei einem Menschen nur ein Hauptsymptom auftritt, das zu großem Unbehagen führt, muß der Homöopath auch an alle anderen körperlichen und seelischen Symptome herangehen. Typische Gemütszustände, Veränderungen in der Energie eines Menschen, Empfindlichkeit gegenüber Hitze oder Kälte und zahlreiche andere Faktoren müssen berücksichtigt werden.

Man nimmt an, daß alle Arten von Beschwerden und Leiden, von denen ein Patient irgendwann einmal betroffen ist, Ausdruck einer einzigen ›Krankheit‹ sind, einer inneren, physiologischen Störung, wie sie nur bei diesem Menschen vorkommt. Der Homöopath geht davon aus, daß kein Organ im Körper krank sein kann, ohne daß der Mensch als Einheit davon betroffen ist. Deswegen müssen alle Symptome mit in Betracht gezogen werden; sie sind ein Teil der Bemühungen des Körpers, sich zu heilen. Es ist ganz wesentlich, daß man begreift, daß der Homöopath nicht die Symptome behandelt, obwohl er die kleinsten Einzelheiten darüber von dem Patienten wissen will. Statt dessen führen diese Symptome den Homöopathen zu dem Medikament, das die eigenen Heilungskräfte des Menschen am wirkungsvollsten anregen kann.

Genau wie ein einzelner Körperteil allein nicht krank sein kann, entwickeln sich die einzelnen wiederkehrenden Symptome, die ein Mensch in seinem Leben zeigt, aus einer ständigen konstitutionellen (anlagebedingten) Schwäche heraus. So eine zugrundeliegende konstitutionelle Schwäche wird am besten von einem erfahrenen Homöopathen behandelt, ganz gleich, ob die Hauptsymptome chronisch oder das akute Aufflackern einer immer wiederkehrenden Beschwerde sind. Man spricht dann von Konstitutionstherapie. Oft sind die deutlichsten Symptome einer akuten Krankheit die Antwort des Körpers auf akute Belastungen – Infektionen, psychologischer Streß, extreme Wetterschwankungen, giftige Substanzen, Schlafmangel und dergleichen. Während einer wirklichen akuten Erkrankung baut der Körper starke Verteidigungskräfte gegen diese besonderen akuten Belastungen auf und richtet seine größten Anstrengungen auf den Heilungsprozeß. Das sind die Krankheiten, die durch den Laien-Homöopathen selbst zu Hause behandelt werden können, wenn er die Medikamente aufgrund der Symptome auswählt.

Das eine Medikament

Ein Homöopath verschreibt nicht ein Medikament gegen Kopfschmerzen, ein weiteres gegen Magenschmerzen und noch ein drittes gegen Depressionen. Der Einsatz eines einzigen Medikaments ist ein Grundprinzip der klassischen Homöopathie. Wie schon gesagt, geht der Homöopath davon aus, daß der Mensch nur eine Krankheit, eine grundlegende Anfälligkeit hat, auch wenn verschiedene körperliche und psychologische Symptome auftreten. Der Einsatz eines einzigen Medikaments genau zu dem Zeitpunkt im Leben eines Patienten, ganz gleich, ob der Zustand nun chronisch oder akut ist, regt das natürliche Abwehrsystem an, trägt zur Heilung der gegenwärtigen Krankheit bei und verbessert ganz allgemein die Gesundheit.

Ein Vorteil des Einsatzes eines einzigen Medikaments liegt darin, daß der Arzt und der Patient die Wirkung der Behandlung direkt feststellen können. Forschungen haben ergeben, daß Patienten bei einem Krankenhausaufenthalt durchschnittlich neun verschiedene Medikamente bekommen. Die Nebenwirkungen jedes einzelnen Medikaments sind häufig erschreckend genug, aber die unbekannten Wirkungen durch das Zusammenwirken von gleichzeitig verabreichten Medikamenten, wenn die Physiologie sowieso schon in Unordnung geraten ist, können furchterregend sein.

Mischungen von homöopathischen Mitteln, auch ›Kombinationspräparate‹ genannt, werden oft bei spezifischen Symptomen und Beschwerden verkauft. Dazu später mehr in diesem Kapitel unter ›Varianten der homöopathischen Praxis‹.

Die geringste Menge in der Dosierung

Eine Grundregel in der Homöopathie ist das Prinzip der geringsten Menge in der Dosierung. Hahnemann glaubte ganz fest an die Bedeutung und Wichtigkeit dieses Prinzips und war überzeugt, daß die angeborenen Heilkräfte eines Menschen so groß sind, daß nur ein kleiner Reiz notwendig ist, damit der Heilungsprozeß in Gang kommt. Tatsächlich behaupten Hahnemann und zahlreiche andere Homöopathen, daß es das Beste ist, nichts mehr zu tun und den Heilungsprozeß seinen Verlauf nehmen zu lassen, wenn er erst einmal eingesetzt hat. Eine weitere Dosis des Medikaments wird vielleicht irgendwann in der Zukunft notwendig sein, aber die klassischen Homöopathen halten sich strikt daran, kein weiteres Medikament oder keine weitere Dosis zu verordnen, bevor nicht die erste Menge gewirkt hat. Da die Medikamente als Katalysatoren auf die körpereigenen Abwehrkräfte wirken, ist eine ständige Wiederholung nicht nötig. Bei der Behandlung von chronischen Krankheiten können Monate, sogar Jahre vergehen, bevor wieder zum Medikament gegriffen wird. Ein besonderer Vorteil beim Prinzip der geringsten Dosierung liegt darin, daß eine Art Behandlungssucht auf der ständigen Suche nach der besten, wirkungsvollsten und am tiefsten wirkenden Medizin in Grenzen gehalten wird.

Die potenzierte Dosis:
Der pharmazeutische Prozeß in der Homöopathie

Als Samuel Hahnemann begann, das Simileprinzip in seiner Praxis anzuwenden, kam er zu eindrucksvollen Ergebnissen. Er stellte jedoch auch fest, daß Patienten manchmal als Folge einer Überdosis des Medikaments toxische Symptome entwickelten. Hahnemann begann, mit der Höhe der Dosis zu experimentieren, um herauszufinden, wie niedrig er sie halten konnte, sie aber immer noch eine anhaltende Heilwirkung hervorrief. Nach Jahren genauester Studien fand er eine Methode, Substanzen so zu verdünnen, daß die toxischen Eigenschaften auf ein Minimum reduziert und die Heilkräfte verstärkt wurden. Diesen pharmazeutischen Prozeß nannte er ›Potenzierung‹.

Potenzierung ist ein Prozeß fortlaufender Verdünnung. Wenn ein Medikament löslich ist, wird ein Teil in neunundneunzig Teilen Wasser oder Alkohol aufgelöst, und das Ganze wird kräftig vermischt, indem man die Flasche gegen eine feste Oberfläche schlägt. Wenn das Medikament nicht löslich ist, wird es fein gemahlen oder pulverisiert, und zwar zu gleichen Teilen mit Laktose (Milchzucker). Ein Teil des verdünnten Medikaments wird dann auf dieselbe Weise noch einmal verdünnt, der Prozeß wird so oft wiederholt, bis die gewünschte Verdünnung am Ende erreicht ist. Die gängigsten Stärken wurden 3, 6, 30, 200, 1000, 10 000, 50 000 und 100 000 Mal verdünnt. Die Medikamente, die 1:99 verdünnt wurden, heißen Centesimal-Potenzen und können als C6, C30 usw. gekennzeichnet sein, wenngleich das C häufig weggelassen wird. Manchmal wird 1:9 verdünnt (ein Teil Medizin, neun Teile Verdünnungsmittel), dann handelt es sich um Dezimal-Potenzen, gekennzeichnet als D6, D30 usw.

Man ist übereingekommen, daß eine Medizin, die weniger verdünnt wurde als eine andere, eine niedrigere Potenz hat. Das ist ein relatives Unterscheidungsmerkmal. Im allgemeinen werden Medikamente, die fünfzehnmal oder weniger verdünnt wurden, als niedrige Potenzen bezeichnet, während die, die stärker verdünnt sind, als hohe Potenzen betrachtet werden.

Potenz ist etwas anderes als einfache Verdünnung. Homöopathen haben herausgefunden, daß Medikamente nicht wirken, wenn sie ohne heftiges Schütteln mehrfach verdünnt werden oder wenn sie einfach mit großen Mengen Flüssigkeit verdünnt werden. Die Medikamente wirken auch nicht, wenn sie nur heftig geschüttelt werden. Es ist die Kombination aus Verdünnung und heftigem Schütteln, die die Medizin wirkungsvoll macht, wenn die Symptome des Medikaments denen des Kranken ähneln.

Daß winzige Mengen von verschiedenen Substanzen bemerkenswerte physiologische Veränderungen verursachen können, ist der medizinischen Wissenschaft nicht neu. Man weiß seit langem, daß ein Milligramm Acetylcholin, mit 500 000 Gallonen Blut verdünnt, den Blutdruck einer Katze senken kann, und noch kleinere Mengen haben Einfluß auf den Herzschlag eines Froschs. Florey, der Mitentdecker des Penicillins, berichtete 1943, daß reines Penicillin die Entwicklung von empfindlichen Mikroorganismen im Laborversuch hemmen kann, und zwar in einer Verdünnung von 1:50 000 000 bis 1:100 000 000. Der menschliche Körper produziert pro Tag nur fünfzig bis hundert Millionstel eines Grammes des Schilddrüsenhormons, und die Konzentration von freiem Schilddrüsenhormon im normalen Blut liegt bei 1 Teil zu 10 000 Millionen Teilen Blutplasma. Dennoch ist dieses Hormon ein hochwirksamer Regulator des Stoffwechsels.

Es hat im Bereich der Botanik, Zoologie, Bakteriologie und Physik zahlreiche weitere Experimente gegeben, die die Kraft der Mikrodosierungen bestätigen, auch die von homöopathischen Potenzen von mehr als C 12. Blindversuche in der Klinik und im Labor, wo die direkt Beteiligten nicht über die Zusammensetzung der Medikamente informiert waren, haben auch gezeigt, daß die Medikamente wirken, auch wenn die Dosis unendlich klein ist. (In der Einleitung dazu eine kurze Zusammenfassung der entscheidenden wissenschaftlichen Studien und eine Bibliographie der besten wissenschaftlichen Forschungen zur Homöopathie mit Quellenangabe.)

Homöopathen haben in der Tat festgestellt, daß im allgemeinen eine Substanz tiefer und länger wirkt, je höher die Potenz ist; und gleichzeitig werden bei der Behandlung weniger Dosierungen benötigt. Obwohl die höheren Potenzen – jene, die stärker verdünnt und geschüttelt wurden – im allgemeinen kräftiger sind als die niedrigeren, haben sie alle ihren Platz in der klinischen Praxis. Da die höheren Potenzen besonders wirksam sind, müssen sie sehr wohlüberlegt eingesetzt werden. Homöopathen empfehlen, daß Laien und Anfänger auf dem Gebiet der Homöopathie nicht zu höheren Potenzen als C30 greifen.

Die Potenzierung ist vermutlich der umstrittenste Bereich der homöopathischen Methode. Die meisten Wissenschaftler glauben, daß keine Medizin, die stärker als C12 verdünnt ist, irgendeine biochemische Wirkung haben kann, da es unwahrscheinlich ist, daß irgendwelche Moleküle der ursprünglichen Substanz verblieben sind.

Viele Beobachter behaupten in der Tat, daß die wohltuenden Wirkungen der homöopathischen Behandlung auf dem Placebo-Effekt beruhen. Der Gegenbeweis dazu ist der ungeheure klinische Erfolg, den Homöopathen bei der Behandlung von Infektionskrankheiten wie Cholera, Gelbfieber und Keuchhusten erzielen. Die homöopathische Literatur verzeichnet auch viele Erfolge bei der Behandlung von ernsthaft erkrankten Kindern, von allen möglichen Tieren, wobei der Placebo-Effekt ja wohl kaum eine Rolle spielen kann. Außerdem haben sorgfältig durchgeführte Tests mit hohen Potenzen Symptome hervorgerufen, die denen bei Tests mit niedrigen Potenzen ähnlich waren.

Homöopathische Medikamente haben also eine physiologische Wirksamkeit, obwohl wir immer noch nicht wissen, wie und warum sie wirken. Praktizierende Homöopathen setzen die Medikamente ein, weil sie wirken, und warten auf weitere Forschungen, um eine Erklärung dafür zu finden.

Herings Gesetze der Heilung

Homöopathen definieren die Gesundheit als einen Zustand von Freiheit auf drei miteinander verbundenen Ebenen: auf der körperlichen, der emotionalen und der geistigen. Ein gesunder Mensch besitzt körperliche Vitalität, ist frei von physiologischen Funktionsstörungen, empfindet emotionalen Frieden, ist frei in seinem Selbstausdruck und hat geistige Klarheit und Kreativität. Die schwerwiegendsten Symptome betreffen die tieferen, lebenswichtigen Bereiche des Menschen. Die Beurteilung unseres Gesamtgesundheitszustands hängt dem Homöopathen zufolge in erster Linie von unserem geistigen Zustand, dann von unserem emotionalen Zustand und drittens von unserem körperlichen Zustand ab.

Der Homöopath gibt sich nicht damit zufrieden, wenn er hört, daß das Symptom, das den Patienten ursprünglich in seine Praxis geführt hat, sich gebessert hat. Der Arzt will auch wissen, was sonst sich verändert hat, zum Guten oder zum Schlechten, und ob die Vitalität des Patienten sich insgesamt gebessert oder verschlechtert hat. Wenn sich beispielsweise eine Hauterkrankung gebessert, sich aber eine Brustinfektion entwickelt hat, kann der Homöopath daraus schließen, daß der Zustand des Menschen sich durch die Therapie verschlechtert hat.

Die Erfahrung mit homöopathischer Behandlung hat gezeigt, daß bei richtiger Anwendung des Medikaments sich die tiefergehenden Symptome bessern, während die eher äußerlichen sich oft vorübergehend verschlechtern. Man erwartet, daß die Heilung von innen nach außen fortschreitet, und durch diesen Prozeß kann der Erfolg der Behandlung bestätigt werden. Einzelheiten über die wichtigen Veränderungen der Symptome nach der Behandlung wurden von Constantine Hering genau aufgezeichnet. Dieser deutsche Homöopath emigrierte in den dreißiger Jahren des 19. Jahrhunderts in die Vereinigten Staaten, und man sieht in ihm den Vater der amerikanischen Homöopathie. Die drei allgemeinen Prinzipien der homöopathischen Heilung nennt man *Herings Heilgesetze*.

Nach dem ersten Gesetz Herings schreitet die Heilung von den tiefsten Bereichen des Organismus aus – von den geistigen und emotionalen Ebenen und den lebenswichtigen Organen – fort zu den äußeren Bereichen wie Gliedmaßen und Haut. Eine Heilung kommt voran, wenn die psychologischen Beschwerden bei einem Menschen schwächer werden und die körperlichen zunehmen (solange die körperlichen Symptome nicht ernstlich krankhaft sind). Und während die Heilung von innen nach außen fortschreitet, werden schließlich auch die oberflächlichen Symptome weniger. Wenn andererseits die körperlichen Symptome sich bessern und der psychologische Zustand schlechter wird, dann nimmt man an, daß sich der gesamte Gesundheitszustand eines Menschen verschlechtert.

Innerhalb der drei großen Bereiche des Abwehrsystems sind Symptome, die die eher lebenswichtigen Funktionen beeinflussen, die am tiefsten reichenden, und sie sind die größte Bedrohung für die Gesundheit. George Vithoulkas, ein angesehener Homöopath der Gegenwart, hat für die drei Bereiche die unterschiedlichen Tiefen der Symptome aufgezeigt; er beschreibt in absteigender Reihenfolge die Symptome und ihren Einfluß auf die Gesundheit.

Der genaue Platz dieser Symptome in der Tabelle ist nicht so wichtig, wichtig ist, daß diese Aufstellung als Leitfaden benutzt wird, um zu einem Urteil zu kommen, welche Fortschritte der Patient nach Herings erstem Gesetz macht.

Körperlich	Emotional	Geistig
Hirnleiden	Depression mit Selbstmordgedanken	Vollständige Verwirrung
Herzleiden	Apathie	zerstörerisches Delirium
endokrine Leiden	Traurigkeit	Wahnvorstellungen
Leberleiden	Ängste	Täuschungen
Lungenleiden	Phobien	Lethargie
Nierenleiden	Sorgen	Trübsinn
Knochenleiden	Reizbarkeit	Konzentrationsmangel
Muskelleiden	Unzufriedenheit	Vergeßlichkeit
Hautleiden		Geistesabwesenheit

Herings zweites Gesetz stellt fest, daß bei fortschreitender Heilung die Symptome genau umgekehrt wie bei ihrem ersten Auftreten erscheinen und verschwinden. Homöopathen haben beobachtet, daß ihre Patienten regelmäßig Symptome von früheren Gesundheitsstörungen noch einmal durchmachen Der Zeitpunkt, zu dem der Patient darunter gelitten hat, kann sechs Monate vor der gegenwärtigen Behandlung liegen, aber auch zehn oder zwanzig Jahre. Diese Beobachtungen betreffen natürlich eher Patienten, die wegen chronischer Erkrankungen behandelt werden, aber selbst während einer akuten Erkrankung kann die Entwicklung der Symptome zurückverfolgt werden, nachdem ein Medikament verabreicht wurde.

Nach Herings drittem Gesetz schreitet der Heilungsprozeß von den oberen zu den unteren Körperteilen voran. Ein Patient ist z. B. auf dem Wege der Besserung, wenn arthritische Schmerzen im Nacken zurückgegangen sind, auch wenn er jetzt Schmerzen in den Fingergelenken hat.

Die Symptome verändern sich nach einem der Heringschen Gesetze, also ist es bei den einzelnen Symptomen nicht ungewöhnlich, daß sie sich – verglichen mit der Zeit vor der Behandlung – noch verschlimmern. Diese Verschlechterungen werden von dem erfahrenen Homöopathen begrüßt, vorausgesetzt, es gibt eine entsprechende Besserung der Symptome in den tieferen Schichten und weiter oben am Körper. Wenn die Heilung wirklich vorankommt, fühlt sich der Patient trotz irgendwelcher Verschlechterungen kräftiger und besser. Nach kurzer Zeit verschwinden auch diese Symptome der Verschlechterung, und der Patient ist in jeder Beziehung gesünder.

Herings Gesetze sind ein außerordentlich wertvolles Handwerkszeug bei der ganzheitlichen Betrachtung der Gesundheit, denn sie zeigen einen Weg auf, den Gesamtzustand der Gesundheit eines Patienten zu beurteilen, nicht nur seine Hauptbeschwerden. Manchmal stimmen die drei Leitlinien von Herings Gesetzen bei einem Patienten allerdings nicht mit dem klassischen Muster überein. Die Symptome können beispielsweise von innen nach außen fortschreiten und damit mit dem ersten Gesetz übereinstimmen, aber sie bewegen sich von unten nach oben und verstoßen so gegen das dritte Gesetz. Wenn der Heilungsprozeß schwer zu deuten ist, dann hängt das endgültige Urteil davon ab, ob der Mensch ein größeres Freiheitsgefühl in allen Bereichen erlebt. Ein offensichtlicher Bruch eines Gesetzes kann unbedeutend sein, wenn die entstehenden Symptome geringfügig sind. Es ist sehr wichtig, daß die anderen Gesetze eingehalten werden und daß der Allgemeinzustand des Menschen sich bessert.

Homöopathen sind nicht die einzigen Heiler, die die Existenz von Herings Gesetzen festgestellt haben. Akupunkteure untermauern Teilbereiche dieser Gesetze seit Tausenden von Jahren. Psychotherapeuten und Therapeuten, die die verschiedensten Naturheilverfahren anwenden, haben dieses Phänomen auch beobachtet.

Herings Gesetze sind für Sie von Nutzen, wenn Sie zu Hause homöopathisch behandeln. Sie werden wissen wollen, ob die verabreichte Medizin hilft. Daß eine Medizin hilft, ist im allgemeinen klar erkennbar. Bei akuten Zuständen tritt die homöopathische Heilreaktion meistens schnell und vollständig ein, und der Verlauf der Symptome nach den Gesetzen spielt sich zu schnell ab, als daß man ihn überhaupt deutlich feststellen könnte. Aber wann immer Sie Zweifel an der Reaktion eines Patienten haben, betrachten Sie die Veränderung der Symptome unter dem Gesichtspunkt der Heringschen Gesetze.

Die homöopathische Sicht von Infektionskrankheiten

Meistens sind die Krankheiten, die Sie zu Hause mit homöopathischen Mitteln behandeln, akute Infektionen. Eine Infektionskrankheit ist die Unterbrechung normaler Körperfunktionen, zu der es kommt, wenn ein Mikroorganismus in den Körper gelangt, sich vermehrt und sich dort ausbreitet, wo er normalerweise nicht vorhanden ist.* Die Anzeichen und Symptome der Krankheit werden von der Wechselwirkung zwischen den Keimen, die das Gewebe verletzen oder vergiften, und den Abwehrkräften des menschlichen Körpers, die auf die Infektion reagieren, verursacht.

Obwohl heute viele Leute die Homöopathie vor allem bei psychosomatischen Erkrankungen oder anderen chronischen Zuständen für

---

* Ein weiterer Beweis dafür daß Hahnemann seiner Zeit voraus war, ist die Tatsache, daß er 1832, mindestens dreißig Jahre bevor Wissenschaftler die Existenz von Keimen entdeckten, feststellte, daß Choleraepidemien »von einer Brut ... von außerordentlich winzigen, unsichtbaren, lebendigen Kreaturen« verursacht wurden (1852).

nützlich halten, sorgten die guten Ergebnisse bei der Bekämpfung von tödlichen Epidemien wie Cholera, Typhus, Scharlach, Gelbfieber und anderen Infektionskrankheiten zu Beginn des 19. Jahrhunderts für die schnelle Verbreitung ihrer Behandlungsmethoden. Solche schweren Erkrankungen würden Sie heutzutage niemals allein zu Hause behandeln, aber die Homöopathie bleibt eine wirkungsvolle Therapie für Menschen, die unter allen möglichen Infektionen leiden.

Homöopathen gehen nicht davon aus, daß Keime die Hauptursache für Infektionen sind. Um die ›Ursache‹ einer Infektionserkrankung festzustellen, muß man sowohl die Kraft des Infektionserregers als auch die Widerstandsfähigkeit des körpereigenen Abwehrsystems eines Menschen in Betracht ziehen.

Diese breitere Betrachtungsweise einer Infektionskrankheit erklärt, warum – in derselben Umgebung und denselben Keimen ausgesetzt – manche Menschen krank werden und andere nicht. Biologen und Homöopathen bezeichnen dieses Phänomen als einen ›Zustand der Anfälligkeit‹ und als ›Resistenz des Wirtes‹.

In der Tat sehen Homöopathen im Vorhandensein von Mikroben das Resultat einer Krankheit, und nach ihrem Verständnis ist die eigentliche ›Krankheit‹ die Anfälligkeit, die konstitutionelle Schwäche, von der schon die Rede war. Daß beispielsweise ein Abstrich zeigt, daß im Hals eines Kindes Streptokokken gedeihen, bedeutet nicht unbedingt, daß die Bakterien die Krankheit verursacht haben.

Das Problem liegt darin, daß die Abwehrkräfte des Kindes nicht so stark sind, wie sie sein könnten, und diese Schwäche hat Bedingungen geschaffen, die für das Wachstum und die Vermehrung von Bakterien günstig sind.

Streptokokken führen in der Tat häufig ein harmloses Leben im Hals von Leuten, die keinerlei Symptome zeigen und Widerstandskraft gegen die Infektion haben. Medizinische Tests ergeben häufig, daß Menschen Bakterien, Viren und andere Krankheitserreger im Körper haben und trotzdem nicht krank sind. Nur wenn die Abwehrkräfte des Menschen durch bestimmte Arten von Streß sehr geschwächt werden – sei es nun schlechte Ernährung, Bewegungsmangel, geistige oder emotionale Belastung oder Gefahren durch Chemie und Umweltverschmutzung –, dann können sich im allgemeinen die Krankheitserreger leicht genug vermehren und den Körper für Krankheiten anfällig machen.

Natürlich sind einige Mikroben so bösartig, daß nur wenige Menschen Abwehrkräfte gegen sie entwickeln können. Weit verbreitete Epidemien standen oft im Zusammenhang mit gesellschaftlichen Veränderungen, schlechter Ernährung, mangelnder Hygiene und ähnlichem. Aber in einigen Fällen haben sie auch anscheinend gesunde Bevölkerungen dezimiert. Abgesehen von Epidemien und bösartigen Infektionen sind die allgemeine Widerstandskraft eines Menschen und seine Belastungen durch Streß von grundlegender Bedeutung bei der Behandlung von gewöhnlichen Krankheiten.

Bei der homöopathischen Betrachtungsweise von Infektionskrankheiten geht man davon aus, daß die meisten Menschen ausreichend starke physiologische Reserven haben, um mit dem infizierten Organismus fertig zu werden und die Gesundheit wiederherzustellen. Homöopathische Medikamente stärken und kräftigen diese inneren Energien, und wer auf homöopathische Weise behandelt wird, wird nicht nur schneller gesund, sondern er wird auch gegen andere Infektionen widerstandsfähiger.

Da homöopathische Medikamente Keime nicht direkt abtöten, ist der Krankheitserreger – Bakterien, Viren, Pilze oder andere Mikroben – eigentlich nicht wichtig. Der manchmal schwierige Prozeß der Diagnose und das Versagen herkömmlicher Therapien bei der Behandlung von Viruserkrankungen sind kein Hindernis für eine homöopathische Behandlung. Kein Keim bleibt ein größeres Problem für einen Menschen, dessen Abwehrkräfte stark genug sind.

Der größte Teil der medizinischen Erforschung der Infektionskrankheiten hat sich darauf konzentriert, wie Keime abgetötet oder in ihrem Wachstum behindert werden, weniger darauf, wie man die körpereigenen Abwehrkräfte anregt. Antibiotika, die Hauptmedikamente bei der Bekämpfung von bakteriellen Infektionen, können dazu beitragen, den Körper von bestimmten Bakterien zu befreien, aber sie verändern nicht die verschiedenen Faktoren, die zu der Infektion geführt haben. Wie Dr. Marc Lappe, Pathologe und außerordentlicher Professor an der Berkeley-Universität in Kalifornien, in seinem großartigen Buch ›Germs that won't die‹ (Keime, die nicht sterben wollen, 1982) schreibt: »Ein grundlegender Irrtum bei der Behandlung mit Antibiotika liegt darin, daß sie unter den meisten Bedingungen gar nicht wirken, wenn der Körper nicht seine eigenen Attacken gegen die angreifenden Bakterien reiten kann.«

In der Tat kann ein Mensch, der Antibiotika verschrieben bekommt, für weitere Infektionen anfälliger werden, wenn das Antibiotikum das Wachstum positiver Bakterien verhindert, der Bakterien nämlich, die bei der Verdauung helfen und die Haut und Schleimhäute schützen. Die Widerstandskraft gegen Infektionen kann sogar herabgesetzt werden, wenn bestimmte Patienten unter Nebenwirkungen der Antibiotika leiden. Dr. Lappe führt eine neuere Studie an, die gezeigt hat, daß bestimmte Antibiotika die Immunreaktionen des Körpers unterdrücken.

Zweifellos wächst der Widerstand gegen Antibiotika, und man weiß, daß sie auch nützliche Bakterien angreifen und zerstören. Gegen die übermäßige Verabreichung dieser Medikamente muß man etwas unternehmen, und es scheint angebracht zu sein, daß Infektionskrankheiten möglichst mit weniger schädlichen Mitteln behandelt werden sollten.

Trotz solcher Nachteile können Antibiotika buchstäblich Lebensretter bei schweren Infektionen der lebenswichtigen Organe sein. Bei den meisten Infektionen geht es jedoch nicht um Leben oder Tod; wenn Sie oder Ihr Kind an einer Krankheit leiden, die vielleicht auf die Behandlung mit Antibiotika anspricht, kann die Entscheidung schwierig sein, ob Sie diese überhaupt nehmen. Sie sollten mit Ihrem Arzt über solche Faktoren wie Schwere der Erkrankung, Vitalität des Patienten und mögliche Alternativen, einschließlich homöopathischer Mittel, reden.

Wenn Sie oder Ihr Kind bei einer Infektionskrankheit mit Antibiotika behandelt werden, dann empfehlen wir Ihnen nachdrücklich, sorgfältig den Anweisungen für die Einnahme zu folgen. Nehmen Sie das Medikament während der gesamten vorgeschriebenen Zeit, auch wenn die Symptome schnell zurückgehen. Selbst wenn Sie mit Antibiotika behandelt werden, empfehlen wir Ihnen, parallel dazu geeignete homöopathische Mittel zu nehmen. Antibiotika können zwar die Wirkung homöopathischer Medikamente beeinträchtigen, wir haben aber oft beobachtet, daß Menschen, die mit Antibiotika behandelt wurden, sich schneller erholten, wenn sie homöopathische Medikamente nebenher bekamen. Oft bleiben die Symptome der Krankheit bestehen, nachdem die Behandlung mit den Antibiotika abgeschlossen ist; auch in dem Fall ist eine homöopathische Behandlung gut und richtig.

Varianten der homöopathischen Praxis

Viele Ärzte gehen in der Homöopathie nach nichtklassischen Varianten vor, und einige dieser Wege sind sehr bekannt und beliebt geworden; beispielsweise die Anwendung von mehr als einem Medikament zur gleichen Zeit. Diese Form der Homöopathie wird vor allem in Europa und Lateinamerika praktiziert, auch in den USA findet sie immer mehr Verbreitung.

Viele Apotheken und Reformhäuser verkaufen auch rezeptfrei ›Kombinationspräparate‹ gegen bestimmte Beschwerden wie Erkältung, Schlaflosigkeit oder Kopfschmerzen. Diese Mittel waren ursprünglich für den medizinischen Laien zum häuslichen Gebrauch gedacht, und sie bestehen alle aus einer Mischung von mehreren homöopathischen Mitteln, die im allgemeinen bei einer dieser Erkrankungen verabreicht werden. Für manche Leute ist die Verwendung von Kombinationsmedikamenten einfacher als die sorgfältige Auswahl jeder einzelnen Arznei, wie es die klassische Homöopathie eigentlich verlangt. Die Verwendung eines Kombinationspräparats ist dann sinnvoll, wenn die Auswahl eines einzigen richtigen Mittels schwierig ist oder dieses Medikament nicht sofort zur Verfügung steht. Zumal viele Patienten von guten Ergebnissen bei der Behandlung von gängigen, leichteren Erkrankungen, Unfällen und Verletzungen berichten und die Wirkung bei solchen Beschwerden in mehreren wissenschaftlichen Studien nachgewiesen wurde.*

Klassische Homöopathen stehen jedoch der Verabreichung von jeweils mehr als einem Mittel kritisch gegenüber. Sie weisen darauf hin, daß sich die Wirkung einer Medikamentenmischung wahrscheinlich von der additiven Wirkung der einzelnen Mittel unterscheidet, die im Körper eine nicht voraussagbare Wechselwirkung haben können. Eine weitere Sorge gilt dem kritiklosen Gebrauch vieler Medikamente, weil sich dadurch die Symptome verändern können, und das erschwert später die richtige Auswahl eines einzelnen Mittels. Die Kombinationspräparate werden nicht mit Blick auf das individuelle Krankheitsbild eines Patienten ausgewählt, daher führen sie wahrscheinlich kaum eine tiefgreifende Heilung herbei.

---

* Dana Ullman, The Consumer's Guide to Homeopathy (New York; Jeremy P. Tarcher/Putnam, 1996)

›Zellsalze‹, auch die ›zwölf Gewebesalze‹ genannt, sind häufig eingesetzte Medikamente, von denen man annimmt, sie seien der Homöopathie ähnlich. Sie wurden von einem deutschen Arzt, Dr. W. H. Schüßler, um 1870 herum entwickelt; er fand heraus, daß diese einfachen mineralischen Substanzen bei Verbrennungsprozessen im menschlichen Körper übrigbleiben. Nach Schüßlers Theorie sind diese einfachen Mineralstoffe weitgehend für eine harmonische Funktion des physiologischen Ablaufs verantwortlich, und wenn dem Körper diese Mineralien fehlen oder wenn der Stoffwechsel in Unordnung gerät, kommt es zur Erkrankung.

Er glaubte, daß solche Probleme wieder in Ordnung gebracht werden können, wenn man das richtige Mineral, homöopathisch aufbereitet, verabreicht.

Diese Theorien über Krankheit scheinen im Licht des modernen Verständnisses der Physiologie antiquiert und vereinfacht. Während Mineralstoffe und ihr Gleichgewicht für die homöostatischen Abläufe lebenswichtig sind, gibt es zahlreiche komplizierte physiologische Systeme, die genauso von Tausenden von biochemischen Stoffen abhängen, nicht einfach nur von zwölf anorganischen Mineralstoffen.

Obwohl die Theorie von den Zellsalzen vielleicht nicht ganz präzise ist, haben die potenzierten Zellsalze sicherlich Wirkungen auf den Organismus. Alle Zellsalze werden von den klassischen Homöopathen bei speziellen körperlichen und physiologischen Symptomen eingesetzt. Die meisten verordnen sie allerdings nur bei sehr begrenzten körperlichen Symptomen. Da viele Benutzer von Zellsalzen mehr als ein Medikament zur Zeit einnehmen, gelten die bereits kritischen Worte über die Kombinationspräparate auch hier.

Manche Heilpraktiker setzen zur Messung des Hautwiderstands an bestimmten Akupunkturpunkten elektronische Geräte ein, um zu bestimmen, welche homöopathischen Mittel ein Patient braucht. Man hört dann von guten Ergebnissen bei den verschiedensten akuten und chronischen Beschwerden. Diese Technik ist jedoch nicht mit den Prinzipien der klassischen Homöopathie vereinbar, denn hier beruht die Auswahl der Arznei nicht auf der Symptomanalyse, und bezeichnenderweise werden gleichzeitig Mehrfachmedikamente verordnet.

Die Bach-Blütentherapie wurde von dem britischen Bakteriologen und Homöopathen Edward Bach entwickelt. Er beobachtete, wie kranke Tiere den Tau von verschiedenen Blüten leckten, und ermittelte die Heilkräfte von achtunddreißig Blüten. Er war überzeugt, daß jede Blüte einem spezifischen emotionalen Zustand zugeordnet ist. Dementsprechend werden die Bach-Blüten einzig auf der Basis von emotionalen und psychologischen Symptomen verabreicht – die körperlichen Symptome des Patienten spielen bei der Auswahl der Arznei keine Rolle. Später haben Heilpraktiker Bachs System erweitert und neue Mittel aus Blüten hinzugefügt, die in anderen Teilen der Welt heimisch sind.

Auch wenn Bach eine Zeitlang Homöopath war, stimmt sein System der Blüten-Heilmittel eindeutig nicht mit der klassischen Homöopathie überein. Zum einen wurde die Heilmittelindikation in erster Linie auf der Basis von Bachs Selbstversuchen und seiner Intuition entwickelt, ohne daß sie an unterschiedlichen Menschen überprüft wurde, zum anderen werden nach Bachs Methode im allgemeinen Mehrfachmedikamente gleichzeitig verabreicht, und eine häufige Wiederholung der Einnahme ist die Regel.

Historische Anmerkungen und der Stand der Homöopathie heute

Obwohl sie von der traditionellen und etablierten Medizin des 19. Jahrhunderts abgelehnt wurde, breitete sich die Homöopathie in Europa schnell aus, später dann auch in den Vereinigten Staaten, nachdem Hahnemann seine Entdeckungen veröffentlicht hatte. Die Verbreitung war weitgehend ein Resultat seiner medizinischen Erfolge bei dem Kampf gegen die bedrohlichen Epidemien. Ein Vergleich der Sterblichkeitsrate in den Vereinigten Staaten und Europa aus dem Jahr 1900 von homöopathisch behandelten Patienten und jenen, die auf herkömmliche Weise behandelt wurden, zeigte, daß zwei- bis achtmal so viele homöopathisch behandelte Menschen mit lebensbedrohenden Infektionskrankheiten überlebten als solche, die die seinerzeit übliche medizinische Behandlung bekamen.

Die Geschichte der homöopathischen Medizin in Amerika ist faszinierend. Wenige Menschen, einschließlich der Ärzte, sind sich bewußt, daß die erste nationale medizinische Gesellschaft in den Vereinigten Staaten das Amerikanische Institut für Homöopathie, gegründet 1844, war. Um die Jahrhundertwende bezeichneten sich zwanzig bis fünfundzwanzig Prozent aller Ärzte in städtischen Gebieten als Homöopathen. Es gab zweiundzwanzig homöopathische Medizinschulen und mehr als hundert homöopathische Krankenhäuser. Viele bekannte Persönlichkeiten förderten die Homöopathie, unter ihnen der Philosoph und Psychologe William James, die Schriftstellerin Harriet Beecher Stowe, der Dichter Henry Wadsworth Longfellow, der Industrielle John D. Rockefeller, die Kinderbuchautorin Louisa May Alcott und der Staatsmann Daniel Webster. William Cullen Bryant, ein anerkannter Journalist und Dichter, war Präsident der Homöopathischen Medizinischen Gesellschaft von New York (Stadt und Staat).

Seit der Jahrhundertwende geriet die Homöopathie jedoch so weit in Vergessenheit, daß außerhalb medizinischer Kreise kaum noch jemand das Wort überhaupt kannte. Zu den Gründen für diesen Niedergang gehörten:

1. Ein starker Widerstand der Amerikanischen Medizinischen Gesellschaft. Deren Ehrenkodex verbot den Mitgliedern, homöopathische Ärzte zu konsultieren, selbst wenn herkömmliche medizinische Behandlungen versagten. Traditionsbewußte Ärzte beeinflußten die Gesetzgebung und schränkten die homöopathische Ausbildung und Ausübung ein.

2. Neue Fortschritte in der Medizin. Obwohl die herkömmlichen Behandlungsweisen aus Hahnemanns Zeiten weitgehend unwirksam waren und häufig zu Beschwerden oder gar zum Tod führten, erlebte das 20. Jahrhundert ein schnelles Anwachsen von Behandlungsweisen, die zumindest oberflächlich erfolgreich waren. Wirkungsvolle schmerzstillende Mittel und andere unterdrückende Medikamente schienen wie durch Zauber zu wirken, obwohl sie kaum die Symptome unter Kontrolle bekamen und häufig gleichzeitig neue Probleme schufen. Wirkungsvolle Mittel gegen Mikroben steigerten das Ansehen der herkömmlichen Medizin weiter.

3. Die kulturellen Auswirkungen der Industriellen Revolution. Homöopathische Medizin läßt sich nicht am ›Fließband‹, wie es in den Arztpraxen dieses Jahrhunderts so häufig vorkommt, durchführen.

4. Auseinandersetzungen unter den Homöopathen. Mehrere schwere dogmatische und politische Zersplitterungen machten die homöopathische Gesellschaft unfähig, auf die Herausforderungen der herkömmlichen Medizin und der kulturellen Veränderungen zu reagieren.

Die lange Zeit des sinkenden Interesses an der Homöopathie und der Zermürbung in den Reihen der Ärzte war zu Beginn der siebziger Jahre in den Vereinigten Staaten zu Ende. Die Homöopathie nahm wieder einen steilen Aufschwung, und seither hat sie immer mehr Zulauf.

Im Jahr 1996 beispielsweise gab es in den USA mehrere tausend Heilpraktiker, die sich auf die Homöopathie spezialisiert haben. Darunter sind 1000 bis 2000 praktische Ärzte und Orthopäden, 750 bis 1000 Naturheilkundler, 500 Tierärzte, 300 bis 500 Zahnärzte, 200 bis 400 Chiropraktiker und 300 bis 500 Akupunkteure. Zusätzlich verschreiben mehrere tausend Schulmediziner gelegentlich homöopathische Mittel. Auch Hunderte von Pflegern, Schwestern und Hebammen vertrauen auf die Homöopathie und verabreichen diese natürlichen Mittel regelmäßig.

Während sich die Homöopathie in den USA langsam verbreitet, ist sie in anderen Teilen der Welt schon viel populärer, besonders in Europa und Teilen von Asien und Lateinamerika. In Frankreich greifen etwa 36 Prozent der Bevölkerung und 32 Prozent der Mediziner zu homöopathischen Mitteln. In Deutschland sind zehn Prozent der Ärzte auf Homöopathie spezialisiert, weitere zehn Prozent verordnen gelegentlich homöopathische Mittel. In Großbritannien überweisen 42 Prozent der Mediziner ihre Patienten an Homöopathen, und die Homöopathie ist das beliebteste Weiterbildungsprogramm bei Medizinern, die ihr Studium abgeschlossen haben.

Während der kommunistischen Herrschaft war die Homöopathie in vielen Teilen Osteuropas verboten, doch seit dem Fall des Eisernen Vorhangs ist sie auch dort immer beliebter geworden. Die Homöopathische Gesellschaft in Ungarn hatte 1990 nur elf Mitglieder, doch 1994 waren es schon 302. In der Slowakei, wo der letzte homöopathische Arzt 1967 starb, wuchs die 1990 gegründete Homöopathische Gesellschaft bis 1993 auf 800 Mitglieder an.

Noch weiter verbreitet ist die Homöopathie in Indien, wo es 125 medizinische Hochschulen mit vier- und fünfjähriger homöopathischer Ausbildung und hunderttausend Homöopathen gibt.

Wenn Sie die Grundprinzipien der Homöopathie, die wir in diesem Kapitel vorgestellt haben, verstehen, sind Sie auch darauf vorbereitet, einen Fall zu übernehmen, d. h. zu beobachten und Informationen zu sammeln, damit Sie das richtige Heilmittel anwenden können.

2
Praktische Homöopathie

Es gibt fünf Grundschritte, an die Sie sich halten müssen, wenn Sie die Homöopathie zu Hause praktizieren:
1. Feststellen des Falls – vollständige und genaue Informationen sammeln.
2. Analyse des Falls – die gesammelten Informationen auswerten.
3. Auswahl der homöopathischen Medizin, die dem Patienten und seiner Krankheit am besten hilft.
4. Anwendung des Heilmittels.
5. Beobachtung der Reaktion auf die Behandlung und Entscheidung, ob das Medikament weiter genommen wird oder ob ein Wechsel nötig ist.

Bevor Sie damit überhaupt anfangen, müssen Sie in der Lage sein, Situationen zu erkennen, die Ihre Fähigkeiten übersteigen. Immer mehr Menschen sind über Medizin und Gesundheit bestens informiert, und Sie können sicherlich zu entscheiden lernen, ob eine Krankheit allein zu Hause behandelt werden kann oder ob der Rat eines Arztes notwendig ist. Der Abschnitt ›Nicht allein zu Hause behandeln‹, der bei den verschiedenen Krankheiten und Beschwerden in Teil II aufgeführt wird, beschreibt die Symptome, die sofortige oder baldige Beratung mit dem Arzt erforderlich machen.

Es sind auch viele Bücher erschienen, die sich mit der konventionellen gesundheitlichen Versorgung zu Hause befassen. Am meisten zu empfehlen sind wohl *Take Care of Yourself* von James Fries und Donald Vickery und *Taking Care of Your Child* von Robert Pantell, James Fries und Donald Vickery. Diese Bücher beschreiben kurz und präzise alle gängigen Verletzungen und Erkrankungen und geben klare Entscheidungshilfen dazu, wie sicher häusliche Behandlung ist und wie schnell ein Arzt aufgesucht werden sollte. (Leider liegen Sie nicht in deutscher Übersetzung vor.)

Wenn Sie Ihren Arzt zu Rate ziehen, kann es immer noch möglich sein, daß er entscheidet, daß die Krankheit nicht schwerwiegend genug für herkömmliche Therapien ist. Dann können Sie mit der homöopathischen Behandlung anfangen.

Feststellung des Krankheitsfalls

Bei der Vorbereitung zur Feststellung eines Falls ist es nützlich, wenn Sie einen Krankheitsbogen für alle Familienmitglieder führen. Darin können Schwangerschaft und Verlauf der Geburt aufgeführt sein, eine Liste der Schutzimpfungen und schwere Krankheiten oder Verletzungen, eine Beschreibung von irgendwelchen Allergien oder anderer Reaktionen auf Nahrungsmittel, Medikamente oder Umweltfaktoren. Vielleicht notieren Sie auch kurz, worin Sie die möglichen Ursachen für die Erkrankung sehen, ebenso Anmerkungen zu ihrer Schwere, Dauer usw.

Wenn Sie bei einer bestimmten Krankheit homöopathische Mittel einsetzen, empfehlen wir nachdrücklich, daß Sie alles aufschreiben, was mit dem Fall zusammenhängt. Diese Notizen garantieren Vollständigkeit und Genauigkeit, und Sie können den gesamten Fall auf einen Blick übersehen. Wenn Sie sich solche Notizen machen, kann das auch sehr hilfreich sein, wenn eine ähnliche Krankheit später wieder zum Ausbruch kommt. Denn Sie wollen dann vielleicht wissen, wie wirkungsvoll Ihre früheren Verordnungen und Medikamente waren. Eine Anleitung für so einen Krankenbericht finden Sie später unter ›Ein Beispiel‹ in diesem Kapitel.

Da homöopathische Medikamente so ausgewählt werden, daß sie den Symptomen des Kranken entsprechen, erfordert eine homöopathische Verordnung auch eine genaue Beschreibung der Symptome. Die homöopathische Definition eines ›Symptoms‹ ist breiter als beim strengen medizinischen Gebrauch dieses Begriffs. Für unsere Zwecke ist ein Symptom jede Veränderung, die im Verlauf einer Krankheit erlebt oder beobachtet wird. Anzeichen von Schmerzen (Halsschmerzen, Kopfweh, Bauchschmerzen), körperliche Veränderungen (Fieber, gerötete Haut, laufende Nase, Hautausschlag), ungewöhnliche

Reaktionen auf Umwelteinflüsse oder Nahrungsmittel und der vorherrschende geistige und emotionale Zustand während der Krankheit sind wichtige homöopathische Symptome.

Jedes Symptom muß so detailliert wie möglich beschrieben werden, damit der einzigartige psycho-physiologische Zustand des einzelnen Patienten besser verstanden werden kann. Damit Sie die wichtigen Symptome für die Feststellung Ihres Falles erkennen, sollten Sie sich der homöopathischen Unterscheidung der Symptome bewußt sein. So werden beispielsweise ›besondere‹ Symptome von ›allgemeinen‹ unterschieden.

Besondere Symptome sind die lokalen Beschwerden im Zusammenhang mit einem bestimmten Körperteil (beispielsweise brennender Schmerz im Hals, kalte Füße, Schmerz im Hinterkopf).

Allgemeine Symptome sind die, unter denen der ganze Körper leidet (Erschöpfung, Frieren am ganzen Körper, Ruhelosigkeit). Emotionale und geistige Zustände werden als allgemeine Symptome betrachtet, da sie vom ganzen Menschen gefühlt und erlebt werden. Die allgemeinen Symptome sind ganz allgemein wichtiger und wertvoller bei der Auswahl des richtigen Medikaments, da sie die Reaktion des gesamten Körpers auf eine bestimmte Art von Belastung sind; sie sind eine tiefreichende Reaktion des Körpers, während er sich bemüht, die Gesundheit wiederherzustellen.

Homöopathen notieren sich auch ›ungewöhnliche, merkwürdige‹ Symptome – solche, die bei der Mehrzahl der Leute mit entsprechenden Krankheiten nicht auftreten oder einfach die große Ausnahme sind. Solche Eigenarten sind manchmal sogar wertvoll bei der individuellen Auswahl des Medikaments.

Die Methode, nach der Sie den Fall letzten Endes feststellen, wird unterschiedlich sein, sie hängt davon ab, ob Sie sich selbst behandeln, einen anderen Erwachsenen oder ein Kind. Wenn Sie sich selbst behandeln, brauchen Sie nur die Schritte zu machen, die zu Beginn dieses Kapitels aufgezeigt wurden. Die Behandlung anderer Menschen erfordert eine sorgfältige Beobachtung und zusätzlich gut überlegte Fragen.

Das Feststellen eines Falles beginnt mit der allgemeinen Erforschung der Krankheit und ihrer offensichtlichen Symptome. Als erstes müssen Sie herausfinden, ob irgendwelche Symptome andere Körperteile beeinflussen, und in Einzelheiten feststellen, wie die entsprechende Person insgesamt auf die Erkrankung reagiert. Benutzen Sie soweit wie möglich die eigenen Worte des Patienten, wenn Sie die Symptome notieren. Stellen Sie eine vollständige Beschreibung der Krankheit insgesamt und ihrer einzelnen Symptome wie folgt auf:

Ursachen: Stellen Sie als erstes fest, ob es irgendeinen offensichtlichen Grund für die Erkrankung oder die speziellen Symptome gibt. Mögliche Belastungen, die den Patienten anfällig gemacht haben (nicht die Ansteckung bei jemandem, der krank ist): Dazu gehören Schlafmangel, Fehler in der Ernährung, Wettereinflüsse oder auch emotionaler Streß. Sie stellen dabei vielleicht fest, daß ein spezielles Symptom durch etwas anderes verursacht wurde als die Krankheit insgesamt. Beispielsweise kann jemand eine Erkältung bekommen, nachdem er einen Abend zu lange aufgeblieben ist, und dann entwickelt sich später ein Husten bei ihm, weil er bei Regen ins Freie gegangen ist.

Beginn: Beschreiben Sie den Beginn der Krankheit und der einzelnen Symptome. Wie schnell entwickelten sich die Symptome, wie schnell kommen und gehen sie? In welcher Reihenfolge treten sie auf?

Art der Symptome: Versuchen Sie die Empfindungen so genau und detailliert wie möglich zu beschreiben. Sie fragen, ob der Schmerz sich scharf, stechend, dumpf, schneidend oder brennend anfühlt oder ob er noch ganz anders ist. Gefühle wie Kribbeln, Benommenheit usw. sollten auch notiert werden.

Die *Lokalisierung bestimmter Symptome:* Schreiben Sie auf, an welcher Stelle Schmerz, Unbehagen oder andere körperliche Beschwerden auftreten. Seien Sie dabei genau. Oft tut beispielsweise ein entzündeter Hals nur auf einer Seite weh, und bei vielen Ohrenentzündungen ist auch nur ein Ohr betroffen.

Art und Weise der Symptome: Beschreiben Sie alle Faktoren, die Symptome verschlimmern oder lindern. Diese Beschreibungen sind wesentlich für die richtige homöopathische Diagnose. Sie müssen herausfinden, was jedes einzelne Symptom verschlimmert oder bessert. Je deutlicher die positive oder negative Auswirkung auf ein Symptom festgestellt wird, desto wertvoller ist das bei der Auswahl des richtigen Heilmittels. Es ist nicht ungewöhnlich, daß die Art und Weise, in der die Symptome auftreten, das genaue Gegenteil von dem sind, was Sie erwartet haben. Beispielsweise kann bei einem schmerzenden Hals durch Schlucken Besserung eintreten, und ein Kranker mit Fieber fühlt sich in einem warmen Zimmer besser. Ebenso können Faktoren, die das eine Symptom verschlimmern, zur Linderung bei einem anderen beitragen. Achten Sie also darauf, daß Sie die Einzelheiten richtig feststellen. Wir wissen aus Erfahrung, daß es alle möglichen Dinge gibt, die im besonderen Fall eine Erkrankung lindern oder verschlimmern. Sehen Sie unter ›Anleitung zur Feststellung im akuten Krankheitsfall‹ nach, worauf Sie besonders achten müssen.

Allgemeine Symptome: Wenn Sie die Informationen zu jedem einzelnen Symptom zusammengetragen haben, müssen Sie herausfinden, wie der Kranke ganz allgemein von der Krankheit betroffen ist. In vielen Fällen stößt man bei der ersten Untersuchung der auffälligsten Symptome schon auf die allgemeinen wie Fieber, mangelnde Kraftreserven usw. Zu den allgemeinen Symptomen, die Sie untersuchen sollten, gehören der generelle Zustand, die Reaktion auf Temperaturen, eine Veränderung bei Hunger oder Durst (eine ungewöhnliche Gier nach oder Abneigung gegen bestimmte Speisen und Getränke), Schweißausbrüche, Veränderungen beim Schlafverhalten und eine Veränderung des Gefühls- und Gemütszustands während der Krankheit. Die deutlich erkennbaren Ausdrucksformen jedes einzelnen allgemeinen Symptoms sollten notiert werden. Schlagen Sie hierzu auch wieder unter ›Anleitung zur Feststellung im akuten Krankheitsfall‹ nach.

Bei den meisten Krankheiten und Beschwerden, die in Teil II behandelt werden, bieten wir Fragen zur Feststellung der Erkrankung an; dabei handelt es sich um eine Liste mit den wichtigsten Fragen, die mit Blick auf die spezifischen Symptome beantwortet werden müssen. Um Wiederholungen zu vermeiden, sprechen diese Fragen nicht alle allgemeinen Informationen an, die Sie bei jeder Erkrankung sammeln sollten. Verwenden Sie sie in Verbindung mit dem Material in diesem Teil, damit Sie sicher sein können, alle Grundlagen zusammengetragen zu haben.

Hinweise für die Feststellung

Vielleicht sind Sie selbst Ihr schwierigster Patient. Akute Erkrankung kann die Konzentration schwierig machen, und selbst wenn man sich wohl fühlt, fällt es nicht leicht, sich selbst gegenüber objektiv zu sein. Aber wenn es in der Familie sonst niemanden gibt, der Sie behandeln könnte, dann behandeln Sie sich auf jeden Fall selbst.

Wenn Sie einen anderen Menschen behandeln, lassen Sie den Patienten seine Symptome auf seine eigene Weise beschreiben. Beschränken Sie Ihre Fragen auf solche wie »Und sonst noch?« oder »Sag mir noch ein bißchen mehr dazu«. Lassen Sie den Patienten am besten reden, ohne ihm die Worte in den Mund zu legen. Sollte er nicht mehr weiterwissen, dann erst stellen Sie genauere Fragen zu jedem Symptom. Formulieren Sie Ihre Fragen klar und deutlich, vermeiden Sie Fragen, die einfach mit ja oder nein beantwortet werden können. Es ist beispielsweise besser zu fragen: »Was für ein Gefühl ist da im Hals?« oder »Wodurch wird es schlimmer?«, statt »Tut es beim Schlucken weh?« oder »Ist es morgens schlimmer?« Wenn der Patient nicht weiß, was seine Beschwerden bessert oder verschlimmert, versuchen Sie ihm einige Vorschläge zu machen (»Wird der Husten durch Anstrengung beeinflußt oder durch die Tageszeit, durch Wärme oder Kälte, durch die Haltung?«); oder fragen Sie nach einem bestimmten Anzeichen, aber so, daß die Antwort nicht schon vorgegeben ist (»Wie wirkt sich Bewegung auf die Kopfschmerzen aus?«); wenn der Patient Schwierigkeiten hat, ein bestimmtes Gefühl zu beschreiben, geben Sie Beispiele (»Ist das wie ein Hammerschlag, wie ein elektrischer Schlag oder eher wie ein Schraubstock?«).

Versuchen Sie ein Gefühl dafür zu entwickeln, wie verläßlich und genau die Angaben des Kranken wirklich sind. Sie müssen über die Symptome Bescheid wissen, bevor Sie die richtige Medizin auswählen können.

Kranke, vor allem Kinder, können Ihnen vielleicht keine genauen Angaben machen und ihre Beschwerden nicht beschreiben. Ihre eigenen präzisen Beobachtungen müssen die gesprochene Information, die Sie bekommen, ergänzen, aber manchmal müssen Sie sich einzig auf Ihre Beobachtungen verlassen. Sie sollten aufschreiben, wie der Kranke aussieht: Ist er blaß, ist das Gesicht gerötet; sind die Pupillen erweitert oder zusammengezogen; sind die Augen angeschwollen und die Lider schwer? Wie der Kranke sich verhält, das sollte Ihnen über die Art der Beschwerden Aufschluß geben. Vielleicht schützt er einen Körperteil besonders, indem er ihn zudeckt oder eine bestimmte Haltung einnimmt. Vielleicht weint er beim Schlucken oder Wasserlassen. Oder er reibt und zieht an den Ohren. Beobachten Sie genau, damit Sie sehen, wie sich die Beschwerden äußern. Achten Sie darauf, ob die Tageszeit, das Wetter (Wärme, Kälte), Speisen und Getränke oder Bewegung die Beschwerden verschlimmern oder lindern. Hat sich das Benehmen des Kranken verändert? Ist er reizbarer, ruheloser, müder oder weinerlicher als sonst? Ihre Vertrautheit mit dem Normalverhalten sollte es Ihnen leichtmachen, die Veränderungen, die die Krankheit begleiten, zu erkennen.

Anleitung zur Feststellung im akuten Krankheitsfall*

Die folgenden Informationen sollten gesammelt werden:
- Mögliche Faktoren, die vielleicht zur Erkrankung geführt haben.
- Beschreibung des Ausbruchs der Krankheit.

Besondere Symptome

Art eines Schmerzes oder eines Gefühls (dumpf, schmerzend, pochend, drückend, scharf, taub, brennend usw.); Lokalisierung, Ausdehnung und Ausstrahlung des Schmerzes oder des Gefühls.

Art und Weise von Symptomen, die in regelmäßigen Abständen oder abwechselnd auftreten.

Beschreibung (Farbe, Dicke, Geruch) jeglicher Körperausscheidungen; Veränderungen bei Urin oder Stuhl.

Faktoren, die ein Symptom lindern oder verschlimmern (äußere Bedingungen):
Zeit: Stunde, Tag oder Nacht, Morgen, Nachmittag oder Abend, vor oder nach Mitternacht.

---

* Nach Elizabeth Wright Hubbard, ›A Brief Study Course in Homeopathy‹ (Abriß der Homöopathie), St. Louis: Formur, 1977.

Temperatur und Wetter: naß, trocken, kalt oder heiß; Wetterwechsel; Sturm oder Gewitter (vorher, während oder nachher); Sonne, Wind, Nebel oder Schnee; draußen im Freien, im warmen Raum, kalter offener Raum, Wechsel von einem Raum in den anderen; stickige oder enge Räume, Zugluft, Bettwärme, Heizungswärme, Wegschieben der Bettdecke.

Baden: heiß, kalt oder in der See.

Ruhe und Bewegung: langsam oder schnell; zunehmend oder abnehmend; bei Drehen im Bett, bei Anstrengung oder beim Gehen; bei der ersten Bewegung, nach längerer Bewegungszeit, während oder nach der Bewegung, bei passiver Bewegung im Auto oder auf einem Schiff.

Haltung: im Stehen; sitzen mit übergeschlagenen Knien; beim Aufstehen vom Sitzen; beim Bücken; liegen auf der schmerzhaften Seite, auf dem Rücken, auf der rechten oder der linken; auf dem Bauch liegen; mit dem Kopf hoch oder flach liegen; aus dem Liegen aufstehen; den Kopf zurück, nach vorn oder seitlich legen; Augen schließen oder öffnen; irgendwelche ungewöhnlichen Positionen, beispielsweise Knie an die Brust ziehen.

Äußere Reize: Berührung (fest oder leicht), Druck, Reiben, Machart von Kleidungsstücken usw., Erschütterung, Fahren, Licht, Geräusch, Sprechen, Tabakrauch, strenge Gerüche.

Essen und Trinken: Beschwerden, die nach dem Genuß von etwas Heißem oder Kaltem auftreten; Festes oder Flüssigkeiten schlucken; häufiges Schlucken nach dem Genuß einer bestimmten Speise; Essen ganz allgemein.

Schlaf: vor oder während des Schlafens, im ersten Schlaf, beim Aufwachen.

Stuhlgang oder Wasserlassen: vorher, währenddessen oder nachher.

Schweiß oder andere Absonderungen: währenddessen oder nachher.

Geschlechtsverkehr, Enthaltsamkeit, Selbstbefriedigung.

Emotionen: Symptome, die auftreten, sich bessern oder verschlimmern im Zusammenhang mit Gemütszuständen wie Ärger, Kummer, Kränkung, Angst, Schock, Trost, Angst vor Menschenmengen, Vorausahnungen oder Unterdrückung all dieser Gefühle.

Allgemeine körperliche Symptome
Kraft- und Energieebene: Erschöpfung, Schläfrigkeit, Muskelschwäche, Unlust sich zu bewegen; gesteigerte Energie, Ruhelosigkeit.

Temperaturreaktionen: Auswirkungen von Hitze oder Kälte, heißer oder kalter Luft oder anderer warmer oder kalter Einflüsse, feuchter oder trockener Luft oder Veränderungen der Temperatur.

Schlaf: Fähigkeit zum Einschlafen und Durchschlafen, das Maß, in dem der Schlaf erholsam ist, Gefühl beim Aufwachen, Schlafposition.

Durst und Appetit: Stärke des Durstes und ausgeprägte Vorlieben für heiße, kalte oder eiskalte Flüssigkeiten; Heißhunger auf bestimmte Lebensmittel oder ausgeprägte Aversion (nicht nur Vorlieben oder Abneigungen, sondern das, was die betreffende Person unbedingt haben will oder strikt ablehnt); Appetit; Verschlechterung durch Nahrungsmittel – Nahrungsmittel, die zu allgemeinen Beschwerden führen. (Anmerkung: Kindlicher Heißhunger auf Süßigkeiten gilt nicht als Symptom, es sei denn, er ist ungewöhnlich ausgeprägt.)

Schweiß: sein Geruch, wann er auftritt, wo er auftritt – auf bedeckten oder nicht bedeckten Körperteilen usw.

Wie beeinflussen die unter den besonderen Symptomen aufgeführten Modalitäten jedes einzelne dieser allgemeinen Merkmale?

Allgemeine psychische Symptome
Beschreiben Sie alle festgestellten Gemütszustände kurz vor oder während der Erkrankung: ängstlich, furchtsam, schreckhaft, beklommen, traurig, weinerlich, schüchtern, gehetzt, reizbar, eifersüchtig, launisch, ungeduldig, streitsüchtig, widerborstig, ruhelos, gequält, geistesabwesend, verwirrt, bedrückt, besorgt, Mangel an Selbstbewußtsein oder gespielte Tapferkeit, impulsiv, unentschlossen, schnell beleidigt, schnell verschreckt, erregbar, aufgeregt, überkritisch, faul, boshaft.

Wichtig zu wissen ist auch:
- Möchte die betreffende Person allein sein oder sucht sie Gesellschaft?
- Möchte die betreffende Person Mitgefühl oder lehnt sie es ab?
- Wie wirken sich Lärm, Musik oder Berührung auf die Person aus?
- Ist die betreffende Person im allgemeinen ordentlich oder unordentlich?

Achten Sie darauf, daß ihre Informationen so genau wie möglich sind. Wenn die Person beispielsweise Ängste hat – worauf richten die sich: auf das Alleinsein, auf Menschenansammlungen, Dunkelheit, Nacht, Tiere, Krankheit, Einbrecher, Höhe, die Zukunft, Tod oder worauf sonst?

Analyse des Falls und Wahl der Heilmittel

Vollständige und genaue Diagnose ist wichtig für eine erfolgreiche homöopathische Behandlung, aber die Bewertung und die Deutung der Symptome, die Sie sammeln, sind vermutlich der herausforderndste Teil in der Praxis.

Wenn Sie die genaue Analyse abgeschlossen haben, ist die Auswahl des richtigen Medikaments ziemlich einfach, weil Sie ein deutliches und verläßliches Bild von den körperlichen, emotionalen und geistigen Symptomen des betreffenden Menschen haben.

Eine Medizin zu finden, die zu wirklich jedem Symptom paßt, ist im allgemeinen unmöglich. Zum Glück ist das für eine erfolgreiche homöopathische Behandlung nicht nötig. Die aufgeführten Symptome sind eine Zusammenfassung der Versuche und der Beobachtung von vielen Menschen, bei denen die Symptome so auftreten. Im Grunde sollen die Symptome zur Medizin passen, nicht die Medizin zu dem betreffenden Menschen. Dabei werden Sie erst die Schlüsselsymptome des Kranken auswerten, danach kommen Sie zu einem Gesamtbild.

Die Analyse eines Falles besteht darin, daß Sie die Krankheit verstehen, und zwar, indem Sie festlegen, welche Symptome aus homöopathischer Sicht die schwersten sind. Statt Ihre ganze Aufmerksamkeit auf eine laufende Nase, einen schlimmen Husten oder auf ein hohes Fieber zu konzentrieren, müssen Sie die wichtige Frage stellen: Welche Symptome schränken die optimale Funktion von Körper und Seele bei dem betreffenden Menschen am stärksten ein? Manchmal fühlt sich ein Kranker allgemein ganz gut, und nur eine gereizte, laufende Nase macht ihm Kummer. Bei einer anderen Gelegenheit ist diese laufende Nase das offensichtlichste Symptom, nicht aber das wichtigste – Erschöpfung oder Reizbarkeit können weit mehr Unbehagen verursachen als das bißchen Schnupfen.

Eine analytische Methode, die Schritt für Schritt vorgeht, wird Ihnen helfen, daß Sie die große Menge an gesammelten Informationen richtig verstehen und bewerten. Mit dieser Methode machen Sie auch nicht den Fehler, Medikamente für einzelne Symptome zu suchen oder einfach die Medizin auszuwählen, die zu den meisten Symptomen paßt. Wenn Ihnen die Homöopathie vertrauter geworden ist, können Sie auf diese formelle Analyse verzichten, wenn Sie an die Leitlinien für die Bewertung der Symptome und an die Fallanalyse denken. Gehen Sie in der Fallanalyse folgendermaßen vor:

1. *Bewerten Sie die Intensität der Symptome.* Der einfachste Test bei der Bewertung der Intensität besteht darin, daß Sie eine Rangfolge anlegen. Wo liegen die deutlichsten Veränderungen, die der Patient während der Krankheit erlebt? Wie stark beeinflußt jedes einzelne Symptom den Kranken?

Eine weitere Methode besteht darin, daß Sie feststellen, wie schnell Sie ein Symptom erkennen konnten. Wenn Sie ein Familienmitglied behandeln, hat die betreffende Person Ihnen gegenüber ja schon über Beschwerden geklagt (direkt mit Worten oder anders). Oder aber mußten Sie fragen, was los war, und den Menschen genau beobachten? Natürlich hängt das davon ab, wie mitteilungsfreudig der Kranke ist und ob die Krankheit ihn schon so geschwächt hat, daß die Mitteilungsmöglichkeiten eingeschränkt sind.

Eine weitere Methode zur Einschätzung der Intensität besteht darin, daß Sie sich selbst fragen, wieweit jedes Symptom die normalen Funktionen einschränkt. Wenn die Funktion des betroffenen Systems in Ordnung zu sein scheint, kann das Symptom nicht sehr intensiv sein. Natürlich helfen direkte Aussagen des Kranken oder Ihre eigenen Beobachtungen sehr bei der Feststellung, welche Symptome die ausgeprägtesten, die deutlichsten oder einfach die schlimmsten sind.

Sie sollten die Intensität jedes Symptoms auf einer Skala von 1–3 festlegen. 1 beschreibt eindeutig vorhandene Symptome, über die Sie sich nicht ganz im klaren sind oder die dem Kranken anscheinend nicht sehr zu schaffen machen; mit 3 werden eindeutige und sehr intensive Symptome beschrieben. Sie können die Rangfolge auch kennzeichnen, wenn Sie die notierten Symptome ein- bis dreimal unterstreichen. Das bleibt ganz Ihnen überlassen.

2. *Bewerten Sie die Tiefe der Symptome.* Wenn Sie die Intensität jedes einzelnen Symptoms eingeschätzt haben, müssen Sie als nächstes

seine ›Tiefe‹ oder seine ›Ebene‹ bewerten. Wie schon früher angemerkt, sind nach homöopathischem Verständnis die allgemeinen körperlichen Symptome oder jene, die die lebenswichtigen Organe betreffen, die deutlichsten und wichtigsten Ausdrucksformen dafür, daß ein Ungleichgewicht durch Krankheit besteht. Bei gleicher Intensität ordnet man jetzt die Symptome nach Tiefe, vom tiefsten bis zum oberflächlichsten.

- Geistige oder seelische Symptome, die von der Norm abweichen, werden mit 3 bewertet.
- Allgemeine körperliche Symptome, einschließlich Kraftreserven, Schlaf, Fieber, Schwitzen, Durst und Appetit und die Auswirkungen von Zeit, Temperaturen und andere Faktoren des allgemeinen Wohlbefindens werden bei 2 eingestuft.

  Faktoren, die mit dem Ausbruch einer Krankheit im Zusammenhang stehen, sollten als wichtige allgemeine Symptome eingestuft werden. Das Fortschreiten der Krankheit gehört auch in diese Gruppe. Symptome, die sich in der Art ähnlich sind und die an verschiedenen Stellen des Körpers auftauchen, können zusammengefaßt und als ein allgemeines Symptom angesehen werden. Brennende Schmerzen beispielsweise, die bei einer Erkrankung der Verdauungswege im Hals, Bauch und Darm auftreten, werden als ein einziges Symptom ›brennender Schmerz‹ betrachtet. Die weitverbreiteten Muskelschmerzen, die Fieber oder eine Grippe begleiten, können auch als ein einziges allgemeines Symptom eingeordnet werden, da diese Schmerzen den ganzen Menschen beeinflussen (schlagen Sie noch einmal in der ›Anleitung zur Feststellung im akuten Krankheitsfall‹ nach, wenn Sie eine ausführlichere Liste allgemeiner körperlicher Symptome suchen).
- Besondere Symptome, wie eine laufende Nase, Übelkeit, Durchfall, Halsschmerzen oder andere lokale Beschwerden, sollten mit 1 bewertet werden.

Innerhalb jeder Gruppe werden die Symptome entsprechend ihrer Ebene 1, 2 oder 3 geordnet. Diese Reihenfolge muß nicht ganz exakt sein, benutzen Sie aber die Tabelle in Kapitel 1 unter ›Herings Gesetze‹ als Entscheidungshilfe. Unter den besonderen Symptomen sind die, die Lunge, Nieren und Leber betreffen, von größerer Bedeutung als die, die Muskeln, Gelenke, Nase oder Hals angehen. Symptome der Haut haben die geringste Bedeutung.

3. Jedes Symptom bekommt eine Gesamtpunktzahl in beiden Kategorien – Intensität und Tiefe. Schreiben Sie sie in absteigender Reihenfolge in beiden Gruppen auf.

4. Notieren Sie merkwürdige Symptome. Kennzeichnen Sie auf der Liste die Symptome, die Sie für merkwürdig oder unerwartet halten. Zu den gewöhnlichsten Symptomen können Widersprüche gehören, beispielsweise das Fehlen von Durst trotz hohen Fiebers, Erbrechen, das durch Essen scheinbar besser wird, oder ein brennendes Gefühl, das bei Anwendung von Wärme besser wird. Auch Symptome, die normalerweise nicht zum Krankheitsbild gehören, zählen dazu. Natürlich kann es sein, daß Sie nicht genügend medizinisches Wissen haben, um mit Sicherheit beurteilen zu können, ob ein Symptom atypisch für eine Krankheit ist, aber alles, was Ihnen merkwürdig erscheint, sollte notiert werden.

5. Bewerten Sie die äußeren Bedingungen. Wenn die Liste der Symptome vollständig ist, ordnen Sie jedem Symptom die äußeren Bedingungen zu. Bewerten Sie auch hier jedes danach, wie sehr sie das Symptom zum Besseren oder Schlechteren beeinflußt. Nehmen Sie auch hier eine Skala von 1 – 3. Die äußeren Bedingungen bekommen untereinander keine Rangfolge, sie werden dem jeweiligen Symptom zugeordnet. Homöopathen benutzen auf ihrer Liste mit den Symptomen einfache Symbole: »steht für ›Wird gebessert durch‹«, für ›Wird verschlimmert durch‹.

6. Listen Sie die ›Schlüsselsymptome‹ des Falls auf. Aus der Liste, die Sie aufgestellt haben, nehmen Sie vier oder fünf der am weitesten oben stehenden Symptome heraus, dazu die deutlichen, ungewöhnlichen. Notieren Sie ein oder zwei der offensichtlichsten äußeren Bedingungen bei jedem dieser Symptome. Diese Liste der Schlüsselsymptome nehmen Sie, wenn Sie anfangen, ein Medikament auszuwählen.

Jetzt ist die Analyse des Falls beendet. Nehmen Sie Ihre ersten Notizen zur Feststellung des Falls und die Liste der Schlüsselsymptome, und nun sind Sie gut vorbereitet, um eine Medizin auszuwählen.

Auswahl der richtigen Medikamente

Die Auswahl des richtigen Medikaments ist im wesentlichen ein Vorgang, bei dem zwei Dinge in Übereinstimmung gebracht werden: Sie bringen die Symptome des Kranken in Übereinstimmung mit jenen Symptomen, die das Medikament bekanntlich bei gesunden Menschen hervorruft. Die Informationen in diesem Buch sind natürlich nicht so detailliert wie die, die professionelle Homöopathen zur Verfügung haben, aber die Hauptwirkungen der am häufigsten eingesetzten Medikamente werden aufgezeigt. Jedes Kapitel zu den Krankheiten enthält die entsprechenden Symptome derjenigen homöopathischen Medikamente, die meistens Menschen mit diesen Beschwerden verabreicht werden. Die allgemeinen Symptome jedes Medikaments werden zusammen mit anderen Symptomen in Teil III, in der Liste der homöopathischen Mittel, beschrieben.

Bei der Auswahl des Medikaments sollten Sie schrittweise vorangehen:

1. *Lesen Sie die entsprechenden Kapitel über die Krankheit.* Treten mehrere Symptome auf (beispielsweise Husten und Halsschmerzen), lesen Sie die betreffenden Kapitel. Versuchen Sie erst, für die Schlüsselsymptome, die Sie bei der Analyse des Falls zusammengestellt haben, Übereinstimmungen mit den Medikamenten zu finden. Suchen Sie all die Medikamente heraus, die mindestens zu einem oder zwei dieser Symptome passen. Dann lesen Sie die Informationen über die Heilmittel in Teil III nach. Informieren Sie sich genau über das Medikament, das zu den Schlüsselsymptomen paßt, damit Sie viele Einzelheiten kennen.

2. *Stellen Sie eine Tabelle auf.* Machen Sie eine Liste von den Schlüsselsymptomen und den möglichen Heilmitteln. Überprüfen Sie anhand dieser Tabelle jedes Symptom und die mögliche Medizin (s. dazu ›Ein Beispiel‹). Wenn Sie die Tabelle zusammengestellt haben, ist es leicht, die zwei oder drei Medikamente zu finden, die bei der Mehrzahl der Symptome helfen.

3. *Studieren Sie das Gesamtbild der Symptome.* An dieser Stelle sollten Sie auf die ursprünglichen Aufzeichnungen des Falls zurückgreifen und alle Symptome mit denen der in Frage kommenden Medikamente vergleichen. Die Auswahl der richtigen Medizin erfordert mehr als ein mechanisches Überprüfen der Übereinstimmungen. Sub-

jektive, sogar intuitive Bewertung kann entscheidend sein, vor allem, wenn Sie mehr Erfahrung haben. Die Schlüsselsymptome sind bei jedem Fall immer die wichtigsten, aber Sie stellen jetzt vielleicht fest, daß einige Aspekte der einen oder anderen Medizin für die restlichen Symptome nicht besonders gut zutreffen. Notieren Sie diese Eindrücke auf Ihrer Tabelle.

4. *Wählen Sie die Medizin aus.* Bleiben Sie bei der endgültigen Auswahl flexibel. Versuchen Sie, ein Medikament zu finden, das fast perfekte Übereinstimmung zeigt, oder eins, das auf die meisten der Schlüsselsymptome zutrifft und in das Gesamtbild zu passen scheint. An diesem Punkt müssen Sie auf eine zahlenmäßige Rangfolge verzichten und sich auf die sorgfältige Lektüre der Beschreibung verlassen.

Wie schon gesagt, das ausgewählte Medikament muß nicht alle Symptome abdecken. Wenn es bei dem Medikament jedoch Symptome gibt, die im Widerspruch zu den Schlüsselsymptomen stehen, sollten Sie eine andere Wahl in Betracht ziehen. Beispielsweise sind Menschen, die *Pulsatilla* brauchen, im allgemeinen sanfte, liebe, nachgiebige Charaktere. Einem Kind, das eigenwillig und störrisch ist, würde man fast nie *Pulsatilla* geben, selbst wenn es andere typische Symptome zeigt, zu denen *Pulsatilla* paßt.

Wenn Sie schließlich merken, daß zwei oder mehrere Medikamente gleich gut zu den Schlüsselsymptomen passen oder daß keins besonders gut paßt, dann sollten Sie mehr darauf achten, daß die Mehrzahl der Symptome des Gesamtfalls abgedeckt wird. Das machen Sie aber nur, wenn Sie andere Möglichkeiten schon ausprobiert haben.

Wichtige Anmerkung: Manchmal werden Sie selbst nach sorgfältigem Studium kein Medikament finden, das den Symptomen des Kranken eindeutig entspricht. In der Zusammenfassung der Heilmittel für die jeweilige Erkrankung haben wir das Mittel, das Sie in diesem Fall geben sollten, mit einem Sternchen versehen. Die so gekennzeichnete Arznei ist ein ›Ausweichmittel‹, nicht das Medikament, das Sie in jedem Fall als erstes geben sollten. Manchmal haben zwei oder drei Mittel ein Sternchen, dann sollten sie am besten in unterschiedlichen Stadien der Erkrankung verabreicht werden.

Umgang mit den Medikamenten

Für den, der sich selbst zu Hause behandelt, empfehlen wir die Anwendung der niedrigen Potenzen D6, C6, D12, C12, D30 oder C30. Wenn sie nach den beschriebenen Prinzipien angewendet werden, wirken diese Potenzen gut auf die Anregung des Heilungsprozesses. Die Stärken D30 oder C30 wirken im allgemeinen tiefer und schneller als die niedrigeren Potenzen. Wenn Sie unsicher sind, dann empfehlen wir Ihnen, D6, C6, D12 oder C12 zu nehmen.

In den Kapiteln über die einzelnen Krankheiten werden hier gelegentlich bestimmte Potenzen empfohlen. Wenn Sie zwar das Medikament haben, aber nicht in der empfohlenen Potenz, zögern Sie nicht, es dem Kranken zu verabreichen. Homöopathen haben festgestellt, daß es schwieriger ist, das richtige Medikament zu finden als die beste Potenz.

Homöopathische Medikamente werden in verschiedenen Formen hergestellt, die im allgemeinen in allen Potenzen erhältlich sind. Je nachdem, in welcher Form Sie Ihre homöopathischen Heilmittel nehmen, eine Dosis besteht aus einem Tropfen Flüssigkeit, zehn bis zwanzig Kügelchen Granulat oder zwei bis drei der größeren Pillen oder Tabletten. Auf den Etiketten der Verpackung werden oft höhere Dosierungen empfohlen, aber sie sind nicht notwendig. Eine höhere Dosierung steigert in keiner Weise die körpereigenen Reaktionen. Wichtig ist jedoch die Häufigkeit des Verabreichens, also richten Sie sich nach den folgenden allgemeinen Regeln und nach den Anweisungen in den einzelnen Kapiteln zu bestimmten Krankheiten.

Berühren Sie das Medikament nicht, damit Sie es nicht verunreinigen. Gießen Sie es aus der Flasche in den Flaschendeckel, dann geben Sie es direkt auf oder unter die Zunge und lassen es im Mund zergehen. Verabreichen Sie die Medizin nicht mit Wasser. Die besten Ergebnisse werden erreicht, wenn Sie keinen Geschmack von Speisen, Getränken oder etwa von Zahnpasta im Mund haben. Als Faustregel gilt, daß Sie fünfzehn bis zwanzig Minuten vor und nach der Einnahme des Medikaments nichts essen oder trinken sollten.

Seit den Anfängen der homöopathischen Behandlung haben sich bestimmte Substanzen und Heilmethoden als Gegengift zu den homöopathischen Medikamenten herausgestellt, und das führt dann dazu, daß die Symptome beim Patienten zurückkehren. Selbst relativ kleine Mengen von Substanzen wie Kampfer oder Kaffee können manchmal diese Gegengiftwirkung haben. Wir empfehlen Ihnen, auf Produkte, die Kampfer oder ähnliche Substanzen enthalten, während einer homöopathischen Behandlung und dann noch achtundvierzig Stunden nach Einnahme der letzten Dosis zu verzichten.

Kampfer ist in wohlriechenden Salben und Kosmetika enthalten, auch in einigen Lippenstiften, Lippenbalsam, Nagellack und anderen Kosmetika. Substanzen, die Minze oder Menthol oder die Öle von Eukalyptus, Rosmarin oder anderen stark riechenden Kräutern enthalten, sollten auch besser vermieden werden. Dazu gehören Mundsprays, Hustentropfen und ähnliches.

Wenn Sie Kaffee trinken oder mit Kampfer oder ähnlichem in Berührung kommen, sollten Sie die Behandlung nach den allgemeinen Leitlinien durchführen, wenn bei den Symptomen keine sichtbare Veränderung eintritt. Da diese Substanzen den homöopathischen Medikamenten nicht entgegenwirken müssen, bilden Sie sich auch nicht irgendwelche Symptome ein, wenn Sie sie nicht wirklich spüren. Wenn die Beschwerden sich gebessert hatten, aber nach einem ›Gegengift‹ plötzlich wiedergekehrt sind, sollten Sie das ursprüngliche Medikament noch einmal nehmen. Wenn die Symptome sich bemerkenswert verändert haben, kann ein neues Medikament notwendig werden, also studieren Sie den Fall sorgfältig.

Homöopathische Medikamente behalten ihre Wirkung unendlich lange, wenn man mit ihnen sorgfältig umgeht und sie richtig lagert. Wenn sie falsch behandelt werden, können sie ihre Wirkung verlieren. Sie sollten sich bei Umgang und Lagerung an die folgenden Richtlinien halten:

- Halten Sie die Medikamente von Sonnenlicht oder anderem intensiven Licht fern, vermeiden Sie Hitze, den Geruch von Kampfer, Mottenkugeln, Parfüm oder anderen stark riechenden Substanzen. Lagern Sie die Medikamente nicht zusammen mit solchen Substanzen, selbst wenn die Medikamente fest verschlossen aufbewahrt werden.
- Bewahren Sie die Medikamente immer in der Originalverpackung auf. Sie sollten sie auf keinen Fall in Flaschen umfüllen, in denen vorher andere Substanzen waren.
- Achten Sie sorgfältig darauf, daß Sie den Flaschenverschluß nicht verschmutzen, und verwahren Sie Flaschen so schnell wie mög-

lich in dem Raum. Wenn Sie das Medikament einnehmen, sollten in dem Augenblick keine kräftigen Gerüche um Sie herum sein.
- Öffnen Sie nie mehr als eine Flasche in demselben Raum. Es kann sonst zu Wechselwirkungen der Medikamente kommen.
- Wenn Sie mehr als die gewünschte Anzahl Granulatkügelchen aus dem Behälter geschüttelt haben, werfen Sie die überzähligen fort.
- Wird ein Medikament durch Zufall verunreinigt, werfen Sie es einfach weg.

Wiederholung und Wechsel der Medikamente

Wie oft Sie die Dosis wiederholen, ist wichtig und wesentlich für die homöopathische Behandlung zu Hause, wenn sie erfolgreich sein soll. Die Grundregel der klassischen Homöopathie lautet: Nie mehr von der Medizin verabreichen, bis die vorausgegangene Dosis zu wirken aufgehört hat, ganz gleich, wie lange das dauert oder wie schnell das die geht. Für die Wiederholung der Dosis gibt es also keinen festen Zeitplan, so etwa nach dem Motto ›Hauptsache reichlich‹ (vergessen Sie notfalls die Empfehlungen auf Flaschenetiketten oder Beipackzetteln). Die genaue Beobachtung der Reaktion auf die Behandlung ist der beste Weg, um herauszufinden, wann das Medikament wieder genommen werden muß.

Häufig tritt bei einer behandelten Person schnell eine deutliche Verbesserung ein, und zwar schon nach einer oder zwei Stunden, und von da an geht es dem Patienten immer besser. In so einem Fall ist eine weitere Behandlung nicht nötig. In anderen Fällen scheint der Patient sich besser zu fühlen, nachdem er das Heilmittel genommen hat, oder ein Schlüsselsymptom geht zurück, und dann ist keine weitere Besserung zu beobachten, der Zustand verschlechtert sich eher wieder. Das ist ein Hinweis darauf, daß die Medizin wieder eingenommen werden muß. Sie sollten mit der Wiederholung sicher nicht warten, bis die Symptome wieder so schlimm sind wie vor der Behandlung.

Eine genaue Beobachtung kann schwierig sein. Zusätzlich neigen die Symptome bei akuten Krankheiten dazu, sich auch ohne Behandlung innerhalb von ein paar Stunden zu verändern. Es kann daher sehr schwer sein zu entscheiden, wann genau das Medikament wieder eingenommen werden sollte. Wenn die Besserung sehr deutlich sichtbar ist, sollten Sie aufhören, das Medikament zu verabreichen. Wenn die Besserung noch nicht so deutlich ist, können Sie das Medikament nach einem flexiblen Zeitplan geben. Jedes Kapitel über die einzelnen Krankheiten enthält einen empfohlenen Zeitplan für die Verabreichung. Ganz allgemein folgen Sie diesen Richtlinien:

1. *Je schwerer die akuten Symptome bei dem Kranken sind, desto öfter sollte die Medizin verabreicht werden.* Wenn ein Kranker unter sehr hohem Fieber, außergewöhnlich starken Schmerzen oder anderen schweren Symptomen leidet, oder wenn er ernstlich krank und das Leben bedroht ist, können Medikamente in so kurzen Abständen wie zehn bis fünfzehn Minuten gegeben werden (natürlich hat es in diesen Fällen Vorrang, ärztliche Hilfe zu holen, und Sie sollten homöopathische Mittel nur verabreichen, um die Wartezeit zu überbrücken, oder wenn Ihr Arzt es ausdrücklich erlaubt). Wenn die Symptome beim Patienten in ihrer Intensität abnehmen, geben Sie auch das Medikament seltener, nur noch alle ein bis vier Stunden.

Bei weniger extremen Erkrankungen, bei denen aber immer noch intensive Symptome auftreten – hohes Fieber, schlimmer Husten, starke Halsschmerzen –, können Sie das Medikament alle drei bis sechs Stunden geben. Bei weniger schweren Erkrankungen wie Hautproblemen oder Erkältungen und Grippe mit laufender Nase reichen im allgemeinen zwei oder drei Dosierungen am Tag.

2. *Verabreichen Sie das Medikament nicht länger als zwei oder drei Tage.* Das sollte reichen, wenn die richtige Medizin ausgewählt wurde. Wenn das Medikament geholfen hat, aber die Symptome nach zwei Tagen wieder auftauchen, müssen Sie vermutlich ein anderes suchen.

3. *Geben Sie dem Medikament genügend Zeit zum Wirken, bevor Sie zu einem anderen übergehen.* Manchmal kommt es zu verzögerten Reaktionen, darum sollten Sie das Medikament entsprechend dem empfohlenen Zeitplan (in jedem Kapitel zur Krankheit angegeben) verabreichen, und zwar mindestens zwölf bis vierundzwanzig Stunden lang.

4. *Probieren Sie nicht zu viele Medikamente an einer einzigen Krankheit aus.* Tun Sie Ihr Bestes, um die richtige Medizin zu finden, aber hören Sie auf, wenn Sie zwei oder drei Medikamente erfolglos ausprobiert haben.

Ein Beispiel

Jetzt können wir die Schritte der homöopathischen Behandlung in einem angenommenen Fall praktisch anwenden. Der Fall wird zunächst so präsentiert, als ob eine Person einer anderen davon erzählt, und dann wird klargestellt, wie Sie sich damit befassen könnten.

Unser Patient ist der 18jährige Robert. Gestern haben sich bei ihm Halsschmerzen eingestellt, die nach und nach schlimmer wurden. Als er aufwachte, merkte er, daß sein Hals kratzte. Keiner der Freunde oder Familienmitglieder war krank, und Robert war auch nicht bei Kälte draußen gewesen. Seit gestern abend fühlt er sich ziemlich schlecht und hat 39° Fieber. Er beschreibt seine Halsschmerzen, als wäre der ganze Hals rohes Fleisch, dazu kommt ein brennender Schmerz. Als das Fieber stieg, wurde alles noch schlimmer. Der Schmerz war nachts noch etwas stärker geworden, besonders auf der rechten Seite. Schlucken und Sprechen machen am meisten Beschwerden, obwohl es dem Hals für kurze Zeit etwas besser geht, wenn Robert etwas Warmes trinkt.

Robert hatte auch leichten Durchfall. In den letzen vierundzwanzig Stunden war der Stuhl zwei- oder dreimal sehr flüssig, und jedesmal hatte sich der junge Mann danach schwächer gefühlt, aber es war kein extremer Drang, auf die Toilette zu gehen. Schmerzen hat Robert auch nicht.

Unser Patient friert, weil er Fieber hat. Trotz der hohen Temperatur muß er sich fest zudecken, und er leidet bei Durchzug oder kalter Luft. Er fühlt sich nervös, innerlich unruhig und stellt fest, daß sein linker Fuß ständig zuckt und klopft. Trotz seiner Ruhelosigkeit ist er so matt, daß er das Bett nicht verlassen kann. Er spürt Schmerzen am Körper, aber vor allem ist er einfach erschöpft, müde und krank. Alle diese allgemeinen Symptome waren während der Nacht noch schlimmer, kurz nach Mitternacht hat er stark geschwitzt, auch gleich nach dem Aufwachen am Morgen, und jetzt schwitzt er immer noch leicht. Sein Durst ist fast normal.

Robert ist ungewöhnlich beunruhigt, obwohl er es nicht zugeben und zeigen will. Er hat Angst, daß seine Krankheit vielleicht schlimmer wird, und als er nachts aufwachte, kam er nicht von dem Gedanken los, daß er vielleicht eine tödliche Krankheit hat. Die Angst und die Unruhe, die er durchlebt, machen es schwierig für ihn, sich auf die Lektüre seiner Lieblingszeitschrift zu konzentrieren. Es ist ihm egal, ob heute tagsüber noch jemand in seiner Nähe ist, aber in der Nacht ist er aufgestanden und hat in das Zimmer seiner Eltern geschaut. Er wollte sehen, ob sie auch wirklich da wären, wenn es ihm plötzlich schlechter ginge. Er ist nicht sonderlich auf Mitgefühl bedacht, aber wenn seine Mutter ins Zimmer kommt, um nach ihm zu sehen, stört ihn ihre Fürsorge nicht. Im allgemeinen liegen seine Schallplatten auf einem großen Haufen neben dem Plattenspieler, aber als Robert sich heute ein bißchen besser fühlte, mußte er einfach aufstehen und sie alphabetisch ordnen.

Wenn er in den Spiegel schaut, sieht er ein blasses, müdes Gesicht. Sein Hals ist knallrot, und auf der rechten Mandel sind ein paar winzige weiße Flecken. Er bemerkt, daß einige Lymphknoten am Hals etwas geschwollen sind.

Damit ist die Beschreibung von Roberts Fall abgeschlossen. Wenn Sie den Ausbruch der Krankheit aufschreiben, wird das vermutlich in mehreren Abteilungen geschehen; einmal kümmern Sie sich um die verschiedenen Körperteile, zum anderen um die allgemeinen und geistigen Symptome. Obwohl Sie sich die Symptome nur kurz notieren, sollten Sie es mit den Worten des Patienten tun. Die Beschreibung des Falls ermöglicht es Ihnen, alle Symptome auf einen Blick zu erfassen. Es ist viel leichter, die Intensität oder die äußeren Bedingungen eines Symptoms zu erkennen, wenn Sie mit Unterstreichungen arbeiten und sich, wenn nötig, weitere Notizen machen. So könnte die Aufzeichnung dieses Falls aussehen:

Hauptbeschwerden: Halsschmerzen und Fieber seit gestern morgen
Hals: Beim Aufwachen gestern ein kratzendes Gefühl im Hals, wurde schlimmer, als das Fieber abends anstieg, jetzt ein <u>brennender</u> Schmerz, wie rohes Fleisch

schlimmer auf der <u>rechten Seite</u>, nachts, beim <u>Schlucken und Sprechen</u>

besser bei <u>warmen Getränken</u> (für kurze Zeit)

Verdauung: Durchfall – flüssiger Stuhl, nur zwei- oder dreimal seit gestern keine Schmerzen, kein Drang, auf die Toilette gehen zu müssen

Allgemeinzustand: Patient friert, Zugluft, kalte Luft machen das noch schlimmer; möchte sich gut zudecken; fühlte sich in der Nacht noch schlechter

unruhig, der linke Fuß klopft und zuckt ständig; dem Patienten fällt das Lesen schwer – gleichzeitig ist er sehr müde und erschöpft und muß ruhig im Bett liegen

keine erkennbare Ursache für den Ausbruch der Krankheit – war nicht in der Kälte, hat gut gegessen und auch gut geschlafen

Geisteszustand: ängstlich, besorgt, daß die Krankheit schlimmer werden könnte – nachts Angst vor einer tödlichen Krankheit

wünscht sich jetzt nicht besonders Gesellschaft, aber nachts mußte er sich versichern, daß die Eltern anwesend sind – ›falls ...‹

hat die Schallplatten, die normalerweise unordentlich herumliegen, weggeräumt

gleichgültig gegenüber Mitgefühl und Gesellschaft heute

Überprüfung heute: über 39° Fieber, blasses Gesicht

Hals gerötet und angeschwollen, weiße Flecken auf der linken Mandel

Lassen Sie uns versuchen, aus homöopathischer Sicht Sinn in all diese Informationen zu bringen. Viel Arbeit ist schon erledigt, wenn Sie diesem Muster bei Ihren Aufzeichnungen gefolgt sind.

Mit Hilfe der Unterstreichungen wenden Sie jetzt die Methode an, die wir im Abschnitt über die Analyse des Falls beschrieben haben; bewerten Sie die geistigen Symptome, die allgemeinen und die speziellen nach ihrer Intensität und Tiefe. Zur Erinnerung: jedes Symptom wird in bezug auf die Intensität von 1–3 bewertet; bei der Beurteilung der Tiefe bekommen geistig-seelische Symptome 3 Punkte, allgemeine Symptome 2 und besondere körperliche Symptome 1 Punkt. Addieren Sie diese Bewertungen, um die allgemeine Rangordnung jedes Symptoms festzustellen. Äußere Bedingungen werden nur im Zusammenhang damit bewertet, wie deutlich oder intensiv sie sind, und sie werden mit den Symptomen eingeordnet, zu denen sie gehören. Auf der Beispielstabelle können wir jetzt die Bewertungen jedes Symptoms addieren (Tabelle 2-1).

Jetzt ordnen wir die Symptome neu an, entsprechend ihrer Bewertung (Tabelle 2-2). Achten Sie darauf, daß die Symptome mit gleicher Bewertung entsprechend ihrer Ebene eingeordnet werden – die ›tiefsten‹ stehen ganz oben auf der Liste (später wird sich diese Reihenfolge vielleicht ändern).

Denken Sie immer daran, daß diese Listen nicht starr und bindend bei der Auswahl des Medikaments sind, der allgemeine Fall sollte immer im Auge behalten werden, wenn Zweifel aufkommen. Aber wir sind jetzt bereit, die Schlüsselsymptome festzulegen, die wir für die Auswahl des Medikaments brauchen.

In diesem Beispiel kommen die ersten fünf oder sechs Symptome als Schlüsselsymptome in Frage. Alle haben vier und mehr Punkte, und alle – bis auf die ungewöhnliche Ordnungsliebe – sind typisch.

Zuerst vergleichen wir die Schlüsselsymptome mit den Symptomen der Heilmittel in Kapitel 7 ›Halsschmerzen‹, und wir schlagen auch in Teil III unter den homöopathischen Mitteln nach. Wir stellen eine Liste der Medikamente und der Symptome, zu denen sie gehören, auf.

An oberster Stelle stehen Angst und Besorgnis, und diese Symptome treffen auf vier Medikamente zu: *Aconitum*, *Arsenicum album*, *Lycopodium* und *Rhus toxicodendron*. Allgemeines Frieren findet sich unter den Symptomen von *Hepar sulfuris* und bei drei der vier Medikamente, außer bei *Lycopodium*. Bemerkenswerte Ruhelosigkeit ist auch typisch für *Arsenicum*, *Aconitum* und *Rhus tox.* Nur *Arsenicum* deckt die ungewöhnliche Erschöpfung und Müdigkeit des Patienten ab. Alle drei betreffen die nächtliche Verschlechterung, aber nur *Arsenicum* ist bei der verstärkten Deutlichkeit der Symptome nach Mitternacht angezeigt. Alle sind auch bei Halsschmerzen angezeigt, aber brennende Halsschmerzen sind nur typisch für *Arsenicum*. Unsere neue Tabelle der Schlüsselsymptome sieht nun so aus (Tabelle 2-3).

Bis jetzt ist *Arsenicum* klar in Führung, aber *Aconitum, Rhus tox.* und *Lycopodium* treffen auf mindestens drei der Schlüsselsymptome zu. Nun müssen wir nach bestätigenden Symptomen suchen. Die äußeren Bedingungen der Halsschmerzen sollten dabei helfen. Aber bei allen hier aufgeführten Medikamenten gegen Halsschmerzen trifft nur die Verschlimmerung beim Schlucken zu, keins wird bei Verschlimmerung beim Sprechen aufgeführt. Für Halsschmerzen auf der rechten Seite kommen *Lycopodium* und *Belladonna* in Frage. Erleichterung durch warme Getränke ist ein Symptom von *Arsenicum, Rhus tox., Hepar sulf.* und *Lycopodium.*

Der Durchfall ist in diesem Fall ein weniger bedeutendes Symptom, aber wenn Sie unter dem Abschnitt ›Durchfall‹ nachsehen, finden Sie, daß unter den vielversprechendsten Medikamenten nur *Arsenicum* als geeignet angegeben wird.

Jetzt vergleichen Sie den Gesamtfall mit dem Bild von jedem der möglichen Medikamente. Zu diesem Zeitpunkt wird die Wahl des richtigen Medikaments schon deutlicher. *Aconitum* wird am besten verabreicht im frühesten Stadium einer akuten Erkrankung, die plötzlich zu intensiven Ängsten und besorgter Unruhe führt. *Arsenicum* trifft bei Beschwerden zu, die schon etwas weiter fortgeschritten sind und bei denen Ängste und Unruhe, begleitet von großer Erschöpfung, typisch sind. Zu diesen Beschwerden gehören auch der Wunsch nach beruhigender Gesellschaft und eine besondere Neigung zur Ordnung. Die Schmerzen sind meistens brennend, und sie werden durch Wärme gelindert. Verdauungsbeschwerden, vor allem Erbrechen und Durchfall, kommen häufig vor. *Rhus tox.* eignet sich auch bei Ängsten und Ruhelosigkeit. Die Symptome von *Rhus tox.* sind typisch, wenn ein Patient kaltem, feuchtem Wetter ausgesetzt war und wenn die Beschwerden durch Wärme gelindert werden.

Nach diesen Vergleichen können wir *Aconitum* streichen. Die Erkrankung unseres Patienten setzte nicht plötzlich ein, und die Entzündungssymptome kamen nicht mit Wucht zum Ausbruch. *Hepar* ist für reizbare Menschen geeignet, *Lycopodium* für jene, die weniger frieren und weniger Durst haben. Nur *Arsenicum* und *Rhus tox.* kommen wirklich in Frage. Fast alle Symptome in diesem Fall werden von beiden Medikamenten abgedeckt, aber *Arsenicum* paßt bei den meisten Einzelheiten besser, vor allem bei einigen charakteristischen Symptomen wie Ruhelosigkeit, verbunden mit Erschöpfung und Müdigkeit, brennenden Schmerzen, Hang zur Ordnung. Wichtige charakteristische Symptome, die vielleicht die Wahl von *Rhus tox.* bestätigen könnten, fehlen.

Nun müssen wir den ursprünglichen Fall noch einmal betrachten und prüfen, ob wir irgend etwas ausgelassen haben. Eine Einzelheit ist interessant: Der Patient sagt, daß es ihm gleichgültig ist, ob er Gesellschaft hat oder nicht, aber als er nachts Angst bekam, mußte er aufstehen und nachsehen, ob seine Eltern zu Hause waren. Das mag in der Tat ein Hinweis auf *Arsenicum* sein, denn da gehört der Wunsch nach beruhigender Gesellschaft dazu.

Auf der Grundlage der Ergebnisse dieser Analyse wählen wir *Arsenicum* als Medikament und verabreichen es entsprechend den Richtlinien im Abschnitt ›Umgang mit Medikamenten‹ und den besonderen Anweisungen in Kapitel 7. Nach mehreren Stunden bewerten wir den Fall neu und entscheiden, ob das Medikament hilft. Der nächste Schritt – ob wir das Medikament noch einmal geben oder wechseln – orientiert sich an den Richtlinien im Abschnitt ›Wiederholung und Wechsel der Medikamente‹. Wenn die Symptome nach der Einnahme von *Arsenicum* im wesentlichen unverändert bleiben, ist es einen Versuch wert, als nächstes *Rhus tox.* zu geben.

Geschafft! Sie verstehen die folgenden Kapitel zu den Krankheiten besser, nachdem Sie jetzt Ihren ersten Fall bewältigt haben.

Tabelle 2-1

		Bewertung (Intensität/Tiefe = Gesamt)
Hals	brennender Schmerz	3/1=4
	rechts schlimmer	2
	schlimmer beim Schlucken	3
	schlimmer beim Sprechen	3
	besser bei warmen Getränken	2
	nachts schlimmer	1
Verdauung	Durchfall	1/1=2

Allgemein	friert	3/2=5
	nachts schlimmer	2/2=4
	ruhelos	3/2=5
Geist	ängstlich, besorgt über die Krankheit	3/3=5
	ordentlicher als sonst	1/3=4
Prüfung	rote Mandeln mit kleinen weißen Punkten	1/1=2

Tabelle 2 - 2

Symptom	Bewertung	
ängstlich, besorgt	6	
friert	5	
ruhelos	5	
ordentlicher als sonst	4	
allgemein nachts schlimmer	4	
brennende Halsschmerzen	4	
schlimmer beim Sprechen	3	äußere
schlimmer beim Schlucken	3	Bedingungen
rechts schlimmer	2	(Modalitäten)
besser durch warme Getränke	2	
Punkte auf den Mandeln	2	
Durchfall	2	

Tabelle 2-3

	ängstlich	friert	ruhelos	ordentlich	nachts schlimmer	brennende Halsschmerzen
Aconitum	X	X	X		X	
Arsenicum	X	X	X	X	X	X
Hepar sulf.		X				
Lycopodium	X	X	X		X	
Rhus tox.	X	X	X		X	

Teil II

Häusliche Behandlung mit homöopathischen Medikamenten

Bevor Sie sich mit den speziellen Kapiteln befassen, sehen Sie die folgende Liste der homöopathischen Medikamente durch, von denen hier die Rede ist. So machen Sie sich mit den Namen und Abkürzungen vertraut.

Liste der Medikamente

Ein Sternchen * kennzeichnet die Medikamente, die wir für Ihren häuslichen Arzneischrank empfehlen. Das Kreuzchen + kennzeichnet Medikamente zweiter Wahl, die wir ebenfalls empfehlen. Ihre Hausapotheke kann natürlich auch noch andere Medikamente enthalten, das hängt ganz vom Gesundheitszustand Ihrer Familie ab.

Aconitum (Acon.) – Blauer Eisenhut, Sturmhut*
Allium cepa – Zwiebel*
Anacardium (Anac.) – Malakkanuß, ostindische ›Elefantenlaus‹
Antimonium crudum (Anti. c.) – Schwarzer Spießglanz
Antimonium tartaricum (Anti. t.) – Tartrat aus Antimon und Kalium
Apis mellifica (Apis) – Honigbiene*
Arnica montana (Arnica) – Wolferlei, Bergwohlverleih
   (innere und äußere Anwendung)*
Arsenicum album (Arsenicum/Ars.) – Weißes Arsenik*

Belladonna (Bell.) – Tollkirsche*
Bellis perennis (Bellis) – Gänseblümchen, Maßliebchen
Berberis vulgaris (Berberis) – Gemeine Berberitze, Sauerdorn
Borax – Borax, Natriumtetraborat
Bryonia – Rotbeerige Zaunrübe, Teufelsrübe*

Calcarea carbonica (Calc. carb.) – Calciumkarbonat +
Calendula – Ringelblume (für äußere Anwendung)*
Cantharis – Spanische Fliege (Käfer)*
Carbo vegetabilis – Holzkohle
   (ausgeglühte Kohle von Rotbuchen- oder Birkenholz) +
Caulophyllum (Caulo.) – Frauenwurzel, Blauer Hahnenfuß
Causticum – Kahumhydrat
Chamomilla (Cham.) – Kamille*

Chelidonium majus (Chef.) – Schöllkraut
Chimaphilla umbellata (Chim.) – Doldenblütiges Wintergrün
  oder Winterlieb
China – Chinarindenbaum
Cimicifuga racemosa (Cimic.) – Wanzenkraut
Cocculus – Kockelskörner
Colocynthia (Coloc.) – Koloquinte (bitteres Kürbisgewächs) +
Croton tiglium (Croton) – Purgierkörner
Cuprum metallicum (Cuprum) – Metallisches Kupfer

Drosera – Sonnentau
Dulcamara (Dulc.) – Bittersüß

Equisetum – Schachtelhalm
Eupatorium perfoliatum (Eup. perf.) – Wasserhanf +
Euphrasia – Augentrost +

Ferrum phosphoricum (Ferrum phos.) – Phosphorsaures Eisen*

Gelsemium (Gels.) – Falscher Jasmin*
Glonoinum – Nitroglyzerin
Graphites (Graph.) – Reißblei +

Hepar sulfuris (Hepar sulf) – Kalkschwefelleber,
  Hahnemanns Calcium-Sulphid*
Hydrastis – Kanadische Gelbwurz oder Blutwurzel
Hypericum perforatum (Hypericum/Hyper.) – Johanniskraut
  (für innere und äußere Anwendungen)*

Ignatia amara (Ign.) – Ignatiusbohne*
Ipecacuanha (Ipec.) – Brechwurzel*
Iris versicolor (Iris.) – Buntfarbige Schwertlilie

Kali bichromium (Kali bi.) – Kaliumdichromat*
Kreosotum (Kreos.) – Buchenholzteerkreosot

Lachesis (Lach.) – Schlangengift von *Lachesis mutus*
  (lanzenförmige Viper)*

Ledum palustre (Ledum) – Sumpfporst*
Lycopodium (Lyc.) – Bärlapp*

Magnesium phosphoricum (Mag. phos.) – Magnesium-hydrogenphosphat*
Mercurius (Merc.) – Quecksilber
Mezereum (Mez.) – Seidelbast, Kellerhals

Natrium muriaticum (Nat. mur.) – Salz +
Natrium sulfuricum (Nat. sulf.) – Trockenes Natriumsulfat
Nux vomica (Nux) – Brechnuß oder Krähenauge*

Petroleum (Pet.) – Steinöl
Phosphorus (Phos.) – Gelber Phosphor*
Phytolacca (Phyto.) – Kermesbeere
Pilocarpium (Pilo.) – Pilokarpin
Podophyllum (Podo.) – Maiapfel, Entenfuß
Pulsatilla (Puls.) – Wiesenküchenschelle*

Ranunculus bulbosus (Ran. bulb.) – Knollenhahnenfuß
Rhus diversiloba (Rhus div.) – Kalifornische Gifteiche* +
Rhus toxicodendron (Rhus tox.) – Giftsumach*
Ruta – Weinraute, Edelraute +

Sabadilla – Sabadillasamen, Läusekörner
Salpetersäure
Sanguinaria (Sang.) – Kanadische Blutwurzel
Sarsaparilla (Sars.) – Smilax
Sepia – Tinte des Tintenfischs*
Silicea – Wasserhaltige, polymerisierte Kieselsäure*
Spongia – Badeschwamm +
Staphisagria (Staph.) – Stephanskraut +
Sulfur – Schwefel*
Symphytum (Symph.) – Beinwurz, Beinwell*

Tabacum – Tabak
Tellurium (Tell.) – Tellur
Thuja occidentalis (Thuja) – Abendländischer Lebensbaum +

Urtica urens (Urtica) – Brennessel +

Veratrum album (Veratrum alb.) – Weiße Nieswurz, Germer

Wyethia (Wyethia) – Giftkraut

3
Fieber und Grippe

Fieber ist keine Krankheit, aber es ist eine so häufige Begleiterscheinung bei zahlreichen Krankheiten, daß wir ihm einen eigenen Abschnitt gewidmet haben. Grippe andererseits ist eine besondere Form der Virusinfektion. Wir behandeln Grippe in diesem Kapitel, weil Fieber häufig das einzige Symptom der Grippe ist. Wir bringen auch eine kurze Beschreibung des Reye-Syndroms. Das ist eine seltene, aber außerordentlich gefährliche Erkrankung im Zusammenhang mit Virusinfektionen.

Fieber

Fieber kann eine Begleiterscheinung bei fast jeder Art von Infektion sein und kommt auch bei anderen Erkrankungen vor. Vor allem im frühen Stadium kann Fieber das einzig erkennbare Symptom einer Krankheit sein. Wenn neben dem Fieber noch andere Beschwerden auftreten, dann schlagen Sie auch unter den entsprechenden Kapiteln nach.

Fieber tut gut, obwohl viele Leute Angst davor haben und glauben, daß die kleinste Temperaturerhöhung sofort wieder gesenkt werden sollte. Fieber hat zwei Funktionen: Es ist ein wichtiger Hinweis darauf, daß eine Infektion vorliegt, und es ist selbst ein Teil der körpereigenen Abwehr gegen die Infektion. Ärzte und Gelehrte der Antike wie Hippokrates und Celsus sahen in dem Fieber ein Mittel, mit dem der Körper die Krankheit ›kocht‹, loslöst und schließlich beseitigt. Nach mehr wissenschaftlichen Begriffen wird das Ansteigen der Körpertemperatur als eine grundlegende biologische Abwehr verstanden, über die alle Organismen verfügen, die ihre innere Temperatur selbst regulieren können.

Es gibt verschiedene Erklärungen dafür, wie Fieber bei der Bekämpfung einer Infektion hilft. Das einfache Ansteigen der Temperatur schränkt das Wachstum von einigen krankheitserregenden Organismen ein oder bringt sie sogar um. Zu den mehr indirekten Wirkungen von Fieber gehören die Stärkung der angeborenen Abwehrkräfte, beispielsweise die erhöhte Produktion von Interferon (eine chemische Substanz, die die Vermehrung von Viren verhindert), und eine größere Beweglichkeit und Aktivität der weißen Blutkörperchen. Fieber ist in der Tat eine wichtige positive Reaktion des Körpers.

Fieber ist ein Ansteigen der Körpertemperatur auf über 37,5° (im Mund gemessen). Die normale Körpertemperatur ist von Mensch zu Mensch unterschiedlich, auch bei dem einzelnen ändert sie sich je nach Tageszeit, Aktivität und anderen Faktoren. Die herkömmliche normale Angabe von 37° ist nur ein durchschnittlicher Annäherungswert; Ihre eigene Temperatur kann zwischen 35,5° und 37,2° liegen, wenn Sie ganz gesund sind. Bei Kindern kann es sogar zu einer erhöhten Temperatur bis zu 39,5° kommen, wenn sie sich körperlich betätigt haben oder zu warm angezogen sind. Die Regulierungsmechanismen des Körpers begrenzen beim normalen Menschen das Fieber auf 40,5°–41° im akuten Krankheitsfall. Höhere Temperaturen können Schaden anrichten; wenn zur akuten Erkrankung nicht andere Komplikationen kommen, wird das Fieber selten so hoch, daß es die Gesundheit bedroht. Austrocknung als Folge von Fieber kann die Gesundheit von Kindern stark gefährden. Aber das kann durch die Zufuhr von Flüssigkeit verhindert werden (s. Kapitel 5).

Bei Kindern kann das Fieber manchmal auch zu regelrechten Anfällen führen. Diese ›fiebrigen Krämpfe‹ treten im allgemeinen auf, wenn die Temperatur noch sehr schnell ansteigt, und sie hören auf, wenn sie ihren Höhepunkt erreicht hat. Am häufigsten kommt so etwas bei Jungen zwischen sechs und vierundzwanzig Monaten vor. Bei Kindern, die sonst gesund sind, erfassen die Krampfanfälle meistens den ganzen Körper, nicht nur eine Seite. Meistens dauern sie nicht viel länger als zwanzig Minuten, häufig sind sie viel schneller wieder vorbei. Irgendwelche Abweichungen von dieser allgemeinen Regel können auf eine neurologische Erkrankung hinweisen. Kinder mit Krampfanfällen bei Fieber brauchen keine medizinische Behandlung. Einfache Anfälle treten auch nur ein- oder zweimal auf und haben keine Dauerschäden zur Folge. Im allgemeinen weisen sie auch nicht auf eine ernsthafte Erkrankung hin.

All das heißt, daß das Fieber, das im allgemeinen zusammen mit einer akuten Erkrankung auftritt, meistens kein Grund zur Besorgnis ist. Machen Sie sich keine Gedanken über das Fieber, sondern behalten Sie die dafür verantwortliche Krankheit im Auge, versuchen Sie, den Heilkräften des Körpers zu helfen. Solange es nicht zu hoch ist, sollten Sie dem Fieber am besten freien Lauf lassen, denn es tut seine Arbeit im Rahmen der körpereigenen Heilkräfte.

Allgemeine Betreuung zu Hause
Ruhe und reichlich Flüssigkeit sind sehr wichtig, wenn Sie einen Menschen mit hohem Fieber betreuen. Es ist bei Fieber normal, daß nebenbei auch Appetitlosigkeit auftritt, also zwingen Sie den Patienten nicht zum Essen. Sorgen Sie für gute Durchlüftung des Zimmers, achten Sie darauf, daß der Patient nicht zu schwer zugedeckt oder zu warm angezogen ist, und schützen Sie ihn vor Zugluft. Er sollte nur soviel Kleidung tragen, daß er nicht friert. Oft ist das alles, was Sie bei leichtem Fieber zur Linderung unternehmen können. Bei leichtem Fieber empfehlen wir keine herkömmlichen oder homöopathischen Medikamente.

Manchmal ist es sinnvoll, das Fieber zu senken, wenn die Temperatur länger als eine Stunde 39,5° oder höher ist, wenn es irgendwann auf über 40,5° steigt, wenn der Patient ein Kind ist, das schon Fieberkrämpfe hatte, oder wenn das Fieber schon so lange dauert, daß es zu Erschöpfung und wirklichem Unwohlsein führt. Aber denken Sie immer daran, Fieber ist eine Schutzreaktion, und Sie sollten es nur aus einem der eben angeführten Gründen senken.

Ein Bad ist eine wirkungsvolle, gefahrlose Methode, Fieber bei leichten Erkrankungen zu senken. Obwohl diese Methode ein wenig unbequem und unangenehm ist, funktioniert sie schneller und hält genauso lange vor wie die Wirkung herkömmlicher Medikamente. Setzen Sie den Patienten einfach bis zur Taille in lauwarmes Wasser. Verringern Sie die Wassertemperatur langsam, indem Sie ständig etwas kaltes Wasser zufließen lassen. Waschen Sie den Patienten mit einem Schwamm oder einem Waschlappen ab, auch das Gesicht. Machen Sie das zwanzig Minuten lang. Dann tupfen Sie die Haut ab und lassen sie dann an der Luft ganz trocknen. Schützen Sie aber den Kranken beim Baden und hinterher vor Zugluft.

Wenn das Fieber zu hoch oder zu unerträglich ist oder schon zu lange dauert, wenn die homöopathischen Mittel nicht schnell genug wirken, greifen Sie vielleicht zu Arzneien wie *Paracetamol, Aspirin, Ibuprofen* oder *Naproxen*. Alle diese Medikamente wirken, aber bei jedem gibt es ein Für und Wider, und sie sollten nicht mit anderen zusammen genommen werden. Ganz allgemein geben wir *Paracetamol* den Vorzug, wenn eines dieser Mittel verwendet werden muß. Auf jeden Fall müssen Sie unbedingt dafür sorgen, daß diese Medikamente so sicher gelagert sind, daß eine versehentliche Vergiftung ausgeschlossen ist. Bevor Sie einem Kleinkind, das jünger als zwei Jahre ist, eines dieser Medikamente geben, lassen Sie sich von einem Arzt beraten.

Bei richtiger Anwendung ist *Paracetamol* ungefährlich und hat selten Nebenwirkungen, und es ist Kindern leichter zu verabreichen, weil es als Tropfen und als Zäpfchen im Handel ist. Beachten Sie in jedem Fall die Anweisungen auf der Packungsbeilage, denn oft sind die Konzentrationen der verschiedenen Verabreichungsformen unterschiedlich.

Kinder und Teenager sollten kein *Aspirin* einnehmen, denn es besteht der Verdacht auf einen Zusammenhang zwischen dem Medikament und dem Reye-Syndrom, einer seltenen, aber häufig tödlichen Leber-Hirn-Erkrankung. Auch in relativ niedriger Dosierung kann *Aspirin* Nebenwirkungen und allergische Reaktionen hervorrufen. Dennoch, es ist preiswert und langzeitgetestet und eine gute Wahl für Erwachsene, die darauf nicht allergisch reagieren.

Die neueren freiverkäuflichen Mittel *Ibuprofen* und *Naproxen* wirken weitgehend wie *Aspirin* und haben dieselben Nebenwirkungen, obwohl sie nicht zu Ohrgeräuschen führen. Ihre Wirkung hält länger vor als die von *Paracetamol*, deshalb muß man diese Medikamente nicht so häufig einnehmen – das ist jedoch von Nachteil, wenn Sie in die körpereigenen Heilungsprozesse möglich nicht störend eingreifen wollen.

FRAGEN ZUR FESTSTELLUNG VON FIEBER

Art der Symptome:
- Schienen die Symptome nach besonderer Belastung aufzutreten? Beispielsweise nach Wind oder kalter Luft, nach Schlaflosigkeit oder übermäßigem Essen oder bei der Einnahme von Medikamenten?
- Wann brach das Fieber aus? Innerhalb der letzten zwölf Stunden oder eher?
- Wie schnell traten die Symptome auf?
- Ist das Gesicht gerötet?
- In welcher mentalen Verfassung ist die kranke Person – lustlos oder verwirrt, im Delirium, ruhelos und verängstigt, reizbar oder klammernd und weinerlich?

Modalitäten:
- Ist der erkrankten Person warm oder kalt? Wie fühlt sie sich bei Wärme und Kälte von außen?

Homöopathische Medikamente

Wenn Sie beschließen, daß die Erkrankung behandelt werden soll, und wenn Fieber das einzige erkennbare Symptom ist, dann ziehen Sie bei der Auswahl des Medikaments Informationen aus diesem Kapitel zu Rate. Wenn zusätzlich andere Symptome (Halsschmerzen, Ohrenschmerzen usw.) auftreten, schlagen Sie in den entsprechenden Kapiteln nach, und informieren Sie sich über die homöopathischen Mittel.

Ein homöopathisches Medikament sollte alle zwei bis sechs Stunden verabreicht werden, je nachdem, wie schwer die Symptome sind. Im allgemeinen erholt sich der Kranke schnell, spätestens, wenn er eine Nacht Ruhe hatte. Wenn dann am nächsten Morgen allerdings erneut Fieber auftritt, sollten Sie vielleicht eines der anderen Medikamente ausprobieren.

Aconitum und *Belladonna* kommen im frühen Stadium eines plötzlich einsetzenden Fiebers in Frage. *Aconitum* paßt bei Beschwerden, die durch trockene, kalte Luft oder Wind verursacht wurden, vor allem wenn der Kranke in der Zeit geschwitzt hat. Wenn der Kranke mit zu leichter Kleidung das Haus verlassen hat und dann mit Fieber zurückkommt, dann ist *Aconitum* angezeigt. Im Verlauf der Erkrankung werden *Aconitum*-Patienten leicht ängstlich, ruhelos und besorgt. Eventuell wälzen sie sich im Schlaf herum und entledigen sich der Bettdecke und der Kleidung. Sie sind geistig voll da, haben aber Angst. Sie haben trockene Haut, trockenen Husten und einen trockenen Mund (manchmal haben sie einen unstillbaren Durst nach kalten Getränken). Ihre Pupillen sind häufig zusammengezogen.

Zum klassischen Bild des Patienten, für den *Belladonna* angezeigt ist, gehören ein rotes, glühendes Gesicht, sehr heiße Haut, gerötete Schleimhäute und glasige Augen mit erweiterten Pupillen. Die Haut kann so heiß sein, daß Sie das noch eine Weile spüren, wenn Sie sie berührt haben. Obwohl *Belladonna*-Patienten geistig abwesend sind und vielleicht gar nicht verstehen, was um sie herum vorgeht, können sie doch ruhelos und nervös sein. Kinder können sogar schlagen, beißen oder Sachen zerstören oder merkwürdige Verhaltensweisen an den Tag legen; sie reden beispielsweise zusammenhanglos über schreckliche oder grausame Halluzinationen. Nicht bei allen Menschen, die *Belladonna* brauchen, treten solche extremen Symptome auf. Im Verlauf der Krankheit kann es zu Muskelreißen kommen, das – wie viele andere *Belladonna*-Symptome – plötzlich auftritt und wieder verschwindet.

Belladonna wird bei leichtem Fieber weitaus am häufigsten von allen Medikamenten eingesetzt. Selbst wenn bei Ihnen oder Ihrem Kind nicht alle der oben erwähnten Symptome auftreten, ist es vermutlich gut, wenn Sie *Belladonna* geben, wenn nicht ausdrücklich ein anderes Medikament klar angezeigt ist.

Zu der Art von Fieber, bei dem *Ferrum phos.* angezeigt ist, lesen Sie die Erklärungen in Kapitel 4 über Erkältungen und Husten.

Das Hauptmerkmal des Fiebers, bei dem *Nux vomica* notwendig wird, ist starkes Frieren, das beim Aufdecken oder schon bei bloß leichter Verschiebung der Bettdecke gleich sehr viel schlimmer wird. Der Patient kann sich nicht bewegen, ohne daß er unter der Bettdecke von einem Kälteschauer erfaßt wird. Die Fiebersymptome von *Nux vomica* treten sehr häufig auf nach zu reichlichem Essen, übermäßigem Alkoholgenuß, Schlafmangel oder Medikamentenmißbrauch (herkömmliche Mittel oder Aufputschmittel).

Der Patient kann auch noch verschiedene Verdauungsbeschwerden haben (Verstopfung, Übelkeit) und einen schweren Kopf. Die Symptome sind morgens und an der frischen Luft schlimmer.

Obgleich *Pulsatilla* häufiger angewendet wird, wenn ein Patient deutliche Symptome von einer Erkältung oder einer Ohrenentzündung zeigt, kann dieses Medikament auch helfen, wenn Fieber das einzige Symptom ist. Die Hauptanzeichen bei einem *Pulsatilla*-Fieber sind die allgemeinen geistigen und allgemeinen Beschwerden. Diese Patienten sind weinerlich und anhänglich, wollen Liebe und Beachtung. Ihre Stimmungen schwanken. Sie können reizbar sein, aber die Reizbarkeit ist eher weinerlich als zornig. Sie ertragen keine Wärme von außen, und das Fieber wird deutlich schlimmer bei warmem Zudecken und im warmen Zimmer.

Die Symptome treten häufig nach zu reichlichem oder zu fettem Essen auf, und sie werden meistens nachts schlimmer. *Pulsatilla*-Patienten haben keinen Durst.

ZUSAMMENFASSUNG DER HEILMITTEL BEI FIEBER

Verabreichung der Medizin: Anfangs alle 2–4 Stunden, nach und nach, wenn es dem Patienten besser geht, weniger häufig; insgesamt maximal 3 Tage.

Ein anderes Medikament ausprobieren: Wenn es innerhalb von 2 Stunden (bei hohem Fieber und heftiger Erkrankung) oder 24 Stunden (bei leichtem Verlauf) nicht zu einer deutlichen Besserung kommt.

BELLADONNA*
Charakteristika
- Das gängigste Medikament im frühen Stadium von Fieber (die ersten 12–24 Stunden), besonders bei plötzlichem Ausbruch
- Gerötetes Gesicht, rote Schleimhäute, glasige Augen

Bestätigende Symptome
- Haut sehr heiß, die Hitze bleibt bei Berührung der Haut
- Mentale Abgeschlagenheit, Verwirrung, Aufgeregtheit

ACONITUM
Charakteristika
- Auch angezeigt im Anfangsstadium eines plötzlichen Fieberausbruchs
- Akutes Fieber, begleitet von Furcht, Ängsten, Ruhelosigkeit

Bestätigende Symptome
- Symptome treten auf nach Einwirkung von Kälte oder Wind

FERRUM PHOS.
Charakteristika
- Im Anfangsstadium von Fieber, wenn sich die Symptome langsam entwickeln
- Der Patient ist wacher, weniger ruhelos oder ängstlich als bei *Belladonna* oder *Aconitum*
- Wenn kein Mittel eindeutig angezeigt ist, versuchen Sie es mit diesem, wenn *Belladonna* nicht geholfen hat (Anweisungen dazu, wie lange man bis zu einem Wechsel des Medikaments warten sollte, s. Seite 62 f.)

Bestätigende Symptome
- Rötungen im Gesicht können sich auf kreisrunde Flecken beschränken

NUX VOMICA
Charakteristika
- Heftiges Frieren, das bei Wegnahme oder Schütteln der Bettdecke schlimmer wird

Bestätigende Symptome
- Symptome setzen nach zu reichlichem Essen, zuviel Arbeit oder Schlafmangel ein
- Leichte Übelkeit möglich
- Reizbarkeit

PULSATILLA
Charakteristika
- Weinerliche, klammernde Stimmung, Sehnsucht nach Zuneigung; Stimmungsschwankungen

und/oder
- Verschlimmerung in warmen Räumen oder unter warmen Decken; ungewöhnlich wenig Durst

Bestätigende Symptome
- Symptome können nach deftigem Essen aufgetreten sein

Schlagen Sie unter ›Nicht allein zu Hause behandeln‹ im Anschluß an ›Grippe‹ nach.

Grippe

Obgleich Erkrankungen wie Erkältungen, Verdauungsbeschwerden und ähnliches oft ›Grippe‹ genannt werden, ist die echte Grippe in Wirklichkeit eine akute Infektion der Atemwege, an der eine Reihe von Viren beteiligt sind. Die Diagnose heißt Grippe, wenn Beschwerden der Atemwege wie laufende Nase oder Husten von deutlichem Fieber, Schwäche und Muskelschmerzen begleitet werden. Der Grippe-Patient sieht kränker aus und fühlt sich auch kränker, als wenn er nur eine einfache Erkältung hätte.

Sie ist zwar sehr unangenehm, aber eine Grippe dauert im allgemeinen nur drei bis fünf Tage. Doch die Schwere der Erkrankung ist sowohl von Patient zu Patient als auch von Jahr zu Jahr unterschiedlich. Für kleine Kinder, ältere Menschen und chronisch Kranke kann eine Grippe lebensbedrohlich sein – vor allem, weil sich schwere bakterielle Infektionen wie eine Lungenentzündung entwickeln können, wenn der Körper vom Grippevirus geschwächt wird (es kann auch zu Ohren- und Stirnhöhlenentzündugen kommen). Außerdem verändern sich die Grippeviren rapide, und bisher konnte man feststellen, daß manche Arten weit bösartiger waren als andere.

Allgemeine Behandlung zu Hause

Die häusliche Behandlung von Grippe-Patienten ist dieselbe wie bei Fieber und Erkältungen (s. Kapitel 4). Vor allem bei der Behandlung von Kindern sollten Sie *Aspirin* vermeiden, denn zwischen seiner Verabreichung bei Grippe und dem Reye-Syndrom scheint ein Zusammenhang zu bestehen. Antibiotika sind unnötig und können sogar schaden; man sollte sie nicht nehmen, es sei denn, es hat sich eine sekundäre bakterielle Infektion entwickelt.

FRAGEN ZUR FESTSTELLUNG VON GRIPPE

Art der Symptome:
- Welche Symptome sind belastender – Müdigkeit, Schweregefühl oder Schmerzen? (Wenn Fieber ein vorherrschendes Symptom ist, s. vorheriger Abschnitt; bei heftig laufender Nase oder Husten s. Kapitel 4.)

- Treten Kopfschmerzen auf, wenn ja, wo sitzt der Schmerz und wie ist er beschaffen? (Bei schweren Kopfschmerzen s. Kapitel 11.)
- Friert der Patient?
- Ist der Patient unruhig, oder liegt er lieber still?

Modalitäten:
- Wie wirkt sich Bewegung auf die Schmerzen aus?
- Wie beeinflussen Hitze und Kälte die Schmerzen, und fühlt sich der Patient dabei ganz allgemein besser oder schlechter?

Homöopathische Medikamente

Die großartige Behandlung der Grippe-Epidemie in den USA 1917/18 gehört zu den Erfolgsgeschichten der homöopathischen Medizin. Aufzeichnungen von Regierungsbeamten aus dem Gesundheitsbereich aus jenen Jahren beweisen, daß die Zahl der Grippe-Toten unter den Patienten, die homöopathisch behandelt wurden, weit niedriger war als bei denen, die auf herkömmliche Weise medizinisch versorgt wurden.

Um zu entscheiden, welches homöopathische Mittel Sie einem Kranken mit Grippe-Symptomen geben, lesen Sie noch einmal alles über die Arzneien in diesem Kapitel nach, schlagen Sie auch im Kapitel 4 über Erkältungen und Husten nach. Zu den angemessenen Grippe-Medikamenten, die auch in anderen Kapiteln erwähnt werden, gehören *Aconitum, Belladonna, Arsenicum, Pulsatilla* und *Nux vomica.*

Die Symptome von *Gelsemium* treffen in vielfacher Beziehung auf das klassische Bild von Grippe zu. Der Patient fühlt sich vor allem müde, schwach, schwerfällig und krank. Im allgemeinen wollen *Gelsemium*-Patienten in Ruhe gelassen werden, nicht weil sie besonders reizbar sind, sondern weil ihnen der Umgang mit anderen Menschen einfach zu beschwerlich ist. Sie sind ruhelos, und obwohl Bewegung keine Schmerzen verursacht, liegen sie ganz still, weil sie so schwach sind. Die Augenlider wirken schwer und schlaff, das Gesicht ist oft teilnahms- und ausdruckslos. Typisch für die *Gelsemium*-Grippe sind Kälteschauer trotz des Fiebers. Die Nase kann laufen, der Hals kann brennen. Kopfschmerzen können auftreten vorwiegend am Hinterkopf bis in den Oberkopf oder in die Stirn hinein. Die auffälligsten Symptome sind jedoch allgemeine Schwäche und Müdigkeit.

Genau wie die *Gelsemium*-Patienten mögen die, die *Bryonia* brauchen, nicht gestört werden. Aber der *Bryonia*-Patient ist reizbar. Er mag keine Fragen beantworten. Er beschäftigt sich vielleicht vor allem mit beruflichen Sorgen oder Alltagskümmernissen. Außerdem fühlen sich *Bryonia*-Patienten bei Bewegung schlechter und liegen lieber still. Wahrscheinlich haben sie Muskel- und Gelenkschmerzen, auf die sich Bewegungen negativ auswirken. Der Patient liegt still, weil Bewegung schmerzt, nicht, weil er zu müde ist. Kopfschmerzen sind ein häufiges *Bryonia*-Symptom, das sich bei Bewegung, beim Gehen und sogar durch die Bewegung der Augen verschlimmert. Leichte Berührung, Essen, Bücken und Sprechen, all das kann die Kopfschmerzen noch verstärken; fester Druck und Stilliegen lindern sie. *Bryonia*-Patienten fühlen sich im allgemeinen in warmen Zimmern schlechter, sie mögen lieber kühle Luft. Sie können großen Durst auf kalte Getränke haben. Ein trockener, stoßweiser und oft schmerzhafter Husten kann die Grippe-Symptome begleiten; auch Verstopfung ist bei *Bryonia* typisch.

Nicht allein zu Hause behandeln

Sofort für ärztliche Behandlung sorgen:
- bei jeder Art von Fieber, wenn ein Kind jünger als vier Monate ist;
- bei Fieber von mehr als 41° (im Mund oder im After gemessen) bei jeder Altersgruppe;
- wenn es bei irgendeiner Krankheit – mit oder ohne Fieber – zu folgenden Symptomen kommt:
  außerordentliche Reizbarkeit, Lethargie oder geistige Verwirrung; Nackensteifheit; Anfälle; schnelles, flaches oder schwerfälliges, angestrengtes Atmen; ständiges, lang anhaltendes Erbrechen; oder einfach wenn der Patent sehr krank wirkt;
- bei Fieber, das von einem roten Ausschlag begleitet wird; sieht aus wie Blut oder eine Verbrennung oder wird bei Druck nicht heller.

Noch am selben Tag für ärztliche Behandlung sorgen:
- bei jeder Art von Fieber, wenn ein Kind vier bis sechs Monate alt ist;
- bei jedem Fieber von mehr als 39,5° (im Mund gemessen), das nicht innerhalb von sechs Stunden auf irgendwelche Maßnahmen reagiert, einschließlich Baden, homöopathische Medikamente oder herkömmliche Mittel. Erwachsene und ältere Kinder, die sich sonst ganz wohl fühlen, können länger warten;
- wenn Fieber unter 39,5° bei Kindern zwischen sechs und vierundzwanzig Monaten länger als vierundzwanzig Stunden anhält; bei älteren Menschen länger als zweiundsiebzig Stunden. Gehen Sie sofort zum Arzt, wenn Sie über die Schwere der Erkrankung irgendwelche Zweifel haben.

Wenn andere Symptome (Ohrenschmerzen, Halsschmerzen, Husten usw.) das Fieber begleiten, dann schlagen Sie auf jeden Fall in den entsprechenden Kapiteln unter ›Nicht allein zu Hause behandeln‹ nach.

Anmerkung: Die Temperaturen, auf die wir uns hier beziehen, sind etwas willkürlich, und wenn Sie entscheiden, ob Sie einen Arzt holen oder nicht, müssen Sie auch immer die Schwere der allgemeinen Erkrankung des Patienten, Ihre Erfahrung bei der Betreuung von Kranken und die Krankengeschichte des Patienten bei vorherigen Erkrankungen mit in Betracht ziehen.

Leute mit einer *Rhus-tox.*-Grippe sind außerordentlich reizbar. Ihre Muskeln werden steif und schmerzen, wenn sie eine Weile still daliegen. Jeder Bewegungsversuch nach einer Ruhepause verursacht beim *Rhus*-Patienten schlimmste Schmerzen; er fühlt sich besser, wenn er sich bewegen und herumlaufen kann. Er ist vielleicht ängstlich, verunsichert, reizbar oder depremiert. Er kann vielleicht nicht schlafen, weil das Stilliegen so unbequem ist. *Rhus-tox.*-Patienten frieren wahrscheinlich schnell; bei kaltem, nassem Wetter geht es ihnen schlechter, in der Wärme und bei direkt zugeführter Wärme besser. Die Patienten haben Durst, sind aber manchmal schon mit ein paar

Schlucken Wasser zufrieden. Starkes Schwitzen, ein trockener Hals und Heiserkeit begleiten oft die allgemeinen Symptome.

Schwere Schmerzen tief in den Knochen sind das deutlichste Symptom bei *Eupatorium perfolatium*. Das ist ein Gefühl, als wären am ganzen Körper blaue Flecken, und die Knochen, vor allem am Rücken, fühlen sich an, als wollten sie brechen. Ein plötzlicher Schnupfen mit Niesen und geröteten Augen kann dem Auftreten dieser Schmerzen vorausgehen. *Eupatorium*-Patienten leiden unter Kälteschauern, vor allem zwischen 7 und 9 Uhr morgens. Sie können Durst auf eiskalte Getränke haben, aber die Flüssigkeitszufuhr kann zu Verdauungsstörungen führen. Ein trockener Husten kann den ganzen Körper erschüttern.

Wenn im Anfangsstadium der Erkrankung noch keine eindeutigen Symptome erkennbar sind, kann man zu dem Medikament *Oscillococcium* greifen. Forschungsergebnisse, veröffentlicht in *British Journal of Clinical Pharmacology*, weisen nach, daß *Oscillococcium* bei der Behandlung von Grippe wesentlich wirksamer ist als ein Placebo*. *Oscillococcium* ist inzwischen das beliebteste Grippemittel in Frankreich und wird auch in den USA immer öfter verabreicht. Am wirksamsten ist es innerhalb der ersten 48 Stunden nach Auftreten der Grippesymptome.

---

*J. P. Ferley, D. Zmirou, D. D'Admehar et al.; ›A Controlled Evaluation of Homeopathic Preparation in the Treatment of Influenza-like Syndrome‹, *British Journal of Clinical Pharmacology* 27 (März 1989); 329-335

ZUSAMMENFASSUNG DER HEILMITTEL BEI GRIPPE
Neben den hier aufgeführten Medikamenten sollten Sie auch die in Betracht ziehen, die unter Fieber (wenn Fieber das Hauptsymptom ist) und Erkältung (wenn die Nase auffällig läuft oder verstopft ist) aufgeführt sind.

Verabreichung der Medizin: Alle 6 bis 8 Stunden über 2 oder 3 Tage; bei deutlicher Besserung aufhören.

Ein anderes Medikament ausprobieren: Wenn sich nach 24 Stunden keine deutliche Besserung eingestellt hat.

GELSEMIUM*
Charakteristika
- Müde, schwach, Schweregefühl im Körper
- Patient liegt still und möchte wegen der Müdigkeit in Ruhe gelassen werden

Bestätigende Symptome
- Kälteschauer entlang der Wirbelsäule
- Wenig Durst
- Kopfschmerzen beginnen am Hinterkopf oder Nacken und breiten sich nach oben aus

BRYONIA
Charakteristika
- Bewegung verschlimmert den Schmerz und andere Symptome
- Gereizt, will niemanden in der Nähe haben

Bestätigende Symptome
- Durst auf kalte Getränke
- Patient fühlt sich in warmen Räumen schlechter, in kühler Luft besser
- Kopfschmerzen werden bei Bewegung, beim Gehen oder bei Bewegung der Augen schlimmer

RHUS TOX.
Charakteristika
- Ruhelosigkeit
- Schmerzen im Liegen; verschlimmern sich zu Beginn der Bewegung, werden aber besser, wenn der Patient sich weiter bewegt

Bestätigende Symptome
- Patient friert, fühlt sich bei kalter und feuchter Luft schlechter
- Durst auf Wasser in kleinen Schlucken
- Trockener Mund, trockener, wunder Hals

EUPATORIUM PERFOLIATUM
Charakteristika
- Starke Schmerzen, ein Gefühl, als ob die Knochen brechen

> *Bestätigende Symptome*
> - Laufende Nase, Niesen, gerötete Augen, bevor die körperlichen Schmerzen einsetzen
> - Frieren, vor allem morgens
> - Durst auf eiskalte Getränke
>
> OSCILLOCOCCIUM
> *Charakteristika*
> - Kann innerhalb der ersten 48 Stunden einer grippeähnlichen Erkrankung verabreicht werden, wenn die ersten deutlichen Symptome auftreten

Das Reye-Syndrom

Das Reye-Syndrom ist eine seltene, aber oft tödliche Krankheit, die im allgemeinen nach einer Virusinfektion der Atemwege auftreten kann, beispielsweise nach Grippe, Erkältung oder Windpocken. Kinder unter achtzehn Jahren sind am häufigsten betroffen, aber jeder kann daran erkranken. Das Reye-Syndrom geht auf die Leber, das Gehirn oder andere lebenswichtige Organe. Zu den Symptomen gehören Erbrechen nach Ausbruch der Visurserkrankung, Reizbarkeit, Schläfrigkeit oder Orientierungsverlust bis hin zum Koma. Durchfall oder schnelles, flaches Atmen können auftreten. Fieber kann sich einstellen oder aber auch nicht. Anders als bei Magen- und Darmerkrankungen kommt es beim Reye-Syndrom zu unerwartetem Erbrechen, das besonders auffällt, weil es einige Zeit nach den ursprünglichen Symptomen der Viruserkrankung einsetzt. Im allgemeinen kommt es immer wieder und lange zum Erbrechen, wenngleich das auch nicht immer der Fall sein muß; bei kleinen Kindern kann es ganz ausbleiben. Beim Reye-Syndrom ist sofortige ärztliche Behandlung notwendig, denn es geht um Leben und Tod.

4
Erkältungen, Husten und damit verbundene Erkrankungen

Die Symptome bei einer gewöhnlichen Erkältung sind Körperreaktionen auf eine Virusinfektion der oberen Atemwege. Nasenausfluß, Niesen, Husten und Fieber sind die Mittel, mit denen der Körper die infizierenden Viren ausstößt und ›ausbrennt‹. Da es sich bei diesen Symptomen um Bemühungen des Organismus handelt, wieder gesund zu werden, sollten sie nicht unterdrückt werden, wenn das nicht wirklich notwendig ist. Heilen Sie keine Erkältung, erlauben Sie der Erkältung, Sie zu heilen!

Medikamente wie Nasensprays, Hustendämpfungsmittel und fiebersenkende Mittel können vorübergehend für Erleichterung bei den Beschwerden einer Erkältung sorgen, aber das geht auf Kosten der körpereigenen Abwehrkräfte, die dadurch unterdrückt werden. Nasensprays und Hustenmittel verringern die Schleimproduktion und verhindern damit die Heilung, da der Schleim ja dazu da ist, die Gewebe von den Viren zu reinigen und damit vor weiteren Infektionen zu schützen. Hustendämpfer unterdrücken den Hustenreflex, und das kann problematisch werden, da der Husten zur Befreiung der Atemwege beiträgt. Fieber ist auch eine wichtige Abwehr des Körpers gegen Infektionen, und fiebersenkende Mittel beeinträchtigen diese Reaktion (s. Kapitel 3 über Fieber). Statt sich auf diese Art von unterdrückenden Mitteln zu verlassen, sollten Sie die körpereigenen Anstrengungen unterstützen, indem Sie die Symptome beachten und homöopathische Medikamente nehmen.

In diesem Kapitel betrachten wir die zahlreichen Symptome, die mit Erkältungen und Husten im Zusammenhang stehen. Manche Leute sehen in Erkältungssymptomen – Kehlkopfentzündung, Krupp oder Bronchitis – eigenständige Krankheiten, aber wir sehen in ihnen verschiedene Reaktionen auf Virusinfektionen der Atemwege. Wir beschreiben daher Maßnahmen, mit denen Sie die körpereigenen Anstrengungen, wieder gesund zu werden, unterstützen können.

Die Liste der homöopathischen Mittel, die bei Erkältungsbeschwerden nützlich sind, ist lang, deshalb stellen wir eine Tabelle der Symptome auf, damit Sie die möglichen Medikamente schneller finden. Hinter jedem Symptom in der Tabelle finden Sie eine Liste der Medikamente, die zum Symptom passen.

Zu dem Kapitel gehören auch kurze Abschnitte über Probleme mit den Nebenhöhlen und über Bindehautentzündung. Diese Beschwerden stehen in engem Zusammenhang mit Erkältungen, aber wir beschreiben sie gesondert, weil sie vielleicht spezielle Behandlung oder besondere homöopathische Mittel notwendig machen.

Erkältungen und Husten

Die üblichen Symptome einer Erkältung, laufende oder verstopfte Nase, Niesen, tränende Augen und manchmal leichte Hals- und Ohrenschmerzen, kennt jeder. Wenn tatsächlich Ohren- oder Halsschmerzen auftreten, sollten Sie auch die Kapitel 6 und 7 nachlesen. Ein leichtes Anschwellen oder Empfindlichkeit der Lymphknoten ist auch eine häufige Begleiterscheinung. Die meisten erkälteten Menschen fühlen sich müde und schwerfällig, sie haben vielleicht auch leichtes Fieber; wenn Schwäche oder Fieber die vorherrschenden Symptome sind, können auch Grippe, Drüsenfieber oder irgendeine andere Erkrankung dafür verantwortlich sein. Schlagen Sie unter den entsprechenden Kapiteln nach.

Bei einer Erkältung reagiert der Körper mit Husten auf Viren, die die unteren Atemwege infiziert haben, einschließlich Rachen, Luftröhre und Bronchien. Ob der Husten flach oder tief, trocken oder locker ist, hängt von der Lage und Schwere der Infektion ab und von der Stärke der heilenden Abwehrkräfte des betreffenden Menschen. Die Viren dringen selten in die Lungen selbst ein. Der Husten zieht sich meistens länger hin als die wirkliche Erkältung, und im allgemeinen wird der Patient mit der Zeit von allein wieder gesund. Andererseits ist Husten auch manchmal ein Zeichen für eine Körperreaktion auf ernstere Beschwerden wie eine Bakterieninfektion, eine Allergie oder einen Fremdkörper in den Atemwegen.

Verschiedene Beschwerden und Symptome können die unteren Atemwege betreffen. Das sind die häufigsten:

Krupp – verursacht durch eine Virusinfektion des Kehlkopfs und der Atemwege im oberen Brustkorb. Krupp tritt am häufigsten bei Kindern zwischen drei Monaten und drei Jahren auf; typisch ist ein lauter, harter, bellender, rasselnder Husten. Das Kind ist oft heiser. Wegen der durch die Infektion verursachten Schwellung werden die Atemwege enger, das Kind atmet schnell, angestrengt und laut, wenn die Luft die verengte Stelle passiert.

Krupp ist eine Schleimhautentzündung des Kehlkopfdeckels, die zum plötzlichen und vollständigen Atemstillstand führen kann und ein medizinischer Notfall ist. Lesen Sie die Einzelheiten in Kapitel 7 nach. Bei der Schleimhautentzündung kommt es selten zu Husten, aber die anderen Symptome sind ähnlich wie bei Krupp.

Laryngitis (Kehlkopfentzündung) und Entzündung der oberen Atemwege, eine Begleiterscheinung bei Virusinfektionen. Zu den Symptomen gehören ein harter, trockener, bellender Husten tief unten im Hals und Heiserkeit. Atembeschwerden wie beim Krupp fehlen, ansonsten ist es eine ähnliche Krankheit.

Bronchitis – technisch jede Entzündung der Bronchien, der größeren Röhren, die von der Luftröhre in die Lungenflügel gehen. Darum kann jeder aus der Brust kommende Husten, der keine Lungenentzündung ist, als Bronchitis angesehen werden. Der Begriff ist etwas unklar, meistens wird er auf tiefen, andauernden Husten angewendet oder auf schweren Husten mit Fieber, der jedoch nicht als Lungenentzündung diagnostiziert wurde.

Entzündung der Bronchiolen – Infektionen der feineren Atemröhren, die von den Bronchien in die Lungenflügel führen. Diese Erkrankung kommt am häufigsten bei Kindern unter sechs Monaten vor, aber auch Zweijährige können davon noch betroffen sein. Schwellungen und eine Verengung der Bronchiolen machen dem Kind das Atmen schwer. Diese Säuglinge atmen sehr schnell und mit großer Anstrengung. Sie sehen krank und verängstigt aus. Obwohl sie alarmierend wirkt, ist diese Entzündung lokal begrenzt und kann unter ärztlicher Aufsicht gut zu Hause behandelt werden.

Lungenentzündung – jede Art von Entzündung des Lungengewebes selbst, die dazu führt, daß sich in den winzigen Luftsäcken am Ende der Atemröhren Flüssigkeit bildet. Die Flüssigkeit verhindert, daß

Sauerstoff in die Lungen gelangt, und folglich gelangt auch keiner in den Blutkreislauf. Zu den Symptomen gehören ein schlimmer Husten, Fieber, auffällige Lethargie; diese Symptome sind je nach Fall und allgemeinem Gesundheitszustand des Patienten unterschiedlich.

Lungenentzündung ist nur ein beschreibender Begriff für Flüssigkeit in der Lunge. Sie kann verursacht werden durch viele verschiedene Infektionen durch Mikroorganismen, durch das Einatmen von Fremdkörpern oder durch andere Erkrankungen. Hier handelt es sich um eine schwere Krankheit, die vom Arzt diagnostiziert und behandelt werden muß.

Pfeifen und Schnaufen – Geräusche beim Atmen. Sie werden verursacht, weil die Luft verengte Atemwege in der Brust passiert. Eine Verengung der Atemwege kann dadurch verursacht werden, daß die Röhren innen bei einer Infektion anschwellen, oder durch Krämpfe in den muskulösen Wänden der Atemwege. Schnaufende Menschen fühlen sich häufig kurzatmig und haben im allgemeinen besondere Schwierigkeiten beim Ausatmen. Ein kräftiges Schnaufen ist eine häufige Begleiterscheinung bei Asthma, das in Kapitel 12 über die Allergien behandelt wird. Aber das Schnaufen kann auch jederzeit auftreten, wenn eine Infektion in der Brust vorliegt oder wenn ein Fremdkörper eingeatmet wurde.

Manchmal bringt eine Erkältung bei empfindlichen Menschen eine Allergie zum Ausbruch, und dann kann die Situation kompliziert werden. Wenn sich eine Erkältung oder ein Husten entwickelt, nachdem es zu Kontakt mit Blütenpollen, Staub, Tierhaaren oder bestimmten Nahrungsmitteln kam, wenn die Erkältungen immer wieder auftreten oder der Husten von Schnaufen und Atemnot begleitet wird, handelt es sich möglicherweise um eine Allergie.

Allgemeine Behandlung zu Hause
Unsere Empfehlungen für einfache Erkältungen und Husten sind einfach und ›altmodisch‹:
- Viel Ruhe. Erzwungene Bettruhe ist nicht notwendig, und Kinder dürfen aufstehen und nach draußen gehen, aber je mehr Energie dabei verbraucht wird, desto weniger steht für die Gesundung zur Verfügung. Seelische Belastungen verzögern die Heilung oft mehr als körperliche Aktivitäten, also machen Sie mal Pause vom Terminkalender und von der Verantwortung.

- Viel Flüssigkeit. Flüssigkeiten sind die besten schleimlösenden Mittel und helfen dem Körper, den Schleim loszuwerden. Krankheit führt auch zu verstärktem Verlust an Körperflüssigkeit, die ersetzt werden muß.
- Putzen Sie sich regelmäßig die Nase, und husten Sie den Schleim heraus. Bringen Sie auch Kindern das schon frühzeitig bei.
- Benutzen Sie möglichst einen Zerstäuber zur Erhöhung der Luftfeuchtigkeit. Sonst gehen Sie ins geschlossene Badezimmer und lassen die Dusche mit heißem Wasser laufen; Wasserdampf kann helfen, festsitzenden Schleim zu lösen.
- Bei kleinen Kindern, die sich die Nase noch nicht putzen können, nehmen Sie eine Pipette mit Gummispitze. Saugen Sie damit vorsichtig den Schleim aus der Nase und dem Rachen ab. Zwei oder drei Tropfen Salzlösung (ein gestrichener Teelöffel Salz auf zwei Liter Wasser) in die Nase löst dicken, festsitzenden Schleim, so daß er dann leichter zu entfernen ist.
- Extreme Kälte oder Wärme vermeiden. Die Energie, die verbraucht wird, um sich extremen Temperaturen anzupassen, kann bei der Heilung besser verwendet werden.
- Obwohl immer noch nicht klar bewiesen ist, daß Vitamin C bei der Behandlung von einfachen Erkältungen hilft, behaupten viele Leute aus Erfahrung, daß Erkältungen nicht so schwer verlaufen und nicht so lange dauern, wenn sie Vitamin C nehmen. Die empfohlene Menge für Erwachsene liegt bei einem bis fünf Gramm täglich. Sie können es auch mit Zink versuchen: Lassen Sie alle zwei Stunden eine Zinkgluconat-Tablette (25 mg) im Mund zergehen; das können Sie bis zu einer Woche lang machen.
- Schlagen Sie unter den Kapiteln 6 (Ohrenschmerzen), 7 (Halsschmerzen) und 8 (Verdauungsbeschwerden) nach; dort finden Sie weitere Informationen, falls zu der Erkältung eines dieser Symptome kommt.

Bei Krupp: Krupp klingt erschreckend, kann aber im allgemeinen gut zu Hause behandelt werden. Es ist besonders wichtig, das Kind in einen Raum mit hoher Luftfeuchtigkeit zu bringen, beispielsweise ins Bad, wo die heiße Dusche läuft. Wenn der Dampf nicht innerhalb von zwanzig Minuten die Beschwerden lindert oder wenn das

Kind Atemnot bekommt, ist allerdings sofortige ärztliche Hilfe notwendig.

Bei Entzündung der Bronchiolen: Kinder sollten so ruhig wie möglich gehalten werden, damit sie bei Kräften bleiben. Decken Sie sie gut zu. Ein Zerstäuber zur Erhöhung der Luftfeuchtigkeit könnte sinnvoll sein.

Bei Einatmen von Fremdkörpern: Das Einatmen eines Fremdkörpers oder einer fremden Substanz ist ein ziemlich häufiger Grund, wenn Kinder husten, vor allem Kleinkinder, die alles in den Mund stecken. Eltern müssen sehr vorsichtig sein und auf ihr Kind achtgeben, um solche Unfälle zu vermeiden. Kleinkinder sollten keine kleinen Spielsachen bekommen, die im Mund verschwinden könnten. Und wenn die Kinder älter werden, sollte man ihnen abgewöhnen, Sachen in den Mund zu stecken. Kinder unter vier Jahren sollten keine Erdnüsse und ähnliches zu naschen bekommen. Und alle Kinder sollten früh lernen, daß sie beim Essen nicht gehen, laufen oder spielen dürfen.

Das Einatmen eines Fremdkörpers kann deutliche Symptome wie Würgen, Atemnot und Panik auslösen. Wenn die Gegenstände jedoch klein genug sind und tiefer in die Atemwege eindringen oder wenn es sich bei der eingeatmeten Substanz um eine Flüssigkeit oder ein Pulver handelt, kann es vorkommen, daß erst einmal keine Anzeichen für irgendwelche Probleme erkennbar sind. Unerklärlicher Husten oder ein Schnaufen, das sich plötzlich einstellt (ohne Fieber, das kann später dazukommen), sollte Sie an die Möglichkeit denken lassen, daß Ihr Kind einen Fremdkörper eingeatmet hat. Röntgen oder eine Spiegelung könnten nötig sein, um zu einer sicheren Diagnose zu kommen.

FRAGEN ZUR FESTSTELLUNG VON ERKÄLTUNGEN
Art der Symptome:
- In welchem Stadium ist die Erkrankung: am Beginn (innerhalb der ersten 24 Stunden), am Ende (etwa eine Woche) oder dazwischen?
- Welche Symptome sind am schlimmsten: laufende oder verstopfte Nase, tränende Augen, Kehlkopfentzündung oder Husten?

- Wechseln die Symptome?
- Beschreiben Sie Farbe und Konsistenz des Nasenausflusses. Reizen Tränen oder Ausfluß die Haut?
- Ist der Patient heiser? Muß er sich ständig räuspern?
- Ist der Husten trocken, feucht oder rasselt er? Wo sitzt das »Kribbeln«? Wie sind Farbe und Konsistenz des ausgehusteten Schleims? Enthält er Blut? Wie schwer löst sich der Schleim?
- Beschreiben Sie Schmerzen oder andere Empfindungen (beispielsweise Enge oder Druck) in der Brust.

Modalitäten:
- Zu welcher Tageszeit ist jedes einzelne Symptom mehr oder weniger schlimm?
- Welchen Einfluß haben Wärme und Kälte von außen, warme oder kalte Getränke, Bewegung, Schlucken oder Berührung auf die Symptome?
- Besteht ein Zusammenhang zwischen Husten und Schlaf? Setzt er kurz vor dem Einschlafen, während des Schlafs oder nach dem Aufwachen ein? Weckt er den Patienten?

Weitere Symptome:
- Kommt es zu Nasenbluten? Hautausschlägen? Kopfschmerzen?
- Leidet der Patient an Geschmacks- oder Geruchsverlust?

Homöopathische Medikamente

Erkältungen sind im allgemeinen leichte Erkrankungen und brauchen keine Behandlung mit irgendwelchen Medikamenten. Wir meinen, Sie sollten sich oder Familienangehörige nur mit homöopathischen Medikamenten behandeln, wenn der Husten oder die Erkältung besonders schwer ist und länger als nur ein paar Tage dauert. Ein homöopathisches Mittel sollte drei- bis viermal täglich verabreicht werden, je nachdem, wie heftig die Beschwerden des Patienten sind. Im allgemeinen ist die Wirkung des Mittels schon nach einer oder zwei Nächten Ruhe zu bemerken, wenn es auch manchmal etwas länger dauern kann. Wenn nach achtundvierzig Stunden keine Veränderung festzustellen ist, können Sie überlegen, ob Sie zu einem anderen homöopathischen Mittel übergehen, wenn es eins gibt, das die Symptome auch abdeckt.

Aconitum ist angezeigt, wenn die Erkältungssymptome plötzlich auftreten, oft nach einem Aufenthalt draußen bei kaltem Wetter. *Aconitum* ist nur in den ersten vierundzwanzig Stunden der Erkrankung angezeigt. *Aconitum*-Patienten werden innerhalb von wenigen Stunden sehr krank, sie bekommen hohes Fieber, spüren Angst und Unruhe, sind empfindlich gegen Licht und haben Durst. Trotz Fieber und Ängsten kommt es aber nicht zum Delirium. Eine laufende Nase kann begleitet sein von starken Kopfschmerzen oder von hellrotem Nasenbluten. *Aconitum* ist auch angezeigt im Frühstadium eines plötzlich einsetzenden Hustens, vor allem bei Krupp. Das Kind kann früh in der Nacht mit einem trockenen, würgenden Husten aufwachen, sich im Bett aufsetzen und an den Hals greifen, als ob es ein Erstickungsgefühl hat. Es kann Angst oder sogar Panik spüren und sich herumwerfen. Der Husten kann trocken sein, das Kind kann aber auch leicht wässerigen Schleim hochhusten.

Die Erkältungen für *Belladonna* setzen wie bei *Aconitum* plötzlich ein, und dieses Medikament ist auch im Frühstadium der Krankheit angezeigt. Zu den Symptomen gehören hohes Fieber, schneller Puls und ein rotes, trockenes Gesicht. Viele Medikamente sind bei geröteter Haut geeignet, aber *Belladonna* ist besonders gut, wenn Fieber zu heller Röte (besonders im Gesicht) und zu sehr heißer Haut führt. Der Kranke kann ein hämmerndes, klopfendes Gefühl im Kopf spüren, und vielleicht sieht man sogar den Pulsschlag in den Adern an Kopf und Hals. Wenn das Fieber einsetzt, ist der *Belladonna*-Patient wahrscheinlich gereizt, aufgeregt, eventuell sogar destruktiv; die Sinne können überempfindlich sein, was zu Reizbarkeit durch Licht, Geräusche, Gerüche usw. führt. Der Kranke ist jedoch geistesabwesend, und wenn die Krankheit fortschreitet, nimmt er seine Umgebung kaum mit Bewußtsein wahr. Im Gegensatz dazu sind *Aconitum*-Patienten geistig hellwach, fürchten sich aber vor Tod oder Dunkelheit. Beim *Belladonna*-Fieber sind die Pupillen im allgemeinen erweitert, die Haut ist trocken. Aus der Nase läuft eine dünne, wässerige Flüssigkeit. Die Nase fühlt sich trocken und heiß an, und der Kranke niest viel. Manchmal trocknet die laufende Nase plötzlich aus, und das kann zu pochendem Schmerz im Gesicht oder Kopf führen. Der Hals fühlt sich innerlich oft wie rohes Fleisch an und ist sehr rot, es kann auch zu schlimmen Halsschmerzen kommen. Im Hals oder Kehlkopf kann ein trockenes, abschnürendes Gefühl auftreten, das zu schmerzhaftem, kratzendem, krampfartigem Husten aus dem oberen Brustkorb oder Rachen führen kann. Manchmal tut der Husten so weh, daß ein Kind schon zu weinen anfängt, wenn es nur den Hustenreiz spürt. Der Husten ist laut, bellend und kurz. Nachts ist er schlimmer als am Tag und kann den Patienten aus dem Schlaf holen. Es wird nur wenig dünner Schleim hochgehustet.

Wie *Aconitum* und *Belladonna* ist *Ferrum phos.* im Frühstadium von Erkrankungen der Atemwege angezeigt. Patienten, die *Ferrum phos.* brauchen, sind weniger ruhelos als *Aconitum*-Patienten und geistig wacher als *Belladonna*-Patienten. Die Haut kann durch das Fieber gerötet sein, ist aber nicht so heiß wie bei *Belladonna*-Patienten. Diese Patienten sind nicht im Fieberwahn, sondern sie nehmen alles wahr, was um sie herum vorgeht. *Ferrum phos.* ist vor allem angezeigt, wenn die Gesichtsrötung sich auf gut abgegrenzte, runde Flecken beschränkt, während ein *Belladonna*-Gesicht typischerweise insgesamt rot ist. Im Frühstadium einer Erkrankung der Atemwege, wenn nur wenige klar erkennbare Symptome neben hohem Fieber auftreten, empfehlen wir, erst *Belladonna* zu verabreichen, und wenn das nicht wirkt, zu *Ferrum phos.* zu greifen.

Allium cepa (rohe Zwiebeln) ist ein Medikament, das einem schnell wieder einfällt, denn wir wissen alle, zu welchen Symptomen es führt. Bei der *Allium-cepa*-Erkältung kommt es zu klarem, brennendem Ausfluß aus der Nase, wodurch Nasenlöcher und Oberlippe gereizt werden. Die Augen tränen kräftig, was aber die Haut nicht reizt, während die Augen selbst rot sind und brennen können. Beide Symptome werden in warmen Räumen und am Abend schlimmer, an der frischen Luft besser. Wer unter häufigem Niesen leidet, fühlt sich an der frischen Luft wohler. Oft kommt es zu einem Kribbeln im Hinterkopf, das zu einem so schmerzhaften, trockenen Husten führen kann, daß der Kranke sich beim Husten an den Hals greift. Obwohl es nicht zu hohem Fieber kommt, kann der Patient ziemlich starken Durst haben. Stimmungsschwankungen sind nicht zu beobachten.

Zu *Euphrasia*-Erkältungen gehören ein die Haut nicht reizender, wässeriger Ausfluß aus der Nase und starker brennender Tränenfluß – genau das Gegenteil von den *Allium-cepa*-Symptomen. Die Nase läuft an der frischen Luft und morgens mehr, auch wenn der Patient sich hinlegt. Es kann zu einem lockeren Husten kommen, im allgemeinen ist er nicht allzu tief oder stark. Viel Schleim kann aus den oberen Atemwegen herausgehustet werden. Der Husten ist am Tag schlimmer, es kann sogar sein, daß er überhaupt nur tagsüber auftritt. Nachts, beim Essen und im Liegen wird er gelindert, obwohl das Hinlegen gleichzeitig die Nasenbeschwerden verschlimmert.

Natrium mur. kann ein gutes Medikament bei Erkältungen sein, aber es hat nur wenig deutlich unterscheidende Merkmale. Dieses Mittel sollten Sie in Betracht ziehen, wenn das auffälligste Symptom einfach reichlicher Ausfluß aus der Nase ist, der klar oder leicht weißlich aussieht. Wenn der Ausfluß dicker und klebriger als Wasser ist, kann er wie rohes Eiweiß aussehen. Der Schleim kann nach hinten in der Nase herunterlaufen und sich im Rachen sammeln. Es kann zu Niesanfällen und zum Verlust des Geruchs- und Geschmackssinns kommen. Ein Symptom, das bei der Wahl dieses Medikaments helfen kann, sind winzige Bläschen um Mund und Nase, die aufbrechen und dünnen Schorf bilden. Die Lippen können trocken und aufgesprungen sein. *Natrium-mur.*-Patienten neigen zu Depressionen und Weinerlichkeit, aber sie wollen keine Fürsorge, und es kann alles nur noch schlimmer werden, wenn Sie versuchen, Trost und Mitgefühl zu geben.

Nux vomica kann ein wertvolles Heilmittel für manche Leute mit Erkältungen sein, besonders bei Erkrankungen, die durch Kälte oder kaltes, trockenes Wetter ausgelöst wurden. Die Erkältung bricht nicht sehr schnell und plötzlich aus, und es kommt auch nicht zu so heftigen Begleiterscheinungen und frühzeitigem hohem Fieber wie bei der *Aconitum*-Erkältung. *Nux* paßt gut zu dem trockenen Gefühl von Jucken und Kratzen in der Nase. Zunächst ist die Nase verstopft und trocken, aber sobald sich die Erkältung entwickelt, läuft die Nase wässerig und störend, nebenbei kommt es zu häufigem Niesen. Oft ist die Nase abwechselnd verstopft oder sie läuft. Verstopft ist sie vor allem nachts und im Freien, sie läuft in warmen Räumen und tagsüber. Die Erkältungssymptome verschlimmern sich ganz allgemein durch Essen. Der Hals fühlt sich roh und rauh an, dazu kann ein Kitzeln im Kehlkopf kommen, verbunden mit einem trockenen Reizhusten, der zu Schmerzen in der Brust führt. Der Husten ist morgens schlimmer (vor allem beim Aufwachen), auch zwischen Mitternacht und Tagesanbruch, bei kalter Luft, nach dem Essen oder nach geistiger Arbeit. Nach warmen Getränken bessert er sich. *Nux*-Patienten frieren leicht und können einfach nicht warm werden, selbst wenn sie sich bis zum Hals zudecken oder die Heizung hochdrehen. Jedes kleine Verrutschen der Bettdecke führt zu neuen Kälteschauern. *Nux* ist geeignet für Leute, die überempfindlich und leicht reizbar sind.

Gelsemium-Erkältungen kommen nach und nach zum Ausbruch. Der betreffende Mensch kann sich zwei oder drei Tage lang etwas geschwächt fühlen, ein Kribbeln in der Nase wird langsam immer stärker. Wenn die Nase schließlich zu laufen beginnt, ist der Ausfluß wässerig und lästig. Besonders typisch für die *Gelsemium*-Erkrankung sind die große Müdigkeit und ein Schweregefühl im ganzen Körper. Die Krankheit wird begleitet von Kälteschauern auf dem Rücken und von Kopfschmerzen oberhalb des Genicks.

Arsenicum ist gut bei Husten und Schnupfen Es kommt zu viel wässerigem Ausfluß aus der Nase, der auf der Haut brennt. Und obwohl die Nase frei läuft, entsteht ein Gefühl, daß sie verstopft ist. Es treten Reizungen und Kribbeln in der Nase auf, oft auch heftiges Niesen, das die Reizung aber nicht beseitigt. Nach einer Weile kann der Nasenausfluß dick und gelb werden. Die Nasenbeschwerden können von einem dumpfen, pochenden Kopfschmerz an der Stirn begleitet werden. *Arsenicum* eignet sich bei verschiedenen Arten von Husten. Der Husten kann von einer Reizung des Kehlkopfs oder tiefer aus dem Brustkasten herrühren, und er kann locker oder trocken sein. Er ist nachts schlimmer, vor allem zwischen Mitternacht und drei Uhr morgens, ebenso in kalter Luft oder wenn der Patient friert, wenn er liegt, sich bewegt oder Kaltes trinkt. Nach einem warmen Getränk ist der Husten besser. Oft ist der Luftdurchlaß eingeengt, und es kommt zum Schnaufen, vor allem nachts. Schmerzen in der Brust können auftreten, oft brennen sie, besonders beim tiefen Atmen. *Arsenicum*-Patienten frieren auch leicht, aber anders als *Nux*-Patienten fühlen sie sich besser, wenn der Raum warm genug ist. Sie sind ängstlich, ruhelos und voller Sorgen. Trotz ihrer Schwächung durch die Krankheit können sie übermäßig auf Ordnung bedacht sein.

Kalium bichromium sollte im späteren Stadium einer Erkältung in Betracht bezogen werden. Diese Medizin kommt in Frage bei einem dicken, gelben oder grünlichen Ausfluß aus der Nase, der deutlich Fäden zieht. Er kann so dick sein, daß er kaum ausgeschnaubt werden kann. Es bilden sich Krusten und Schleimklumpen in der Nase, und der Ausfluß kann auch schlecht riechen. Dicke Tropfen nach dem

Schnauben sind typisch. Kopfschmerzen im Bereich der Nebenhöhlen begleiten die Erkältungssymptome, dazu kommt oft ein Druckschmerz an der Nasenwurzel.

Bryonia ist eines der häufigsten Medikamente für Patienten mit Husten. Diese Medizin ist nur angezeigt, wenn eine Erkältung tief im Brustkasten sitzt. Der Husten von *Bryonia*-Patienten ist im allgemeinen trocken und krampfartig, und er wird schlimmer, wenn der Kranke sich bewegt oder tief atmet, auch am Tag, nach dem Essen oder Trinken oder in warmen Räumen. Frische Luft und ein Schluck warmes Wasser lindern den Husten vorübergehend. Der Husten tut oft ziemlich weh. Er kann zu Schmerzen im Kehlkopf, in der Brust, in Bauch oder Rücken führen. Es kann sein, daß der Kranke die Hände gegen den Kopf oder Brustkasten pressen muß, um die schmerzhaften Bewegungen beim Husten in Grenzen zu halten. Da tiefes Atmen und Bewegung auch zu Schmerzen in der Brust führen können, möchte der Kranke ganz still auf dem schmerzenden Körperteil liegen, denn Druck in diesem Bereich tut gut. Er möchte tief seufzen und atmen, aber das tut weh. Die Atmung wird flach und hechelnd. Im allgemeinen kommt es zu wenig Auswurf; es kann etwas Schleim sein, der gelb oder mit ein wenig Blut vermischt ist. Der *Bryonia*-Patient hat Durst und kann schwitzen oder frieren. Wahrscheinlich sieht er krank, müde und schwerfällig aus und hat eine graue Gesichtsfarbe. Er ist reizbar und möchte still daliegen und in Ruhe gelassen werden.

Phosphor ist ein weiteres gebräuchliches Medikament bei der Behandlung von allen möglichen Formen des Hustens. Wie *Bryonia* wird er im allgemeinen nicht bei einfachem Schnupfen angewendet. Der *Phosphor*-Husten kann trocken oder locker sein, kruppartig oder tief. Wenn der Kranke Schleim heraushustet, kann der von jeder Farbe und Beschaffenheit sein, von wässerig bis dick, gelb oder grünlich und mit Blut durchsetzt. Es kann zu Schmerzen im Brustkorb kommen, und wie bei *Bryonia* werden die Schmerzen bei Bewegung schlimmer und bessern sich bei Druck (*Bryonia* ist die bessere Wahl, wenn dieses die beiden einzigen Symptome sind, von denen Sie ausgehen müssen).

Die Brustschmerzen sind schlimmer, wenn der Patient auf der linken Seite liegt. Es kann zu einem Gefühl von Enge, Einschnürung oder Gewicht auf der Brust kommen. Typischerweise verschlimmern Kälte oder kalte Luft, Reden, Lachen und Essen den Husten genauso wie das Hinlegen, besonders auf der linken Seite. Der Husten kann auch durch starke Gerüche ausgelöst werden. Er kann jederzeit tagsüber oder nachts auftreten, weniger häufig zwischen Mitternacht und Morgen. Oft setzt er ein, wenn der Kranke am Einschlafen ist, oder der Husten weckt den Patienten. Flüssigkeit im allgemeinen und besonders kalte Getränke verschlimmern den Husten. Ausfluß aus der Nase kann eine Begleiterscheinung sein. *Phosphor* ist ein wichtiges Heilmittel bei Kehlkopfentzündung und Heiserkeit, vor allem wenn die Beschwerden morgens und abends schlimmer sind. *Phosphor*-Patienten frieren und wollen unbedingt eiskalte Getränke haben. Sie sind geistig wacher als *Bryonia*-Patienten und werden nervös, wenn sie in der Dunkelheit allein sind. Sie freuen sich über Gesellschaft und Trost.

Causticum ist ein weiteres Medikament der ersten Wahl bei Patienten mit Kehlkopfentzündung, vor allem bei einem ständigen Reiz zum Räuspern. Geben Sie *Causticum*, wenn der Kranke kräftiger husten muß, um den Schleim tief in der Brust zu lösen. Der Husten kann sich nach kalten Getränken bessern, bei kalter Luft oder einer Beugung nach vorn jedoch verschlimmern. In einigen Fällen ist der Husten tagsüber weniger heftig als nachts, in anderen ist er beim Aufwachen besonders schlimm. Der Patient friert im allgemeinen, kann sich aber bei Wolken oder Regenwetter besser fühlen.

Pulsatilla ist angezeigt, wenn der Schleim dick und gelbgrün geworden ist. Er brennt nicht auf der Haut. Flüssiger Ausfluß und Verstopfung der Nase können sich abwechseln. Die Nase läuft an der frischen Luft und abends und ist in einem warmen Raum verstopft. *Pulsatilla* ist bei trockenem, lockerem Husten richtig. Hinlegen, Anstrengung und warme Räume machen den Husten schlimmer, im Freien wird es besser. Tiefes Atmen kann den Husten verschlimmern oder aber lindern. Manchmal ist der Husten am Tag locker und in der Nacht trocken. Dann weckt er den Patienten. Hustenkrämpfe können zu Maulsperre oder zum Erbrechen führen. (Diese Symptome tauchen bei *Bryonia, Arsenicum, Drosera, Kali carb., Hepar sulf., Ipec.* und *Lachesis* auf.)

Spongia ist vermutlich das wichtigste Medikament bei Krupp oder hartem Husten (*Aconitum* und *Hepar sulf.* sind weitere gute, wirksame Mittel bei Krupp). Ein lauter und trockener Husten und heiseres Krächzen sind typisch bei Krupp. Der Klang des *Spongia*-Hustens ist verglichen worden mit dem Geräusch einer Säge, die durch einen trockenen Kiefernstamm gezogen wird. Der Husten kann den *Spongia*-Patienten aus dem Schlaf reißen, oft lange vor Mitternacht, und dann kommt es zu Erstickungsgefühlen im Hals. Aufregung, Reden, Alkohol, Liegen und eiskalte Getränke verschlimmern den Husten, lauwarme Getränke und Essen können Linderung schaffen. Die Nase kann trocken und verstopft sein oder laufen, aber diese Symptome sind weniger wichtig als der Husten.

Drosera ist ein weiteres Medikament bei trockenem, krampfartigem Husten. Vermutlich ist das deutlichste Unterscheidungsmerkmal bei diesem Husten ein richtig bellender oder krächzender Klang. Der Kehlkopf ist entzündet und gereizt, da ist ein Gefühl von Einengung (was manchmal besser wird, wenn der Patient geht), und der Husten wird durch Kribbeln und Reize ausgelöst. Oder aber der Husten sitzt im Brustkorb, manchmal ist da sogar das Gefühl, als käme er direkt aus dem Bauch. Hustenkrämpfe können vor allem nach Mitternacht schnell aufeinander folgen und mit Würgen oder Erbrechen enden. Es kann sein, daß der Patient den Brustkorb oder den Unterleib beim Husten abstützen muß, damit die Schmerzen nicht zu stark werden. Der *Drosera*-Husten ist auch schlimmer, wenn der Patient liegt, und er kann einsetzen, sobald der Kopf das Kissen berührt. Durch Essen und vor allem durch Trinken wird er verschlimmert. Meistens ist der Husten trocken, aber es kann zu etwas Schleimbildung oder gelblichem Auswurf kommen.

Der Husten bei *Rumex* (Krauser Ampfer) ist trocken (wie bei *Drosera* und *Spongia*), aber er ist nicht so bellend. Er ist trocken und flach, und er wird ausgelöst durch ein Kitzeln in den Atemwegen, besonders oberhalb des Brustbeins. Vor allem Atmen in kalter Luft verschlimmert den Husten, und so zieht sich der Patient vielleicht die Bettdecke über den Kopf, um die Atemluft zu erwärmen. Selbst die kleinsten Temperaturunterschiede von einem Zimmer zum anderen können erneutes Husten auslösen. Jede kleine Unregelmäßigkeit im Atmen kann zum Husten führen, also wird der Patient versuchen, so flach wie möglich zu atmen. Tatsächlich ist es so, daß der *Rumex*-Patient nicht reden oder einem Gespräch zuhören mag, weil er fürchtet, das könnte seine Konzentration auf die Kontrolle der Atmung stören. Der Husten ist auch schlimmer am Abend, vor Mitternacht, häufig bei 23 Uhr herum, wenn der Patient schlafen geht. Eine Berührung des Halses kann auch zum Husten führen (wie bei *Lachesis*). Ein wässeriger Ausfluß aus der Nase mit viel Niesen kann Begleiterscheinung sein.

Lachesis ist typischerweise angezeigt bei kurzem, trockenem, würgendem Husten und heftigem Kitzeln im Kehlkopf. So wenig Schleim da auch im Brustkorb sein mag, er wird mit aller Macht nach oben befördert. Ganz gleich, um welchen Husten es sich handelt, wahrscheinlich ist er nach dem Einschlafen, im Schlaf oder gleich nach dem Aufwachen schlimmer. Kälte oder frische Luft, das Aufstehen aus dem Liegen und der kleinste Druck auf den Hals (sogar von der Kleidung) können den Husten verschlimmern. Ein Krupp-Patient kann ein Gefühl von erstickender Enge am Kehlkopf haben, und zwar gerade beim Einschlafen oder im Schlaf, und er wacht mit einem würgenden Hustenanfall auf. Und er kann Schluckbeschwerden haben, sogar bei Flüssigkeiten. (Jeder, der bei einer akuten Erkrankung Schluckbeschwerden hat, kann eine Schleimhautentzündung des Kehlkopfdeckels haben, und schnelle ärztliche Versorgung kann notwendig sein; schlagen Sie den entsprechenden Abschnitt in Kapitel 7 nach.) Schlimme Halsschmerzen können den Husten begleiten. Der *Lachesis*-Patient kann ungewöhnlich erregbar, impulsiv, redselig und manchmal unbegründet eifersüchtig oder mißtrauisch sein.

Hepar sulf. wird selten im Frühstadium einer Erkältung oder eines Hustens angewendet. *Hepar* kann gegeben werden bei Erkältungen, die mit laufender Nase begonnen haben, bei denen sich aber ein dicker, gelber und manchmal übelriechender Schleim entwickelt hat. Diese Patienten können bei dem kleinsten Anflug von Kälte niesen. Nach Kälte und trockener Luft kann es zu einem kruppartigen Husten im Rachen kommen, aber er ist weniger trocken und rasselnd als bei *Aconitum* und *Spongia*. Es kann auch viel dicker, gelber Schleim hochgehustet werden. Kalte Luft, kaltes Essen und Wind verschlimmern den *Hepar*-Husten. Aufdecken kann so sehr zum Husten reizen, daß es schon genügt, wenn der *Hepar*-Patient einen Fuß oder eine Hand unter der Bettdecke hervorstreckt. Der Husten wird auch am Abend, vor Mitternacht und durch tiefes Atmen schlimmer. *Hepar*-Patienten sind reizbar, empfindlich gegenüber Berührung und Kälte, und sie fühlen sich bei warmem, feuchtem Wetter besser.

Ipecac ist besonders wirksam bei der Behandlung von Bronchitis oder Entzündung der Bronchiolen. Das gilt vor allem für Kinder, obwohl auch ältere Kranke dieses Medikament manchmal brauchen. Die Erkrankung breitet sich ziemlich schnell aus, es beginnt mit einem einfachen Schnupfen, und innerhalb von einem oder zwei Tagen ist der ganze Brustkorb betroffen. Wenn der Patient *Ipec.* braucht, sitzt der Husten tief und ist feucht, dazu kommen ein heiseres, lautes Rasseln und eine große Ansammlung von Schleim im Brustkorb. Der Schleim und das krampfartige Husten führen zu Würgen und Erstickungsgefühlen, und der Patient kann Schwierigkeiten haben, genügend Luft zu bekommen. Schleim wird nur schwer herausgehustet. Typisch bei dieser Entzündung ist, daß das Ausatmen schwieriger als das Einatmen sein kann. Es kann zu fast endlosen Hustenkrämpfen kommen, die mit Würgen und Erbrechen enden. *Ipec.* sollte auch bei trockenem Husten in Betracht gezogen werden, wenn das Würgen oder das Erbrechen stark sind, ganz gleich, ob dem Patienten dabei übel ist oder nicht. Der Husten ist im allgemeinen im warmen Zimmer schlimmer. Es kann zu verstopfter Nase, Niesen und manchmal zu hellrotem Nasenbluten kommen. Der *Ipec.*-Patient kann tausend Wünsche haben, aber er weiß nicht, was er will; es kann sein, daß er Dinge zurückweist, die er gerade eben noch unbedingt haben wollte. *Ipec.*-Kinder sind oft sehr reizbar.

Wie *Ipec.* ist *Antimonium tartaricum* angezeigt, wenn der Kranke einen rasselnden Husten und den Brustkorb voller Schleim hat. Die Symptome dieses Medikaments treten langsamer zutage als die von *Ipec. Antimonium tart.* wird im allgemeinen im späteren Stadium eines nach und nach schlimmer werdenden Hustens verabreicht. In diesen Fällen kann der Schleim zwar leicht gelöst werden, aber der Patient ist einfach zu schwach zum Husten und kann den Brustkorb nicht reinigen. Der Atem klingt rasselnd, und wenn der Schleim sich immer stärker bildet, wird der Patient kurzatmig. Er ist ziemlich krank und erschöpft und kann müde und blaß aussehen, manchmal hat er eingesunkene Gesichtszüge und eine leicht bläuliche Haut (bei diesen Symptomen muß der Arzt hinzugezogen werden).

Zu den Symptomen von Husten und Erkältung gehören bei *Rhus tox.* im allgemeinen eine verstopfte Nase mit dickem gelbem oder grünem Ausfluß, ein roter, kratzender Hals und ein trockener Husten mit einem Kitzeln hinter dem oberen Teil des Brustbeins. Häufig tritt Heiserkeit auf. Der Husten wird schlimmer in kalten Räumen, bei kaltem, nassem Wetter, beim kleinsten Aufdecken, beim tiefen Atmen oder im Liegen, nach dem Baden und abends und nachts. Der Husten kann am Einschlafen hindern oder nachts einsetzen und den Patienten wecken. Bewegung lindert den Husten. Im allgemeinen ist der Patient ruhelos und fühlt sich besser, wenn er sich bewegt.

Beim Patienten können die Symptome von *Dulcamara* auftreten, wenn er Kälte und nassem Wetter ausgesetzt ist – oder einen plötzlichen Temperaturwechsel von heiß zu kalt erlebt. Wenn der Ausbruch der Erkrankung mit diesen Situationen in Zusammenhang steht, wenn nicht genügend andere Symptome auf ein anderes Mittel hinweisen, dann sollten Sie *Dulcamara* ausprobieren. Es deckt alle Arten von Husten- und Schnupfenbeschwerden ab. Manchmal kommen noch Nackenschmerzen dazu und ein Gefühl der Steifheit, verursacht durch kaltes, feuchtes Wetter.

Der *Kalium-carbonicum*-Husten, ganz gleich, ob trocken oder feucht, ist heftig und krampfartig und besonders schlimm in den frühen Morgenstunden zwischen zwei und drei Uhr. Dazu kommen häufig Seitenstiche. Die Schmerzen sind beim Atmen schlimmer, auch beim Husten, aber Bewegung verschlimmert sie nicht. Der Husten selbst wird schlimmer, wenn der Patient kalte Luft einatmet, friert, sich überanstrengt und liegt, besonders abends oder nachts. Beim Husten kann es auch zum Würgen oder Erbrechen kommen. Es kann schwierig sein, den Schleim heraufzuhusten, obwohl sich manchmal sehr viel davon bildet; er kann dick sein und gelb aussehen. Im Rachen kann sich ein Gefühl einstellen, als wäre ein Splitter oder eine Gräte stecken geblieben (auch ein Symptom bei *Hepar sulf.* und *Lachesis*). Der Patient hat im allgemeinen Durst, er friert und ist oft verschwitzt. Er kann reizbar sein, möchte aber gern Gesellschaft haben und steckt häufig voller Ängste.

ZUSAMMENFASSUNG DER HEILMITTEL BEI ERKÄLTUNGEN

Lesen Sie die Beschreibungen anderer Mittel, die hier nicht aufgeführt sind, aber bei Erkältungen helfen können.

Lesen Sie auch die Abschnitte über *Belladonna*, *Aconitum* und *Ferrum phos.* in Kapitel 3; diese Medikamente sind oft im frühen Stadium einer Erkältung angezeigt.

Verabreichung der Medizin: Täglich 3- bis 4mal, seltener, wenn sich Besserung einstellt.
Ein anderes Medikament ausprobieren: Wenn sich nach 48 Stunden keine Veränderung einstellt.

ALLIUM CEPA*
Charakteristika
- Durchsichtiger, brennender Nasenausfluß, der die Nasenlöcher und Oberlippe reizt
- Heftig tränende Augen, doch die Haut wird nicht gereizt, obwohl die Augen selbst gerötet sind und brennen

Bestätigende Symptome
- Die Symptome verschlimmern sich in warmen Räumen, im Haus und abends; Besserung an der frischen Luft
- Häufiges Niesen wird an der frischen Luft gemildert
- Kribbeln im Kehlkopf verursacht trockenen, schmerzhaften Husten; Patient greift sich beim Husten an den Hals
- Durst

EUPHRASIA
Charakteristika
- Reizloser, wäßriger Ausfluß aus der Nase
- Starker, brennender Tränenfluß

Bestätigende Symptome
- Nasenausfluß verschlimmert sich im Freien, morgens und beim Hinlegen
- Lockerer Husten tagsüber schlimmer, nach dem Essen, beim Hinlegen und nachts besser; Patient hustet Schleim aus den oberen Atemwegen heraus

NATRIUM MURIATICUM
Charakteristika
- Nasenausfluß, durchsichtig bis hin zu weißlich und leicht schleimig, dicker als Wasser (kann wie rohes Eiweiß oder gekochte Speisestärke aussehen)

Bestätigende Symptome
- Schleim fließt hinten in der Nase ab und sammelt sich im Rachen

- Niesanfälle
- Verlust von Geruch und Geschmack
- Herpes oder andere Bläschen rund um Mund und Nase
- Lippen können trocken und aufgesprungen sein
- Patient ist niedergeschlagen, weinerlich, will aber nicht, daß sich jemand um ihn kümmert; fühlt sich schlechter, wenn er getröstet wird

NUX VOMICA
Charakteristika
- Trockenes, kribbelndes, kratzendes Gefühl in der Nase
- Nase abwechselnd verstopft und laufend; nachts verstopft, laufend in warmen Räumen und tagsüber
- Häufiges Niesen

Bestätigende Symptome
- Erkältung entwickelt sich, nachdem die Person Kälte oder kaltem, trockenem Wetter ausgesetzt war
- Symptome verschlimmern sich nach dem Essen
- Rachen gerötet und rauh
- Kribbeln im Kehlkopf; trockener Reizhusten, der Schmerzen in der Brust verursacht
- Husten schlimmer am Morgen (besonders beim Aufwachen), zwischen Mitternacht und Tagesanbruch, bei Kälte, nach dem Essen oder nach geistiger Arbeit; besser nach warmen Getränken
- Patient friert; fröstelt bei Bewegung der Bettdecke
- Patient ist reizbar, schnell beleidigt

ARSENICUM
(s. auch Zusammenfassung der Heilmittel bei Erkältungen)
Charakteristika
- Reichlich wäßriger Nasenausfluß, der auf der Haut brennt (Ausfluß kann manchmal gelb sein)
- Nase läuft, fühlt sich aber verstopft an
- Reizung und Kribbeln in der Nase, häufiges, heftiges Niesen

Bestätigende Symptome
- Patient fröstelt, Besserung bei Wärme

- Patient besorgt, ruhelos und ängstlich
- Dumpfende, pochende Schmerzen hinter der Stirn
- Ausgeprägter Hang zur Ordnung

GELSEMIUM
Charakteristika
- Symptome entwickeln sich nach und nach
- Wäßriger Nasenausfluß
- Müdigkeit; Gefühl der Schwere im Körper

Bestätigende Symptome
- Kälteschauer auf dem Rücken
- Kopfschmerzen oberhalb des Nackens

KALIUM BICHROMIUM
Charakteristika
- Späteres Stadium einer Erkältung mit dickem gelbem oder grünlichem Ausfluß

Bestätigende Symptome
- Nasenausfluß zäh oder faserig; Bildung von Krusten und Schleimpfropfen in der Nase; übelriechender Ausfluß
- Dicke Tropfen aus der Nase
- Schmerzen in der Stirnhöhle; Druckschmerz an der Nasenwurzel

PULSATILLA (s. auch Zusammenfassung der Heilmittel bei Husten)
Charakteristika
- Die mentalen oder allgemeinen Symptome von *Pulsatilla* werden verstärkt (s. *Liste der homöopathischen Mittel*)

und/oder
- Nasenausfluß dick, gelbgrün, reizt die Haut nicht

Bestätigende Symptome
- Nase ist abwechseld verstopft oder läuft; läuft im Freien und abends heftiger, verstopft in warmen Räumen

ZUSAMMENFASSUNG DER HEILMITTEL BEI HUSTEN

Lesen Sie die Beschreibungen anderer Mittel, die hier nicht aufgeführt sind, aber bei Husten helfen können.

Verabreichung der Medizin: Täglich 3- bis 4mal; bei Besserung seltener.

Ein anderes Medikament ausprobieren: Wenn sich nach 48 Stunden keine Veränderung einstellt.

BRYONIA*
Charakteristika
- Trockener, krampfartiger Husten, verschlimmert sich bei Bewegung und tiefer Atmung
- Husten schmerzhaft; der Patient legt beim Husten vielleicht die Hände auf die Brust, um die schmerzende Bewegung zu begrenzen

Bestätigende Symptome
- Husten schlimmer am Tag, nach dem Essen oder Trinken und in warmen Räumen; Besserung an der frischen Luft oder nach warmen Getränken
- Linderung der Brustschmerzen durch Druck
- Atmung flach, keuchend
- Durst
- Patient ist reizbar, will still liegen und seine Ruhe haben

RUMEX
Charakteristika
- Trockener, flacher Husten, ausgelöst durch ein Kribbeln in den Atemwegen, besonders in der Vertiefung am Hals oberhalb des Brustbeins
- Husten verschlimmert sich beim Einatmen von kalter Luft oder bei unregelmäßigem Luftzug; Patient atmet flach, um das Husten zu verhindern

Bestätigende Symptome
- Husten beim Hinlegen, abends, vor Mitternacht, beim Aufwachen oder bei Berührung schlimmer
- Flüssiger, wäßriger Nasenausfluß; Niesen

ARSENICUM
Charakteristika
- Ruheloser, besorgter Patient
- Schwäche
- Frösteln, bessert sich bei Wärme

Bestätigende Symptome
- Husten, ausgelöst von Kribbeln im Kehlkopf oder tief in der Brust
- Husten schlimmer in der Nacht (besonders zwischen Mitternacht und 3 Uhr morgens); schlimmer bei kalter Luft, nach kalten Getränken, beim Hinlegen und bei Bewegung
- Husten besser nach warmen Getränken
- Nächtliches Keuchen
- Brustschmerzen, oft brennend; schlimmer bei tiefer Atmung

PHOSPHORUS
Charakteristika
- Jede Form von Husten, besonders bei:
  - Frösteln
  - geistiger Anstrengung; Nervosität bei Alleinsein oder im Dunkeln; Patient möchte Gesellschaft und Trost

oder
- Kehlkopfentzündung und Heiserkeit, vor allem, wenn die Symptome morgens oder abends schlimmer werden

Bestätigende Symptome
- Blutiger Schleim
- Starkes Verlangen nach eiskalten Getränken, die den Husten verschlimmern können
- Brustschmerzen schlimmer bei Bewegung, besser bei Druck; schlimmer beim Liegen auf der linken Seite
- Gefühl der Anspannung, der Enge oder eines Gewichts auf der Brust
- Husten schlimmer bei Kälte oder kalter Luft, beim Lachen, Sprechen, Essen, Trinken, Hinlegen oder bei intensiven Düften
- Husten setzt beim Einschlafen ein oder weckt den Patienten

PULSATILLA
Charakteristika
- Mentale oder allgemeine Symptome von *Pulsatilla* sind verstärkt vorhanden (s. *Liste der homöopathischen Mittel*)

und/oder
- Hustem mit dickem, gelbgrünem Schleim

Bestätigende Symptome
- Husten schlimmer beim Hinlegen, bei Anstrengung und in warmen Räumen; besser an der frischen Luft
- Husten nachts trocken, tagsüber locker

LACHESIS
Charakteristika
- Kurzer, trockener Würgehusten mit heftigem Kribbeln im Kehlkopf
- Husten nach dem Einschlafen, im Schlaf oder direkt nach dem Aufwachen schlimmer; und/oder schlimmer bei der leichtesten Berührung oder bei Druck auf den Hals (auch durch Kleidung)

Bestätigende Symptome
- Husten schlimmer durch Kälte oder im Freien, beim Aufstehen aus dem Liegen
- Schwierigkeiten mit dem Schlucken, selbst von Flüssigkeiten (s. Kehlkopfentzündung, wenn dieses Symptom auftritt)
- Erregbar, impulsiv, redselig; manchmal übermäßig eifersüchtig oder mißtrauisch

IPECAC.
Charakteristika
- Tiefer, feuchter Husten mit heiserem, lautem Rasseln und viel Schleim in der Brust
- Gefühl des Würgens oder Erstickens, dabei Probleme, Luft zu bekommen

Bestätigende Symptome
- Erkrankung brach schnell aus (innerhalb von einem oder zwei Tagen)

- Krämpfe bei fast nicht endendem Husten, der mit schwerem Würgen, Keuchen oder Erbrechen aufhört (auch bei anderen Medikamenten treten diese Symptome auf, aber sie sind bei *Ipecac.* besonders ausgeprägt)
- Unter Schwierigkeiten heraufgehusteter Schleim
- Bronchitis oder Entzündung der Bronchiolen bei Kindern; große Schwierigkeiten beim Ausatmen
- Husten schlimmer in warmen Räumen
- Patient hat das Gefühl, etwas haben zu wollen, weiß aber nicht, was; weist Dinge zurück, um die er gebeten hat
- Verstopfte Nase und Niesen; Nasenbluten mit hellrotem Blut

ANTIMONIUM TART.
Charakteristika
- Rasselnder Husten und Brust voller Schleim
- Patient ziemlich krank, erschöpft; zu schwach, um den Schleim herauszuhusten

Bestätigende Symptome
- Symptome entwickelten sich nach und nach

CAUSTICUM
Charakteristika
- Husten mit dem Gefühl, daß der Patient nicht tief genug husten kann, um den Schleim zu erreichen

oder
- Kehlkopfentzündung, vor allem, wenn ständig das Bedürfnis zum Räuspern besteht

Bestätigende Symptome
- Ständiger Husten
- Husten schlimmer bei kalter Luft und beim Aufwachen
- Husten tagsüber besser und nach kalten Getränken
- Patient friert; kann sich bei bewölktem oder regnerischem Wetter besser fühlen

RHUS TOX.
Charakteristika
- Trockener Husten mit Kribbeln hinter dem oberen Teil des Brustbeins

Bestätigende Symptome
- Husten schlimmer in kalten Räumen oder bei kaltem, nassem Wetter oder selbst wenn kleinste Körperstellen nicht zugedeckt sind; schlimmer bei tiefer Atmung, beim Hinlegen, nach dem Baden, abends oder nachts
- Husten verhindert das Einschlafen oder setzt während des Schlafs ein; kann den Patienten wecken
- Husten besser durch Bewegung
- Heiserkeit
- Verstopfte Nase mit dickem, gelbem oder grünem Ausfluß; geröteter, kratzender Hals
- Patient ruhelos, fühlt sich besser, wenn er sich bewegt

KALIUM CARBONICUM
Charakteristika
- Krampfartiger Husten am schlimmsten zwischen 2 und 5 Uhr nachts

Bestätigende Symptome
- Husten schlimmer bei kalter Luft, durch Frieren, bei Bewegung oder Anstrengung und beim Hinlegen
- Schmerzhafte Seitenstiche beim Husten, rechts schlimmer und beim Atmen und Husten
- Auswurf schwer aufzubringen
- Gefühl, als ob ein Splitter oder eine Gräte im Hals steckt
- Patient durstig, fröstelnd, verschwitzt

ZUSAMMENFASSUNG DER HEILMITTEL BEI KRUPP
Lesen Sie die Beschreibungen anderer Mittel, die hier nicht aufgeführt sind, aber bei Krupp helfen können.
Verabreichung der Medizin: Im frühen Stadium mindestens 2mal alle 1 bis 2 Stunden *Aconitum* geben. Wenn das nicht hilft oder wenn die Behandlung mehr als 12 Stunden nach Ausbruch der Symptome begonnen wurde, wählen Sie ein anderes Medikament, und geben Sie es 3- bis 4mal täglich.
Ein anderes Medikament ausprobieren: Wenn es im Anfangsstadium nach zwei Gaben von *Aconitum* keine Besserung gibt. Bei anderen Medikamenten im späteren Stadium gehen Sie nach 12

bis 24 Stunden zu einem anderen Mittel über, wenn die Symptome stabil sind; bei sich verschlechternden Symptomen greifen Sie nach 6 Stunden nach einer anderen Arznei.

ACONITUM*
Charakteristika
- Im ganz frühen Stadium von Krupp, wenn sich gerade trockener, keuchender Husten entwickelt

Bestätigende Symptome
- Angst, Besorgnis, Ruhelosigkeit
- Symptome treten plötzlich auf
- Aufsetzen im Bett, Griff an den Hals

SPONGIA*
Charakteristika
- Verabreichen, wenn *Aconitum* nicht wirkt oder wenn die Symptome schon mehr als etwa 12 Stunden bestehen
- Lauter, trockener Husten mit heiserem, rasselndem Geräusch

Bestätigende Symptome
- Husten klingt wie das Durchsägen eines Baumstamms
- Husten weckt den schlafenden Patienten durch ein Gefühl, als sei der Hals zugeschnürt
- Husten schlimmer durch Reden, kalte Getränke, Aufregung

HEPAR SULF.
Charakteristika
- Für ein späteres Stadium von Krupp, wenn der Husten stärker rasselt

Bestätigende Symptome
- Reizbare Stimmung
- Symptome schlimmer bei Kälte oder kalter Luft; Wegnehmen der Bettdecke löst Husten aus
- Husten schlimmer bei tiefer Atmung und vor Mitternacht

DROSERA
Charakteristika
- Trockener Husten mit bellendem oder klingelndem Geräusch

Liste der Symptome bei Husten und Erkältungen

Da so viele Medikamente in Betracht kommen, wenn ein Patient mit Husten oder Erkältung behandelt wird, stellen wir hier eine Übersicht zusammen, die Ihnen hilft, die Medikamente zu finden, die den jeweiligen Fall vermutlich am besten abdecken. Vergleichen Sie die Hauptsymptome des Falls mit denen in der Tabelle, und schreiben Sie sich die Medikamente auf, die unter jedem Symptom aufgeführt sind. Um dann die letzte Entscheidung zu treffen, lesen Sie nach, was in diesem Kapitel und in Teil III über die Medikamente steht. Medikamente, die in Großbuchstaben gedruckt sind, decken die Symptome am besten ab.

Repetitorium für Symptome von Husten und Schnupfen

I. Schnupfen

Frühstadium: ACON., BELL., FERR. P.
Die am häufigsten verabreichten Medikamente bei
Schnupfen: ALLIUM, ARS., BELL., EUPHR., GELS., KALI BI., NAT. M., NUX, PULS.

Ausfluß aus der Nase
grün: Bry., KALI BI., Kali c., Phos., PULS., Rhus
übelriechend: HEP., KALI BI., Lach., Phos., PULS.
faserig: KALI BI., Phos., Spong.
dick: ARS., Hep., KALI BI., Nat. m., Phos., PULS., Rhus, Spong.
wässerig: Acon., ALLIUM, ARS., Bry., EUPH., Kali bi., Nat. m., NUX
weißer Schleim: Ars., NAT. M., Nux, Phos., Puls. gelb: Ars., HEP., KALI BI., Kali c., Lach., Nat. m., Phos., PULS.

Äußere Bedingungen:
morgens schlimmer: Acon., Euph., NUX
nachts schlimmer: Kali bi., Rumex
nachts verstopft: Nux
schlimmer im Freien: Dulc., Kali bi., Phos., PULS.
besser im Freien: Allum, NUX, Puls.

Nasenausfluß mit Frieren: Acon., Ars., Bry., NUX, Puls., Spong.

Nasenausfluß mit Husten: Allium, Ars., BELL., EUPH., Ferr. p., Gels., IPEC., Kali bi., Nat. m., Phos., Rhus, Spong.

Nasenausfluß mit Fieber: Acon., Ars., Bell., BRY., Hep.

Nasenausfluß mit Krupp: Acon., Ars., Hep., Spong.

II. KEHLKOPFENTZÜNDUNG ODER HEISERKEIT:
CAUST., PHOS., Rhus

III. HUSTEN

Die am häufigsten verabreichten Medikamente bei Husten:
ACON., ANTI. T., ARS., BELL., BRY., DROS., FERR. P., IPEC., KALI C., LACH., PHOS., PULS., RHUS, RUMEX, SPONG.

Trockener Husten: ACON., ARS., BELL., BRY., Dros., Dulc., Ferr. p., Hep., Kali bi., KALI C., LACH., NAT. M., NUX, PHOS., PULS., Rhus, RUMEX, SPONG.

Lockerer Husten: ANTI. T., ARS., Euph., Hep., Lach., Phos., PULS.

Krupp-Husten: ACON., Ars., Bell., DROS., Hep., Kali bi., Lach., Rumex, SPONG.

Äußere Bedingungen:
schlimmer nach dem Baden: RHUS
schlimmer durch Kälte: ARS., Bry., Dulc., HEP., Kali bi., Kali c., Lach., NUX, PHOS., RHUS, RUMEX
schlimmer durch kalte Getränke: ARS., Phos., Spong.
schlimmer durch kalte Speisen: Hep.
schlimmer durch kaltes, feuchtes Wetter: Dulc.
tagsüber schlimmer: Bell., Bry., EUPH., Ferr. p., Kali c., LACH., PHOS.

schlimmer durch tiefes Atmen: ARS., Bry., DROS., Hep., Lach., Phos.
besser durch Trinken: Bry., SPONG.
besser durch warme Getränke: ARS., BRY., NUX, RHUS, Spong.
schlimmer nach dem Essen: Ant., Ars., Bry., Ferr. p., Hep., Ipec., KALI BI., KALI C., NUX, RUMEX
schlimmer nach Anstrengung: Kali c., Nat. m., Nux, PULS.
schlimmer durch Lachen: Phos.
schlimmer durch das Liegen auf der linken Seite: Phos., Rumex
schlimmer beim Hinlegen: Ars., Bry., Dros., Dulc., Kali c., Lach., Phos., PULS., Rhus, RUMEX, Spong.
schlimmer morgens: ARS., EUPH., KALI BI., KALI C., Nat. m., NUX, PHOS., PULS., RUMEX
schlimmer durch Bewegung: Ars., Bry., Kali c., Nux, Phos.
schlimmer nachts: ACON., ARS., Bell., Dros., HEP., IPEC., KALI C., LACH., Nat. m., Phos., PULS., Rhus, Rumex, Spong.
schlimmer im Freien: Acon., ARS., Hep., Lach., PHOS., Rhus, RUMEX
besser im Freien: Allium, BRY., PULS.
schlimmer beim Reden: Bell., DROS., Euph., Hep., Lach., Phos., RUMEX, Spong.

Schmerzen in der Brust beim Husten: Acon., BELL., BRY., DROS., PHOS., PULS., RHUS, SPONG.
Halsschmerzen beim Husten: Acon., ALLIUM, BELL., Bry., Hep., Kali bi., Kali c., Lach., Phos., Puls., Spong.

Nicht allein zu Hause behandeln

Lesen Sie den entsprechenden Abschnitt in Kap. 3 über Fieber und Grippe noch einmal nach.

Leute mit einer gewöhnlichen Erkältung können auch gegenüber bakteriellen Infektionen empfindlicher sein, beispielsweise gegen Ohrenentzündungen, Nebenhöhlenbeschwerden, Halsentzündung, Lymphknotenentzündung und Lungenentzündung. Lesen Sie die Kap. 6 und 7 nach und in diesem Kapitel den

Abschnitt über Nebenhöhlenbeschwerden, damit Sie besser informiert sind und entscheiden können, ob und wann ärztliche Versorgung notwendig ist.

Sofort für ärztliche Behandlung sorgen:
- wenn etwas eingeatmet wurde, was nicht vollständig herausgehustet werden kann, selbst wenn es zunächst nicht zu Atembeschwerden kommt. Dazu gehört auch das Einatmen von Pulvern und Flüssigkeiten, kleine Mengen von Wasser verursachen im allgemeinen keine Probleme;
- wenn schwere Kopfschmerzen, ungewöhnliche Schwäche, Krämpfe oder Nackensteifheit auftreten;
- wenn es zu deutlicher Reizbarkeit oder Verwirrung kommt;
- wenn schwere Atembeschwerden oder Brustschmerzen auftreten.

Sofort den Arzt anrufen:
- wenn es im Verlauf der Krankheit unerwartet zum Erbrechen kommt.

Noch am selben Tag für ärztliche Behandlung sorgen:
- wenn das Fieber andauert. Lesen Sie in Kap. 3 nach, welche Richtlinien für welche Altersgruppe gelten;
- wenn die Symptome von deutlicher Schwäche begleitet werden und wenn sie länger als eine Woche andauern;
- wenn der Stuhl sehr hell gefärbt ist, wenn der Urin dunkel ist oder wenn sich Haut oder Augen gelb verfärben;
- wenn es zu Atembeschwerden, Kurzatmigkeit oder sehr viel schnellerem Atmen als sonst kommt. Babys mit irgendwelchen Atembeschwerden müssen untersucht werden. Wenn Kleinkinder in Ruhestellung mehr als fünfzigmal in der Minute atmen, Kinder über zwei Jahren mehr als vierzigmal und Kinder über zehn Jahren mehr als dreißigmal, dann sollten Sie zumindest Ihren Arzt anrufen;
- wenn zum ersten Mal schweres Schnaufen auftritt oder wenn überhaupt ein leichtes oder schweres Schnaufen zu hören ist;
- wenn starke Schmerzen in der Brust auftreten.

Gehen Sie bald zum Arzt:
- wenn leichte Erkältungssymptome länger als drei Wochen zu beobachten sind.

Gehen Sie zum Homöopathen:
- wenn Sie immer wieder erkältet sind. Jeder bekommt mal eine Erkältung, und Kinder zwischen drei und sechs Jahren haben durchschnittlich acht Erkältungen pro Jahr. Wenn die Erkrankungen ziemlich schnell wieder vorbeigehen und nicht sehr schwer sind, brauchen Sie sich keine Sorgen zu machen. Anfälligkeit für häufige oder schwere Erkältungen weist auf eine Schwäche der körpereigenen Abwehrkräfte hin, und eine Konstitutionstherapie kann zu mehr Kraft und Widerstandsfähigkeit führen.

Probleme mit den Nebenhöhlen

Die Nebenhöhlen sind die Knochenhöhlen oberhalb der Augen und um die Nase herum. Normalerweise enthalten sie nur Luft. Bei einer Erkältung oder einer Allergie können die Membranen in den Nebenhöhlen anschwellen und übermäßig viel Schleim produzieren. Wenn die Öffnungen zwischen Nebenhöhlen und Nase durch die Schwellungen blockiert sind, verursachen der Druck der Luft von innen und der Schleim ein Gefühl der Verstopfung im ganzen Gesicht. Auch die Nase ist verstopft.

Zu einer richtigen Nebenhöhlenentzündung kommt es, wenn Bakterien eindringen und sich im festsitzenden Schleim breitmachen. Die Entzündung wird schlimmer, Eiter bildet sich. Das Pochen und der Druck in den Höhlen werden stärker. Wenn die unteren Nebenhöhlen betroffen sind, tun auch die Zähne weh. Die entzündeten Nebenhöhlen machen das Gesicht sehr empfindlich gegenüber Berührung. Ein dicker, gelbgrüner Ausfluß tritt aus der Nase aus, es kann aber sein, daß nicht allzu viel abfließt, weil die Nebenhöhlen verstopft sind. Die Krankheit wird im allgemeinen von Fieber und Müdigkeit begleitet, und der Patient kann sich sehr schlecht fühlen.

Allgemeine Versorgung zu Hause
Verstopfung und leichte Entzündung der Nebenhöhlen können zu Hause behandelt werden. Die Behandlung ist einfach. Wichtig ist Ruhe. Trinken Sie viel, und – wenn möglich – benutzen Sie einen Zerstäuber zur Erhöhung der Luftfeuchtigkeit. Dann löst der Schleim sich schneller.

Homöopathische Medikamente
Sehen Sie sich erst die hier aufgeführten Mittel an, bevor Sie eine Nebenhöhlenentzündung behandeln. Alle diese Medikamente treffen bei dickem, gelbem Ausfluß aus der Nase zu. Sie können auch in Kapitel 11 über Kopfschmerzen nachlesen. Auch die Mittel, die hier zum Thema Husten und Erkältungen beschrieben wurden, kommen in Frage. Verabreichen Sie etwa alle acht Stunden eine Dosis des Medikaments; hören Sie auf, wenn eine Besserung eintritt. Nehmen Sie ein anderes Mittel, wenn die Beschwerden sich nach einem Tag nicht bessern.

Kali bi. ist eines der wirksamsten Mittel bei Beschwerden mit den Nebenhöhlen. Es ist vor allem angezeigt, wenn der Schmerz und der Druck über der Nasenwurzel am schlimmsten und der Ausfluß besonders dick und zäh ist. Schmerzen können auch in der Stirn auftreten oder über einem Auge. Oder sie strahlen in den äußeren Augenwinkel. Der Schmerz kann auf kleine, genau lokalisierter Stellen begrenzt sein. Die Beschwerden fangen oft am Morgen an, werden mittags schlimmer und verschwinden am späten Nachmittag. Kaltes Wetter, Bücken, Bewegung und Gehen verschlimmern sie. Druck, Wärme und warme Getränke können zur Linderung beitragen.

Pulsatilla sollte in Betracht gezogen werden, wenn die Schmerzen in den Nebenhöhlen nachts, in einem warmen Raum, beim Stehen, Bücken oder beim Blick nach oben schlimmer sind. Der Schmerz läßt gegen Morgen und bei Druck nach. Verdauungsprobleme wie Übelkeit oder Verstopfung können dazukommen.

Leute, die *Silicea* brauchen, haben Schmerzen in den Nebenhöhlen, die sich bei Druck deutlich bessern. Solche Leute wünschen sich vielleicht, daß ihr Kopf fest bandagiert wird. Sie fühlen sich auch nach dem Auflegen warmer Umschläge besser. Die Schmerzen werden bei Kälte schlimmer, auch bei geistiger Anstrengung, Lärm, Bewegung, beim Bücken, Reden und bei leichter Berührung.

Spigelia (Wurmkraut) sollte in Betracht gezogen werden, wenn die Schmerzen einsetzen, nachdem der Patient Kälte oder kaltem, nassem Wetter ausgesetzt war, wenn der Schmerz sehr viel schlimmer wird beim Bücken oder wenn der Kopf nach vorn gebeugt wird. Die Kopfschmerzen werden durch kalte Umschläge oder durch das Waschen mit kaltem Wasser gelindert. Wärme macht sie schlimmer, ebenso Bewegung, Erschütterung, Lärm und Licht. Beim Liegen mit abgestütztem Kopf werden sie besser.

Wenn die Schmerzen bei Kälte oder Berührung viel schlimmer werden, ist *Hepar sulf.* vermutlich das richtige Heilmittel. *Hepar* ist besonders bei Schmerzen angezeigt, die sich auf die Nasenwurzel konzentrieren und morgens schlimmer sind. Die Kopfhaut und der gesamte Kopf können weh tun und empfindlich bei Berührung oder Bewegungen von Kopf oder Augen sein.

Nicht allein zu Hause behandeln

Noch am selben Tag für ärztliche Behandlung sorgen:
- wenn es zu hohem Fieber, schweren Schmerzen oder einem schlecht riechenden Ausfluß kommt;
- wenn es Anzeichen für eine leichte Nebenhöhlenentzündung gibt (Empfindlichkeit, dicker gelber oder grüner Ausfluß) und innerhalb von achtundvierzig Stunden keine Besserung zu beobachten ist.

Bindehautentzündung

Die Bindehäute sind dünne, durchsichtige Häutchen, die die Innenseite der Augenlider und die Vorderseite des Augapfels bis an den Hornhautrand überziehen. Infektionen, Allergien oder chemische Reizstoffe können zu Entzündungen und Schwellungen führen, das betroffene Auge tränt dann und ist blutunterlaufen. Man bezeichnet das auch als *Konjunktivitis.*

Viren und verschiedene Bakterien können die Bindehäute infizieren. Bei einer Virusinfektion ist der Ausfluß aus dem Auge klar und wässerig. Bei bakteriellen Infektionen kommt es zu einem dicken, gelbgrünen Ausfluß.

Im allgemeinen beginnen diese Beschwerden an einem Auge und gehen innerhalb von ein paar Tagen auf das andere über. Das Auge ist blutunterlaufen, die Lider können angeschwollen und gerötet sein. Das Auge ist müde oder es stellt sich ein Gefühl von Sand unter den Lidern ein. Die Augenlider kleben oft zusammen, wenn der Ausfluß trocknet, vor allem im Schlaf. Die Sehfähigkeit wird nicht beeinträchtigt, höchstens durch den Ausfluß auf der Augenoberfläche.

Diese Infektionen sind nicht gefährlich, solange sie nicht die tieferen Schichten des Auges befallen, was sehr selten vorkommt. Selbst ohne Behandlung gehen sie in etwa zehn Tagen vorbei. Herkömmliche Mediziner verordnen antibiotische Augentropfen, wenn es sich um bakterielle Infektionen handelt, aber bei Virusinfektionen gibt es kein wirksames Mittel.

Allergien und Reizung durch Rauch, verschmutzte Luft oder chemische Substanzen können zu ähnlichen Beschwerden mit Rötung oder Tränen führen. In den meisten Fällen sind diese Beschwerden leicht von einer Infektion zu unterscheiden. Die Infektion wird im allgemeinen von Erkältungssymptomen begleitet, oder sie kommt zum Ausbruch, wenn Sie sich bei jemandem angesteckt haben. Wenn die Bindehautentzündung durch Allergien oder Reizstoffe verursacht wurde, fällt Ihnen meist auch ein, daß Sie mit Pollen, Staub, Rauch oder ähnlichem in Berührung gekommen sind. Allergien und Reizungen beginnen meistens an beiden Augen; typisch ist ein wässeriger oder leicht schleimiger Ausfluß. Nur bei allergischen Bindehautentzündungen kommt es zu starkem Jucken.

Allgemeine Behandlung zu Hause
Vermeiden Sie es, die Augen zu reiben, denn damit können Sie die entzündeten, geschwächten Gewebe verletzen und eine Infektion in den tieferen Schichten des Auges verursachen. Bei der Berührung des Auges werden die Infektionskeime auch auf das andere Auge übertragen und an andere Leute weitergegeben. Reinigen Sie das Auge hin und wieder mit warmem Wasser, um den Ausfluß und den Schorf zu beseitigen. Berühren Sie das gesunde Auge nicht, waschen Sie sich immer gut die Hände, nachdem Sie das erkrankte Auge und seine Umgebung berührt haben. Wenn die Bindehautentzündung durch ei-

ne Allergie oder einen Reizstoff ausgelöst wurde, lassen Sie sich in der Apotheke beraten, dort gibt es sterile Lösungen und Augentropfen zum Spülen.

Homöopathische Medikamente
Verabreichen Sie das angezeigte Medikament drei- bis viermal täglich, und zwar einen bis drei Tage lang. Hören Sie auf, sobald sich die Beschwerden deutlich bessern.

Belladonna kann im Frühstadium der Bindehautentzündung gegeben werden, wenn das Hauptsymptom der plötzliche Ausbruch einer roten, blutunterlaufenen Entzündung der Membranen ist. Das Auge fühlt sich heiß an und kann pochen. Es tränt stark. Licht stört das Auge (wenn dieses Symptom stark ausgeprägt ist, gehen Sie zum Arzt).

Euphrasia hat zu Recht den guten Ruf – sowohl in der Homöopathie als auch in der Kräuterheilkunde –, bei Augenbeschwerden zu helfen. Typisch für die *Euphrasia*-Bindehautentzündung ist ein starkes, wässeriges Tränen. Die Tränen brennen auf der Haut. Mit der Zeit kann der Ausfluß dick und schleimig werden, aber niemals undurchsichtig oder gelb-grün. Oft kommt es zu einem Gefühl, als wäre Sand oder Staub im Auge. Die Augen und häufig auch die Lider (besonders die Ränder) sind stark gerötet.

Apis sollte angewendet werden, wenn die Schwellungen extrem sind und Wärme zu einer deutlichen Verschlimmerung führt. Die Bindehäute können im inneren Augenlid so angeschwollen sein, daß es hervorsteht. Auch der Augapfel selbst kann stark angeschwollen sein, die Iris sieht dann aus, als säße sie in einer Vertiefung (gehen Sie zum Arzt, wenn die Schwellung so stark ist). Die Lider selbst und die Bereiche darüber und darunter können so aufgedunsen sein, als wären sie mit Wasser gefüllt. Die Augen und häufig auch die Lider sind ziemlich stark gerötet. Es kommt zu sehr kräftigem Tränenfluß. Die Augen können stechen oder brennen, und in einem warmen Raum sind die Beschwerden größer. Kalte Augenbäder bringen Linderung.

Pulsatilla kann heilend auf Infektionen wirken, bei denen viel dicker, gelb-grüner Ausfluß aus den Augen kommt. Der Ausfluß reizt die Haut selten, aber die Augen können jucken und brennen, vor allem abends. Auch die Lider, besonders die Ränder, können unerträglich jucken. Aufenthalt an der frischen Luft und kalte Augenbäder schaffen Linderung. Diese Augenbeschwerden können eine typische

Pulsatilla-Erkältung begleiten, und alle allgemeinen Symptome dieses Medikaments können auftreten.

Mercurius sollte in Betracht gezogen werden, wenn der Ausfluß gelb-grün ist, aber in diesem Fall reizt er oft die Haut und ist weniger dick als der *Pulsatilla*-Ausfluß. In der Nacht können Ausfluß und Schmerzen durch die Bettwärme verschlimmert werden. Wahrscheinlich lösen sich kleine Hautschuppen im Bereich um Augen und Lider.

Ziehen Sie *Hepar sulf.* in Betracht, wenn es zu einem dicken, eitrigen Ausfluß kommt, wenn die Beschwerden bei Kälte schlimmer und bei Wärme besser werden und wenn die allgemeinen Symptome dieses Medikaments vorhanden sind.

Blockierte Tränenkanäle

Die Tränenkanäle in den inneren Augenwinkeln lassen die Tränen, die sich ständig bilden, abfließen. Bei manchen Neugeborenen sind diese Kanäle so klein, daß die Tränen in das Auge zurückfließen und einen guten Nährboden für Bakterien abgeben. Aus den Augen des Kindes kommt ständig ein dicker, gelber oder grüner, eitriger Ausfluß. Das Auge selbst ist im allgemeinen nicht betroffen, es ist nicht besonders blutunterlaufen oder geschwollen. Dieser Zustand kann einige Monate dauern, er verschwindet, wenn das Baby wächst und mit ihm die Durchlässe für die Tränen.

Eine Konstitutionstherapie ist im allgemeinen die beste Methode, um einem Kind mit diesen Beschwerden zu helfen, es sei denn, der Tränenkanal fehlt ganz und muß chirurgisch geöffnet werden. Wenn eine homöopathische Fachbehandlung nicht möglich ist, geben Sie dem Kind *Silicea D 6*, und zwar zwei Wochen lang ein- bis zweimal täglich. Herkömmliche Mediziner verordnen antibiotische Tropfen oder versuchen den Tränenkanal chirurgisch zu öffnen.

Nicht allein zu Hause behandeln

Sofort für medizinische Behandlung sorgen:
- bei schweren Augenschmerzen;
- bei Verlust der Sehkraft;
- bei Verletzung des Auges oder bei Eindringen eines Fremdkörpers oder chemischer Substanzen.

Noch am selben Tag für ärztliche Behandlung sorgen:
- wenn irgendwelche stärkeren Schmerzen auftreten;
- wenn Licht die Augen schmerzen läßt;
- wenn die Pupille eine unregelmäßige Form hat und auf Lichtveränderung nicht reagiert;
- wenn rund um die Iris starke Rötungen auftreten;
- wenn der Bereich oberhalb der Tränenkanäle geschwollen oder rot ist.

Rufen Sie den Arzt noch am selben Tag an:
- wenn es zu einem dicken, gelben oder grünlichen, eitrigen Ausfluß im Auge kommt.

5
Kinderkrankheiten

In diesem Kapitel befassen wir uns mit Koliken, Problemen beim Zahnen und Bettnässen, alles sehr häufig auftretende Probleme bei Kindern. Wir sprechen auch Infektionskrankheiten an, von denen vor allem Kinder betroffen sind: Masern, Röteln, Mumps und Windpocken. Natürlich können auch Erwachsene diese Infektionskrankheiten bekommen, vor allem heutzutage, wo bessere Hygiene und Immunisierung dafür gesorgt haben, daß manche Leute diese Krankheiten in der Kindheit nie hatten. Die Symptome dieser Krankheiten sind bei den Erwachsenen und Kindern im wesentlichen gleich, auf Unterschiede weisen wir gegebenenfalls hin. Sonst gelten unsere Kommentare zu den kindlichen Infektionskrankheiten auch für die Erwachsenen.

Verabreichung homöopathischer Medikamente an Kinder

Einem Säugling oder Kleinkind ein homöopathisches Mittel zu verabreichen kann ein wenig kompliziert sein, je nach Form des Medikaments. Denken Sie daran, daß das Kind die Arznei nicht unbedingt schlucken muß – sie entwickelt ihre Wirkung schon beim Kontakt mit den Schleimhäuten der Mundhöhle.

Bei flüssiger Form genügt ein einziger Tropfen pro Dosis, und der verursacht auch keine Hustenanfälle. Sie brauchen nicht gleich eine ganze Pipette zu verabreichen. Ähnlich einfach in der Anwendung sind die kleinen Kügelchen, die wie Kuchenverzierung aussehen. Geben Sie einfach ein paar davon auf die Zunge des Kindes, und sie lösen sich fast sofort auf. Wenn das Mittel jedoch eine größere Verabreichungsform hat, sollten Sie die Pillen oder Tabletten unbedingt zwischen zwei sauberen Blatt Papier mit einem schweren Gegenstand zu Pulver zerstoßen. Oder Sie lösen sie in einem Löffel Wasser auf und verabreichen sie dann in kleinen Tropfen.

Ältere Kinder nehmen gern homöopathische Mittel. Erinnern Sie das Kind daran, daß es die Tabletten im Mund zergehen lassen sollte, aber machen Sie sich keine Gedanken, wenn es sie zerkaut.

Koliken

Alle Babys weinen viel, doch bei 10 bis 20 Prozent kommt es zu längerem Schreien ohne erkennbaren Grund. Weil diese Babys aussehen, als hätten sie Bauchschmerzen – typisch sind die angezogenen Beine, der feste Bauch, und manchmal kommt es auch zu Gasbildung im Bauch –, vermutet man bei diesem Geschrei Koliken, die von Darmkrämpfen begleitet werden.

Die Ursache von Koliken ist noch immer nicht bekannt. In manchen Fällen kann es sich um durch festsitzende Blähungen ausgelöste Bauchschmerzen handeln, aber als eine weitere mögliche Ursache gilt eine Überempfindlichkeit des Nervensystems beim Säugling, oder aber das Kind hat einfach seine Bedürfnisse noch nicht erkannt und ist ihnen nicht schnell genug nachgekommen. Da ein Kind mit Koliken offensichtlich durch nichts zu trösten ist, werden Sie sich in jedem Fall Sorgen machen, daß es ernstlich krank sein könnte, und Sie sind mit Sicherheit frustriert.

Allgemeine Behandlung zu Hause
Es hilft Ihnen bestimmt, wenn Sie wissen, daß ein Kind diese Probleme im Alter von drei Monaten fast immer überwunden hat. Bevor diese Besserung eintritt, können Sie zu Hause einiges unternehmen, um die Beschwerden des Kindes zu lindern und Ihre eigenen Sorgen abzubauen. Auf jeden Fall sollten Sie Ihr Kind zunächst vom Arzt untersuchen lassen. Andere Erkrankungen sind unwahrscheinlich, wenn keine weiteren Symptome auftreten, aber Sie sollten sicher gehen, daß beispielsweise Ohreninfektionen oder Leistenbruch auszuschließen sind.

Koliken scheinen bei Flaschenkindern häufiger aufzutreten als bei gestillten Säuglingen, vielleicht deswegen, weil sie Luft schlucken.

Wenn Ihr Baby die Flasche bekommt, halten Sie den Schnuller nach unten und prüfen Sie, ob jede Sekunde ein Tropfen Milch herauskommt. Wenn nicht, vergrößern Sie das Loch in der Schnullerspitze. Manche Babys reagieren auch empfindlich auf das Milchprotein. Der Wechsel von Kuhmilch zu Milch auf Basis von Soja oder Kasein könnte Abhilfe schaffen.

Bei gestillten Babys können die Koliken durch die Nahrung der Mutter verschlimmert werden, denn sie gibt sie mit der Milch an das Kind weiter. Kuhmilch, Zitrusfrüchte und Kohl sind die häufigsten Übeltäter. Es dürfte nicht schwerfallen, diese Lebensmittel vorübergehend von Ihrem Speiseplan zu streichen; Sie sollten nur darauf achten, daß die Nährstoffe, die Sie dann nicht mehr zu sich nehmen, durch andere Kost oder Nahrungsergänzungsmittel ersetzt werden. Wenn Sie stillen, sollten Sie auf jeden Fall alle Anregungsmittel meiden, und dazu gehören auch Kaffee, Tee und koffeinhaltige Getränke.

Babys schreien zu unterschiedlichen Zeiten aus unterschiedlichen Gründen. Wenn Sie genau hinhören, können Sie einen ›hungrigen‹ Schrei von einem ›müden‹ unterscheiden. Wenn Ihr Baby zu weinen beginnt, versuchen Sie herauszufinden, was es Ihnen sagen will.

- Vielleicht hat es Hunger. Denken Sie daran, daß Babys nicht nach Fahrplan Hunger bekommen. Wenn es essen möchte, füttern Sie es. Haben Sie keine Angst, dem Kind zuviel zu geben – es hört auf, wenn es satt ist.
- Vielleicht möchte es nuckeln, auch wenn es keinen Hunger hat. In dem Fall ist ihm ein Schnuller lieber als die Brust oder die Flasche.
- Vielleicht hat es Langeweile. Selbst Säuglinge brauchen viele Anregungen aus der Umgebung. Vielleicht möchte das Kind spielen oder in einem Zimmer sein, in dem etwas los ist. Manchmal ist rhythmische Bewegung in einer Wiege oder Schaukel genau richtig.
- Vielleicht ist es müde. In dem Fall weint es wahrscheinlich noch heftiger, wenn man es hochnimmt oder anders abzulenken versucht. Legen Sie es in einem abgedunkelten, ruhigen Zimmer hin, und lassen Sie es ruhig ein paar Minuten weinen. Wenn das Weinen schnell in ein leises Wimmern übergeht, sind Sie vermutlich auf der richtigen Fährte.

- Vielleicht möchte es auf den Arm genommen werden. Babys sehnen sich nach Körperkontakt, und sie sollten ihn auch bekommen. Machen Sie sich keine Sorgen, daß Sie das Kind verhätscheln könnten.
- Vielleicht friert oder schwitzt es, ist naß oder hat Schmerzen. Achten Sie immer darauf, daß die Windeln rechtzeitig gewechselt werden, daß das Kind richtig angezogen ist und daß unter der Kleidung oder der Bettdecke nichts drückt oder kneift.

Wenn Sie eine Methode ausprobiert haben und das Kind weint immer noch, versuchen Sie es einfach mit der nächsten. Wenn Sie den Grund für das Schreien schnell herausfinden und entsprechend reagieren, können Sie verhindern, daß das Kind frustriert wird und wie ›aufgedreht‹ noch mehr schreit.

Achten Sie auch darauf, daß Sie selbst ausreichend Ruhe bekommen. Ein Kind mit Koliken kann körperlich und gefühlsmäßig sehr anstrengend sein. Wenn es irgendwie möglich ist, lassen Sie das Kind täglich eine oder zwei Stunden in der Obhut einer Verwandten oder Freundin, damit Sie eine Pause machen können. Dann halten Sie dem Streß besser stand und können Ihrem Kind mehr Liebe und Zuwendung schenken.

> **FRAGEN ZUR FESTSTELLUNG VON KOLIKEN**
> *Art der Symptome:*
> - Wirkt das Kind wütend oder einfach nur unzufrieden?
> - Ist das Kind ruhelos oder liegt es still?
>
> *Modalitäten:*
> - Werden die Symptome durch sanften, festen Druck auf den Bauch gelindert?
> - Verschlimmert oder lindert Wärme die Symptome?
> - Welche Wirkung hat Bewegung auf das Kind? Was ist mit Körperkontakt?
> - Sind die Beschwerden zu einer bestimmten Tageszeit schlimmer?

Homöopathische Medikamente
Kinder mit Koliken reagieren gut auf eine homöopathische Behandlung. Eine Besserung sollte innerhalb von einer Stunde (oft innerhalb

von zehn Minuten) eintreten, wenn Sie das richtige Medikament verabreichen.

Kolik-Kinder, die *Chamomilla* brauchen, sind extrem reizbar, schreien laut und scheinen unerträgliche Schmerzen zu haben. Auch wenn ihnen offenbar nichts Freude macht, finden sie vielleicht vorübergehend Erleichterung, wenn sie herumgetragen oder geschaukelt werden, doch beim Hinlegen fangen sie sofort wieder an zu weinen und zu schreien. Typisch ist, daß sie sich häufig herumwerfen. Die Schmerzen sind nachts und bei warmen Umschlägen schlimmer.

Verabreichen Sie *Colocynthia,* wenn die Beschwerden durch festen Druck auf Magen oder Bauch gelindert werden. Auch Wärme kann helfen. Das Kind kann nicht still daliegen und wirkt wütend, es schreit laut und hat einen verängstigten, ärgerlichen Gesichtsausdruck, auch wenn die Reizbarkeit nicht so extrem wie bei dem *Chamomilla*-Kind ist. Es neigt dazu, Dinge oder Personen ganz fest zu halten.

Magnesium phosphoricum ähnelt *Colocynthia,* Sie sollten es jedoch erst verabreichen, wenn die Beschwerden vor allem durch Wärme gelindert werden. Auch sanfter Druck hilft, und auch hier rollt sich das Kind mit an die Brust gezogenen Beinen zusammen. Gelegentlich hat es Schluckauf. *Mag.-phos.*-Kinder sind nicht ständig reizbar wie die *Chamomilla*-, *Colocynthia*- oder *Nux-vomica*-Kinder.

Nux vomica ist die richtige Wahl für das Kind, das Koliken bekommt, nachdem es selbst oder die stillende Mutter reichhaltige Kost zu sich genommen hat oder wenn die stillende Mutter zu Medikamenten, Drogen oder Alkohol gegriffen hat. Das Kind ist reizbar, jedoch nicht so typisch außer Kontrolle wie das *Chamomilla*-Kind.

Auch das Kind, das *Bryonia* braucht, ist sehr reizbar, aber in diesem Fall nimmt das Schreien bei der leisesten Bewegung unüberhörbar zu. Es reagiert empfindlich auf Berührung und Wärme. Das Kind liegt, oft mit angezogenen Knien, bewegungslos da.

Wie *Nux vomica* ist *Pulsatilla* angezeigt, wenn das Kind oder die stillende Mutter reichhaltige Kost zu sich genommen hat. Wie die *Chamomilla*-Babys möchte das *Pulsatilla*-Kind herumgetragen werden. Aber es gibt einen kleinen Unterschied: Bei *Pulsatilla*-Kindern ist die Stimmung sanfter, und auch wenn sie ziemlich reizbar sein können, ist ihr Geschrei schwächer und grundsätzlich weniger wütend. Außerdem kann das Kind bei leichter Bewegung Linderung finden; in erster Linie möchte es herumgetragen werden, weil es sich nach Körperkontakt sehnt.

Wenn eine stillende Mutter Trauer oder andere starke Gefühle empfindet, kann das Kind die Emotionen »aufsaugen«. Nehmen Sie *Ignatia*, wenn unter solchen Umständen Koliken auftreten.

Wenn das Kind häufig spuckt, sabbert oder ganz allgemein unruhig ist, ziehen Sie *Ipecacuanha* in Betracht.

Schließlich bietet sich auch noch *Jalapa* an, wenn andere Medikamente nicht geholfen haben.

ZUSAMMENFASSUNG DER HEILMITTEL BEI KOLIKEN

Verabreichung der Medizin: Jede Stunde, solange die Symptome schlimm sind, seltener, wenn Reizbarkeit oder Unbehagen abnehmen; bis zu zwei Tagen.

Ein anderes Medikament ausprobieren: Wenn sich nach 12 Stunden keine deutliche Besserung einstellt.

CHAMOMILLA*
Charakteristika
- Extreme Reizbarkeit
- Lautes, fast ununterbrochenes Schreien

Bestätigende Symptome
- Nachts schlimmer
- Erleichterung durch Herumtragen oder Schaukeln
- Eine Wange gerötet, die andere blaß
- Schlimmer bei Wärme

COLOCYNTHIA
Charakteristika
- Reizbarkeit und Koliken werden durch Druck auf den Bauch gelindert; Kind zieht die Knie an die Brust

Bestätigende Symptome
- Besser bei Wärme
- Kind klammert sich an Menschen oder Sachen fest

MAG. PHOS.
Charakteristika
- Kolikbeschwerden werden besonders durch Wärme gelindert, aber auch durch leichten Druck auf den Bauch

Bestätigende Symptome
- Kind liegt mit bis zur Brust hochgezogenen Knien da
- Wütende Reizbarkeit, aber nicht typisch

NUX VOMICA
Charakteristika
- Symptome treten auf, nachdem Baby oder Mutter reichhaltige Kost zu sich genommen oder die Mutter zu Medikamenten, Drogen oder Alkohol gegriffen hat

Bestätigende Symptome
- Wütende Reizbarkeit

PULSATILLA
Charakteristika
- Allgemeine *Pulsatilla*-Symptome – im allgemeinen sanfte Stimmung, aber reizbar, doch eher aufgeregt als extrem wütend (s. *Liste der homöopathischen Mittel*)

Bestätigende Symptome
- Das Kind möchte herumgetragen oder auf den Arm genommen werden; sehnt sich mehr nach Körperkontakt und Zuwendung als nach der Bewegung selbst
- Symptome können nach reichhaltiger Kost aufgetreten sein

BRYONIA
Charakteristika
- Schlimmer bei Bewegung – das weinende oder schreiende Kind liegt still, statt sich herumzuwälzen

IPECACUANHA
Charakteristika
- Häufiges Spucken oder Erbrechen

Bestätigende Symptome
- Extremes Sabbern

IGNATIA
Charakteristika
- Beginnt nach Ärger oder Streß bei Mutter oder Kind

JALAPA
- Hilft in manchen Fällen von Koliken, wenn andere Medikamente nicht gewirkt haben

Nicht allein zu Hause behandeln

Sofort für medizinische Behandlung sorgen:
- wenn der Stuhl schwarz oder blutig ist;
- wenn es zu schwerem Erbrechen oder Durchfall kommt;
- wenn das Kind blaß, schlapp, apathisch oder fiebrig ist.

Noch am selben Tag für ärztliche Behandlung sorgen:
- wenn die Kolik von Erbrechen oder Durchfall begleitet wird;
- wenn das Kind Medikamente bekommt oder vor kurzem geimpft wurde.

Bald zum Arzt gehen:
- um das Kind nach Auftreten der Symptome gründlich untersuchen zu lassen. Das gilt für alle Kinder mit Koliken.

Zahnen

Kinder leiden jedesmal ganz schrecklich, wenn ein neuer Zahn kommt. In den vergangenen Jahren hat die homöopathische Behandlung zahnender Kleinkinder vermutlich mehr als alles andere viele Leute von der Wirksamkeit dieser Methode überzeugt.

Allgemeine Behandlung zu Hause
Greifen Sie zu einfachen Maßnahmen bei der Behandlung der zahnenden Kinder, wenn die Symptome nicht zu schwer sind. Geben Sie dem Kind etwas Weiches, aber Festes zum Beißen. Eiswür-

fel, in einen feuchten Waschlappen eingewickelt, eignen sich gut; und in Fachgeschäften gibt es spezielles Spielzeug für zahnende Kinder

Homöopathische Medikamente
Wenn das Kind reizbar ist und sehr unter Schmerzen leidet, versuchen Sie es mit einem homöopathischen Medikament. Verabreichen Sie die Dosis nicht öfter als dreimal täglich und nur, wenn die Symptome schwer sind. Hören Sie auf, sobald Besserung eintritt.

Chamomilla (Kamille) ist wahrscheinlich die Medizin, die dem zahnenden Kind am ehesten hilft. Das Zahnfleisch ist entzündet, und das Kind steckt ständig die Finger in den Mund. Es kann sein, daß eine Wange heiß und rot ist, die andere aber blaß. Das Kind weint vor Schmerzen und ist durch nichts zu beruhigen. Es ist reizbar. Es will irgendwelche Dinge unbedingt haben, lehnt sie aber gleich wieder ab, wenn es sie bekommt; wenn es schon alt genug dazu ist, feuert es die Sachen quer durchs Zimmer. Es kann Wutanfälle bekommen, schreien und um sich schlagen. Es ist nur ruhig, wenn es ständig herumgetragen oder geschaukelt wird. Im Schlaf wirft es sich herum, schreit plötzlich auf.

Ignatia kann helfen, wenn das Kind sehr unter Schmerzen leidet, aber nicht so reizbar ist. Es seufzt und schluchzt und weint. Es kann zittern, einzelne Körperteile zittern manchmal ganz stark. Häufig wacht es mit durchdringendem Geschrei aus dem Schlaf auf.

Das *Kreosotum*-Kind leidet unter entsetzlichen Schmerzen. Das Zahnfleisch ist stark entzündet, gerötet und leicht schwammig. Das Kind ist aufgeregt und schläft schlecht.

ZUSAMMENFASSUNG DER HEILMITTEL BEIM ZAHNEN
Verabreichung der Medizin: Täglich bis zu 3mal, Wiederholung nur, wenn die Beschwerden zurückkehren.
Ein anderes Medikament ausprobieren: Wenn sich nach 24 Stunden keine deutliche Besserung eingestellt hat.

CHAMOMILLA*
Charakteristika
- Schreien unter großen Schmerzen; nicht zu beruhigen
- Extreme Reizbarkeit

Bestätigende Symptome
- Ständig die Finger im Mund
- Kind verlangt alles mögliche, ist aber nicht zufrieden zu stellen; weist Dinge zurück, die es haben wollte
- Wutausbrüche, Kind schlägt andere Personen
- Linderung beim Herumtragen oder Schaukeln
- Eine Wange gerötet, die andere blaß

IGNATIA
Charakteristika
- Kind ist ungeheuer verzweifelt wegen der Schmerzen, aber nicht so reizbar – schluchzt, weint

Bestätigende Symptome
- Seufzen
- Zittern; einzelne Körperteile zucken oder zittern
- Erwacht mit durchdringendem Geschrei aus dem Schlaf

KREOSOTUM
Charakteristika
- Starke Schmerzen, aber das Kind ist nicht unbedingt wütend und reizbar

Bestätigende Symptome
- Zahnfleisch ist so rot und entzündet, daß es schwammig wirkt

Bettnässen

Im Alter von zwei bis drei Jahren sind die meisten Kinder soweit, daß die Erziehung zur Sauberkeit einsetzen kann. Zuerst kommt es zur Kontrolle über den Darm, innerhalb von etwa sechs Monaten kann das Kind tagsüber dann auch die Blase kontrollieren. Nachts trocken zu bleiben, ist etwas schwieriger, und bis zum Alter von etwa sechs Jahren wird Bettnässen als normal angesehen. Danach wird sich das Problem aller Wahrscheinlichkeit nach von selbst erledigen.

Obwohl es automatisch zu verlaufen scheint, ist das nächtliche Kontrollieren der Blase eine Funktion des Gehirns, und es ist eben eine gewisse Zeit notwendig, um diese neurologisch vielschichtige Fähigkeit zu erlernen. Wie früh ein Kind seine Blase zu kontrollieren lernt, sagt nichts über die anderen Aspekte seiner seelischen und körperlichen Entwicklung aus, solange keine anderen Symptome auftreten.

Selbstverständlich, Sorgen bei ständigem Bettnässen sind nur allzu natürlich, und weder das Kind noch die Eltern finden nasse Bettlaken und das notwendige Saubermachen angenehm. Aber vermitteln Sie Ihrem Kind Sicherheit und ein beruhigendes Gefühl. Besorgnis oder Unzufriedenheit über das Kind zum Ausdruck zu bringen, hilft ihm auch nicht, seine Blase unter Kontrolle zu bekommen, es kann die Sache nur noch verschlimmern.

Es kann andere Gründe für das Bettnässen geben. Manchmal ist es erblich bedingt, denn die Neigung zum Bettnässen läßt sich in einer Familie zurückverfolgen. Die Empfindlichkeit des Kindes gegenüber bestimmten Nahrungsmitteln oder Allergien können eine Rolle spielen. Der Kinderarzt Lendon Smith vermutet, daß Reaktionen auf Lebensmittel wie Milch, Zitrusfrüchte, Schokolade und Zucker in zehn Prozent aller Fälle zum Problem des Bettnässens beitragen.

Psychologische Faktoren können auch für das Bettnässen verantwortlich sein. Streß kann die psychologischen Abwehrkräfte des Kindes stark fordern, damit wird die Fähigkeit des Nervensystems, neue Dinge zu lernen, eingeschränkt. Manchmal benutzt das Kind das Bettnässen unbewußt als eine einfache Methode, Aufmerksamkeit zu erregen. In anderen Fällen kann das Bettnässen ein Weg sein, aufgestauten Ärger zum Ausdruck zu bringen. Manche Kinder hören auf, ins Bett zu machen, und fangen nach einer streßbeladenen Situation oder einer Krankheit wieder damit an. Die Geburt eines Geschwisterchens, ein Umzug in eine neue Wohnung oder eine ernsthafte Erkrankung können erneutes Bettnässen auslösen.

In seltenen Fällen sind Infektionen oder eine Mißbildung des Harntrakts verantwortlich.

Allgemeine Behandlung zu Hause
Zur grundlegenden Behandlung des Bettnässens wird die ›Tinktur Zeit‹ verordnet. Das heißt, das Kind bekommt Zeit, die Blasenkontrolle entsprechend seinem eigenen Tempo zu lernen. Dabei hilft eine

sichere, liebevolle häusliche Umgebung ohne Schuldgefühle. Ermutigen Sie das Kind bei seinen Bemühungen, nachts trocken zu bleiben, genauso wie Sie es beim Malen oder Radfahren ermutigen. Sie können es auch mit vorsichtigen Hinweisen versuchen, durch die sein Unterbewußtsein das Wasserlassen mit dem Aufenthalt außerhalb des Bettes verbindet. Lassen Sie beispielsweise das Kind jedesmal beim Wasserlassen etwas sagen wie: »Meine Füße berühren den Fußboden. Ich geh' jetzt auf die Toilette.«

Die Flüssigkeitsaufnahme später am Tag einzuschränken und das Kind direkt vor dem Schlafengehen noch einmal auf die Toilette zu schicken, sind herkömmliche, aber erfolglose Maßnahmen. Manche Eltern nehmen das Kind nachts hoch, aber das funktioniert eigentlich nur, wenn das Kind immer zu festen Zeiten ins Bett macht.

Da Lebensmittelallergien der Grund für das Bettnässen sein können, versuchen Sie die möglichen Missetäter aus der Ernährung des Kindes zu streichen, und beobachten Sie, welchen Einfluß das auf das Bettnässen hat. Denken Sie daran, daß das Kind oft auf die Nahrungsmittel, auf die es den größten Appetit hat, auch am empfindlichsten reagiert.

Eine Konstitutionstherapie kann manchmal bei Bettnässen helfen, aber wir geben zu, daß wir von den Ergebnissen nicht sonderlich beeindruckt sind. Wir haben Kinder erlebt, die sofort mit dem Bettnässen aufhörten, nachdem sie ein aufbauendes Medikament bekommen hatten, aber meistens kam es zu keiner sichtbaren Veränderung, selbst wenn das Kind in anderer Hinsicht Fortschritte machte.

Am meisten hilft Ihnen Ihr Arzt vermutlich, wenn er Ihnen versichert, daß Ihr Kind vollkommen gesund ist. Wenn das Bettnässen nach dem Alter von sechs Jahren immer noch anhält, wird der Arzt vielleicht ein paar Tests machen, um herauszufinden, ob eine Infektion oder anatomische Probleme vorliegen.

Der Arzt kann sich auch mit der Rolle von Streß und anderen psychologischen Faktoren befassen. Wenn in einem dieser Bereiche Probleme entdeckt werden, kann auch entsprechend geholfen werden. Selten ist ein chirurgischer Eingriff oder eine Behandlung mit Medikamenten notwendig.

Es gibt Ärzte, die für Bettnässer starke Medikamente verordnen, beispielsweise solche, die auch gegen Depressionen und Krämpfe eingesetzt werden. Natürlich sind wir gegen eine Behandlung, bei der nur die Symptome unterdrückt werden, ohne daß man sich mit der dahinterliegenden Störung auseinandersetzt, denn starke Medikamente haben auch viele unerwünschte Nebenwirkungen.

Homöopathische Medikamente
Im allgemeinen versucht man bettnässenden Kindern mit einer Konstitutionstherapie zu helfen. Ziehen Sie dazu einen homöopathisch versierten Arzt zu Rate. Wenn das nicht möglich ist, können Sie eines der folgenden Medikamente anwenden, wenn keine anderen Gesundheitsprobleme vorliegen.

> **FRAGEN ZUR FESTSTELLUNG BEI BETTNÄSSEN**
> *Art der Symptome:*
> - Ist das Kind besonders schwer zu wecken?
> - Uriniert das Kind im Traum?
> - Läßt das Kind auch tagsüber Wasser, etwa beim Niesen oder Lachen?
>
> *Modalitäten:*
> - Tritt das Bettnässen zu einer bestimmten Zeit in der Nacht oder in einer Jahreszeit besonders häufig auf?
> - Scheint das Wetter einen Einfluß zu haben?
>
> *Weitere Symptome:*
> - Schmerzt die Blase?

Mit *Kreosotum* sollte man anfangen, wenn es nur um Bettnässen geht und keine auffälligen weiteren Symptome vorliegen, die auf ein anderes Medikament hinweisen. Im typischen Fall schläft das Kind sehr fest und ist schwer zu wecken. Es näßt das Bett im Traum ein und erzählt vielleicht sogar, daß es vom Wasserlassen geträumt hat. Wie bei mehreren anderen Medikamenten, darunter *Causticum* und *Sepia,* näßt das Kind im klassischen Fall kurz nach dem Einschlafen ein.

In Fällen ohne spezifische Symptome versuchen Sie es mit *Causticum,* wenn *Kreosotum* wirkungslos bleibt oder nicht zur Verfügung steht. Natürlich kann *Causticum* auch bei spezifischen Symptomen verabreicht werden. Wie *Kreosotum* ist dieses Medikament besonders dann angezeigt, wenn das Kind kurz nach dem Einschlafen ins Bett macht. Im Winter, an kalten Tagen oder in kalten Nächten und bei Wetterwechsel kann das Problem verstärkt auftreten, im Sommer jedoch seltener. Es kann auch sein, daß das Kind tagsüber beim Husten oder Niesen oder bei Aufregung ein paar Tropfen in die Hose macht. Der Urin scheint so ungehindert zu fließen, daß das Kind sich dessen gar nicht bewußt wird.

Equisetum wird bettnässenden Kindern auch häufig gegeben. Es ist angezeigt, wenn die ursprünglichen Probleme, die zum Bettnässen geführt haben, beseitigt sind und wenn das Kind eigentlich nur noch aus Gewohnheit ins Bett macht. Solche Kinder können einen dumpfen Schmerz in der Blase spüren und ein Gefühl von Ausdehnung haben, das durch das Wasserlassen nicht beseitigt wird.

Sepia wird gegeben, wenn ein Kind kurz nach dem Einschlafen ins Bett macht (auch ein Symptom von *Causticum* und *Kreosotum*). Es wird häufig kleinen Mädchen verabreicht, die emotional kalt sind und Mitgefühl hassen, die allein sein wollen und bei denen einige andere typische *Sepia*-Allgemeinsymptome auftreten.

Belladonna wird Bettnässern gegeben, die unruhig schlafen und im Schlaf vielleicht stöhnen oder gar schreien. Sie sind schwer zu wecken und dann meistens ganz geistesabwesend. Sie können auch tagsüber in die Hosen machen, vor allem im Stehen.

Pulsatilla wird als Medizin für das empfindliche, weinerliche und sanfte Kind (meistens Mädchen) gewählt. Diese Kinder schlafen oft auf dem Rücken, die Hände über dem Kopf oder auf dem Bauch. Sie machen schneller ins Bett, wenn ein Zimmer warm und stickig ist.

ZUSAMMENFASSUNG DER HEILMITTEL BEI BETTNÄSSEN
Verabreichung der Medizin: Nur eine einzige Dosis in der 30. Potenz.
Ein anderes Medikament ausprobieren: Wenn sich nach 3 bis 4 Wochen keine Besserung eingestellt hat.

KREOSOTUM*
Charakteristika
■ Kind ist schwer zu wecken

Bestätigende Symptome
- Näßt früh in der Nacht ein
- Macht beim Träumen ins Bett; kann vom Wasserlassen träumen

CAUSTICUM
Bestätigende Symptome
- Kind näßt das Bett kurz nach dem Einschlafen ein
- Näßt im Winter, an kalten Tagen oder in kalten Nächten und bei Wetterwechsel häufiger ein; im Sommer seltener
- Urin tröpfelt tagsüber beim Husten, Niesen, Lachen oder bei Aufregung

EQUISETUM
Charakteristika
- Bettnässen beim Träumen oder nach einem nicht erkennbaren Muster

Bestätigende Symptome
- Große Urinmengen
- Dumpfer Schmerz in der Blase und ein Blähgefühl, das durch das Wasserlassen nicht beseitigt wird

SEPIA
Charakteristika
- Kind näßt kurz nach dem Einschlafen ein

Bestätigende Symptome
- Verliert tagsüber beim Lachen oder Husten Urin
- Mentale Symptome und Persönlichkeitsmerkmale bei *Sepia* – Kind ist zurückhaltend, will kein Mitgefühl, sondern in Ruhe gelassen werden (s. *Liste der homöopathischen Mittel*)

PULSATILLA
Charakteristika
- Kind ist sanft, empfindlich, weint schnell und sehnt sich nach Zuneigung

Bestätigende Symptome
- Schläft auf dem Rücken, vielleicht mit den Händen über dem Kopf oder auf dem Bauch

BELLADONNA
Charakteristika
- Kind schläft unruhig, stöhnt oder schreit sogar im Schlaf

Bestätigende Symptome
- Verliert tagsüber Urin, vor allem beim Stehen

Nicht allein zu Hause behandeln

Noch am selben Tag zum Arzt gehen:
- wenn zum Bettnässen noch andere Symptome kommen: häufiges oder schmerzhaftes Wasserlassen, Blut im Urin, Bauchschmerzen oder Fieber. Selbst wenn diese Beschwerden nur leicht sind, sollte Ihr Kind innerhalb von einem oder zwei Tagen untersucht werden.

Gehen Sie bald zum Arzt:
- wenn Ihr bettnässendes Kind älter als sechs Jahre ist;
- wenn Ihr Kind gelernt hat, die Blase unter Kontrolle zu halten, aber seit etwa einem Monat wieder regelmäßig nachts ins Bett macht.

Masern

Masern ist eine der ansteckendsten Krankheiten. Die Krankheit ist relativ selten geworden, aber manche Kinder bekommen sie immer noch, und sie kann sehr gefährlich sein und einen schwierigen Verlauf nehmen.

Die Symptome im Frühstadium der Masern sind dieselben wie bei einer bösen Erkältung. Nach einer Inkubationszeit von zehn bis vierzehn Tagen beginnen die Beschwerden mit einem trockenen Husten, laufender Nase und leichtem Fieber. Gerötete, tränende Augen, die auf Licht empfindlich reagieren, kommen im allgemeinen noch dazu. Nach ein paar Tagen tauchen kleine weiße Punkte, die Salzkörnchen ähneln, innen im Mund auf.

Vier oder fünf Tage nach Auftauchen der Symptome geht das Fieber kurz zurück, und dann entwickelt sich der klassische Masernausschlag mit kleinen roten Flecken im Gesicht und an den Seiten des Halses. Die Flecken haben eine unregelmäßige Form, sie können flach oder etwas erhaben sein. Der Ausschlag breitet sich schnell aus, die Flecken gehen ineinander über, und neue tauchen auf den Armen und am oberen Brustkorb auf.

In den folgenden Tagen breitet sich der Ausschlag über Rücken, Bauch und Beine aus, bis er schließlich die Füße erreicht. Jetzt sinkt das Fieber, und das Kind fühlt sich langsam besser.

Allgemeine Behandlung zu Hause

Ein Kind mit Masern hat im allgemeinen wenig Appetit. Zwingen Sie es nicht zum Essen, wenn es keinen Hunger hat. Der Körper teilt ihm mit, daß es keine Nahrung braucht oder daß er sie zumindest nicht richtig verdauen kann. Bei hohem Fieber besteht die Gefahr der Austrocknung (s. Kapitel 8), sorgen Sie also dafür, daß das Kind reichlich Flüssigkeit bekommt. Weil die Augen entzündet sind, ist das Kind vermutlich lichtempfindlich, dämpfen Sie also das Licht.

Bei neueren Forschungen hat sich herausgestellt, daß zusätzliches Vitamin A das Risiko schwerer Komplikationen senkt; bitten Sie Ihren Arzt um Rat.

FRAGEN ZUR FESTSTELLUNG BEI MASERN

Art der Symptome:
- Sind die Symptome plötzlich oder nach und nach aufgetreten?
- Welches sind die auffälligsten Symptome: Fieber, allgemeine Beschwerden wie Unruhe oder Müdigkeit, Augenreizung, laufende Nase?
- Welche Farbe hat der Nasenausfluß? Reizt er die Haut?

Modalitäten:
- Wie lichtempfindlich sind die Augen?
- Wie reagiert das Kind auf Bewegung?

Weitere Symptome:
- Zucken oder zittern die Gliedmaßen oder die Gesichtsmuskeln?

- Ist das Körpergefühl besonders schwer oder erschöpft?
- Hat der Patient Husten oder Brustschmerzen? Beschreiben Sie den Husten.
- Wenn Kopfschmerzen auftreten, wo sind sie am schlimmsten?
- Treten im Verdauungstrakt Übelkeit, Durchfall oder Verstopfung auf?

Homöopathische Medikamente
Laut Samuel Hahnemann ist *Aconitum* »fast wie ein Wunder« bei der Behandlung von Masern; E. A. Farrington, eine Autorität auf dem Gebiet der Homöopathie in den USA im 19. Jahrhundert, sagte, *Aconitum* ist »bei Masern das Beste«. *Aconitum* ist besonders hilfreich im Frühstadium der Erkrankung, vor allem, wenn sie plötzlich zum Ausbruch gekommen ist. Zu dem Zeitpunkt wissen Sie noch nicht ganz genau, ob es sich wirklich um Masern handelt. Es kommt zu Fieber, Ruhelosigkeit, laufender Nase, roten Augen, Lichtempfindlichkeit, trockenem Husten, Stechen in der Brust, unruhigem Schlaf und manchmal zu Durchfall.

Wie *Aconitum* ist auch *Belladonna* im Frühstadium von Masern sinnvoll, aber es kann auch noch eingesetzt werden, nachdem der Ausschlag ausgebrochen ist. *Belladonna* ist besonders angezeigt, wenn zu den vorhandenen Symptomen ein rotes Gesicht, pochende Kopfschmerzen und feuchte Haut bei hohem Fieber gehören. Die Kinder sind schläfrig und in leichtem Fieberwahn, aber es kann auch sein, daß sie nicht schlafen können. Ihre Gliedmaßen zucken. Licht, Lärm und die kleinste Erschütterung können die Beschwerden verschlimmern.

Gelsemium ist die dritte Medizin, die im Frühstadium der Masern sinnvoll ist. Anders als bei *Aconitum* und *Belladonna* beginnen die *Gelsemium*-Masern langsam. Das Fieber steigt nur langsam, der Patient friert und fühlt sich schwerfällig und sehr müde. Manchmal ist große Anstrengung nötig, um den Kopf zu heben oder gar die Augen offen zu halten, und das Kind liegt bewegungslos da. Es ist apathisch und mag nicht gestört werden. Das *Gelsemium*-Kind hat im allgemeinen nicht viel Durst, wahrscheinlich läuft die Nase, und die Feuchtigkeit brennt auf der Oberlippe; dazu kommen Kopfschmerzen oberhalb des Nackens und vielleicht auch ein harter, bellender Husten. *Gelsemium* kann auch angewendet werden, wenn der Ausschlag schon ausgebrochen ist.

Eine Verabreichung von *Euphrasia* ist angezeigt, wenn die laufende Nase und die Augenbeschwerden die vorherrschenden Symptome sind. Zum Unterschied von *Gelsemium* ist bei *Euphrasia* der Nasenausfluß nicht brennend. Aber bei diesen Kindern tränen die Augen stark, und die Flüssigkeit reizt die Haut. Die Augen sind gerötet und ungewöhnlich strahlend. Die Lichtempfindlichkeit ist besonders ausgeprägt. Die Augen- und Nasenbeschwerden bessern sich an der frischen Luft. Es kommt zu einem trockenen Husten, vermutlich auch zu Heiserkeit. Die Kinder haben oft pochende Kopfschmerzen, die zurückgehen, wenn der Ausschlag erst einmal ausgebrochen ist (s. Kapitel 4 über Husten und Erkältungen, dort finden Sie mehr Informationen).

Bryonia ist gut bei der Behandlung von Kindern, bei denen der Ausschlag erst spät erscheint, und wenn die Brust besonders betroffen ist. *Bryonia*-Kinder haben einen trockenen, schmerzhaften Husten, Stiche in der Brust; Körper und Gliedmaßen schmerzen. Manchmal zucken die Gesichtsmuskeln. Die Muskeln schmerzen stark, und das Kind liegt still, weil Bewegung weh tut – anders als das *Gelsemium*-Kind, das nur zu erschöpft ist, um sich zu bewegen. Das Gesicht ist blaß, die Augen sind gerötet. Verstopfung und Kopfschmerzen – vor allem an der Stirn – können die Masern begleiten. Wie bei jedem *Bryonia*-Fieber sind ein trockener Mund und intensiver Durst auf kalte Getränke typisch. Die Beschwerden verschlimmern sich durch Bewegung und Wärme und werden besser durch Kälte und Ruhe.

Pulsatilla ist vor allem im späteren Stadium der Masern sinnvoll, wenn das Fieber gesunken oder ganz verschwunden ist. Der Ausfluß aus der Nase ist ungewöhnlich dick und gelblich, und die Augen tränen stark. Der Husten ist nachts trocken, tagsüber locker. Das *Pulsatilla*-Kind will frische, kühle Luft, fühlt sich bei Wärme schlechter und hat wenig Durst. Es kann zu einem Gefühl von Übelkeit, begleitet von Durchfall, kommen. Auch Ohrenschmerzen treten häufig auf. *Pulsatilla* ist auch sinnvoll, wenn nach den Masern noch Augenbeschwerden zurückbleiben.

Andere, weniger häufig angezeigte Medikamente bei der Behandlung von Masern sind:

Ferrum phos. – sinnvoll im Frühstadium, wenn *Aconitum* nicht wirkt und *Belladonna* nicht angezeigt ist.

Apis – bei hohem Fieber, stark geschwollener Haut und stark entzündeten Augen und aufgesprungenen Lippen. Die Kinder haben keinen Durst, weinen viel, sind reizbar und haben Fieberträume.

Kali bi. – sinnvoll im späteren Stadium der Masern, wenn die Ohrenschmerzen quälend werden und die Drüsen anschwellen. Die Kinder haben ein Druckgefühl an der Nasenwurzel und ein Pochen und Brennen im Halsknorpel; sie haben einen rasselnden Husten, und aus der Nase fließt dicker, gelber Schleim.

Rhus tox. – bei stark juckendem Ausschlag und Unruhe, die nachts schlimmer ist.

Arsenicum – angezeigt bei schweren Fällen von Masern. Es kommt zu großer Unruhe, starker Schwäche, Fieberträumen und schlecht riechendem, schwächendem Durchfall.

ZUSAMMENFASSUNG DER HEILMITTEL BEI MASERN
Lesen Sie die Kurzbeschreibungen anderer Medikamente, die helfen könnten.
Verabreichung der Medizin: Alle 4 bis 6 Stunden bis zu 3 Tagen.
Ein anderes Medikament ausprobieren: Wenn nach 3 Tagen keine Besserung der Beschwerden einsetzt.

ACONITUM*
Charakteristika
- Im ersten Stadium, wenn ein plötzlicher Ausbruch von Masern vermutet wird
- Fieber, Unruhe, Nasenausfluß, gerötete Augen, Lichtempfindlichkeit, trockener Krupphusten, stechende Schmerzen, unruhiger Schlaf

BELLADONNA
Charakteristika
- Fieber, begleitet von gerötetem Gesicht und pochenden Kopfschmerzen
- Kann im frühen Stadium der Erkrankung oder nach Auftreten des Ausschlags verabreicht werden

Bestätigende Symptome
- Schläfrigkeit; Delirium jeden Grades
- Gliedmaßen zucken oder zittern
- Unangenehme Empfindlichkeit gegenüber Licht, Geräuschen oder kleinsten Störungen

GELSEMIUM
Charakteristika
- Langsamer Ausbruch der Symptome mit steigendem Fieber und Frösteln
- Das Kind hat ein Gefühl von Schwere und Müdigkeit
- Vor oder nach dem Ausbruch des Ausschlags einsetzbar

Bestätigende Symptome
- Wenig Durst
- Schmerzen an der Schädelbasis
- Wäßriger Nasenausfluß, der auf der Oberlippe brennt
- Kind ist apathisch, liegt bewegungslos da, will nicht gestört werden

EUPHRASIA
Charakteristika
- Nasenausfluß und Augenreizung sind am auffälligsten
- Augen wirken gerötet oder glänzen; schmerzhafte Lichtempfindlichkeit

Bestätigende Symptome
- Viel wässriger Nasenausfluß, der die Haut nicht reizt
- Beschwerden von Nase und Augen werden an der frischen Luft gelindert
- Trockener Husten, Heiserkeit
- Pochende Kopfschmerzen, die sich nach Ausbruch des Ausschlags bessern

PULSATILLA
Charakteristika
- Wird im späteren Stadium eingesetzt, nachdem das Fieber gesunken ist
- Dicker, gelblicher Nasenausfluß

- Kann in jedem Stadium verabreicht werden, wenn die allgemeinen Symptome von *Pulsatilla* vorherrschen (s. *Liste der homöopathischen Mittel*)

Bestätigende Symptome
- Husten; kann nachts trocken, tagsüber locker sein
- Übelkeit, Erbrechen oder Durchfall
- Ohrenschmerzen
- Augenprobleme, die auch nach den Masern noch nicht gleich abklingen

BRYONIA
Charakteristika
- Spät auftretender Ausschlag
- Deutliche Brustbeschwerden: trockener, schmerzhafter Husten, stechende Schmerzen

Bestätigende Symptome
- Schmerzen oder Reizung von Gliedmaßen und Körper, bei Bewegung schlimmer
- Zucken im Gesicht oder um Augen oder Mund herum
- Verstopfung
- Schmerzen hinter der Stirn
- Trockener Mund; starker Durst auf kalte Getränke

Nicht allein zu Hause behandeln

Sofort für medizinische Behandlung sorgen:
- wenn das Kind schwere Kopfschmerzen hat, außergewöhnlich lethargisch oder benommen ist oder erbricht;
- wenn es plötzlich zu blauen Flecken oder geplatzten Äderchen unter der Haut kommt;
- wenn unerklärliche Blutungen auftreten (After, Nase oder Mund);
- bei Atemnot oder schnellem Atmen.

Noch am selben Tag für ärztliche Behandlung sorgen:
- wenn ein Kind unter sechs Monaten Masern bekommt;

- wenn Ohrenschmerzen auftreten;
- wenn der starke Husten länger als vier Tage dauert.

Bald zum Arzt gehen:
- wenn Fieber und Husten nicht zurückgehen, sobald der Ausschlag zum Ausbruch kommt.

Röteln

Für Kinder sind Röteln eine harmlose Krankheit. Sie sind jedoch für Frauen in den ersten drei Monaten der Schwangerschaft gefährlich; dann stehen die Aussichten 50:50, daß das Neugeborene mit Schädigungen zur Welt kommt – z. B. Taubheit, Blindheit, Herzfehler, Wolfsrachen oder geistige Behinderung.

Bei Röteln spricht man manchmal von ›Drei-Tage-Masern‹. Sie dauern nicht so lange, und die Symptome sind nicht so schwer wie bei richtigen Masern, die ja meistens sieben bis zehn Tage dauern. Die Inkubationszeit liegt zwischen vierzehn und einundzwanzig Tagen. Selbst wenn die Symptome nur drei Tage dauern, stecken die Kinder andere schon sieben Tage vor Ausbruch des Ausschlags und noch fünf Tage danach an.

Beim typischen Verlauf der Röteln wird das Kind leicht erkranken, etwas Fieber haben, und die Nase läuft etwa vierundzwanzig bis sechsunddreißig Stunden, bevor der Ausschlag sich zeigt. Die Lymphknoten am Hinterkopf und hinter den Ohren schwellen dann schmerzhaft an. Diese Schwellung kann sechs oder sieben Tage dauern und auch noch anhalten, wenn der Ausschlag verschwunden ist. Der Ausschlag kann bestehen aus kleinen, leicht erhabenen Flecken, die zuerst im Gesicht auftauchen und sich dann innerhalb von vierundzwanzig Stunden über den Körper ausbreiten. Manchmal werden große Bereiche des Körpers rot. Der Ausschlag erreicht den unteren Teil der Beine am dritten Tag, wenn er im Gesicht schon wieder abklingt.

Die Beschreibung der Symptome oben betrifft die klassische Form der Röteln. Bei vielen Kindern verläuft die Krankheit jedoch milder. Oft kommt es gar nicht zum Ausschlag, und die Symptome sind häufig gar nicht von denen einer Erkältung oder Viruserkrankung zu unterscheiden. Es kommt manchmal zu Gelenkschmerzen, aber das ist öfter bei Erwachsenen als bei Kindern der Fall.

Allgemeine Behandlung zu Hause
Kinder mit Röteln sind selten sehr krank. Sie brauchen nicht im Bett zu bleiben, und bei gutem Wetter können sie auch ins Freie gehen. Aber sie dürfen natürlich überhaupt nicht mit schwangeren Frauen in Kontakt kommen.

Homöopathische Medikamente
Bei den folgenden Medikamenten hat sich gezeigt, daß sie bei der Behandlung von Röteln am wirkungsvollsten waren: *Aconitum, Belladonna, Ferrum phos.* und *Pulsatilla*. Lesen Sie die Abschnitte über Masern, Fieber, Grippe und die *Liste der homöopathischen Mittel* nach, dort finden Sie genauere Informationen.

Nicht allein zu Hause behandeln
Abgesehen von den Problemen bei schwangeren Frauen gibt es keine Anzeichen dafür, daß Röteln zu großen Komplikationen führen.

Mumps

Mumps ist eine mäßig ansteckende Viruserkrankung mit einer Inkubationszeit von vierzehn bis vierundzwanzig Tagen. Zu den typischen Symptomen gehören das Anschwellen der Ohrspeicheldrüsen direkt unter und vor den Ohrläppchen, Fieber zwischen 38,5° und 40,5°, Appetitlosigkeit und Kopfschmerzen. Auch die Speicheldrüsen unterhalb des Kiefers sind manchmal betroffen. Ansteckend einen Tag vor Ausbruch der Symptome bis zu dem Zeitpunkt, wo die Drüsenschwellungen vollständig abgeklungen sind. Bei Erwachsenen kann Mumps auch andere Drüsen befallen; Eierstöcke, Hoden oder Bauchspeicheldrüse, aber es kommt fast nie zur Unfruchtbarkeit.

Fast die Hälfte aller Kinder machten Infektionskrankheiten durch, bei denen entweder gar keine Symptome auftreten oder nur ganz schwache. Das Überprüfen der Antikörper im Blut kann Klarheit verschaffen, ob das Kind schon Mumps hatte und immun ist.

Encephalitis, eine Virusinfektion des Gehirns, tritt gelegentlich als Komplikation bei Mumps auf. Da das eine schwere Erkrankung sein kann, ist es besonders wichtig, die Symptome unter dem Abschnitt ›Nicht allein zu Hause behandeln‹ durchzulesen!

Allgemeine Behandlung zu Hause
Bettruhe ist nicht wichtig, denn Mumps ist eine leichte Erkrankung. Das kranke Kind sollte von allen Erwachsenen ferngehalten werden, die nie Mumps hatten. Saure Getränke wie Zitronen- oder Orangenlimonade sollten vermieden werden, denn sie regen die Speichelproduktion an, und dadurch werden die Schmerzen schlimmer.

FRAGEN ZUR FESTSTELLUNG VON MUMPS
Art der Symptome:
- Welche Drüsen sind betroffen (nur die Ohrenspeicheldrüsen, Unterzungen- und Unterkieferspeicheldrüsen, Hoden, Eierstöcke)?
- Fühlen sich die betroffenen Drüsen hart, fast wie Steine, an?
- Sind die betroffenen Drüsen erkennbar rot und entzündet?
- Welcher Art sind die Schmerzen? Strahlen sie in die Ohren oder in den Hals aus?

Weitere Symptome:
- Ist das Gesicht gerötet?
- Kommt es zu übermäßigem Speichelfluß, schlechtem Atem oder schlechtem Geschmack im Mund?
- Ist die Schweißbildung deutlich stärker?

Homöopathische Medikamente
Die Dosierungen bei der Behandlung von Mumps sind dieselben wie bei Masern.

Belladonna wird am häufigsten zur Behandlung von Mumps eingesetzt. Wie viele *Belladonna*-Symptome breitet sich die Krankheit schnell und heftig aus. Die Ohrspeicheldrüsen sind heiß und rot (sie können sogar scharlachrot werden) und reagieren empfindlich auf Berührung. Es kann zu brennendem Schmerz im Rachen und stechendem Schmerz in den Drüsen kommen; das kommt und geht ganz plötzlich. Es können auch leichte Krämpfe im Hals auftreten, besonders beim Schlucken oder Trinken. Das Gesicht ist außerdem glühend rot. *Belladonna*-Kinder wirken wahrscheinlich ein wenig geistesabwesend, oder sie phantasieren ein bißchen. Es kommt gelegentlich zu einem plötzlichen Anschwellen der Drüsen, darauf folgen pochender Kopfschmerz und verstärkte Fieberträume.

Kinder, die *Phytolacca* brauchen, haben eine Entzündung der Ohrspeicheldrüsen und manchmal auch der Speicheldrüsen unter dem Kiefer. Die Drüsen können hart und steinig sein, und das Kind empfindet im Bereich um sie herum oft Druck und Spannung. Manchmal schießen die Schmerzen ins Ohr, wenn das Kind schluckt. Der Rachen ist trocken und rauh, und Schlucken macht große Schwierigkeiten, besonders bei heißen Speisen und Getränken. Gesicht und Haut sind eher blaß, sie haben nicht die deutlich rote Farbe wie bei *Belladonna*. Die Beschwerden bei *Phytolacca*-Kindern sind schlimmer bei kaltem, nassem Wetter, nachts und in der Bettwärme.

Pulsatilla wird als sinnvoll angesehen, wenn Mumps in einem späteren Stadium ist. Wenn die Krankheit sich hinzieht und das Kind weinerlich, nörgelig und nicht durstig ist, wenn es frische Luft haben will und wenn es ihm in der Wärme schlechter geht, dann sollte *Pulsatilla* für die Behandlung in Betracht gezogen werden. *Pulsatilla* ist auch eins der Hauptmedikamente für Erwachsene mit Mumps, wenn es zu Komplikationen mit der Brust, den Eierstöcken oder den Hoden kommt. *Pulsatilla*-Kinder haben im allgemeinen einen trockenen Mund und eine stark belegte Zunge. Die meisten Beschwerden sind schlimmer in der Nacht und nach dem Hinlegen.

Wie bei *Phytolacca* gehören zu den Symptomen bei *Mercurius* auch angeschwollene Drüsen unter dem Kiefer und geschwollene Ohrspeicheldrüsen. Einige andere deutliche Symptome bei *Mercurius*-Kindern sind schlecht riechender Schweiß, ein fauler Geschmack auf der Zunge, schlechter Atem und starke Speichelproduktion. Die Kinder schwitzen meistens stark, vor allem nachts.

Pilocarpinum ist ein weiteres Medikament, das in Betracht gezogen werden sollte. Die Ärzte Tyler und Burnett, zwei angesehene britische Homöopathen, halten es für das beste Medikament bei der Behandlung von Mumps. Es gibt allerdings sehr wenige unterscheidende Symptome, die ausgerechnet seine Anwendung anzeigen, nur starkes Schwitzen, danach großer Durst, starke Speichelproduktion und allgemeine Schwäche. Obwohl es niemals nur eine einzige spezifische Medizin für eine Erkrankung gibt, sehen Dr. Tyler und Dr. Burnett *Pilocarpinum* als ›fast spezifisch‹ für Mumps an.

Zu den anderen homöopathischen Medikamenten, die man zur Behandlung heranziehen kann, gehören:

Aconitum – sinnvoll im Frühstadium, wenn plötzlich Fieber ausbricht, das Kind sehr ruhelos ist und großen Durst hat. Die Symptome sind in warmen Räumen schlimmer, an der frischen Luft besser.

Rhus tox. – angemessen, wenn die Schwellungen an der linken Seite stärker sind; die Gliederschmerzen sind nachts, im Ruhezustand und am Anfang einer Bewegung schlimmer, werden aber besser, wenn die Bewegung fortgesetzt wird; weitere Symptome sind extremes Frieren und Kälteempfindlichkeit, trockener, brennender Durst. Häufig haben die Kinder Ausschlag an den Lippen.

Bryonia – angewendet bei sehr reizbaren Kindern, bei denen die kleinste Bewegung Schmerzen verursacht; selbst das Drehen des Kopfes tut weh. Sie haben auch trockene Lippen und großen Durst auf kaltes Wasser.

Arsenicum – bei großer Erschöpfung, Frieren, feuchtkaltem Schweiß, Ängsten und ungewöhnlich starkem Durst auf Wasser. *Arsenicum* ist auch gut, wenn die Symptome auf Brust, Eierstöcke oder Hoden übergegriffen haben. Nach Mitternacht sind die Beschwerden größer.

Carbo veg. – wird eingesetzt, wenn die Symptome auf Brust, Eierstöcke oder Hoden übergegriffen haben. Weitere Symptome sind Frieren, bläuliche Haut, Schwerfälligkeit, Schnappen nach Luft und sich hinziehendes Fieber. Manchmal treten Verdauungsbeschwerden wie Blähungen auf.

Kali bi. – gut für Kinder, bei denen es neben den geschwollenen Drüsen zu einem dicken, klebrigen Ausfluß aus der Nase kommt.

ZUSAMMENFASSUNG DER HEILMITTEL BEI MUMPS
Lesen Sie die Beschreibungen anderer Medikamente, die helfen könnten.
Verabreichung der Medizin: Alle 4 bis 6 Stunden bis zu 3 Tagen.
Ein anderes Medikament ausprobieren: Wenn nach 2 Tagen keine Besserung der Beschwerden einsetzt.

BELLADONNA*
Charakteristika
- Krankheit bricht plötzlich aus
- Ohrspeicheldrüsen sind heiß und rot

Bestätigende Symptome
- Kind wirkt benommen, kann im Delirium sein
- Gesicht ist glühend rot
- Schmerzen schießen in die Drüsen; brennender Hals

PHYTOLACCA
Charakteristika
- Sehr feste oder steinharte Schwellung der befallenen Speicheldrüsen

Bestätigende Symptome
- Unterzungen- und Unterkieferspeicheldrüsen ebenfalls betroffen
- Gefühl von Druck oder Spannung in den Drüsen
- Beim Schlucken schießen Schmerzen ins Ohr
- Gesicht und Haut blaß

PULSATILLA
Charakteristika
- Besonders wirkungsvoll im späteren Stadium oder wenn die Krankheit auch auf Brüste, Eierstöcke oder Hoden übergreift

oder

- Allgemeine *Pulsatilla*-Symptome treten auf (Kind ist sanft, empfindlich, weint leicht, sehnt sich nach Zuneigung, hat keinen Durst, braucht frische Luft)

Bestätigende Symptome
- Trockener Mund, dicker Belag auf der Zunge

MERCURIUS
Charakteristika
- Schlechter Geschmack auf der Zunge, schlechter Atem, übermäßiger Speichelfluß
- Verstärkte, schlecht riechende Schweißbildung, vor allem nachts

Bestätigende Symptome
- Unterzungen- und Unterkieferspeicheldrüsen ebenfalls betroffen

PILOCARPINUM
Charakteristika
- Eine Alternative zu *Belladonna*, wenn kein anderes Medikament eindeutig angezeigt ist

Bestätigende Symptome
- Starke Schweißbildung, gefolgt von heftigem Durst, Speichelfluß und allgemeiner Schwäche

Nicht allein zu Hause behandeln

Sofort für medizinische Behandlung sorgen:
- wenn Krämpfe, Nackensteifheit, schwere Kopfschmerzen oder große Erschöpfung auftreten.

Noch am selben Tag für medizinische Behandlung sorgen:
- wenn es zu Schmerzen und Schwellungen an der Brust, den Eierstöcken oder Hoden kommt;
- wenn das Kind schwer hört;
- wenn der Patient Schmerzen im Unterleib hat oder erbricht.

Bald zum Arzt gehen:
- wenn Unsicherheit über die Art der Erkrankung des Kindes besteht;
- wenn die Ohrspeicheldrüsen beim Kind immer wieder anschwellen.

Windpocken

Windpocken sind eine Viruserkrankung mit einer Inkubationszeit von zehn bis einundzwanzig Tagen. Sie beginnen meistens mit leichtem Fieber und einer Erkältung. Im Gegensatz zu Masern mit den typischen flachen Flecken verursachen Windpocken einen Ausschlag mit einzelnen roten Flecken, die auf Gesicht, Kopf und Körper auftauchen. Zunächst sehen diese Flecken wie Insektenstiche aus, aber innerhalb weniger Stunden entwickelt sich in der Mitte eine kleine Blase, die schließlich aufgeht und einen bräunlichen Schorf bekommt. Manchmal werden die Blasen durch Bakterien infiziert, und dann fangen sie an zu eitern. Das Kind steckt an, bis die Windpocken alle ganz mit Schorf bedeckt sind.

Windpocken können unterschiedlich schwer verlaufen. Manche Kinder bekommen nur ein paar Flecken, andere sind buchstäblich übersät davon. Bei manchen kommt es zu intensivem Juckreiz, andere klagen kaum darüber. Die meisten Kinder liegen irgendwo in der Mitte zwischen diesen Extremen. Seltene Komplikationen bei Windpocken sind Hirnhautentzündung und Lungenentzündung. Das Reye-Syndrom (s. Kapitel 3) kann auch nach Windpocken auftreten.

Allgemeine Behandlung zu Hause
Bettruhe ist nicht notwendig, aber Sie sollten Ihr Kind von anderen fernhalten, denn Windpocken sind sehr ansteckend. Das Kind sollte angehalten werden, sich nicht zu kratzen, denn das kann zu Infektionen und später dann zu Narben führen. Es ist gut, die Fingernägel kurz zu schneiden. Wenn Sie ein Kind mit Windpocken baden, tupfen Sie es vorsichtig trocken, damit die Bläschen nicht aufgehen oder der Schorf sich löst. Das Kind hat während der Krankheit meistens wenig Appetit, geben Sie ihm deshalb am besten nur kleine, nahrhafte Portionen.

Geben Sie Kindern mit Windpocken niemals *Aspirin*. Der Beweis ist zwar noch nicht vollständig erbracht, aber die Substanz steht in dem Verdacht, bei einigen Kindern mit Windpocken das lebensbedrohliche Reye-Syndrom auszulösen.

Homöopathische Medikamente
Für die Dosierung gilt hier dasselbe wie bei Masern.

Zahlreiche Homöopathen haben festgestellt, daß *Rhus tox.* das wirksamste Medikament bei der Behandlung von Windpocken ist. Die britische Homöopathin Margaret Tyler bezeichnete es als »das einzig notwendige Heilmittel«, und der amerikanische Homöopath E. Harris Ruddock befand schon im 19. Jahrhundert, daß *Rhus tox.* »verabreicht werden sollte, wenn nicht ein anderes Heilmittel deutlich angezeigt ist«. Trotz dieser Meinungen sollten Sie auch noch andere Medikamente in Betracht ziehen, denn die berühmte Ausnahme von der wirkungsvollen *Rhus-tox.*-Regel kann ausgerechnet Ihr Kind sein ...

Zu den *Rhus-tox.*-Symptomen gehört starkes Jucken, das beim Kratzen, nachts und in Ruhestellung noch schlimmer wird. Die Blasen können groß und voller Eiter sein. *Rhus-tox.*-Kinder sind sehr ruhelos, es fällt ihnen schwer, einzuschlafen und durchzuschlafen.

Pulsatilla ist für Kinder angezeigt, auf die die allgemeinen und geistigen Merkmale zutreffen. Sie weinen schnell, sind aber nicht sehr reizbar. Trotz des Fiebers haben sie wenig Durst. Bei Hitze und nachts geht es ihnen schlechter, an der frischen Luft besser.

Das deutlichste Symptom bei denen, die *Antimonium tart.* brauchen, besteht darin, daß der Hautausschlag nur sehr langsam zum Ausbruch kommt und die Blasen meistens sehr groß sind. Manchmal kommen ein rasselnder Husten und Bronchitis dazu.

Zu den anderen Medikamenten, die bei Windpocken in Betracht gezogen werden sollten, gehören die folgenden:

Antimonium crudum – für körperlich und seelisch leicht erregbare Kinder, die weinen, wenn sie gewaschen, angefaßt oder auch nur angeguckt werden. Wenn Druck auf den Ausschlag ausgeübt wird, schmerzt es.

Arsenicum – bei großen Stellen mit viel Eiter. Der Ausschlag kann sich zu offenen Wunden entwickeln. Brennende Schmerzen begleiten extremes Frieren. Schmerzen und Jucken werden kurz vor Mitternacht und bei Kälte schlimmer.

Belladonna – wenn die Windpocken von schweren Kopfschmerzen, einem erhitzten Gesicht, heißer Haut, Benommenheit und Schlaflosigkeit begleitet werden.

Mercurius – bei starkem Schwitzen und großen Flecken mit viel Eiter, wobei der Eiter manchmal zu offenen Wunden wird. Die Lymphknoten am Nacken können anschwellen. Die Symptome sind nachts schlimmer und wenn der Patient friert oder schwitzt.

ZUSAMMENFASSUNG DER HEILMITTEL BEI WINDPOCKEN

Lesen Sie die Beschreibungen anderer Medikamente, die helfen könnten.

Verabreichung der Medizin: Alle 4 bis 6 Stunden bis zu 3 Tagen.

Ein anderes Medikament ausprobieren: Wenn nach 2 Tagen keine Besserung der Beschwerden einsetzt.

RHUS TOX.*
Charakteristika
- Intensives Jucken, schlimmer beim Kratzen, nachts und im Ruhezustand

Bestätigende Symptome
- Kind ist unruhig, kann nicht schlafen
- Große Pusteln mit viel Eiter

PUSATILLA
Charakteristika
- Kind ist sanft, empfindlich, weint schnell und sehnt sich nach Zuneigung

Bestätigende Symptome
- Kaum Durst, nicht einmal bei Fieber
- Dem Kind geht es in warmen Räumen und nachts schlechter, an der frischen Luft aber besser

ANTIMONIUM TART.
Charakteristika
- Ausschlag bricht langsam aus

Bestätigende Symptome
- Große Windpocken
- Rasselnder Husten

Nicht allein zu Hause behandeln

Sofort für medizinische Behandlung sorgen:
- wenn es zu schweren Kopfschmerzen, extremer Erschöpfung, Krämpfen und Nackensteifheit kommt;
- bei Erbrechen, wenn der Atem schnell oder flach geht (es muß ausgeschlossen werden, daß es sich um das Reye-Syndrom handelt);
- wenn plötzlich blaue Flecken oder zerplatzte Äderchen auftreten.

Noch am selben Tag für medizinische Behandlung sorgen:
- wenn es beim Ausschlag zu schweren Infektionen kommt;
- wenn das Kind mit Windpocken jünger als ein Jahr ist.

Gehen Sie bald zum Arzt:
- wenn die Beschwerden nicht abnehmen;
- wenn das Kind viel schneller als normal atmet.

Anmerkung: Schlagen Sie auch unter ›Nicht allein zu Hause behandeln‹ in Kapitel 4 über Husten und Erkältungen nach.

6
Ohrenschmerzen

Ohreninfektionen sind – abgesehen von dem einfachen Schnupfen – die häufigste Kinderkrankheit. Fast jedes Kind hat mindestens schon eine Ohreninfektion gehabt, wenn es sechs Jahre alt wird. Und für viele Kinder und Eltern werden Gesundheit und Wohlbefinden stark beeinträchtigt, weil es immer wieder zu Ohreninfektionen kommt. Außerdem verschlechtern die Komplikationen einer Ohreninfektion möglicherweise die Hörfähigkeit des Kindes, und sie können die Sprachentwicklung verzögern. Aber auch Erwachsene bekommen manchmal Ohreninfektionen.

Es gibt zwei Hauptformen der Ohreninfektion. Die Infektion des Mittelohrs nennt man lateinisch *Otitis media*. Das ist die schwerere Form der Erkrankung. *Otitis externa* ist die Infektion des äußeren Ohrs oder des Kanals, der zum Trommelfell führt. Hierbei handelt es sich in Wirklichkeit um eine Hautinfektion, ähnlich denen, die praktisch überall am Körper auftreten können. Aber *Otitis externa* kann zu schweren Ohrenschmerzen und zu Ausfluß führen. Wir beschreiben hier beide Erkrankungen getrennt.

Nicht alle Ohrenschmerzen werden durch Infektionen verursacht. Auch bei Erkältungen klagen viele Leute, daß die Ohren sich verstopft anfühlen oder daß es zu scharfen, stechenden Schmerzen kommt. Sie werden durch Druckunterschiede auf beiden Seiten des Trommelfells verursacht. Druckschwankungen sind auch für Ohrenschmerzen verantwortlich, die im Flugzeug auftreten oder beim Autofahren in den Bergen. Manche Menschen bekommen jedesmal Ohrenschmerzen, wenn sie im kalten Wind sind oder in kühlem Wasser schwimmen.

Mittelohr

Das Mittelohr, der Bereich hinter dem Trommelfell, entzündet sich bei einer *Otitis media*. Die Eustachische Röhre (Ohrtrompete) führt vom Mittelohr nach vor- und abwärts, sie verbindet so das Mittelohr mit der Höhle hinter der Nase. Normalerweise ist diese Röhre geöffnet, damit die Flüssigkeiten, die von den Schleimzellen im Ohr abgegeben werden, in den Rachen abfließen können und somit der Druck im Mittelohr und der Druck der Atmosphäre zum Ausgleich kommen. Bei anderen Gelegenheiten sollte die Eustachische Röhre geschlossen sein, damit Flüssigkeiten aus der Nase, die voller Mikroorganismen sind, nicht ins Mittelohr gelangen.

Zu Ohreninfektionen kommt es, wenn die Eustachische Röhre sich nicht richtig öffnet und schließt, so daß Flüssigkeiten voller Keime aus der Nase und dem Rachen eindringen, aber nicht wieder abfließen können. Eine Entzündung bei einer Erkältung oder Allergie kann zu dieser Fehlfunktion führen, aber bei kleinen Kindern ist diese Röhre einfach noch zu klein und zu kurz, um richtig zu funktionieren.

Im Verlauf der Mittelohrentzündung werden weiße Blutkörperchen und Antikörper in das Gewebe und in den Mittelohrbereich geschickt, wo sie die ansteckenden Bakterien angreifen und abtöten. Wenn sich tote Bakterien und weiße Blutkörperchen ansammeln, bildet sich Eiter und drückt auf das Trommelfell. Die dünne Trommelfellmembrane wölbt sich nach außen, und wenn sie gedehnt wird, verschlimmert sich der Schmerz. Die Membrane kann reißen, damit der Eiter einen Weg in den äußeren Gehörgang findet. Auf diese Weise stößt der Körper den Eiter ab, und im allgemeinen heilt ein gerissenes Trommelfell schnell.

Die Symptome bei akuter Mittelohrentzündung sind unterschiedlich. Wenn ein Kleinkind an den Ohren zieht oder mit ihnen spielt, scheint es Schmerzen zu haben. Ältere Kinder und Erwachsene wissen im allgemeinen, wenn mit den Ohren etwas nicht in Ordnung ist, aber manchmal fühlt sich das Ohr auch bei einer ernsten Infektion nur verstopft an. Wenn das Trommelfell gerissen ist, kann der Ausfluß direkt erkennbar aus dem Ohr austreten, oder das Haar um das Ohr herum ist verklebt.

Bei vielen Kindern mit häufigen Ohreninfektionen treten die Symptome immer wieder nach demselben Muster auf, das die Eltern schon im frühen Stadium der Krankheit wiedererkennen. Ungewöhnliche Reizbarkeit, emotionale Empfindsamkeit oder Anhänglichkeit bis zum Anklammern können eine Ohreninfektion begleiten, und manchmal sind Stimmungswechsel beim Kind der einzige Hinweis auf das Problem. Es kann zu hohem Fieber kommen, aber Ohreninfektionen verlaufen oft auch ganz ohne Fieber. Manchmal erbricht sich ein Kind auch, oder es bekommt Durchfall, und nichts weist darauf hin, daß mit den Ohren etwas nicht stimmt. Wenn sonst keine Ursache vorliegt, gehen diese Verdauungsbeschwerden in den meisten Fällen schnell vorbei.

Die Diagnose einer Ohrenentzündung macht eine genaue Untersuchung des Trommelfells notwendig; sie wird vom Arzt mit einem Ohrenspiegel vorgenommen; er besteht aus einer Vergrößerungslinse, einer Lichtquelle und einem kleinen Spiegel, der in den Gehörgang paßt. Ein normales Trommelfell ist perlgrau und leicht glänzend. Es wirkt zart und durchscheinend. Bei einer Infektion ist der augenfälligste Unterschied eine Krümmung nach außen, verursacht durch die Eiterbildung innen. Das Trommelfell wird dick und weniger durchsichtig, meistens sieht es sehr rot aus. Die Rötung des Trommelfells kann jedoch auch durch Fieber hervorgerufen worden sein, auch durch Weinen oder Kälte, und deswegen solle eine Diagnose von Mittelohrentzündung nicht allein auf Grund der Rötung des Trommelfells getroffen werden.

Traditionell haben die Ärzte die Ansicht vertreten, daß Antibiotika wirkungsvoll bei der Behandlung von Mittelohrentzündungen eingesetzt werden können und Komplikationen verhindern. In letzter Zeit wurde jedoch durch Forschungen der Wert der Antibiotika in Frage gestellt. In einer sorgfältigen Studie an Kindern mit Mittelohrentzündung wurde der Krankheitsverlauf verglichen: Eine Gruppe bekam Antibiotika, eine andere nur Placebos. Die Ergebnisse zeigten keine Unterschiede, was Schmerz, Heilungszeit, folgende Beeinträchtigungen des Gehörs oder Rückfallrate angeht. Eine ähnliche Studie zeigte, daß Kinder, die im frühen Stadium einer akuten Mittelohrentzündung mit Antibiotika behandelt wurden, auffällig häufiger (bis zu 2,9mal) Rückfälle bekamen als Kinder, die keine Antibiotika bekamen. Frühere Forschungen haben zwar ergeben, daß Antibiotika wirkungsvoller sind, als die beiden eben genannten Studien sagen, aber es scheint klar, daß sie nicht das Allheilmittel sind, für das wir sie immer gehalten haben.

Seien Sie sehr aufmerksam und vorsichtig, wenn eine Mittelohrentzündung festgestellt wird. Schwere, akute Komplikationen sind selten, aber sie kommen eben doch vor. Dazu gehört eine Infektion des Knochenbereichs hinter dem Ohr. Seien Sie wachsam, wenn in diesem Bereich irgendwelche Rötungen, Empfindlichkeiten, Schmerzen oder Schwellungen auftreten. Informieren Sie sofort den Arzt darüber. Denn eine Entzündung in diesem Bereich kann chronisch werden und zu Gehörverlust und Knochenschwund führen.

Hirnhautentzündung oder andere Infektionen des zentralen Nervensystems können durch eine akute Mittelohrentzündung verursacht werden. Die Symptome sind dann schwere oder auch anhaltende Kopfschmerzen, ein steifer Nacken, ständiges Erbrechen und große Stimmungsschwankungen.

Zu den häufigsten Komplikationen bei Mittelohrentzündungen gehören chronische Probleme mit den Ohren, die sich häufig hinterher entwickeln. Die seröse Mittelohrentzündung, eine Ansammlung von durchsichtiger, nicht ansteckender Flüssigkeit im Mittelohr, stört die normale Bewegung des Trommelfells und der winzigen Knochen im Mittelohr, so daß die Hörfähigkeit eingeschränkt wird.

Häufig hilft homöopathische Behandlung bei der Heilung und Besserung dieser Entzündung. Antihistamine sind nutzlos, auch wenn sie oft verordnet werden. Zu der herkömmlichen Behandlung von Gehörverlust infolge von seröser Mittelohrentzündung gehört ein chirurgischer Eingriff, bei dem Kunststoffröhrchen in das Trommelfell eingeführt werden, damit die Flüssigkeit im Mittelohr abfließen kann. Diese Röhrchen scheinen die Hörfähigkeit für ein paar Monate zu verbessern, und das ist sehr wichtig für ein Kind, das vielleicht gerade in einer wichtigen Phase der Sprachentwicklung steckt.

Forschungen haben jedoch ergeben, daß es nicht zu langfristiger Verbesserung des Gehörs kommt, wenn die Röhrchen eingesetzt werden, und daß das Trommelfell leicht vernarbt. Wir meinen, daß die Röhrchen nur eingesetzt werden sollten, wenn es wirklich große Probleme mit dem Hören gibt, wenn die Risiken klar gesehen werden und wenn das Ziel der Behandlung eine Verbesserung des Gehörs über kurze Zeit ist.

Allgemeine Behandlung zu Hause
Die allgemeinen Empfehlungen für jede Art der Infektionskrankheit gelten auch bei der akuten Mittelohrentzündung. Der Patient sollte

Ruhe haben, viel trinken und Zuspruch bekommen. Ein Heizkissen oder ein heißer Umschlag auf dem Ohr kann die Schmerzen lindern.

Zur Verhinderung von Ohreninfektionen vermeiden Sie es, einem Säugling im Liegen die Brust oder die Flasche zu geben. Nach den Gesetzen der Schwerkraft könnte Milch oder Saft in die Eustachische Röhre laufen, und so etwas fördert natürlich Infektionen. Allergien können einen Menschen anfällig für Ohrenentzündungen machen; also wäre es ganz sinnvoll herauszufinden, welche Substanzen die Allergien auslösen.

FRAGEN ZUR FESTSTELLUNG VON OHRENSCHMERZEN
Art der Symptome:
- Strahlen die Schmerzen auf Rachen, Nacken oder den Bereich hinter dem Ohr aus?
- Beschreiben Sie Farbe und Beschaffenheit des Ohrausflusses

Modalitäten:
- Zu welcher Tageszeit ist der Schmerz schlimmer?
- Tut das Ohr weh oder reagiert es empfindlich bei Berührung?
- Wie wirken sich Wärme und Kälte auf die Schmerzen aus?
- Wie verändert sich der Schmerz, wenn der Patient sich bückt, nach vorn beugt, ganz allgemein bewegt und sich hinlegt? Tut es gut, auf dem kranken Ohr zu liegen?
- Verschlimmert Schlucken den Schmerz?

Weitere Symptome:
- Wie sind Farbe und Beschaffenheit des Nasenausflusses?
- Kommt es zu verstärktem Schwitzen und Speichelfluß?

Nicht allein zu Hause behandeln

Lesen Sie dazu den Abschnitt, der auf ›Äußerer Gehörgang‹ folgt.

Äußerer Gehörgang

Äußere Ohreninfektionen sind im wesentlichen Hautentzündungen, bei denen der Gehörgang zwischen äußerem Ohr und Trommelfell mit betroffen ist. Zu den Symptomen einer äußeren Ohreninfektion gehören oft große Schmerzen und ein Pochen. Die Schmerzen werden deutlich schlimmer, wenn das äußere Ohr bewegt wird. Um also zwischen Mittelohrentzündung und äußerer Ohreninfektion zu unterscheiden, braucht man nur am Ohrläppchen zu ziehen. Es kann zu beiden Ohreninfektionen gleichzeitig kommen, deswegen sollten Sie unter ›Nicht allein zu Hause behandeln‹ nachlesen, ob ärztliche Behandlung notwendig ist. Bei einer äußeren Ohrenentzündung juckt der Gehörgang häufig. Wenn Sie hineinsehen, stellen Sie fest, daß er rot, schuppig oder feucht ist; es kann auch zu dickem Ausfluß kommen. Im allgemeinen treten kein Fieber oder andere generelle Krankheitssymptome auf.

Äußere Ohreninfektionen gefährden die Hörorgane nicht, obwohl der Ausfluß und die Schwellung das Hörvermögen für eine Weile beeinträchtigen können. Wie bei allen Hautinfektionen besteht eine kleine Gefahr, daß die Infektion sich aggressiv ausbreitet. Eine schnelle Verbreitung der Rötung oder Schwellung am äußeren Ohr oder auf der Haut in der Nähe des Ohrs ist ein Gefahrenzeichen, genau wie Fieber.

Allgemeine Behandlung zu Hause
Waschen Sie den Ausfluß und die Schuppen vorsichtig ab. Dazu stecken Sie einen in Essiglösung (halb Essig, halb Wasser) getränkten Wattebausch in den Gehörgang und lassen ihn dort etwa acht bis zwölf Stunden. Pressen Sie ihn nicht so fest hinein, damit Sie ihn wieder leicht entfernen können. Nach dem Herausnehmen der Watte spülen Sie den Gehörgang kurz mit warmem Wasser aus, dazu nehmen Sie eine Pipette. Lassen Sie das Ohr trocknen, und danach können Sie etwa alle acht Stunden einen Tropfen Essiglösung hineinträufeln.

Homöopathische Medikamente
Die folgenden Beschreibungen beziehen sich zwar auf Kinder mit Ohreninfektionen, aber für Erwachsene gelten dieselben Indikatio-

nen. Die meisten Beschreibungen der körperlichen Befunde (Farbe und Form des Trommelfells) betreffen die Mittelohrentzündung, alle anderen Symptome sind jedoch auf beide Formen der Ohrenentzündung anwendbar. Sie können sich auch an diese Anleitungen halten, wenn Sie Ohrenschmerzen behandeln, die durch etwas anderes als eine Infektion ausgelöst wurden.

Bei vielen dieser Medikamente sind die Symptome ähnlich. *Silicea, Hepar sulf.* und *Mercurius* beispielsweise sind gleichermaßen angezeigt bei schmerzhaft geschwollenen Lymphknoten an Kopf und Nacken, die bei Ohreninfektionen häufig auftreten. Wenn kein Medikament besonders herausgehoben ist, fangen Sie mit *Pulsatilla* an, wenn das Kind anhänglicher als sonst ist, oder mit *Mercurius,* wenn das Kind reizbar ist oder schwere Schmerzen das Hauptsymptom sind.

Verabreichen Sie das Medikament, das Sie ausgewählt haben, alle drei bis sechs Stunden, je nachdem, wie schwer die Symptome sind. Aber hören Sie auf, wenn eine deutliche Besserung festzustellen ist. Geben Sie das Medikament nur noch einmal, wenn die Symptome wieder schlimmer werden und wenn nach zwölf Stunden noch keine weitere Besserung eingetreten ist. Gehen Sie zu einem anderen Medikament über, wenn Sie innerhalb von zwölf bis vierundzwanzig Stunden keine Besserung feststellen.

Belladonna ist das am häufigsten angezeigte homöopathische Medikament im Frühstadium einer Ohreninfektion, besonders wenn die Krankheit plötzlich ausbricht und nur ein paar Erkältungssymptome vorausgegangen sind. Innerhalb von einer oder zwei Stunden bekommt das Kind große Schmerzen. Es kann kurzzeitig eine laufende Nase haben, der Schleim ist wässerig, nicht verfärbt oder dick. Das äußere Ohr, der Gehörgang oder das Trommelfell können gerötet sein, aber es hat sich noch kein Eiter gebildet, und das Trommelfell hat noch seine normale Form. Oft setzt gleichzeitig plötzlich hohes Fieber (mit den Anzeichen wie in Kapitel 3 beschrieben) ein, wenn die Schmerzen auftreten. Die Ohrenschmerzen können bis in den Hals ziehen, auch Rachen und Gesicht können weh tun.

Ferrum phos. wird auch im Frühstadium von plötzlich auftretenden Ohrenschmerzen eingesetzt, wenn sich noch kein Eiter bildet. Der Ausbruch ist nicht ganz so plötzlich, das Fieber nicht ganz so hoch, und die Allgemeinbeschwerden sind nicht so intensiv.

Chamomilla wird vor allem durch die Auswirkungen der Krankheit auf die Stimmungen des Kindes angezeigt; spezielle Beschwerden spielen eine untergeordnete Rolle. Kinder, für die *Chamomilla* gut ist, sind außerordentlich reizbar. Sie schreien und weinen wütend, wollen nicht angefaßt werden und sind nicht zu beruhigen. Sie wollen irgend etwas unbedingt haben, und wenn sie es dann bekommen, lehnen sie es ab; vielleicht schlagen sie Sie sogar – nur weil Sie gerade vorbeikommen, ohne ersichtlichen Grund. Manchmal kann man das Kind beruhigen, indem man es herumträgt. Die Ohrenschmerzen treten nicht so schnell auf wie im *Belladonna*-Fall, aber sie sind stark, und es kann sein, daß das Kind weint. Es kann dem Kind noch schlechter gehen, wenn es sich bückt oder vorbeugt; Wärme oder Einwickeln in eine warme Decke können helfen. Ausfluß aus dem Ohr ist bei *Chamomilla* weniger typisch als bei den anderen Medikamenten, die später beschrieben werden. Die Nase läuft oft wässerig, zu dickem Ausfluß kommt es nur selten. Wie bei *Belladonna* ist der Nasenschleim im allgemeinen nicht verfärbt. Wie auch immer die speziellen Symptome aussehen mögen, ziehen Sie auf alle Fälle *Chamomilla* in Betracht, wenn ein Kind schwere Schmerzen hat und wenn es ungewöhnlich reizbar ist.

Ein weiteres, im allgemeinen recht wirkungsvolles Medikament ist *Pulsatilla*. Im Gegensatz zu *Chamomilla* ist es bei Kindern angezeigt, die trotz der Ohrenschmerzen lieb, friedlich und sanft sind. Das *Pulsatilla*-Kind kann zwar auch reizbar sein, aber es ist dabei eher weinerlich, nicht so zornig wie bei *Chamomilla* oder *Hepar*. *Pulsatilla*-Kinder möchten in den Arm genommen werden, und sie sind getröstet, wenn sie Liebe bekommen. Sie können auch vor Schmerzen schreien, aber wahrscheinlich weinen sie eher herzzerreißend. *Pulsatilla* ist häufiger angezeigt bei Ohreninfektionen, die sich entwickeln, nachdem ein paar Tage lang Erkältungssymptome vorhanden waren. Der Nasenschleim ist dick und gelb-grün geworden. Obwohl der Schmerz sehr stark sein kann, geht es anscheinend manchmal auch ganz ohne Schmerzen ab. Bei der Untersuchung werden häufig ein rotes, geschwollenes Trommelfell und Eiterbildung im Mittelohr festgestellt. Im Gehörgang kann ein dicker, gelb-grüner Ausfluß zu sehen sein. Typisch ist, daß der Schmerz nachts und in warmen Räumen schlimmer ist. Es kann zu einem Druckgefühl im Ohr kommen. Ein Kind kann Fieber haben oder auch nicht, aber es fühlt sich unwohl in der Wärme und verlangt nach frischer Luft. Es hat auffällig weniger Durst als sonst, selbst bei hohem Fieber. Auf jeden Fall, der deutlichste Hinweis auf *Pulsatilla* ist die typische Sanftheit und Anhänglichkeit des Kindes.

Silicea ist auch angezeigt im mittleren und späten Stadium einer Erkältung, die von einer Ohreninfektion begleitet wird. Das Kind, das *Silicea* braucht, ist auch sanft und weinerlich, aber es ist weniger liebevoll und weniger an Zuneigung interessiert als das *Pulsatilla*-Kind. Typisch für Kinder, bei denen *Silicea* angezeigt ist, sind deutliche körperliche Schwäche und Erschöpfung. Die Krankheit hat sie anscheinend regelrecht ausgelaugt. Sie frieren und wollen eine warme Decke. Eventuell schwitzen sie an Kopf, Händen oder Füßen. Wenn Ohrenschmerzen auftreten, können sie sehr intensiv sein, aber im allgemeinen nicht so schwer wie die Schmerzen bei manchen anderen Medikamenten. Der Schmerz setzt häufig nachts ein und wird schlimmer durch Kälte, Bewegung, langes Sitzen und Lärm. *Silicea* ist am häufigsten angezeigt bei Schmerzen hinter dem Ohr, obwohl auch viele andere Medikamente bei diesen Beschwerden in Frage kommen. Das Ohr kann jucken (auch Symptom bei *Hepar sulf.* und *Mercurius*), oder es fühlt sich verstopft an. Bei der Untersuchung können Entzündung und Eiterbildung festgestellt werden, und aus dem Ohr kann eine wässerige Flüssigkeit oder Eiter austreten. Ausfluß aus der Nase begleitet die Infektion.

Die körperlichen Symptome, die *Hepar sulf.* anzeigen, ähneln denen von *Silicea*, sind aber intensiver. Auch dieses ist ein Mittel, das am besten im mittleren und späten Stadium von Erkältungen und Ohreninfektionen gegeben wird, nämlich wenn den Ohrenschmerzen ein dicker, verfärbter Ausfluß aus der Nase vorausgeht oder sie davon begleitet werden und wenn die Mittelohrentzündung so weit fortgeschritten ist, daß sich Eiter gebildet hat. Sie sollten *Hepar* in Betracht ziehen, wenn das Kind bei allem und jedem sehr reizbar ist. Obgleich der Seelenzustand ähnlich wie bei *Chamomilla* ist, bringt das Kind ihn weniger zum Ausdruck, es schreit und schlägt weniger, es hat keine große Abneigung dagegen, in die Arme genommen zu werden, und wahrscheinlich wird es seltener Sachen durch die Gegend schmeißen, die es gerade noch unbedingt haben wollte. Aber das *Hepar*-Kind läßt Sie unmißverständlich wissen, daß es wütend ist. *Hepar* ist angezeigt bei Kindern, die sehr frieren, bei Kälte jeder Art und kalter Luft fühlen sie sich unwohl, und die Beschwerden treten verstärkt auf. Das Kind möchte, daß die Heizung höher gedreht wird, und es verlangt viele Decken. Die Ohrenschmerzen sind im allgemeinen heftig und nachts schlimmer.

Mercurius ist auch angezeigt bei Ohrenschmerzen, nachdem die Eiterbildung schon eingesetzt hat. Das Kind, das *Mercurius* braucht, ist leicht reizbar und kann impulsiv oder übereilt handeln. Oder es ist weniger aufmerksam als sonst. Es kann sich ganz allgemein durch Hitze oder Kälte oder beides gestört fühlen, aber diese besondere Form der Ohrenschmerzen wird typischerweise durch Wärme verschlimmert, besonders durch Bettwärme. Nachts sind die Schmerzen stärker. Typische *Mercurius*-Symptome sind auch starkes Schwitzen mit schlechtem Geruch, Schwitzen am Kopf, verstärkte Speichelbildung, schlechter Atem, belegte Zunge und Zittern.

ZUSAMMENFASSUNG DER HEILMITTEL BEI OHRENSCHMERZEN

Verabreichung der Medizin: Alle 3 bis 6 Stunden über 2 bis 3 Tage; bei eindeutiger Besserung aufhören; wiederholen, wenn die Beschwerden wieder stärker werden oder wenn sich nach 12 Stunden keine weitere Besserung einstellt.

Ein anderes Medikament ausprobieren: Wenn nach 12 bis 24 Stunden keine deutliche Besserung eintritt.

BELLADONNA*
Charakteristika
- Ohrenschmerzen setzen plötzlich mit intensivem Schmerz und einigen vorangehenden Anzeichen einer Erkältung ein (kein dicker oder verfärbter Nasenausfluß)

Bestätigende Symptome
- Außenohr, Gehörgang oder Trommelfell sind kräftig rot; keine Eiterbildung
- begleitet von plötzlichem hohem Fieber (s. Kapitel 3)
- Ohrenschmerzen strahlen auf den Hals aus; oder Halsschmerzen oder Schmerzen im Gesicht als Begleiterscheinung

FERRUM PHOS.
Charakteristika
- Frühstadium von Ohrenschmerzen, bevor sich Eiter bildet; Symptome ähnlich wie bei *Belladonna*, aber nicht so plötzlich und schwer
- Verabreichen, wenn *Belladonna* angezeigt scheint, aber nicht gewirkt hat

HEPAR SULF.*
Charakteristika
- Stechende, schwere Ohrenschmerzen
- Ohrenschmerzen begleitet von dickem, verfärbtem Ausfluß aus Nase oder Ohren
- Reizbarkeit

Bestätigende Symptome
- Frösteln und Abneigung gegen Kälte oder Wegnehmen der Bettdecke; Wunsch nach Wärme
- Ohrenschmerzen bei Kälte im Freien, bei kalten Umschlägen; oder nachts schlimmer; Besserung durch Wärme

PUSATILLA*
Charakteristika
- Ausgeglichene Stimmung; Sehnsucht nach Zuneigung und Körperkontakt
- Dicker, gelber bis grüner Ausfluß aus Nase oder Ohren

Bestätigende Symptome
- Ohrenschmerzen nachts und in wärmen Räumen schlimmer
- Verschlechterung ganz allgemein bei Wärme; Wunsch nach frischer Luft
- Wenig oder kein Durst

CHAMOMILLA
Charakteristika
- Extreme Reizbarkeit; Kind weint und schreit wütend, läßt sich nicht anfassen oder trösten, schlägt möglicherweise um sich
- Starke Ohrenschmerzen

Bestätigende Symptome
- Kind beruhigt sich, wenn es herumgetragen wird
- Ohrenschmerzen während des Zahnens
- Symptome schlimmer beim Bücken oder einer Beugung nach vorn, Linderung durch Wärme oder nach dem Einwickeln in warme Decken
- Durchsichtiger Nasenausfluß, meistens wäßrig

MERCURIUS
Charakteristika
- Ein weiteres gängiges Mittel bei Ohrenschmerzen, nachdem sich im Mittelohr Eiter gebildet hat

Bestätigende Symptome
- Schmerzen schlimmer bei Wärme und nachts
- Starker übelriechender Schweiß; Schwitzen am Kopf
- Verstärkter Speichelfluß, schlechter Atem, geschwollene Zunge
- Symptome schlimmer beim Bücken oder einer Beugung nach vorn, Linderung bei Wärme oder nach dem Einwickeln in warme Decken

SILICEA
Charakteristika
- Späteres Stadium von Ohrenschmerzen
- Körperliche Schwäche und Müdigkeit
- Frösteln, Wunsch nach warmer Decke

Bestätigende Symptome
- Sanfte, weinerliche Stimmung, aber weniger an Zuwendung interessiert als ein *Pulsatilla*-Patient
- Schmerzen hinter dem Ohr im Bereich des Warzenfortsatzes
- Schweiß im Kopfbereich oder an Händen oder Füßen

Nicht allein zu Hause behandeln

Sofort für ärztliche Behandlung sorgen:
- wenn die Ohrenschmerzen von starker Schwäche, nachlassender Geistesgegenwart, schweren Kopfschmerzen oder einem steifen Nacken begleitet werden.

Noch am selben Tag für ärztliche Behandlung sorgen:
- wenn ein Säugling anfängt, an den Ohren zu ziehen oder zu reiben;
- bei starken Ohrenschmerzen oder Ausfluß aus dem Ohr, wenn ein Kind jünger als sieben Jahre ist;
- immer wenn es zu starken Ohrenschmerzen kommt, vor allem wenn Fieber und Ausfluß zu den Begleiterscheinungen gehören;
- wenn es im Bereich der Knochen hinter dem Ohr zu Rötung oder Empfindlichkeit kommt;
- wenn das Hörvermögen plötzlich deutlich schlechter wird, ganz gleich, ob Schmerzen auftreten oder nicht.

Gehen Sie bald zum Arzt:
- wenn ein älteres Kind oder ein Erwachsener leichte Ohrenschmerzen hat; oder wenn der Ausfluß länger als eine oder zwei Wochen dauert;
- wenn eine leichte Verschlechterung des Hörvermögens länger als eine oder zwei Wochen andauert.

7
Halsschmerzen

Halsschmerzen können ein Zeichen für eine Infektion sein, die durch Viren oder Bakterien verursacht wurde; meistens aber werden sie dadurch verursacht, daß Schleim aus der Nase in den Rachen läuft oder daß der Hals einfach trocken ist. Die meisten Halsschmerzen, selbst wenn sie von Infektionen herrühren, haben begrenzte Symptome, und der Körper kann sie sehr gut selbst heilen. Ärzte machen manchmal Abstriche im Hals, um zu prüfen, ob Streptokokken vorhanden sind; nach irgendwelchen anderen Keimen wird im allgemeinen nicht gesucht.

Halsschmerzen ohne Infektion

Schleim, der aus der Nase nach hinten in den Rachen läuft, verursacht manchmal eine Reizung, die zu Schmerzen führen kann. Das kann zum Problem werden bei akuten Erkältungen oder akuten Allergien wie Heuschnupfen oder Reaktionen auf Katzenhaare. Diese nach hinten ablaufenden Tropfen können auch empfindlich stören, wenn die Nase wegen einer Allergie ständig verstopft ist. Bei akuten Symptomen kann eine Behandlung zu Hause vorgenommen werden, und zwar entsprechend den Anleitungen in den Kapiteln 4 und 12, aber bei chronischen oder immer wiederkehrenden Beschwerden sollte ein Arzt eingeschaltet werden.

Halsschmerzen entstehen häufig durch Trockenheit – weil durch den Mund geatmet wird oder weil in geheizten Zimmern die Luftfeuchtigkeit zu niedrig ist.

Entzündungen durch Viren und Bakterien (ohne Streptokokken)

Viele Halsinfektionen werden durch dieselben Viren ausgelöst, die auch zur gewöhnlichen Erkältung führen. Neuere Forschungen haben jedoch ergeben, daß andere Bakterien – Streptokokken nicht eingeschlossen – sehr viel häufiger an Halsinfektionen beteiligt sind, als bisher angenommen wurde.

Die Symptome, die durch Viren und Bakterien ausgelöste Halsinfektionen begleiten, sind zahlreich und unterschiedlich. Die Schmerzen können schwach oder stark sein; Fieber, geschwollene Lymphknoten und Eiter im Rachen können auftreten oder auch nicht. Es kommt auch oft zu Erkältungssymptomen.

Seltener sorgen andere Viren für ernstere Halsbeschwerden. Auch Herpes ist eine Virusinfektion, bei der es zu deutlichen Allgemeinbeschwerden und kleinen Bläschen auf dem Gewebe kommen kann. Drüsenfieber, auch eine Virusinfektion, kann zu schweren Halsschmerzen führen. Diese Krankheit wird später in diesem Kapitel noch gesondert behandelt.

Halsschmerzen, die durch Infektionen (Viren oder Bakterien außer Streptokokken) verursacht werden, sind nicht sehr ernsthaft. Sie vergehen von selbst wieder, obwohl der Patient mit Drüsenfieber sich eine ganze Weile sehr schlecht fühlen kann. Andere Arten von Bakterien, die den Hals befallen, führen zu lokal begrenzten Erkrankungen und haben ebenfalls keine schweren Komplikationen zur Folge.

In der herkömmlichen Medizin gibt es keine Behandlung für Virusinfektionen mit Halsschmerzen. Antibiotika sind sinnlos und können riskant sein. Es gibt zur Zeit noch keine simplen Tests, mit denen man Bakterien (außer Streptokokken) als Ursachen für Halsschmerzen entdecken könnte. Und da Halsschmerzen nicht zu schweren Problemen führen und von allein wieder verschwinden, sind Antibiotika unnötig.

Streptokokkenangina

Streptokokken sind eine besondere Art von Bakterien. Ein Patient mit so einer Halserkrankung fühlt sich oft kränker und hat höheres Fieber und mehr Schmerzen als einer mit einer Virusinfektion. Aber die Erkrankung selbst ist nicht ernst; die Beschwerden sind nach ein paar Tagen vorbei. Erkältungssymptome und Husten begleiten eine Streptokokkenangina seltener als eine Virusinfektion. Der Hauptgrund dafür, daß man bei einer Streptokokkenangina etwas aufmerksamer ist, liegt darin, daß sie – selten zwar – zu schweren Erkrankungen führen kann, einschließlich Nierenentzündung und Gelenkrheuma.

Wer nach einer Streptokokkenangina eine Nierenentzündung bekommt, wird ziemlich schwer krank. Aber er wird auch wieder gesund, und im allgemeinen bleiben keine Dauerschäden zurück. Gelenkrheuma andererseits kann zu ständigen Herzbeschwerden führen. Gelenkrheuma ist zwar relativ selten geworden, aber die Vorbeugung wird immer noch sehr ernstgenommen.

Dem Gelenkrheuma kann vorgebeugt werden, wenn alle Streptokokken innerhalb der ersten zehn bis zwölf Tage der Erkrankung abgetötet werden. Oft haben schon die körpereigenen Abwehrkräfte die Streptokokken innerhalb dieser Zeit beseitigt. Aber um ganz sicherzugehen und eine Ausbreitung der Infektion zu vermeiden, empfehlen Kinderärzte Penicillin oder andere vergleichbare Antibiotika, wenn sie Streptokokkenkulturen bei Kindern finden. Zur Verhinderung von Gelenkrheuma muß die Behandlung mit Antibiotika in den ersten neun Tagen der Erkrankung beginnen.

Vielen Studien zufolge lindern Antibiotika nicht die Beschwerden, sie verkürzen auch nicht die Krankheitsdauer, wenn die Behandlung nicht innerhalb der ersten vierundzwanzig Stunden einsetzt. Diese Zeit ist aber im allgemeinen schon abgelaufen, wenn eine Streptokokkeninfektion festgestellt wird. Außerdem haben viele Studien auch gezeigt, daß selbst die richtige Einnahme von Penicillin bei dreißig Prozent der Patienten die Streptokokken nicht beseitigt.

Obwohl sie keine Wundermittel sind, beseitigen die Antibiotika in der Mehrzahl der Fälle die Streptokokken. Wir empfehlen, daß Kinder, bei denen sich in einer Halskultur Streptokokken zeigen, neben der homöopathischen Behandlung auch Penicillin oder entsprechende Antibiotika bekommen, da die meisten Fälle von Gelenkrheuma bei Kindern zwischen fünf und fünfzehn Jahren auftreten. Jedes Kind, in dessen Familie Gelenkrheuma vorkommt oder vorkam, sollte Antibiotika nehmen. Erwachsene mit guter Gesundheit und ohne Gelenkrheuma in der Familie brauchen kein Penicillin zu nehmen. Menschen jeden Alters, die schon einmal Gelenkrheuma hatten, sollten vorbeugend Antibiotika nehmen, wenn es zu einer schweren Halsentzündung kommt, selbst wenn die Abstriche noch nicht ausgewertet sind und nicht klar ist, ob Streptokokken vorhanden sind.

Homöopathische Behandlung ist bei Streptokokken oft sehr hilfreich für die Heilung. Homöopathische Mittel können Sie auch nehmen, wenn Sie Antibiotika bekommen, und Sie können auf jeden Fall mit der homöopathischen Behandlung beginnen, während Sie noch auf die Ergebnisse des Halsabstrichs warten.

Drüsenfieber

Hier handelt es sich um eine Virusinfektion des gesamten Systems. Am häufigsten tritt diese Krankheit zwischen zehn und fünfunddreißig Jahren auf. Zu den Symptomen gehören oft sehr starke Halsschmerzen, rote, geschwollene Mandeln, die manchmal weiße Flecken haben. Die Lymphknoten, vor allem hinten am Hals, sind immer geschwollen. Drüsenfieber verläuft wie Grippe. Der Patient fühlt sich erschöpft; alles schmerzt; er hat Fieber. Aber Drüsenfieber dauert länger als Grippe, und die Halsschmerzen sind schlimmer. Als Begleiterscheinungen können Husten, Leberentzündung, Milzschwellung oder Beschwerden des Nervensystems auftreten. Drüsenfieber kann nur durch eine Blutabnahme festgestellt werden. Es gibt keine herkömmliche medizinische Behandlung bei Drüsenfieber, meistens löst sich das Problem von selbst innerhalb von einer oder zwei Wochen, aber es kann auch bis zu drei Monate dauern.

Schleimhautentzündung des Kehlkopfdeckels

Der Kehlkopfdeckel ist ein Gewebelappen, der den Eingang zum Kehlkopf verschließt. Beim Schlucken verhindert er, daß Nahrung in die Luftröhre gerät. Selten wird der Kehlkopfdeckel durch Bakterien infiziert, und dann wäre sofortige medizinische Versorgung notwendig, denn das Anschwellen des Kehlkopfdeckels kann die Luftröhre total blockieren. Die Symptome – schwere Halsschmerzen, ein Gefühl der Zusammenschnürung und deutliches Fieber – treten plötzlich auf. Wenn die Schwellung schlimmer wird, macht das Schlucken soviel Schwierigkeiten, daß es zu deutlichem Speichelaustritt kommt. Der Patient kämpft darum, an dem Hindernis vorbei Luft in die Lungen zu bekommen, und dabei sitzt er oft vornübergebeugt mit offenem Mund. Bei Entzündung des Kehlkopfdeckels ist sofortige Behandlung im Krankenhaus erforderlich.

Allgemeine Behandlung zu Hause

Halsschmerzen, die durch Trockenheit verursacht oder verschlimmert werden, kann man leicht lindern, indem man einfach die Raumtemperatur senkt, für Luftfeuchtigkeit sorgt und öfter mal einen Schluck trinkt. Das Gurgeln mit warmem Salzwasser, Zitronensaft und Honig in warmem Wasser oder verdünntem Apfelessig lindert die Schmerzen vorübergehend. Halspastillen können helfen, auch das Lutschen einer Vitamin-C-Tablette (100 mg oder 500 mg). Aber achten Sie darauf, daß Sie Zunge und Rachen nicht reizen. Wenn Sie mit homöopathischen Medikamenten behandelt werden, dürfen Sie keine Pastillen mit Menthol oder Eukalyptus verwenden, denn diese Substanzen können die Wirkung der homöopathischen Mittel beeinträchtigen.

Die häusliche Behandlung von Drüsenfieber geht genauso vor sich wie die von Halsschmerzen und Grippe.

> **FRAGEN ZUR FESTSTELLUNG VON HALSENTZÜNDUNG**
>
> *Art der Symptome:*
> - Wie sind die Halsschmerzen zu beschreiben (beispielsweise roh, brennend, stechend)?
> - Gibt es weitere Empfindungen? Fühlt sich der Hals geschwollen an, oder fühlt es sich an, als ob ein Splitter oder Kloß im Hals säße?
> - Auf welcher Seite ist der Schmerz schlimmer, wenn es überhaupt einen Unterschied gibt? Setzte er auf einer Seite ein und wanderte dann zur anderen?
> - Treten weiße Flecken oder Eiter auf den Mandeln oder im Rachen auf?
> - Strahlt der Schmerz auf das Ohr aus?
> - Reagiert der Hals außen empfindlich auf Berührung?

Modalitäten:
- Wie wirken sich warme oder kalte Getränke auf den Schmerz aus? Welche Wirkung hat das einfache Schlucken oder das Schlucken von Speichel auf den Schmerz?
- Haben warmes oder kaltes Wetter oder warme oder kalte Räume Auswirkungen auf den Schmerz?
- Ist der Schmerz zu einer bestimmten Tageszeit schlimmer?

Weitere Symptome:
- Wie sieht die Zunge aus – rot mit Erhebungen oder gelb belegt? Schmerzt die Zunge?
- Ist der Speichelfluß stärker; wenn kein ›Sabbern‹ erkennbar ist, prüfen Sie, ob das Kopfkissen naß oder der Mund voller Speichel ist

Homöopathische Medikamente

Bei Halsschmerzen sollte man zuerst an *Belladonna* denken. In den ersten vierundzwanzig Stunden, wenn der Schmerz plötzlich eingesetzt hat, und vor allem, wenn er von fieberroter Haut begleitet wird, ist *Belladonna* die richtige Medizin. Der Hals ist sehr rot und kann ziemlich angeschwollen sein, es bildet sich aber wenig oder gar kein Eiter. Die Zunge kann aussehen wie eine Erdbeere. Schlucken – vor allem von Flüssigkeiten – macht die Halsschmerzen schlimmer, und der Patient kann eine Abneigung gegen das Trinken haben. Vielleicht ist da auch ein Gefühl von großer Trockenheit im Hals.

Aconitum sollte in Betracht gezogen werden, wenn es plötzlich nicht nur zu Halsschmerzen und hohem Fieber kommt, sondern auch zu Durst (*Belladonna*-Patienten haben keinen großen Durst). Die Beschwerden können eingesetzt haben, nachdem der Patient Kälte oder Zugluft ausgesetzt war. Auch die für *Aconitum* typischen geistigen Merkmale können auftauchen.

Arsenicum sollte in Betracht gezogen werden, wenn die allgemeinen Symptome des Medikaments erkennbar sind: Frieren trotz Fieber, Durst und Unruhe, verbunden mit Erschöpfung. Am typischsten ist, daß die Halsschmerzen brennend sind. Warme Getränke schaffen Linderung. – Schlucken, kalte Getränke und Kälte überhaupt machen die Schmerzen schlimmer.

Der *Rhus-tox.*-Patient hat sehr starke Halsschmerzen, die sich bei warmen Getränken und Wärme bessern. Der Schmerz setzt oft ein, wenn der Hals durch Sprechen oder Singen überanstrengt wird, oder nach einem Aufenthalt draußen bei nassem, kaltem Wetter. Manchmal ist der Schmerz beim ersten Schlucken am schlimmsten, klingt aber bei weiterem Schlucken ab. Der *Rhus-tox.*-Patient ist ruhelos, aber weniger müde als der *Arsenicum*-Patient, und er hat mehr Schmerzen. Er kann ängstlich, reizbar und weinerlich sein.

Lycopodium-Halsschmerzen sind rechts stärker, sie fangen auch auf der rechten Seite an und breiten sich zur linken aus. Kalte oder warme Getränke können die Schmerzen lindern, aber kalte Luft macht sie schlimmer. Der Schmerz kann bis in die Ohren ziehen. Im allgemeinen kommt die Krankheit nicht plötzlich zum Ausbruch, und es geht dem Patienten auch nicht sonderlich schlecht. Vor allem möchte er frische Luft haben. Die Beschwerden, manchmal auch die Halsschmerzen, werden am späten Nachmittag stärker, im klassischen Fall zwischen 16 und 20 Uhr.

Wenn die Halsschmerzen heftig und von Fieber und Schwäche begleitet sind, kann *Mercurius* angezeigt sein. Der Hals ist rot und geschwollen, auf den Mandeln oder im Rachen zeigen sich Eiter oder weiße Flecken. Der *Mercurius*-Patient kann ganz allgemein gegen Hitze und Kälte empfindlich sein. Frieren verschlimmert die Halsschmerzen, aber auch im warmen Bett können sie stärker werden. Ob Getränke, ganz gleich, wie warm oder kalt, die Beschwerden besonders beeinflussen, ist nicht bekannt. Nachts sind die Halsschmerzen meistens schlimmer. Ein klassisches Symptom bei *Mercurius* ist verstärkte Speichelbildung mit Speichelfluß. Das Kopfkissen kann naß sein, oder es ist ein häufiges Schlucken zu beobachten. Die Zunge sieht oft geschwollen und belegt aus, und manchmal hinterlassen die Zähne Abdrücke auf der Zunge. Der Atem kann schlecht riechen. Es kann auch zu Erkältungssymptomen wie dickem, grünlichem oder gelbem Nasenschleim kommen.

Hepar sulf. ist *Mercurius* ähnlich in bezug auf die Schwere der Infektion. Im Hals hat sich Eiter gebildet, und die Mandeln sind stark geschwollen. Oft sagt der Patient, daß er das Gefühl hat, daß ihm etwas im Hals steckt (*Lachesis* und *Apis* haben auch diese Symptome, sie sind aber nicht so typisch). Der Patient ist reizbar und schnell verärgert. Frieren ist ein vorherrschendes Symptom, und Kälte verschlimmert den Allgemeinzustand und die Halsschmerzen. Warme

Getränke und Wärme ganz allgemein lindern. Der Schmerz kann bis zu den Ohren ausstrahlen.

Lachesis ist besonders sinnvoll, wenn der Hals schmerzhaft angeschwollen ist, wenn die Schmerzen auf der linken Seite schlimmer sind oder dort beginnen und sich auf die rechte Seite ausweiten. Trinken, vor allem warmer Flüssigkeiten, macht den Schmerz schlimmer (manchmal können kalte Getränke Linderung bringen), aber feste Nahrung ist noch schwerer zu schlucken. Normalerweise werden die Beschwerden bei Wärme ganz allgemein schlimmer, und morgens ist der Schmerz stärker, vor allem nach dem Aufwachen. Der Hals reagiert empfindlich auf Berührung, und Kleidung am Hals kann Schmerzen oder ein Gefühl von Enge verursachen. Das Gefühl von Schwellungen im Hals ist ein deutliches Symptom bei *Lachesis* (auch bei *Hepar*, *Rhus tox.* und *Sulfur*).

Wenn die Halsschmerzen eher stechend sind, kann *Apis* die richtige Medizin sein, vor allem wenn sie bei kalten Getränken besser und bei warmen schlimmer werden. Rachen, Mandeln und Zunge sind geschwollen und wirken so, als wären sie mit Wasser gefüllt. Der brennende oder stechende Schmerz ist schlimmer bei Hitze und warmen Getränken, besser bei Kühle und kalten Getränken; zu verstärktem Durst kommt es nicht.

Phytolacca sollte gegeben werden, wenn der Körper bei Fieber sehr schmerzt und wenn die Halsschmerzen bei warmen Getränken schlimmer werden. Der Rachen kann dunkelrot oder bläulich aussehen, und die Drüsen sind geschwollen. Der Schmerz kann bis in die Ohren schießen, vor allem beim Schlucken. Leute, die *Phytolacca* brauchen, möchten ständig schlucken, obwohl das weh tut. Sie frieren und möchten zugedeckt werden, aber auch dann ist ihnen noch kalt. Die Schmerzen im Körper machen sie unruhig, aber die Schmerzen werden noch schlimmer bei Bewegung. Ein seltenes, aber deutliches Symptom bei Leuten, die *Phytolacca* brauchen, ist ein akuter Schmerz in der Zunge, wenn sie herausgestreckt wird.

Sulfur sollte in Betracht gezogen werden, wenn Halsschmerzen lange andauern oder wenn die erste verabreichte Medizin nicht wirkt und wenn einige der allgemeinen und spezifischen *Sulfur*-Symptome denen des Kranken entsprechen. Die Halsschmerzen sind brennend, dazu kommen Trockenheit der Schleimhäute, Appetitlosigkeit und verstärkter Durst. Trotz des Brennens wird der Schmerz gelindert, wenn der Patient etwas Warmes trinkt. Es kann zu einem Gefühl von einem Kloß, Splitter oder Haar im Hals kommen. Die allgemeinen Symptome bei *Sulfur* – Unbehagen bei Wärme, Lethargie, schlechter Atem, Schweiß und Ausfluß – sind wichtig bei der Entscheidung, ob man dieses Medikament einsetzt.

ZUSAMMENFASSUNG DER HEILMITTEL BEI HALSENTZÜNDUNG

Verabreichung der Medizin: Alle 6 bis 8 Stunden über 2 bis 3 Tage; bei deutlicher Besserung aufhören.

Ein anderes Medikament ausprobieren: Wenn nach 24 Stunden keine deutliche Besserung zu erkennen ist.

Anmerkung: Alle folgenden Medikamente kommen auch bei geschwollen Lymphdrüsen am Hals und bei Scharlach in Betracht

BELLADONNA*
Charakteristika
- Während der ersten 24 Stunden, wenn der Schmerz plötzlich ausgebrochen ist und von Fieber und geröteter Haut begleitet wird
- Rötung von Rachen oder Mandeln, oft von einer Schwellung begleitet, aber keine Eiterbildung

Bestätigende Symptome
- Zunge sieht aus wie eine Erdbeere, wie bei Scharlach
- Halsschmerzen schlimmer beim Schlucken, besonders von Flüssigkeiten
- Gefühl der Trockenheit im Hals

PHYTOLACCA*
Charakteristika
- Halsentzündung mit Körperschmerzen und Fieber
- Rachen sieht dunkelrot aus oder sogar purpurfarben oder bläulich
- Schmerzen verschlimmern sich bei warmen Getränken

Bestätigende Symptome
- Schmerzen schießen beim Schlucken in die Ohren
- Ständiges Bedürfnis zu schlucken

- Frösteln
- Schmerzen an der Wurzel der ausgestreckten Zunge

MERCURIUS
Charakteristika
- Eiter oder weiße/gelbe Flecken im Rachen
- Extremer Speichelfluß, Sabbern

Bestätigende Symptome
- Empfindlichkeit gegenüber Wärme und Kälte
- Halsschmerzen nachts schlimmer
- Durst
- Geschwollene oder dicke Zunge, schlechter Atem

LYCOPODIUM
Charakteristika
- Schmerzen auf der rechten Seite schlimmer, oder sie beginnen rechts und breiten sich auf die linke Seite aus
- Schmerzen werden durch warme Getränke und warmes Essen gelindert (s. Text)

Bestätigende Symptome
- Schmerzen im allgemeinen zwischen 16 und 20 Uhr schlimmer

LACHESIS
Charakteristika
- Schmerzen links schlimmer oder wandern von links nach rechts
- Schmerzen durch Getränke schlimmer

Bestätigende Symptome
- Schmerzen morgens schlimmer, vor allem beim Aufwachen
- Hals empfindlich bei Berührung; Kleidungsstücke am Hals sorgen für Unbehagen oder ein Gefühl des Erstickens
- Patient fühlt sich ganz allgemein bei Wärme schlechter

HEPAR SULF.
Charakteristika
- Eiter hat sich gebildet, Rachen und Mandeln sind stark geschwollen

- Reizbarkeit
- Frieren

Bestätigende Symptome
- Gefühl, als ob ein Splitter oder Gegenstand im Hals säße
- Schmerzen bei Kälte schlimmer, besser bei warmen Getränken und Wärme von außen

ARSENICUM
Charakteristika
- Halsentzündung begleitet von Frösteln, Durst und Unruhe, verbunden mit Erschöpfung
- Schmerzen durch warme Getränke gelindert

Bestätigende Symptome
- Brennende Schmerzen
- Schmerz ganz allgemein beim Schlucken schlimmer, auch durch kalte Getränke und Kälte

RHUS TOX.
Charakteristika
- Schmerzen gelindert nach warmen Getränken und durch Wärme ganz allgemein
- Unruhe

Bestätigende Symptome
- Schmerzen setzen ein nach Anstrengung der Stimme oder bei kaltem, feuchtem Wetter
- Durst auf kleine Schlucke Wasser
- Mund und Rachen trocken
- Schmerzen im Liegen; schlimmer bei der ersten Bewegung, aber bei weiterer Bewegung besser

APIS
Charakteristika
- Stechende Halsschmerzen
- Deutliche Schwellung des Rachens oder der Mandeln

Bestätigende Symptome
- Schmerzen besser nach kalten Getränken, schlimmer bei warmen Getränken und Wärme von außen

- Geschwollene Partien des Rachens sehen aus, als wären sie mit Wasser gefüllt
- Kein Durst

SULFUR
Charakteristika
- Anhaltende Halsschmerzen
- Ein oder mehrere der folgenden allgemeinen Symptome: Unwohlsein bei Wärme; allgemeine Abgeschlagenheit; Atem, Schweiß und Ausflüsse unangenehm

Bestätigende Symptome
- Brennende Schmerzen, begleitet von trockenen Schleimhäuten; besser nach warmen Getränken
- Gefühl, als ob ein Kloß, Splitter oder Haar im Hals säße

Nicht allein zu Hause behandeln

Sofort für medizinische Behandlung sorgen:
- wenn es zu starken Halsschmerzen und großen Schluckbeschwerden kommt; oder wenn der Speichel stark tropft; oder wenn es zu Atembeschwerden kommt.

Noch am selben Tag für medizinische Behandlung sorgen:
- wenn der Bereich um die Mandeln herum soweit anschwillt, daß das Zäpfchen zur Seite gedrückt wird;
- wenn zu den Halsschmerzen Fieber oder ein roter Ausschlag, der sich wie Sandpapier anfühlt, kommen;
- wenn ein Kind länger als einen oder zwei Tage starke Halsschmerzen oder Halsschmerzen mit Fieber hat. Erwachsene können ein paar Tage länger warten;
- wenn im Rachen oder auf den Mandeln weiße oder gelbliche Flecken sind;
- wenn jemand, der vorher schon einmal Gelenkrheuma hatte, Halsschmerzen bekommt.

8
Probleme mit der Verdauung

Bei vielen Menschen ist der Verdauungstrakt das erste System im Körper, bei dem sich Beschwerden einstellen, wenn der Streß steigt. Viele leichte Verdauungsbeschwerden können zu Hause behandelt werden, entweder mit homöopathischen Medikamenten oder mit anderen Maßnahmen. Zu den Beschwerden gehören Erbrechen, Durchfall und Bauchschmerzen. Passende homöopathische Medikamente werden im folgenden aufgeführt. Erbrechen und Durchfall sind die häufigsten Ursachen für Wasserentzug, obwohl der auch bei anderen akuten Erkrankungen auftreten kann. Deshalb gibt es in diesem Kapitel einen Abschnitt über die Verhinderung und das Erkennen von Wasserentzug. Wir geben einige Hinweise zu den ärgerlichen Problemen der Verstopfung, von denen wir meinen, daß hier eine Behandlung zu Hause gut möglich ist. Wir befassen uns auch mit der homöopathischen Behandlung der Reisekrankheit.

Die Leber spielt nicht nur viele verschiedene physiologische Rollen, sie ist auch ein wichtiges Verdauungsorgan. Hepatitis, eine akute Leberentzündung, gehört immer in ärztliche Behandlung, aber vielleicht wollen Sie den Heilungsprozeß durch homöopathische Medikamente beschleunigen.

Schleimhautentzündungen von Magen und Darm und andere Ursachen für Erbrechen und Durchfall

Gastroenteritis ist die medizinische Bezeichnung für die Schleimhautentzündung im Verdauungstrakt. Zu den Symptomen gehören Erbrechen, Durchfall und Bauchkrämpfe. Akute Gastroenteritis wird im allgemeinen durch Viren ausgelöst, es gibt aber auch die bakterielle Form, beispielsweise wenn Sie verdorbene Lebensmittel essen. Beide

Formen dauern nicht lange, sie sind lokal begrenzt und bessern sich, wenn der Körper die ansteckenden Keime oder bakteriellen Gifte erst einmal neutralisiert hat. Bei einer Gastroenteritis können Sie sich sehr krank fühlen, oft sind Fieber und Schmerzen Begleiterscheinungen.

Das Hauptrisiko bei dieser Erkrankung liegt darin, daß häufiges Erbrechen und Durchfall über längere Zeit den Vorrat der körpereigenen Flüssigkeit aufzehren können, bevor der Heilungsprozeß einsetzt. Bei Kindern, vor allem bei Säuglingen, ist diese Gefahr weit größer als bei Erwachsenen. Für Säuglinge kann der Flüssigkeitsverlust sogar tödlich sein.

Die Hauptbeschwerden der Gastroenteritis – Erbrechen und Durchfall – können auch andere Ursachen haben. Einige können zu Hause behandelt werden, andere gehören unter ärztliche Aufsicht.

Erbrechen

Auch wenn es eine unangenehme Erfahrung ist, Erbrechen ist ein wichtiger und wirkungsvoller Abwehrmechanismus. Auf diese Weise wird der Körper Gifte und Keime los, und so werden Nahrungsmittel entfernt, wenn der Verdauungstrakt sie nicht vernünftig verdauen und absorbieren kann. Dem Erbrechen geht im allgemeinen Übelkeit voraus, ein sinnvolles Warnsignal, daß im Verdauungstrakt nicht alles zum Besten steht und daß es klüger wäre, nichts zu essen.

Der häufigste Grund für das Erbrechen ist in allen Altersgruppen die Gastroenteritis. Vor allem bei Kindern kann das Erbrechen auch durch eine Infektion irgendwo anders im Körper ausgelöst werden.

Ohreninfektionen, Erkältungen und Grippe, Infektionen der Harnwege oder schwerere Erkrankungen können alle zu Erbrechen führen, manchmal sogar, bevor die Symptome der ›richtigen‹ Krankheit auftreten. Erbrechen im Zusammenhang mit anderen Infektionen ist im allgemeinen leicht und passiert nur ein- oder zweimal. Wenn das Erbrechen selbst behandelt werden muß, sollten Sie sich an die Ratschläge unter ›Allgemeine Behandlung zu Hause‹ halten. Homöopathische Behandlung sollte sich an den allgemeinen Symptomen orientieren, ganz gleich, wie die Krankheit heißt. Wenn eine Erkältung oder eine Ohrenentzündung von schwerem Erbrechen begleitet wird, versuchen Sie ein Mittel zu finden, das am besten alle Symptome des Kranken abdeckt.

Kinder erbrechen leicht. Ihr Verdauungstrakt ist gewöhnlich empfindlicher als der der Erwachsenen. Seelische Störungen lassen ein Kind genauso schnell ein- oder zweimal erbrechen wie zu reichliches Essen oder zu viele Süßigkeiten. Einem Erwachsenen ist in dem Fall einfach nur schlecht.

Viele Säuglinge spucken oft gleich, nachdem sie gefüttert wurden. Die Milch kommt wieder hoch, weil der Muskel, der die Speiseröhre unten verschließen soll, noch nicht voll entwickelt ist. Säuglinge können eine ganze Menge ihrer Nahrung wieder ausspucken und trotzdem wachsen und zunehmen. Solange das Erbrochene nur mit einem ›Bäuerchen‹ hochgebracht wird und solange das Kind zufrieden wirkt und genug zunimmt, besteht überhaupt kein Grund zur Besorgnis. Das Problem erledigt sich irgendwann von allein.

Andere ungewöhnliche Beschwerden, bei denen Kinder und Erwachsene sich erbrechen, können ernsthafte Erkrankungen und sogar lebensbedrohlich sein. Wir kommen darauf unter ›Nicht allein zu Hause behandeln‹ zurück.

Durchfall

Bei Durchfall kommt es häufiger als normal zu Stuhlgang, der Kot ist flüssiger. Wichtig ist die Häufigkeit zur Beurteilung des Falls, denn selbst ein sehr flüssiger Stuhl hat wenig Bedeutung, wenn es nur ein- oder zweimal am Tag dazu kommt. Durchfall ist – wie das Erbrechen – eine Methode, mit der der Körper Keime, Gifte und Reizstoffe schnell entfernen kann. Wenn die Darmwände infiziert sind oder wenn Gift- und Reizstoffe vorhanden sind, wird die Absorption von Flüssigkeiten und Nahrung eingeschränkt, die muskulösen Wände des Verdauungstrakts ziehen sich schneller und kräftiger zusammen. Das Ergebnis ist lockerer oder flüssiger Stuhl, und dabei hat der Körper es geschafft, Schadstoffe loszuwerden.

Akuter Durchfall tritt wie Erbrechen am häufigsten bei Gastroenteritis auf oder bei anderen Infektionen wie Ohrenentzündung oder Grippe; Kinder trifft das öfter als Erwachsene. Wenn Durchfall diese Erkrankungen begleitet, liegt die Hauptsorge in dem extremen Flüssigkeitsverlust, vor allem bei Kindern (mehr Informationen dazu unter dem Abschnitt ›Wasserentzug‹). Ansonsten reichen bei Durchfall eigentlich häusliche Behandlung und sorgfältige Beobachtung.

Säuglinge, die gestillt werden, haben im allgemeinen einen sehr lockeren Stuhl, zwei- bis achtmal täglich können die Windeln voll sein. Bekommt ein Kind dann Brei und feste Nahrung, wird der Stuhl im allgemeinen auch fester und seltener. Kinder haben einen empfindlicheren Verdauungstrakt als Erwachsene; durch kleinere seelische Probleme oder durch falsche Ernährung kann es bei ihnen leicht mal zu Durchfall kommen. Dann ist eigentlich keine andere Behandlung notwendig, als daß man das unverträgliche Nahrungsmittel vermeidet und den Streß beim Kind abbaut.

Durchfall, der durch einzellige, mikroskopisch kleine Tierchen (*Giardia lamblia* und *Entomeba histolytica* sind die häufigsten Auslöser) verursacht wird, kann durch Kontakt mit infizierten Personen oder auch durch mangelnde Hygiene weiterverbreitet werden. Auch Auslandsreisende sind oft gefährdet. Die Beschwerden können ganz leicht oder vielleicht gar nicht zu spüren sein, es kann aber auch zu schwerem Durchfall kommen, der sehr schwächt. Wenn ein Familienmitglied eine Infektion hat, sollten Sie den Arzt zu Rate ziehen. Sie können aber zusätzlich homöopathische Medikamente einsetzen, um die Gesundung des Verdauungstrakts zu unterstützen und zu beschleunigen.

Andere Ursachen von akutem oder chronischem Durchfall können ernster Natur sein und sollten nicht allein zu Hause behandelt werden. Informieren Sie sich unter dem Abschnitt ›Nicht allein zu Hause behandeln‹.

Allgemeine Behandlung zu Hause
Wenn Erbrechen oder Durchfall akut auftreten, ist es am besten, Sie schränken Essen und Trinken sorgfältig ein, um dem Körper zu helfen. Speisen und Getränke reizen die entzündeten Schleimhäute von Magen und Darm, sie ziehen mehr Flüssigkeit aus dem Blut und führen zu neuen Anfällen. Kinder und Erwachsene sollten die häusliche Behandlung damit beginnen, daß sie sechs bis zwölf Stunden nichts essen oder trinken.

Wenn die Beschwerden sich ein wenig gelegt haben, versuchen Sie es teelöffelweise oder in kleinen Schlucken mit klaren Getränken, damit der Körper die Flüssigkeit und die Mineralstoffe, die er verloren hat, zurückbekommt, und damit ihm für den Energiebedarf Zucker zugeführt wird. Fruchtsäfte oder Limonade (halb und halb mit Wasser gemischt), Gemüsebrühe (kochen Sie Mischgemüse zehn bis fünfzehn Minuten in Wasser) oder Reiswasser (kochen Sie Reis in reichlich Wasser) sind gut geeignet. Brühen oder Suppen mit Öl oder tierischem Fett sollten vermieden werden. Milch auch. Steigern Sie nach und nach die Flüssigkeitsmenge einen oder zwei Tage lang, und dann versuchen Sie es mit ballaststoffarmer Kost wie Reis, Toast, Magerjoghurt, Hüttenkäse oder Bananen.

Kleinere Kinder und Säuglinge haben nicht die Flüssigkeitsreserven wie Erwachsene, also müssen Sie sofort für Flüssigkeitsnachschub sorgen. Wenn Sie ein Baby stillen, können Sie das weiter tun, aber vermeiden Sie alle anderen Flüssigkeiten und feste Nahrung. Wenn ein Säugling sich erbrochen hat, sollten Sie die Milchmenge pro Mahlzeit herabsetzen, damit das Kind nicht noch mehr spuckt. Wenn es zu Durchfall ohne Erbrechen kommt, stillen Sie das Kind häufig und lassen Sie es trinken, soviel es möchte.

Bereits entwöhnte Säuglinge und solche, die Fertigkost bekommen, sollten nur klare Flüssigkeiten trinken (wie oben angegeben), und zwar von dem Augenblick an, wo die Beschwerden beginnen. Setzen Sie die Säuglingsnahrung und Milchprodukte ab. Wenn das Kind sich erbrochen hat, ist es lebenswichtig, daß es Flüssigkeit bekommt und bei sich behält, damit der Verlust ersetzt wird. Vielleicht müssen Sie mit winzigen Mengen anfangen, beispielsweise ein Teelöffel Flüssigkeit alle Viertelstunde. Kinder mit Durchfall dürfen trinken, wenn sie möchten. Bieten Sie dem Kind oft etwas zu trinken an, auch wenn es gar nicht darum bittet. Wenn ein Kind das Trinken verweigert, müssen Sie aufmerksam auf Anzeichen von Wasserentzug achten.

Geben Sie dem Kind nach und nach wieder normale Kost, wenn sich die Beschwerden bessern. Gewöhnlich ist das nach einem oder zwei Tagen der Fall.

Wasserentzug

Der Körper besteht hauptsächlich aus Wasser; das Gehirn, die Nieren, verschiedene Hormone und andere Systeme wirken zusammen, um den lebenswichtigen Wasserhaushalt im Körper im Gleichgewicht zu halten. Ständig geht Wasser verloren – im Urin, beim Schwitzen, im Stuhl und beim Atmen. Bei gesunden Menschen mit durchschnittlicher Aktivität findet etwa die Hälfte des Wasserverlustes über Haut und Lungen statt. Krankheit erhöht den Verlust, weil Schwitzen und tiefes, schnelles Atmen Begleiterscheinungen bei Fieber, bei Erkrankungen der Atemwege, bei Erbrechen und bei Durchfall und Streß sind.

Es gibt machtvolle Regulierungsmechanismen zur Speicherung von Flüssigkeit und Mineralstoffen, wenn die Aufnahme niedrig oder der Verlust hoch ist, und es sind auch verfügbare Flüssigkeitsreserven im Körper vorhanden. Aber dennoch ist der Körper nicht immer in der Lage, mit niedriger Aufnahme oder hohem Verlust an Flüssigkeit fertigzuwerden. Wenn der Flüssigkeitsspiegel einmal unter das notwendige Minimum gefallen ist, funktionieren viele lebenswichtige Systeme nicht mehr richtig. Es handelt sich um Wasserentzug. Mineralstoffverluste, die dann auftreten, wenn durch Erbrechen, Durchfall oder ähnliches viel Flüssigkeit verlorengeht, können zu schweren Problemen führen, weil die Mineralstoffe eine notwendige Rolle bei so lebenswichtigen physiologischen Funktionen wie Zusammenziehen der Muskeln, Übermittlung von Nervenimpulsen und Regulierung des Herzschlags spielen.

Bei Säuglingen unter sechs Monaten sind Wasserentzug und die schlimmen Folgen am gefährlichsten. Bei ihnen geht der Stoffwechsel sehr schnell vonstatten, die Nieren können Wasser noch nicht so gut halten, und sie verlieren im Verhältnis zu ihrem Körpergewicht viel mehr Wasser als Erwachsene. Die Gefahren des Wasserentzugs werden mit dem Alter geringer, aber bei großen Verlusten kann es bei jedem Menschen Probleme geben. Ältere Leute mit schlechter Nierenfunktion und begrenzten Flüssigkeitsreserven sind auch gefährdeter.

Allgemeine Behandlung zu Hause
Jeder mit einer akuten Erkrankung sollte mehr trinken als sonst. Bei leichtem Fieber ohne Atembeschwerden braucht das nicht viel mehr zu sein – täglich zwei Gläser Wasser oder Saft zusätzlich reichen. Wenn Fieber, verstopfte Nase oder Husten auftreten, sollten noch zwei Gläser mehr getrunken werden. Unter dem Abschnitt ›Schleim-

hautentzündungen von Magen und Darm› finden Sie Hinweise, welche Flüssigkeiten bei Erbrechen und Durchfall gut sind. Jedem Kranken, vor allem Kindern und älteren Menschen, sollten Sie alle ein bis zwei Stunden etwas zu trinken anbieten; sie sind vielleicht zu müde oder zu benommen, um auf den Durst zu reagieren und nach Getränken zu fragen. Jeder mit schwerem Erbrechen oder Durchfall und Säuglinge, die überhaupt bei Erbrechen, Durchfall oder während der Erkrankung weniger Durst haben, sollten genau beobachtet werden, ob sich Anzeichen von Wasserentzug einstellen.

Die ersten Hinweise auf einen zu großen Wasserverlust sind Trockenheit im Mund und in den Augen. Solange noch Speichel und Tränen vorhanden sind, liegt kein Wasserentzug vor. Wenn der Wasserentzug stärker wird, sind das die weiteren Anzeichen: 1. Verlust der normalen Hautstruktur (wenn Sie in die Haut kneifen, springt sie nicht sofort in die Ausgangsposition zurück), 2. eingesunkene Augen; 3. bei Säuglingen eine eingesunkene weiche Stelle am Oberkopf (Fontanelle).

Eine deutliche Verringerung der Urinmenge ist auch ein schlechtes Zeichen. Sie sollten sofort für ärztliche Behandlung sorgen, wenn Sie einen trockenen Mund und das Fehlen von Tränen entdecken.

Nicht allein zu Hause behandeln

Sofort für ärztliche Behandlung sorgen:
- wenn Mund und Augen richtig trocken sind (kein Speichel, keine Tränen);
- wenn die normale Hautstruktur sich verändert: Wenn Sie in die Haut kneifen, springt sie nicht sofort wieder in die Ausgangsposition zurück;
- wenn die Augen eingefallen wirken;
- wenn bei Säuglingen die Fontanelle oben auf dem Kopf eingesunken ist;
- wenn die Urinmenge deutlich geringer ist.

Leibschmerzen und Verdauungsstörungen

Leibschmerzen sind oft eines der Symptome bei Gastroenteritis, aber noch häufiger sind Verdauungsstörungen und zuviel Luft die Ursache für die krampfartigen Schmerzen im Bauch. Verdauungsstörung ist ein etwas vager Begriff; wir meinen damit alle kleineren Beschwerden wie Sodbrennen, Magenempfindlichkeit, Aufstoßen, Blähungen usw.

Diese Beschwerden treten im allgemeinen akut als Folge von falscher Ernährung und seelischer Belastung auf. Zuviel zu essen, zuviel bei einer Mahlzeit oder zu schnell zu essen, kann genauso zu Beschwerden führen wie unverträgliche Speisen und Getränke. Die Nerven, die das Zusammenziehen der Muskeln im Verdauungstrakt regulieren, gehören zu demselben System, das die ›Flieh oder kämpf!‹-Reaktion des Körpers bei Streß kontrolliert. Also kann Streß auch den Verdauungstrakt aus dem Gleichgewicht bringen und zu Beschwerden führen. Diese Beschwerden sind im allgemeinen nur störend und unangenehm, aber manchmal können Blähungen und Krämpfe auch intensive Schmerzen verursachen.

Für akute Bauchschmerzen gibt es viele ernstzunehmende Ursachen, u. a. eine Entzündung des Blinddarms, der Gallenblase oder Bauchspeicheldrüse, Darmverstopfung und Divertikelerkrankungen (Divertikel sind kleine Ausstülpungen an der Darmwand). Bei Frauen können Bauchschmerzen durch Infektionen der Geschlechtsorgane oder eine Eileiterschwangerschaft hervorgerufen werden. Selbst erfahrene Mediziner haben manchmal Probleme mit der Diagnose, ziehen Sie deshalb in jedem Fall Ihren Arzt zu Rate (s. Ratschläge unter ›Nicht allein zu Hause behandeln‹, S. 206). Solange die Schmerzen nicht zu stark sind und keine besorgniserregenden Begleiterscheinungen auftreten, können Sie den Patienten ein paar Stunden lang zu Hause behandeln.

Wenn leichte Bauchschmerzen oder andere Beschwerden immer wieder auftreten oder chronisch werden, sollten Sie auf jeden Fall zum Arzt gehen. Wenn eine Diagnose vorliegt, kann auch eine professionelle homöopathische Behandlung helfen.

Blinddarmentzündung

Der Blinddarm liegt an der Stelle, wo Dünndarm und Dickdarm zusammenkommen. Lange dachte man, er hätte keinerlei Funktion im Körper, aber man weiß jetzt, daß er Lymphgewebe enthält und eine Rolle im Immunsystem des Verdauungstrakts spielt. Vielleicht ist er eine Art Filter, der den Dickdarm vor dem Eindringen schädlicher Mikroben schützt.

Das macht die gängige Praxis, bei einem chirurgischen Eingriff im Bauch ›vorbeugend‹ auch gleich den Blinddarm mit zu entfernen, recht fragwürdig. Es gibt eine Studie, die aufzeigt, daß die Darmkrebsrate leicht höher liegt, wenn ein gesunder Blinddarm entfernt wurde, verglichen mit Fällen, bei denen der Blinddarm nicht herausgenommen wurde.

Natürlich kann der Blinddarm erkranken. Wenn sich Kot darin sammelt, entzündet er sich und schwillt an, und dann kann sich eine bakterielle Entzündung entwickeln. Wenn die Schwellung die Wände ausdehnt, werden die Schmerzen sehr heftig. Schließlich platzt der Blinddarm, die Infektion breitet sich im Bauch aus. Das ist außerordentlich gefährlich. Eine Blinddarmentzündung muß daher festgestellt werden, bevor der Blinddarm durchbricht.

Wie andere Ursachen für Leibschmerzen ist die Blinddarmentzündung schwer zu diagnostizieren. Am typischsten ist das folgende Muster: Nach kurzer Appetitlosigkeit und vielleicht leichtem Erbrechen spürt der Kranke Schmerzen in der Nabelgegend. Innerhalb von ein paar Stunden wandert der Schmerz in den rechten Unterbauch. Bei Berührung dieser Stelle wird der Schmerz noch größer, und wenn die Entzündung weiter voranschreitet, werden die Muskeln im Bauch angespannt und hart. Leichtes Fieber ist möglich, und der Kranke kann unter Verstopfung leiden. Es gibt andere Erkrankungen mit demselben äußeren Erscheinungsbild, aber Sie sollten immer auch an Blinddarmentzündung denken, wenn diese Symptome auftauchen. Wenn das klassische Muster der Symptome erkennbar ist, gibt es keine allzu großen Probleme, aber Blinddarmentzündung kann auch andere Symptome haben. Einige Fachleute meinen, daß das ›klassische‹ Muster nur bei einem Fünftel aller Fälle überhaupt auftritt. Vor allem bei Kleinkindern und älteren Leuten sind die Symptome oft verwirrend. Die Diagnose ›Blinddarmentzündung‹ kann sicherer gestellt werden, wenn auch Bauch und After sorgfältig untersucht und Blutproben gemacht werden, aber endgültig bestätigt wird sie erst auf dem Operationstisch.

Allgemeine Behandlung zu Hause
Die leichteren Beschwerden bei Verdauungsstörungen werden am besten zu Hause behandelt, indem man sie einfach vorübergehen läßt und alles vermeidet, was sie verschlimmern könnte. Wenn Sie wollen, essen Sie gar nichts, vermeiden Sie aber auf jeden Fall scharfe Gewürze, Kaffee, Alkohol und Fett. Kräutertees, beispielsweise Pfefferminztee, helfen bei der Linderung von Blähungen. Auch häufiger Wechsel der Haltung und langsames Gehen können helfen.

Entspannungsübungen und andere Methoden, mit Streß umzugehen, werden in Kapitel 11 über die Kopfschmerzen kurz angesprochen. Sie sind gut geeignet, wenn Ihre Beschwerden durch Streß verursacht wurden. Selbst wenn das nicht der Fall ist, sind sie manchmal hilfreich bei der Linderung von Verdauungsstörungen und Leibschmerzen.

Wenn Sie richtige Bauchschmerzen haben, vermeiden Sie feste Kost, und trinken Sie nur klare Flüssigkeiten. Solange es nicht zu Durchfall oder Erbrechen kommt, ist klares Wasser am besten. Manche Leute finden durch eine Wärmflasche oder ein Heizkissen Erleichterung, aber auch leichter Druck und Bücken können helfen.

Bei leichten oder mittleren Leibschmerzen halten wir es für sinnvoll, ein paar Stunden zu warten und alles genau zu beobachten, bevor ärztliche Hilfe in Anspruch genommen wird. Meistens geht der Schmerz vorüber, und in den wenigen Fällen, in denen es sich um ernsthafte Probleme handelt, schadet das Warten nicht. Zögern Sie nicht, während der Wartezeit ein homöopathisches Mittel zu nehmen. Selbst wenn schließlich doch größere medizinische Maßnahmen notwendig sind, kann das richtige homöopathische Medikament dazu beitragen, daß Ihr Körper mit der Erkrankung schneller fertig wird.

FRAGEN ZUR FESTSTELLUNG VON VERDAUUNGS-PROBLEMEN

Art der Symptome:
- Welche Symptome treten auf: Übelkeit, Ekelgefühl, Erbrechen, Durchfall oder Schmerzen, und welche sind am schlimmsten?
- Wie würden Sie den Schmerz beschreiben: scharf, brennend, drückend oder noch anders?
- Wo genau sitzt der Schmerz? Strahlt er ab oder breitet er sich aus?
- Wie sind Farbe und Aussehen des Erbrochenen? Des Stuhls?

Begleitende Symptome:
- Ist die Zunge belegt?
- Hat sich die Gesichtsfarbe verändert?

Modalitäten:
- Wie werden die Beschwerden durch Essen und Trinken beeinflußt? Gibt es bestimmte Speisen und Getränke, die sich auf die Symptome auswirken? Sorgt die Temperatur der Nahrungsmittel für Unterschiede?
- Wie werden die Beschwerden durch heiße oder kalte Umschläge, warme oder kalte Räume, Bewegung, Stehen oder Hinlegen beeinflußt? Welche Auswirkungen haben Druck oder Bücken auf den Schmerz?
- Zu welcher Tageszeit sind die Symptome schlimmer?
- Wie, wenn überhaupt, reagiert der Patient auf den Geruch von Nahrungsmitteln?
- Lindert Erbrechen die Übelkeit? Wie wirkt Stuhlgang auf die Symptome?

Homöopathische Medikamente

Die Symptome von *Arsenicum* decken viele akute Störungen des Verdauungstrakts ab. Der klassische *Arsenicum*-Patient leidet unter starkem Erbrechen und Durchfall, dazu kommen möglicherweise große Schmerzen im Magen und Leib. Die allgemeinen Merkmale dieses Medikaments: Der Patient ist durch die Krankheit schnell erschöpft, er ist sehr schwach, aber außerordentlich unruhig; er verändert ständig seine Haltung und Lage, bis das vor Schwäche nicht mehr geht.

Der Patient kann ängstlich sein und sich besonders vor dem Alleinsein fürchten. Der *Arsenicum*-Erwachsene oder das ältere Kind fürchtet sich oft, eine schwere Krankheit zu haben und zu sterben. Im allgemeinen kommt es zu starkem Durst; manchmal will der Kranke dauernd Wasser in kleinen Mengen trinken. Hohes Fieber kann auftreten, aber es ist typisch für den *Arsenicum*-Patienten, daß er trotzdem friert und unter der Decke bleiben möchte. Wenn Unruhe, Erschöpfung, Angst, Frieren und Durst in Kombination bei einer Verdauungsstörung auftreten, sollten Sie *Arsenicum* geben, ganz gleich, welche speziellen Symptome sonst im Verdauungstrakt vorliegen.

Zu den Symptomen bei *Arsenicum* gehören starke Übelkeit, Erbrechen, Durchfall und Leibschmerzen. Die Beschwerden treten nachts auf oder verschlimmern sich in der Nacht, häufig erst nach Mitternacht. Essen und Trinken machen das Erbrechen schlimmer, und selbst wenn nur sehr wenig getrunken wird, kann es sofort zum Erbrechen kommen. Bewegung oder Milch können auch zu erneutem Erbrechen führen. Typisch sind dabei Brennen oder Krämpfe in Magen oder Bauch. Trotz des schrecklichen Brennens machen kalte Getränke den Schmerz schlimmer, warme Getränke helfen. Wärme von außen hilft vermutlich auch bei der Linderung der Schmerzen, während sie schlimmer werden, wenn der Patient friert. Der Durchfall wird auch durch Essen und Trinken verschlimmert, besonders durch kalte Speisen wie Eis oder auch durch kalte Getränke. Während des Stuhlgangs oder danach kann es zu einem brennenden Gefühl im After kommen. Große Erschöpfung folgt. *Arsenicum* ist das am häufigsten angezeigte Medikament bei einer Lebensmittelvergiftung.

Ipec. ist vor allem bei dauernder und extremer Übelkeit angezeigt, ganz gleich, ob andere Beschwerden wie Erbrechen oder Durchfall dazukommen oder nicht. Selbst nach dem Erbrechen, wenn die meisten Leute sich wenigstens vorübergehend erleichtert fühlen, kann dem *Ipec.*-Patienten immer noch schlecht sein. Der Patient ist im allgemeinen nicht so krank wie der *Arsenicum*-Patient, aber er kann Fieber haben und sich schwach fühlen. Die Übelkeit wird manchmal noch verschlimmert durch den Geruch von Essen; manchmal können die Beschwerden darauf zurückgeführt werden, daß der Patient zuviel und zu fett gegessen hat. Meistens kommt es zu starkem Erbrechen, manchmal fast ohne Pause. Nach dem Essen oder Trinken ist das Erbrechen schlimmer. Gewöhnlich hat der Patient wenig Durst, er ist auch nicht sonderlich ängstlich und friert auch kaum. Das Erbrochene ist oft stark von Schleim durchsetzt. Im Leib können stechende, schneidende Schmerzen auftreten, und der Patient muß viel Luft ablassen. Durchfall zusammen mit Übelkeit ist auch ein Symptom bei *Ipec*. Der Stuhl ist grün, manchmal regelrecht grasgrün und schäumend, häufig auch schleimig. Die Zunge ist im allgemeinen nicht belegt, und es kommt häufig zu verstärkter Speichelbildung und zu Speichelausfluß.

Colocynthia ist angezeigt, wenn ein Patient über krampfartige Schmerzen klagt, die durch Druck und Wärme gelindert werden können. Der Kranke kann sich vor Schmerzen krümmen, oder er preßt die Faust auf den schmerzenden Bereich oder legt sich auf einen harten Gegenstand, um Linderung zu finden. Kindern mit *Colocynthia*-Koliken geht es besser, wenn sie auf dem Bauch liegen, es geht ihnen schlechter, wenn sie ihre Lage verändern. Auch Wärme bringt Linderung. Essen und vor allem Trinken macht die Schmerzen schlimmer. Wenn der Schmerz sehr stark wird, kann es zum Erbrechen kommen; Schmerzintensität und Erbrechen scheinen oft in Zusammenhang zu stehen. Es kann zu Durchfall kommen, dem ein krampfartiger Schmerz vorausgeht. Der Stuhlgang lindert den Schmerz, zumindest für eine Weile.

Welche Zusammenhänge auch immer bestehen mögen, Ärger oder die Verletzung des Gerechtigkeitssinns können die Symptome beim Patienten ausgelöst haben.

Auch *Magnesium phos.* ist hilfreich bei Patienten mit Leibschmerzen, die durch Druck und Wärme besser werden. Wenn ein Unterschied zwischen den beiden Medikamenten feststellbar ist, dann der, daß der *Magnesium-phos.*-Patient größere Linderung durch Wärme, weniger durch Druck findet. Erbrechen und Durchfall sind selten.

Wie immer ist *Belladonna* im Frühstadium der Erkrankung angezeigt, wenn die Symptome plötzlich zum Ausbruch kamen. Störungen des Magen- und Darmtrakts zusammen mit allgemeinen Beschwerden – Fieber, roter Kopf, Benommenheit – treten oft genauso deutlich hervor wie Übelkeit, Erbrechen oder Durchfall. Das Erbrechen steht nicht klar erkennbar mit Essen oder Trinken im Zusammenhang. Das Erbrochene enthält Schleim oder Halbverdautes. *Belladonna* hilft wahrscheinlich, wenn bei fiebrigen Infektionen irgendwo anders im Körper zusätzlich Erbrechen oder Durchfall auftreten.

Der Durchfall kann schleimig sein. *Belladonna* kommt auch in Frage bei scharfen, stechenden Schmerzen, die in Wellen plötzlich kommen und genauso plötzlich wieder verschwinden. Die Schmerzen sind nach dem Trinken schlimmer und nehmen auch durch Bewegung zu. Leichter Druck verstärkt sie, während kräftiger Druck für Linderung sorgt.

Bryonia ist ein häufig angewendetes Heilmittel bei akuter Gastroenteritis. Das allgemeine Kennzeichen dieses Medikaments – Verschlimmerung durch Bewegung – deckt alle Verdauungsbeschwerden ab: Übelkeit, Erbrechen, Durchfall und Leibschmerzen können durch die kleinste Bewegung ausgelöst werden. Zum Erbrechen kommt es nach dem Essen und Trinken. Die geringste Flüssigkeitsmenge kann dazu führen, obwohl die Übelkeit in manchen Fällen durch Trinken auch gemildert wird. Leibschmerzen werden oft gemildert, wenn man auf den schmerzenden Bereich drückt oder sich darauflegt; auch nach dem Stuhlgang kann Besserung eintreten. Der Durchfall ist morgens schlimmer, wenn der Patient aufsteht und sich bewegt; manchmal auch bei heißem Wetter. Der Kot ist meistens weich. Dem Patienten ist warm, er ist reizbar und will in Ruhe gelassen werden und nur still daliegen.

Phosporus deckt auch bestimmte Symptome der akuten Gastroenteritis ab. Die Symptome sind ähnlich wie bei *Arsenicum*: starkes Erbrechen und Durchfall, brennende Schmerzen, Schwäche, Angst, Ruhelosigkeit und Durst auf kalte Getränke. Im allgemeinen ist *Arsenicum* besser als erste Wahl angezeigt, es sei denn, es liegen spezielle *Phosphorus*-Symptome vor. Erbrechen nach dem Essen oder Trinken ist typisch, aber noch typischer ist, daß der *Phosphorus*-Patient sich manchmal erbricht, sobald Wasser im Magen warm geworden ist oder nachdem er nur etwas Flüssigkeit zu sich genommen hat. Warmes Wasser verschlimmert das Erbrechen sofort, und allein der Anblick von Wasser kann einen Anfall auslösen. Kaltes Wasser lindert vorübergehend Übelkeit und Schmerzen, aber innerhalb weniger Augenblicke wird es im Magen warm, und dann setzen die Beschwerden sofort wieder ein. Oft kommt es zu einem Gefühl der Leere und Schwäche im Magen oder Bauch, und ein hohles Hungergefühl kann den Patienten nachts nicht schlafen lassen. Der *Phosporus*-Patient kann Durchfall mit unkontrollierbarem Stuhlgang haben, weil der After sich nicht schließt oder weil der Kranke nur das Gefühl hat, er schließe sich nicht.

Bei heftigem Durchfall, der von Erbrechen begleitet wird, ist vermutlich *Veratrum album* am besten. Der Stuhl kann milchig-wässerig oder wässerig-grünlich mit kleinen grünen Flocken aussehen. Der Stuhl wird kräftig und in großen Mengen (mehr als bei *Arsenicum*) ausgeschieden. Dazu kommen immer kolikartige Krämpfe im Leib, die durch den Durchfall vorübergehend gelindert werden. Heftiges Erbrechen kommt oft auch dazu, manchmal sogar beides gleichzeitig. Durch Bewegung werden Durchfall und Erbrechen erneut ausgelöst. Die allgemeinen Kennzeichen dieses Medikaments sind deutlich erkennbar, und dazu gehören starkes Frieren, kalter Schweiß (besonders auf der Stirn) und große Schwäche. Der Körper ist kalt, sogar der Atem kann kalt sein. Der Durst auf reichlich kaltes Wasser ist groß.

Podophyllum ist eines der bei akutem Durchfall am häufigsten eingesetzten Mittel. Typisch ist reichlicher, schlecht riechender Stuhl. Es ist schon fast verwunderlich, wo das bei der jeweiligen Menge und Häufigkeit überhaupt noch herkommt. Der Stuhl kann gelblich oder grün sein und ist meistens sehr flüssig. Der Durchfall wird schlimmer durch Essen, Trinken und Bewegung und wird manchmal von Kopfschmerzen begleitet. Dieses Mittel paßt gut bei einem Patienten mit dem üblichen Durchfall, wenn er sich nur etwas schwächer und nicht allzu schlecht fühlt. Der Durchfall scheint das Hauptsymptom zu sein, und nach häufigem, reichlichem Stuhlgang ist der Patient schließlich erschöpft. *Podophyllum*-Durchfall kann ganz schmerzlos sein, es kann aber auch zu Bauchschmerzen kommen, die vor dem Durchfall oder währenddessen am schlimmsten sind. Manchmal begleiten Muskelkrämpfe in Füßen, Waden und Schenkeln den Durchfall, oder der Patient gähnt und reckt sich. Erbrechen ist selten, aber manchmal kommt es zu einem trockenen Würgen.

Wenn die Beschwerden durch geistige Überanstrengung, zu reichliches Essen oder zuviel Alkohol, Kaffee oder Drogen ausgelöst wurden, kann *Nux vomica* ein gutes Mittel gegen die Verdauungsstörungen sein. Sodbrennen, Übelkeit, trockenes Würgen oder saures Aufstoßen deuten auf eine allgemeine Magenstörung hin. Kopfschmerzen, Reizbarkeit, Benommenheit und Schwerfälligkeit sind typisch für *Nux*-Patienten mit Verdauungsstörungen. Die Beschwerden sind am Morgen schlimmer und werden auch durch Essen verschlimmert; unangenehme Übelkeit und Blähungen treten nach dem Essen auf. Der Patient hat oft das Gefühl, daß seine Beschwerden gelindert würden, wenn er sich erbrechen könnte, und es kommt nach dem Essen tatsächlich zum Erbrechen, auch wenn nur kleine Nahrungsmengen hochgewürgt werden. Zu Erbrechen kann es kommen, wenn der Patient versucht hat, Schleim aus dem Rachen herauszubefördern. Durchfall mit braunem, flüssigem oder schleimigem Stuhl, der häufig ausgeschieden wird, ist typisch. Ein starker Drang, auf die Toilette zu müssen, kann verspürt werden, aber dann wird wenig oder gar nichts ausgeschieden. Schlimme Rückenschmerzen gehen dem Stuhlgang voraus oder begleiten ihn.

Pulsatilla paßt auch bei Verdauungsbeschwerden infolge von unvernünftiger Ernährung, in diesem Fall besonders nach zuviel Essen, Fett – und besonders Eiscreme. Aber *Pulsatilla* kann bei allen Verdauungsbeschwerden guttun, wenn die allgemeinen Symptome dieses Medikaments auftreten. Meistens sind Übelkeit, Erbrechen und Durchfall nicht allzu stark. Es kommt zu Sodbrennen, einem unangenehmen Gefühl im Magen, einem schlechten Geschmack im Mund und einem Völlegefühl nach dem Essen. Die Zunge kann einen dicken weißen oder gelben Belag haben. Dem Patienten ist nach dem Trinken übel, vor allem nach warmen Getränken; kalte Getränke können die Übelkeit lindern. Schon vor längerer Zeit gegessene Nahrungsmittel können halbverdaut wieder erbrochen werden. *Pulsatilla* kommt auch in Frage bei Durchfall mit grünem oder schleimigem Stuhl oder Stuhl, der sich in Art und Farbe ständig verändert. Wahrscheinlich ist der Durchfall nachts, in warmen Räumen oder wenn der Patient schwitzt am schlimmsten.

ZUSAMMENFASSUNG DER HEILMITTEL BEI VERDAUUNGSPROBLEMEN

Die meisten der hier aufgeführten Mittel können Patienten mit jeder Art von Verdauungsproblemen helfen; dazu gehören auch Erbrechen, Durchfall oder Bauchschmerzen.
Verabreichung der Medizin: Stündlich (bei starken Schmerzen oder ständigem Würgen) bis zu alle 12 Stunden (bei leichtem Erbrechen und Durchfall).
Ein anderes Medikament ausprobieren: Starke Beschwerden müßten sich schnell bessern, und Sie sollten nur 1 oder 2 Stunden

warten, bis Sie zu einem anderen Mittel übergehen, wenn sich keine Linderung einstellt. Bei leichten Symptomen können Sie 12 bis 24 Stunden warten.

ARSENICUM*
Charakteristika
- Heftiges Erbrechen und/oder Durchfall werden von starken Magen- oder Darmschmerzen begleitet
- Verdauungsprobleme werden von Unruhe, Erschöpfung, Angst, Frösteln und Durst begleitet
- Das am häufigsten verabreichte Medikament bei Lebensmittelvergiftung; geben, wenn kein anderes Mittel vorrangig angezeigt ist

Bestätigende Symptome
- Brennende Schmerzen werden durch Wärme gelindert, verschlimmern sich bei Kälte; während oder nach dem Stuhlgang Brennen im Darm
- Durst auf kleine Mengen kalten Wassers
- Symptome treten nachts auf oder sind dann schlimmer, oft nach Mitternacht
- Erbrechen schlimmer nach Essen und Trinken, vor allem nach kalter Kost; das Trinken von kleinen Wassermengen führt sofort zu Erbrechen

IPECAC.
Charakteristika
- Anhaltende, extreme Übelkeit mit Verdauungsproblemen; Übelkeit hält auch nach dem Erbrechen an

Bestätigende Symptome
- Das Erbrechen kann sehr heftig sein, schlimmer nach dem Essen oder Trinken
- Übelkeit schlimmer beim Geruch von Nahrungsmitteln
- Wenig Durst
- Kneifende, schneidende Bauchschmerzen
- Grüner Stuhl
- Zunge nicht belegt, aber verstärkter Speichelfluß und Sabbern

COLOCYNTHIA
Charakteristika
- Krampfartige, kneifende Bauchschmerzen werden durch Druck und Wärme gelindert

Bestätigende Symptome
- Schmerzen durch Trinken oder Essen schlimmer
- Erbrechen, wenn der Schmerz stärker wird
- Durchfall nach krampfartigen Schmerzen; Durchfall lindert den Schmerz zumindest für eine Zeitlang
- Symptome treten nach Ärger oder einer Verletzung der Gefühle auf

MAGNESIUM PHOSPHORICUM
Charakteristika
- Bauchschmerzen besser bei Wärme und/oder Druck; Erbrechen und Durchfall weniger häufig als bei *Colocynthia*

BELLADONNA
Charakteristika
- Frühstadium der Erkrankung, wenn die Symptome plötzlich auftreten
- Auffällige allgemeine Symptome wie Fieber, gerötetes Gesicht und Benommenheit
- Hilft auch, wenn andere fiebrige Erkrankungen mit Erbrechen oder Durchfall beginnen

Bestätigende Symptome
- Scharfe Schmerzen kommen und gehen plötzlich
- Schmerzen schlimmer nach dem Trinken, durch Bewegung, Stöße und leichten Druck; besser bei festem Druck
- Erbrochenes oder Durchfall enthalten Schleim

BRYONIA
Charakteristika
- Alle Verdauungsprobleme werden durch Bewegung deutlich verschlimmert

Bestätigende Symptome
- Patient ist reizbar, will in Ruhe gelassen werden und still liegen

- Bei der Bewegung eines einzigen Körperteils brechen die Symptome aus
- Erbrechen nach dem Essen und Trinken, selbst nach winzigen Flüssigkeitsmengen
- Bauchschmerzen durch Druck oder nach Stuhlgang gelindert
- Durchfall morgens nach dem Aufstehen schlimmer; Stuhl zäh oder breiig

NUX VOMICA
Charakteristika
- Verdauungsprobleme kommen durch geistige Überanstrengung oder Anspannung, nach zu reichlichem Essen oder zuviel Alkohol, Kaffee oder anderen Drogen zum Ausbruch; Hauptmedikament bei Kater
- Sodbrennen, Übelkeit, trockenes Würgen und saures Aufstoßen
- Reizbarkeit

Bestätigende Symptome
- Morgens schlimmer
- Essen verursacht Übelkeit, Blähungen oder Erbrechen
- Durchfall mit braunem, flüssigem oder schleimigem Stuhl, der häufig in kleinen Mengen austritt
- Starker Drang zu Stuhlgang, aber wenig oder kein Stuhl
- Rückenschmerzen vor oder während dem Stuhlgang

PULSATILLA
Charakteristika
- Verdauungsprobleme nach reichhaltiger Kost, Fett oder besonders Eiscreme

oder
- Bei allen Verdauungsbeschwerden, wenn die allgemeinen Symptome von *Pulsatilla* am deutlichsten erkennbar sind (s. *Liste der homöopathischen Mittel*)

Bestätigende Symptome
- Sodbrennen, Übelkeit, schlechter Geschmack im Mund, Schweregefühl nach dem Essen
- Dicker, weißer oder gelber Belag auf der Zunge
- Übelkeit nach dem Trinken, vor allem von warmer Flüssigkeiten; Linderung durch kalte Getränke

- Erbrechen von nur teilweise verdauter Nahrung
- Durchfall mit grünem oder schleimigem Stuhl; oder der Stuhl verändert sich in Art und Farbe ständig

PHOSPHORUS
Charakteristika

- Symptome ähnlich wie bei *Arsenicum*; starkes Erbrechen und Durchfall, brennende Schmerzen, Schwäche, Angst und Ruhelosigkeit, Durst auf kalte Getränke (versuchen Sie es erst mit *Arsenicum*, wenn beim Patienten nicht die unten aufgeführten Symptome auftreten)

Bestätigende Symptome

- Übelkeit und Erbrechen nach warmen Getränken schlimmer; Erbrechen, sobald sich Wasser im Wagen erwärmt
- Erbrechen nach dem Essen oder Trinken, auch bei sehr geringen Mengen
- Durchfall mit unfreiwilligem Stuhlgang; Stuhl tritt unkontrollierbar aus; oder Gefühl eines offenen Afters
- Allgemeines Gefühl von Leere und Schwäche im Magen oder gesamtem Bauchraum; leeres Hungergefühl kann den Patienten nachts am Schlafen hindern

VERATRUM ALBUM
Charakteristika

- Heftiger, kräftig austretender Durchfall, begleitet von kolikartigen Bauchkrämpfen; der Durchfall lindert die Krämpfe vorübergehend
- Stuhl sieht wie Wasser aus, das zum Reiskochen verwendet wurde; oder wäßrig und grünlich mit kleinen grünen Flocken
- Im allgemeinen begleitet heftiges Erbrechen den Durchfall; Erbrechen und Durchfall gleichzeitig

Bestätigende Symptome

- Bewegung löst Durchfall und Erbrechen aus
- Starkes Frösteln, kalter Schweiß (vor allem auf der Stirn)
- Ausgeprägte Schwäche
- Durst auf große Mengen kalten Wassers

Nicht allein zu Hause behandeln

Diese Hinweise gelten für Erbrechen, Durchfall, Verdauungsstörungen und Bauchschmerzen.

Sofort für medizinische Behandlung sorgen:
- bei allen starken Leibschmerzen;
- bei ständigem Erbrechen;
- bei Anzeichen von Wasserentzug: keine Tränen, völlig ausgetrockneter Mund, Verlust der normalen Hautstruktur, eingefallene Augen, bei Säuglingen eingesunkene Fontanelle;
- bei möglicher Vergiftung oder Drogenmißbrauch;
- wenn das Erbrochene oder der Stuhl blutig, schwarz, rot, teerartig oder wie Kaffeesatz ist;
- bei Erbrechen, Durchfall oder Schmerzen nach einer Verletzung an Kopf oder Bauch;
- wenn ein Kind sich erbricht oder dabei stark reizbar ist, unablässig schreit oder auffallend lethargisch ist;
- wenn das Erbrechen unerwartet bei einer Virusinfektion der Atemwege einsetzt.

Noch am selben Tag für medizinische Behandlung sorgen:
- bei starkem Erbrechen oder großen Schmerzen und wenn gleichzeitig vierundzwanzig Stunden lang kein Stuhlgang stattgefunden hat;
- wenn die Patientin schwanger ist oder sein könnte;
- wenn Haut oder Augen gelb werden, wenn der Urin sehr dunkel ist, wenn der Stuhl grau oder fast weiß ist;
- bei Schwellung oder Schmerzen in der Leistengegend oder im unteren Bauch.

Noch am selben Tag den Arzt anrufen:
- wenn Sie irgendwelche Medikamente nehmen.

In den nächsten Tagen zum Arzt gehen:
- wenn Leibschmerzen, Erbrechen oder Durchfall immer wieder auftreten, selbst wenn die Beschwerden nur leicht sind; oder bei erkennbaren Veränderungen beim Stuhlgang, die länger als zwei Wochen andauern.

Verstopfung

Um gesund zu bleiben, muß man nicht unbedingt jeden Tag Stuhlgang haben, und es kommt auch zu keinen unmittelbaren Gesundheitsproblemen, wenn er mal über längere Zeit ausbleibt. Aber wenn der Stuhlgang selten und schwierig ist, weist das auf Darmträgheit hin, und die kann zu Darmkrebs und anderen Darmerkrankungen beitragen.

Allgemeine Behandlung zu Hause
Am besten lindert man Verstopfung und sorgt für regelmäßigen Stuhlgang, wenn man die richtigen Getränke und eine ballaststoffreiche Kost zu sich nimmt. Alle pflanzlichen Nahrungsmittel enthalten eine bestimmte Menge an unverdaulichen Ballaststoffen. Da diese nicht vom Körper absorbiert werden, aber Wasser anziehen und binden, ist der Stuhl kräftig und dehnt die Darmwände. Diese Dehnung regt einen Reflex an, der den Transport des Stuhls durch den Darm sanft beschleunigt.

Die meisten Ballaststoffe sind in Vollkorn und in frischem Gemüse, Obst hat weniger. Sie brauchen keine Kleie zu essen oder irgendwelche Abführmittel zu nehmen, solange Ihre Kost reichlich Vollkorn und Gemüse enthält.

Manchmal können diese Maßnahmen bei der Ernährung die Verstopfung nicht beseitigen. Dabei kann Streß irgendwelcher Art eine wichtige Rolle spielen, da das zentrale Nervensystem das Zusammenziehen der Muskeln reguliert. Darum leiden Leute, die beruflich viel auf Reisen sind, häufig unter Verstopfung. Bewegungsmangel kann auch zu Verstopfung beitragen.

Manchmal ist eine innere Störung die Ursache, und da helfen keine Umstellung in der Ernährung und kein Abbau von Streß. Homöopathische Behandlung kann Menschen mit chronischer Verstopfung helfen, aber Sie sollten einen Arzt zu Rate ziehen, wenn Sie eine innere Störung vermuten.

Nicht allein zu Hause behandeln
Wenn Sie beim Stuhlgang eine deutliche Veränderung bemerken, die länger als eine oder zwei Wochen andauert, wenn sich langsam Veränderungen einstellen, sollten Sie Ihren Arzt um Rat fragen, vor allem wenn Sie älter als fünfunddreißig Jahre sind.

Hämorrhoiden

Hämorrhoiden gehören zu den häufiger auftretenden Beschwerden bei den Menschen, die in den hoch entwickelten Ländern Nordamerikas und Europas leben. Fünfzig oder mehr Prozent der US-Bevölkerung leiden irgendwann in ihrem Leben unter dieser peinlichen, oft schmerzhaften Erkrankung.

Auch wenn Hämorrhoiden noch nicht vollständig erforscht sind, weiß man, daß es sich um geschwollene Blutgefäße im Analbereich handelt. Man kann sie sich als Krampfadern vorstellen, auch wenn diese Beschreibung wissenschaftlich wahrscheinlich nicht ganz korrekt ist. Wenn die betroffenen Adern am äußeren Teil des Afters liegen, kann man die Hämorrhoiden sehen und als weichen bläulich roten Knoten ertasten. Andererseits werden Sie einfache Hämorrhoiden innerhalb des Anus gar nicht wahrnehmen, weil sie im allgemeinen schmerzlos sind.

Wo auch immer Hämorrhoiden sich entwickeln, verursachen sie schmerzlose rektale Blutungen. Es kann sein, daß Sie etwas Blut am Toilettenpapier, ein paar Tropfen im Becken oder einen Streifen außen am Stuhl entdecken. Möglich sind eine leichte Rötung oder ein Brennen, und vielleicht spüren Sie auch ein Jucken, weil das ungleichmäßig angeschwollene Gewebe schwer sauberzuhalten ist.

Sehr viel unangenehmer wird es, wenn gewöhnliche Hämorrhoiden verkleben oder Thrombosen bilden. Die so entstehende Entzündung und die zusätzliche Schwellung können verstärkte Blutungen und akute Schmerzen verursachen. Innere Hämorrhoiden mit Blutpfropfbildung ragen oft aus dem After heraus, während die außen auftretenden größer und außerordentlich empfindlich werden.

In der herkömmlichen Praxis können hartnäckige, stark entzündete Hämorrhoiden durch Verödung oder einen chirurgischen Eingriff entfernt werden. Die meisten Hämorrhoiden verschwinden schließlich ohne Behandlung von selbst. Nach dem Abheilen bemerken Sie vielleicht ein kleines Stück hautähnliches Gewebe an der Stelle der Hämorrhoiden. Diese Stellen schmerzen nicht und brauchen keine Behandlung.

Allgemeine Behandlung zu Hause
Wie immer ist Vorbeugung die beste Behandlung. In Kulturen mit ballaststoffreicher Kost sind Hämorrhoiden selten – ein weiteres Ar-

gument dafür, reichlich Ballaststoffe zu verzehren. Vermeiden Sie Anstrengung auf der Toilette, denn dabei wird auf die Blutgefäße im Bauch Druck ausgeübt und damit wiederum auch auf die im Analbereich (s. vorhergehenden Abschnitt über Verstopfung).

Bei Anfälligkeit für Hämorrhoiden ist es sinnvoll, die Zeit auf der Toilette auf etwa eine Minute zu begrenzen, weil Sie dann nicht zu heftig drücken. Regelmäßiger Sport regt den Blutkreislauf an, und auch das trägt zur Vorbeugung gegen Hämorrhoiden bei; beim Sitzen dagegen kann sich das Blut im unteren Teil des Körpers sammeln, wo es die Adern überbeansprucht. Wenn Sie an Ihrem Arbeitsplatz viel sitzen müssen, achten Sie darauf, daß Sie alle ein oder zwei Stunden für ein paar Minuten aufstehen und herumgehen. Um den Druck auf die Blutgefäße zu verringern, sorgen Sie dafür, daß Sie Ihr Idealgewicht halten.

Wenn Sie Hämorrhoiden bekommen, sind schmerzlose Blutungen im Mastdarm vermutlich das erste Symptom, das Ihnen auffällt. Zwar sind Hämorrhoiden selbst keine Bedrohung Ihres allgemeinen Gesundheitszustands, dennoch sollten Sie sich auf weitere Blutungen untersuchen lassen; selbst wenn Sie unter Hämorrhoiden leiden, können die Blutungen einen ganz anderen Ursprung haben. Auf jeden Fall muß ausgeschlossen werden, daß eine Krebserkrankung vorliegt. Zumindest sollte Ihr Stuhl auf Blut untersucht werden, und eine Überprüfung des Darms ist anzuraten.

Wenn Sie erst einmal gründlich untersucht worden sind, ist die häusliche Behandlung von Hämorrhoiden einfach. Hämorrhoiden am äußeren Teil des After sind oft schwer zu reinigen, doch es gibt Alternativen zum einfachen Toilettenpapier, die besser funktionieren. Zweifellos gehört ein warmes Bad zu den wohltuenden Säuberungsmethoden, und viele Patienten empfinden die Wärme als lindernd. Sitzbäder in ein paar Zentimeter tiefem warmem Wasser sind sehr empfehlenswert, denn in dieser Position wird das Gewebe am After gedehnt, und das erleichtert die Reinigung.

In Drogerien und den entsprechenden Abteilungen von Supermärkten bekommen Sie Papiertücher, die Zaubernuß enthalten; das feuchte Tuch ermöglicht eine sanftere, gründlichere Reinigung; Zaubernuß ist ein mildes Adstringens, das die Schwellungen zumindest ein wenig lindern kann. Zaubernuß wird aus der Rinde eines im Süden der USA heimischen Strauchs gewonnen und findet unter dem botanischen Namen *Hamamelis* auch in der Homöopathie Verwendung. Zwar wird dieses Mittel gegen Hämorrhoiden oft oral verabreicht, doch Apotheken bieten auch lokal wirkende *Hamamelis*-Präparate entweder allein oder in Kombination mit anderen pflanzlichen Hämorrhoiden-Arzneien an.

Wenn Sie das Pech haben, unter Hämorrhoiden mit Blutpfropfenbildung zu leiden, sollten Sie sich möglichst oft hinlegen – beim Stehen verschlimmert die Schwerkraft die Entzündung noch mehr. Heiße oder kalte Umschläge können die Schmerzen ein wenig lindern. Zur Erinnerung: Halten Sie den Bereich mit warmen Bädern sauber.

FRAGEN ZUR FESTSTELLUNG VON HÄMORRHOIDEN
Art der Symptome:
- Wie stark sind die Schmerzen, und wie würden Sie sie beschreiben? Sind die Hämorrhoiden weich?
- Kommt es im rektalen Bereich zu Jucken oder anderen Empfindungen (etwa Druck oder Pochen)?
- Wie stark ist die Blutung? Welche Farbe hat das Blut?

Begleitende Symptome:
- Kommt es zu Verstopfung oder Durchfall?
- Treten Rückenschmerzen auf?

Modalitäten:
- Zu welcher Tageszeit sind die Symptome schlimmer?
- Wie wirken sich warme oder kalte Umschläge, Bewegung (passiv oder aktiv) oder Stuhlgang aus?

Homöopathische Medikamente

Aesculus ist eines der häufigsten homöopathischen Mittel, das bei Hämorrhoiden angezeigt ist und das verabreicht werden kann, wenn Sie bei den unten erwähnten Symptomen kein besser geeignetes Medikament finden. Es ist auf jeden Fall richtig, wenn die Hämorrhoiden von Schmerzen im unteren Rücken und am Steißbein begleitet werden. Im Darm kann ein Gefühl auftreten, als stecke ein Splitter oder ein Stock darin. Auch Schwere oder Druck im Darm vermitteln das Gefühl, er wolle nach außen austreten. Bei geringer Blutung ist *Aesculus* eine gute Wahl.

Nux vomica ist sinnvoll bei Patienten mit einfachen Hämorrhoiden. Es kann zu stechenden Schmerzen, einem Gefühl der Einengung und ständigem Unbehagen im Analbereich kommen, übermäßige Empfindlichkeit ist jedoch nicht allzu häufig zu beobachten. Schmerz und Unbehagen sind im allgemeinen am frühen Morgen, bei Kälte und an der frischen Luft, beim Wegnehmen der Bettdecke und bei eng sitzender Kleidung, vor allem Unterhosen, am schlimmsten. Auch wenn es mal zu Blutungen kommen kann, ist *Nux* eines der besseren Mittel, wenn es nicht blutet (ein Merkmal, das es mit *Aesculus* teilt). Das Jucken kann störend sein, läßt sich aber wahrscheinlich mit kaltem Wasser lindern. Chronische Verstopfung verstärkt das Problem oft noch, und es kann ein Drang zu Stuhlgang bestehen, der jedoch ohne Ergebnis bleibt. *Nux* ist auch für die Patienten eine gute Wahl, die viel sitzen oder Abführmittel, Kaffee, Medikamente oder Drogen in zu großen Mengen zu sich nehmen.

Ist Jucken das vorherrschende Symptom, empfiehlt sich wahrscheinlich *Aloe*, gewonnen aus der Aloe-vera-Pflanze, als das richtige Mittel. Heftiges Brennen oder Wundsein ist möglich, ein Gefühl, als sei der Darm ausgekratzt worden. Kaltes Wasser bringt Linderung. Es kommt eher zu Durchfall als zu Verstopfung, und manche Leute, die *Aloe* brauchen, haben ein Gefühl von Darmschwäche, als könnten sie den Stuhl nicht halten, wenn sie Luft oder Urin ablassen. Typisch ist, daß die Symptome morgens schlimmer sind, und der Patient kann sogar aufwachen, weil er sich unwohl fühlt.

Belladonna ist an den ersten zwei Tagen einer akuten Entzündung um die Hämorrhoiden herum ideal, wenn es zu starker Rötung, Schwellung, starken Schmerzen und Empfindlichkeit kommt. Es können starke hellrote Blutungen auftreten.

Das entscheidende Symptom, das auf *Salzsäure* hinweist, ist eine hochgradige Empfindlichkeit. Mehr noch als bei *Belladonna* kann der Patient auch eine ganz leichte Berührung der entzündeten Hämorrhoiden kaum ertragen. Die Schmerzen werden durch Gehen oder Fahren noch deutlich verschlimmert, aber warmes Wasser bringt Linderung. Häufig kommt es zu Blutungen. Möglicherweise treten die Hämorrhoiden nur bei Stuhlgang oder beim Wasserlassen hervor, und beim Ablassen von Luft oder Harn ist unkontrollierter Stuhlgang möglich.

Pulsatilla kann das richtige Mittel sein, wenn kalte Umschläge das Unbehagen lindern und die allgemeinen Symptome auftreten, die in der Liste der homöopathischen Mittel genannt werden (kein Durst, launisch, weinerlich und ›Warmblüter‹ – d. h. der Patient ist wärmeempfindlich, oder die Beschwerden werden bei Hitze schlimmer, und er kommt mit weniger Kleidungsstücken aus). Ein klares Symptom bei Menschen, die *Pulsatilla* brauchen, ist die Neigung zu ganz unterschiedlichem Stuhlgang; in Farbe und Beschaffenheit gleicht kein Stuhl dem anderen. *Pulsatilla* ist ein gängiges Mittel bei Hämorrhoiden während der Pubertät oder Schwangerschaft.

Hamamelis sollte helfen, wenn aus den Hämorrhoiden große Mengen von dunklem, dickem Blut fließen. Obwohl sie oft wund oder sogar offen sind, reagieren die Hämorrhoiden nicht sonderlich empfindlich auf Berührung. Im Darm kann ein Pochen auftreten.

ZUSAMMENFASSUNG DER HEILMITTEL BEI HÄMORRHOIDEN

Verabreichung der Medizin: Täglich 2- bis 3mal bis zu 3 Tagen.
Ein anderes Medikament ausprobieren: Wenn sich nach dem dritten Tag keine Besserung eingestellt hat.

AESCULUS*
Charakteristika
- Schmerzen im unteren Rücken und am Steißbein

Bestätigende Symptome
- Gefühl im Darm, als steckten Splitter oder Stöckchen darin; oder Schweregefühl und Druck, als wolle der Darm hervortreten
- Wenig oder keine Blutung

NUX VOMICA
Charakteristika
- Relativ wenig Beschwerden; stechende Schmerzen, Gefühl der Enge oder unbestimmtes unangenehmes Gefühl

oder

- Allgemeine *Nux*-Symptome sind erkennbar (s. *Liste der homöopathischen Mittel*); oder die Probleme traten nach zu starkem Gebrauch von Abführmitteln, Kaffee, Medikamenten oder Drogen auf

Bestätigende Symptome
- Beschwerden am frühen Morgen, bei Kälte, an der frischen Luft, beim Wegnehmen der Bettdecke und bei eng sitzender Kleidung schlimmer
- Wenig oder keine Blutung
- Jucken; Linderung durch kaltes Wasser
- Chronische Verstopfung; typisch der Drang zu Stuhlgang, aber ohne Ergebnis

BELLADONNA
Charakteristika
- Frühe, akute Entzündung um die Hämorrhoiden, starke Rötung, Schwellung, Schmerzen und Empfindlichkeit

Bestätigende Symptome
- Hellrotes Blut

HAMAMELIS
Charakteristika
- Dunkles, dickes Blut

Bestätigende Symptome
- Obwohl wund und schmerzhaft, sind die Hämorrhoiden relativ unempfindlich
- Pochen im Darm

ALOE
Charakteristika
- Starkes Jucken

oder
- Brennende oder ziehende Schmerzen, als ob der Darm ausgeschabt wurde

Bestätigende Symptome
- Linderung durch kaltes Wasser
- Durchfall; Schwächegefühl im Darm, als ob Stuhl beim Luftablassen oder Wasserlassen abgeht
- Schmerzen morgens schlimmer; können den Patienten wecken

SALZSÄURE
Charakteristika
- Starke Empfindlichkeit; selbst leichte Berührung verursacht große Schmerzen

Bestätigende Symptome
- Schmerzen beim Gehen oder Fahren schlimmer; Linderung durch warmes Wasser
- Blutung
- Hämorrhoiden treten nur bei Stuhlgang oder beim Wasserlassen hervor
- Unkontrollierter Stuhlgang beim Ablassen von Luft und Urin

PULSATILLA
Charakteristika
- Linderung durch kalte Umschläge

oder
- Allgemeine *Pulsatilla*-Symptome liegen vor (s. *Liste der homöopathischen Mittel*)

Bestätigende Symptome
- Kein Stuhl gleicht dem anderen in Farbe und Beschaffenheit
- Hämorrhoiden während der Pubertät und der Schwangerschaft

Nicht allein zu Hause behandeln

Sofort für medizinische Behandlung sorgen:
- Bei starken Darmblutungen.

Gehen Sie bald zum Arzt:
- wenn die Darmblutung erneut einsetzt;
- wenn sich im Analbereich neue Knoten oder Schwellungen bilden.

Hepatitis

Hepatitis (Leberentzündung) wird meistens durch eine Virusinfektion verursacht. Die häufigsten Formen der Infektion sind Hepatitis A, im allgemeinen durch den Kot weitergegeben, und Hepatitis B, meistens durch Blut oder beim Geschlechtsverkehr übertragen. Hepatitis B ist gefährlicher, weil ein großer Prozentsatz der Erkrankten später chronische Leberentzündung bekommt, die sehr ernst zu nehmen ist. Auch andere Viren können Hepatitis und auch Drüsenfieber auslösen. Manchmal verursachen Gifte oder Drogen eine nicht ansteckende Hepatitis.

Zu den Symptomen gehören starke Müdigkeit, leichtes Fieber, Appetitlosigkeit und Übelkeit. Die Leber kann schwer, schmerzhaft und empfindlich sein. Manchmal kommt es bei Hepatitis gleichzeitig zu Gelbsucht, das muß aber nicht immer der Fall sein. Der Stuhl kann hell, der Urin sehr dunkel sein.

Allgemeine Behandlung zu Hause
Hepatitis ist eine ernstzunehmende Erkrankung. Ein Arzt muß die Diagnose stellen und die Behandlung übernehmen.

Wenn Sie Hepatitis haben, gönnen Sie sich sehr viel Ruhe, nehmen Sie eine ausgewogene Kost mit nicht allzu vielen Proteinen und wenig Fett zu sich. Versuchen Sie, gut zu essen, auch wenn Sie keinen Hunger haben. Vermeiden Sie scharfe Gewürze, Öl, Kaffee und Drogen. Auf Alkohol sollten Sie auf jeden Fall ganz verzichten.

FRAGEN ZUR FESTSTELLUNG VON HEPATITIS
Art der Symptome:
- Wie würden Sie die Leberbeschwerden beschreiben: Übelkeit oder stechende Schmerzen?
- Strahlen die Beschwerden oder Schmerzen in irgendeine Richtung ab? Wohin genau?

Begleitende Symptome:
- Ist der Mund betroffen – kommt es zu schlechtem Atem oder Geschmack, zu einer geschwollenen oder belegten Zunge oder verstärktem Speichelfluß?

- Wie ist die Verdauung betroffen: Kommt es zu Blähungen, Völlegefühl, Durchfall oder Verstopfung?

Modalitäten:
- Wie wirken sich Essen, Bewegung, Stöße, Atmen oder das Liegen auf der rechten Seite auf die Beschwerden aus?
- Reagiert der Leberbereich empfindlich auf Berührung oder Druck?

Homöopathische Medikamente
Eine homöopathische Behandlung konnte schon häufig die Krankheitsdauer verkürzen und dem Patienten wieder auf die Beine helfen. In vielen Fällen haben wir eine bemerkenswerte Besserung festgestellt. Am besten ist es, wenn ein Arzt mit homöopathischer Erfahrung die Behandlung durchführt. Ob Sie nun für sich oder ein Familienmitglied zu Hause zu homöopathischen Mitteln greifen oder nicht, eine Leberentzündung gehört in jedem Fall in ärztliche Behandlung.

Wählen Sie das Mittel aus, das die Symptome am besten abzudecken scheint, und verabreichen Sie es in drei bis sechs Dosierungen nur alle zwölf Stunden. Hören Sie auf jeden Fall damit auf, wenn Sie eine Veränderung bei den Beschwerden feststellen, sei es in der Art oder in der Intensität. Wenn innerhalb von drei oder vier Tagen keine Änderung eintritt, versuchen Sie ein anderes Mittel, das die Symptome abdeckt.

Im frühesten Stadium einer akuten Lebererkrankung ist manchmal *Aconitum* notwendig, wenn die allgemeinen Symptome des Mittels erkennbar sind – hohes Fieber, Stöhnen und Klagen, Unruhe und Ängste. Im Bereich der Leber kann ein stechender Schmerz auftreten.

Belladonna kann auch im Frühstadium angezeigt sein, wenn die allgemeinen Symptome des Medikaments vorhanden sind. Die Leberschmerzen kommen und gehen plötzlich; Atmen, Erschütterungen und das Liegen auf der rechten Seite verschlimmern sie.

Bei Hepatitis mit Schmerzen, die sich von der Leber aus über den Rücken bis unter das rechte Schulterblatt erstrecken, ist oft *Chelidonium* angezeigt. Die Schmerzen sind stechend, und Essen kann Linderung bringen. Die Schmerzen können von der Leber aus in alle Richtungen ausstrahlen, nicht nur auf den Rücken. Es kommt zu Durchfall mit grauem oder gelbem Stuhl. Der Patient friert und hat einen schweren Kopf, es kann zu Fieber kommen, dazu zu Gelbsucht sowie einem bitteren Geschmack im Mund. Die Zunge kann gelb belegt sein, und es kann ein Heißhunger auf Milch vorhanden sein.

Lycopodium ist ein wichtiges Medikament bei Hepatitis. Die Schmerzen können bis in den Rücken reichen (wie bei *Chelidonium*), aber sie sind nicht stechend. Wahrscheinlich kommt es beim Essen nach nur wenigen Bissen schon zu dem Gefühl, übersättigt zu sein. Blähungen und ein Unwohlsein im Leib treten sofort nach dem Essen auf, und im Oberbauch rumpelt es. Der Leberbereich kann auf Berührung empfindlich reagieren und weh tun, wenn man darauf liegt. Der Leib kann ganz generell empfindlich auf den Druck von Kleidungsstücken reagieren.

Der *Mercurius*-Hepatitis-Patient leidet unter großen Beschwerden im oberen Verdauungstrakt. Die Zunge kann einen schmutziggelben Belag haben, vermutlich ist sie geschwollen, und der Abdruck der Zähne zeichnet sich ab. Das Zahnfleisch schwillt, es wird empfindlich und blutet leicht. Die Leber ist geschwollen und empfindlich, und das Liegen auf der rechten Seite ist schmerzhaft. Der Stuhl kann hellgrau oder gelblich-grün sein. Haut und Augen sind oft gelb. Es kann zu starkem, feuchtkaltem Schweiß kommen. Typisch ist eine allgemeine Empfindlichkeit gegenüber Hitze und Kälte.

Nux vomica kann auch bei Hepatitis helfen, vor allem wenn der Patient viel Alkohol trinkt oder Drogen nimmt. Zu den Begleiterscheinungen können alle die gehören, die in diesem Kapitel bereits beschrieben wurden. Die Leber kann geschwollen und empfindlich gegenüber Berührung sein. Nach geistiger Arbeit ist der Schmerz manchmal schlimmer.

Chinarinde ist angezeigt, wenn die Leber deutlich empfindlich auf Druck und Berührung reagiert. Der Patient friert und ist gegenüber frischer Luft empfindlich. Wie der *Nux*- oder *Lycopodium*-Patient kann der Kranke ein Gefühl von Schwere oder Fülle im Magen und Bauch haben, besonders nach dem Essen. Er kann häufig aufstoßen, aber das schafft keine Erleichterung. Er stößt nach den verzehrten Nahrungsmitteln auf oder hat einen bitteren Geschmack im Mund. Es kann sein, daß er eine Gier auf kalte Getränke, Süßigkeiten oder Kaffee hat.

ZUSAMMENFASSUNG DER HEILMITTEL BEI HEPATITIS

Verabreichen der Medizin: Alle 6 bis 12 Stunden bis zu 6 Dosierungen; aufhören, sobald in der Art oder Intensität der Symptome tatsächlich eine Veränderung festzustellen ist.

Ein anderes Medikament ausprobieren: Wenn innerhalb von 3 oder 4 Tagen keine Veränderung eingetreten ist; eher, wenn die Beschwerden schlimmer werden.

ACONITUM
Charakteristika
- Im frühsten Stadium der Lebererkrankung, wenn auch die allgemeinen Symptome des Medikaments vorliegen (hohes Fieber, Stöhnen, Unruhe und Angstzustände)

Bestätigende Symptome
- Stechende Schmerzen im Leberbereich

BELLADONNA
Charakteristika
- Frühstadium von Hepatitis, wenn auch die allgemeinen *Belladonna*-Symptome vorliegen (s. Kapitel 3 über Fieber)

Bestätigende Symptome
- Leberschmerzen kommen und gehen plötzlich
- Schmerzen schlimmer durch Atmen, ruckartige Bewegungen, Liegen auf der rechten Seite

CHELIDONIUM*
Charakteristika
- Schmerz breitet sich von der Leber auf den Rücken und den unteren Rand des rechten Schulterblatts aus (oder strahlt von der Leber in alle Richtungen aus)

Bestätigende Symptome
- Entzündliche oder stechende Schmerzen; Linderung durch Essen
- Durchfall mit grauem oder gelbem Stuhl
- Patient hat einen schweren Kopf und fröstelt
- Bitterer Geschmack im Mund

- Gelber Belag auf der Zunge
- Heftiger Durst auf Milch

MERCURIUS
Charakteristika
- Einige der folgenden typischen *Mercurius*-Symptome:
  - Zunge geschwollen, Zahnabdruck bleibt, schmutzig gelber Belag
  - schlechter Atem
  - Zahnfleisch geschwollen und schwach; blutet schnell
  - Leber geschwollen und empfindlich; Liegen auf der rechten Seite schmerzhaft
  - Stuhl hellgrau oder gelblich grün
  - feuchter Schweiß
  - hitze- und kälteempfindlich

LYCOPODIUM
Charakteristika
- Schmerz strahlt von der Leber auf den Rücken aus; deutlich dumpfer als bei *Chelidonium*

oder

- Die typischen allgemeinen Symptome von *Lycopodium* liegen vor (s. *Liste der homöopathischen Mittel*)

Bestätigende Symptome
- Leberbereich empfindlich bei Berührung, schmerzt, wenn der Patient darauf liegt; Bauch empfindlich gegen Druck durch Kleidung
- Völlegefühl schon nach wenigen Happen
- Blähungen, Luft und Bauchbeschwerden nach dem Essen; Knurren im Oberbauch

NUX VOMICA
Charakteristika
- Hepatitis bei Patienten, die Alkohol und andere Drogen mißbrauchen, vor allem, wenn die allgemeinen *Nux*-Symptome vorliegen (s. *Liste der homöopathischem Mittel*)

Bestätigende Symptome
- Leber geschwollen und empfindlich
- Leberbeschwerden nach geistiger Arbeit schlimmer
- Andere Verdauungssymptome von *Nux* (s. Abschnitt Verdauungsbeschwerden in diesem Kapitel)

CHINA
Charakteristika
- Leber ist sehr empfindlich gegen Druck und Berührung

Bestätigende Symptome
- Gefühl der Schwere oder Fülle im Bauch, besonders nach dem Essen
- Häufiges Aufstoßen, das jedoch keine Linderung bringt
- Heftiger Wunsch nach kalten Getränken, Süßigkeiten oder Kaffee

Nicht allein zu Hause behandeln

Noch am selben Tag für ärztliche Behandlung sorgen:
- wenn Haut oder Augen gelb werden, wenn der Urin sehr dunkel ist oder wenn der Stuhl grau oder weißlich ist.

Gehen Sie zum Arzt:
- wenn Sie glauben, mit Hepatitis in Kontakt gekommen zu sein;
- wenn Sie ungewöhnliche, unerklärliche Erschöpfung oder Unbehagen rechts oben im Leib spüren und wenn das länger als ein paar Tage dauert.

Wenn der Schmerz oben rechts im Leib stark ist, lesen Sie auch ›Nicht allein zu Hause behandeln‹ unter dem Abschnitt Leibschmerzen.

Reisekrankheit

Den meisten Menschen ist im Auto oder auf dem Schiff schon einmal schlecht geworden, und wir wissen, wie unangenehm das ist. Wenn Sie häufig unter Reisekrankheit leiden, probieren Sie zur Vorbeugung oder Behandlung eines der folgenden Mittel.

Bei starker Übelkeit verabreichen Sie bis zu dreimal alle zwanzig oder dreißig Minuten eine Dosis. Wenn das Mittel zu helfen scheint, geben Sie es danach nur noch, wenn die Beschwerden wieder stärker werden. Tritt innerhalb von fünfzehn Minuten nach der dritten Dosis keine Linderung ein, probieren Sie ein anderes Medikament aus.

Cocculus (Kockelskörner) kommt in Frage bei starker Übelkeit, Erbrechen und Schwindel. Übelkeit und Schwindel zwingen den Reisenden dazu, sich hinzulegen; wenn er aufsteht, werden die Beschwerden genauso schlimmer wie bei Lärm. Der Anblick oder Geruch von Essen oder auch nur der Gedanke daran führt zu neuen Anfällen von schwerer Übelkeit. Die Beschwerden sind auch schlimmer, wenn der Hals trocken ist oder der Patient friert.

Der *Petroleum*-Patient spürt Schwindel und Übelkeit, wenn er im Auto oder auf dem Schiff ist. Er wird schwach und blaß, kalter Schweiß bricht aus. Es kann zu Rücken- oder Kopfschmerzen kommen, oder da ist ein leeres, fast schmerzhaftes Gefühl im Magen, das durch Essen gelindert werden kann. Die Speichelproduktion ist ungewöhnlich stark.

Zu den *Tabacum*-Symptomen gehört eine ungewöhnliche Übelkeit, die vermutlich noch schlimmer als bei den bisher genannten Medikamenten ist. Der Patient ist blaß, sein Körper ist in kaltem Schweiß gebadet. Er leidet unter heftigem Erbrechen; bei jeder Bewegung kommt es zu erneutem Würgen. Seine Beschwerden sind besonders schlimm bei Wärme, besser an der frischen Luft und wenn er die Augen geschlossen hält oder sich in ruhiger, dunkler Umgebung aufhält.

Die erwähnten Medikamente sind weniger gängig und vielleicht schwer erhältlich. *Nux vomica* wird häufig eingesetzt, es kommt bei vielen Beschwerden der Reisekrankheit auch in Frage, nämlich wenn ständige Übelkeit, stechende Kopfschmerzen und Ohrensausen auftreten. Mehr Informationen über *Nux* finden Sie weiter vorn in diesem Kapitel und in der Liste der homöopathischen Mittel.

9
Gesundheitsprobleme bei Frauen

Die Homöopathie bietet einen Weg der medizinischen Behandlung an, der andere Formen der Selbstbehandlung von speziellen Frauenbeschwerden ergänzt. Selbstbehandlung mit homöopathischen Mitteln kann bei einigen einfachen Frauenproblemen sehr wirkungsvoll sein, und in diesem Kapitel betrachten wir häufig auftretende Erkrankungen: Scheidenentzündung, Menstruationskrämpfe und Blasenkatarrh. Bei vielen anderen gynäkologischen Beschwerden kann den Frauen auch mit Homöopathie geholfen werden, aber bei unregelmäßiger Periode, ungewöhnlichen Monatsblutungen, Zysten an den Eierstöcken, Fasergeschwulsten, Brustbeschwerden, sexuellen Schwierigkeiten usw. sollte die Behandlung in den Händen eines Arztes liegen.

Der Homöopath sieht in den Beschwerden der Fortpflanzungsorgane einen der wichtigsten Hinweise auf das allgemeine Wohlbefinden der Frau. Der Gesundheitszustand der Fortpflanzungsorgane spiegelt direkt die empfindliche Balance und die dynamische Wechselwirkung zwischen zwei der zentralsten Regulationsmechanismen des Körpers wider: Es geht um die Hormone und das Nervensystem.

Die herkömmliche Medizin behandelt Frauenbeschwerden mit Medikamenten und mit Chirurgie. Beides mildert zwar die Beschwerden, aber die dahinterliegende Disharmonie wird nicht behoben. Selbst die Hormonbehandlungen, wie Gynäkologen sie üblicherweise einsetzen (die Pille, Östrogene, synthetische männliche Hormone), wirken nur so lange, wie die Hormone genommen werden, und sie korrigieren den Hormonhaushalt nur vorübergehend. Sie helfen dem Körper nicht, die Fähigkeit wiederzugewinnen, einen gesunden Hormonausgleich selbst zu regulieren.

Homöopathen hüten sich natürlich vor jeder Behandlung, bei der Symptome einfach überdeckt werden, ohne daß die Gesundheit wiederhergestellt wird. Wenn die Symptome nicht mehr klar erkennbar sind, sind wertvolle Informationen über die Art der inneren Störung der Frau auch nicht mehr verfügbar. Noch wichtiger: Das Medikament im System sorgt für eine Veränderung der körpereigenen chemischen Abläufe, und die muß der Körper ausgleichen. So wird das Ungleichgewicht durch die Behandlung vermutlich noch weiter kompliziert. Herkömmliche Behandlungsmethoden sind bei manchen Frauenleiden, besonders bei Krebs, sicherlich manchmal notwendig. Aber wir glauben, daß es besser ist, eine homöopathische Behandlung vorzuziehen, wann immer das möglich ist, um eine wirkliche Heilung zu erreichen, bevor man zu unterdrückenden Mitteln Zuflucht nimmt.

Scheidenentzündungen

Die Scheide ist mit einer Schleimhaut ausgekleidet, die der Mundschleimhaut ähnlich ist. Absonderungen aus den Zellen der Membrane halten sie feucht. Die Flüssigkeitsmenge, die diese Zellen abgeben, richtet sich nach dem Zeitpunkt im Monatszyklus und nach dem Grad der sexuellen Erregung. Auch der Gebärmutterhals sondert Flüssigkeiten ab, die in Menge und Art ebenso unterschiedlich sind – je nach Zeitpunkt im Monatszyklus. Auf diese Weise ist in der Vagina mal mehr, mal weniger Flüssigkeit. Zu bestimmten Zeiten kann die Flüssigkeitsmenge groß genug sein, daß sie als Ausfluß feststellbar ist, selbst wenn keine Infektion oder andere Probleme vorliegen.

Bei der Vaginalentzündung kommt es zu ungewöhnlich viel Ausfluß. Farbe, Beschaffenheit oder Geruch ändern sich: Außerdem kommt es zu Jucken und Wundsein. Manchmal treten auch nur die beiden letzten Symptome ohne nennenswerten Ausfluß auf.

Vor den Wechseljahren sind Infektionen der häufigste Grund für Scheidenentzündungen. Wie im Mund und auf der Haut befinden sich in der Vagina normalerweise viele unterschiedliche Mikroorganismen, die Infektionen verhindern sollen. Diese ›guten‹ Organismen kontrollieren ansteckende Keime, indem sie sich mit ihnen um die Nahrung streiten, eine chemische Umgebung schaffen, die deren Wachstum verhindert, und indem sie für eine Schutzbarriere sorgen. Die Vaginalschleimhaut verfügt über eine Reihe von Immunkräften, die Infektionen abwehren. Nach den Wechseljahren (oder wenn die Eierstöcke entfernt wurden) bekommen Frauen häufiger Scheidenentzündungen, weil weniger Hormone produziert werden, die für das Gewebe der Vagina wichtig sind.

Scheidenentzündungen entstehen, wenn diese normalen Schutzmechanismen unterbrochen sind, etwa durch physiologisches Ungleichgewicht, Reibung (bei heftigem Geschlechtsverkehr), Drogen und Medikamente, die die guten Organismen abtöten oder das Gleichgewicht der Hormone stören, oder durch chemische Reizstoffe. Selbst einengende Kleidung und Unterwäsche aus synthetischem Material können zu Veränderungen im Vaginalbereich führen und die Entzündungen fördern.

Es gibt verschiedene Arten der Scheidenentzündung. Pilzinfektionen werden von denselben Organismen (*Candida albicans*) verursacht, die auch für Ausschlag auf der Haut oder im Mund verantwortlich sind. Diese Organismen sind eigentlich ganz normale Bewohner des menschlichen Körpers und leben im allgemeinen in bester Harmonie mit anderen Mikroben in der Vagina. Aber wenn es zu einem Ungleichgewicht kommt, dringen diese Pilze in die Schleimhaut der Vagina ein und vermehren sich schnell. Dann kommt es zu den typischen Symptomen: dicker, weißlicher Ausfluß, oft begleitet von Jucken, Rötung und Wundsein der äußeren Genitalien.

Bakterielle Infektionen kommen auch häufig vor. Die Art von Bakterien, die bei Scheidenentzündungen oft auftauchen, haben verschiedene Namen, der häufigste Erreger ist *Gardnerella*. Auch andere Bakterien führen zu Scheidenentzündungen.

Die dritte häufige Art der Entzündung wird durch das *Trichomonas vaginalis* hervorgerufen, eine amöbenähnliche Mikrobe. Bei dieser Infektion kommt es häufig zu gelblichem oder grünlichem, manchmal schaumigem Ausfluß. Oft ist auch der Gebärmutterhals von der Infektion betroffen und ist empfindlich und rot.

Es gibt auch schwerere Infektionen der weiblichen Fortpflanzungsorgane. Sie kommen zwar nicht ganz so oft vor wie die genannten Scheidenentzündungen, sind aber auch keineswegs selten. Wenn Bakterien wie Gonokokken und andere den Gebärmutterhals, die Gebärmutter oder die Eileiter infizieren, kann es sein, daß gar keine Symptome erkennbar sind. Es kann aber auch zu Beschwerden wie Ausfluß, Entzündung und Schmerzen in den inneren Organen, zu schweren Infektionen mit Eiterbildung, zu einer allgemeinen Erkrankung usw. kommen. Wenn sie nicht behandelt werden, können diese Infektionen zu Unfruchtbarkeit führen, weil sich an den Eileitern Narben bilden.

Zur Rötung der Vagina und zu Ausfluß kann es auch kommen, ohne daß eine Infektion vorliegt, oder die Infektion spielt nur eine untergeordnete Rolle bei den Beschwerden. Verschiedene Arten von Reizungen lösen im Körper lokale Abwehrkräfte aus, die das Gewebe schützen sollen. Die Schleimhaut der Vagina schwillt an und rötet sich, wenn ihr zusätzlich Blut zugeführt wird, und die Flüssigkeitsmenge wird gesteigert, um Reizstoffe wegzuspülen. Es kann zur Infektion kommen, wenn bei einer Reizung Keime ins Gewebe eindringen. Aber Unwohlsein und Ausfluß bedeuten nicht unbedingt gleich, daß eine Infektion vorliegt.

Diese Art von nicht ansteckender Scheidenentzündung kann durch mechanische und chemische Reize ausgelöst werden, beispielsweise durch heftigen Geschlechtsverkehr, Hygieneartikel, Tampons oder Fremdkörper in der Vagina.

Allgemeine Behandlung zu Hause
Wenn Sie das Frühstadium einer leichten Scheidenentzündung feststellen, können Sie natürlich mit einer Behandlung zu Hause beginnen. Sie brauchen nicht einmal die genaue Ursache für die Beschwerden zu kennen, solange Sie die Hinweise unter ›Nicht allein zu Hause behandeln‹ beachten. Selbst wenn Sie schließlich doch zum Arzt gehen und von ihm behandelt werden, können viele dieser Hinweise zur Selbstbehandlung ihre Gültigkeit behalten.

Überlegen Sie als erstes, was für die Entzündung verantwortlich sein könnte. Sind Sie sicher, daß Sie kein Tampon vergessen haben? Wenn Sie seit kurzem ein Verhütungsmittel (Schaum) oder ein Scheiden-Deodorant benutzen, versuchen Sie es einmal mit einer anderen Marke, oder lassen Sie die Mittel für eine Weile ganz weg, um zu prüfen, ob die Reizung dann beseitigt ist.

Tragen Sie keine Unterwäsche aus synthetischem Material, denn es ist nicht luftdurchlässig genug. Achten Sie auf lockere Kleidung.

Viel Ruhe, wenig Streß und gute Ernährung spielen oft eine Rolle dabei, wie schnell und gründlich Frauen eine Scheidenentzündung überwinden. Die richtige Ernährung ist für viele Frauen sehr wichtig;

ausgeglichene Kost und das Vermeiden von Süßigkeiten helfen zur Vorbeugung gegen Scheideninfektionen.

Eine besonders wirksame Maßnahme zur Heilung einer Scheidenentzündung ist eine Essigdusche. Zwei Eßlöffel Essig werden in einen Liter warmes Wasser gegeben. Wenden Sie die Dusche zunächst zweimal täglich an, dann nur noch einmal, wenn die Beschwerden nachlassen. Die gesunde Scheide ist leicht sauer, und wenn man mit Essig den Säuregrad erhöht, wird das Wachstum der normalen Mikroorganismen angeregt, die die Schleimhaut schützen und die Ausbreitung von Bakterien verhindern. Hefepilze mögen zwar eine saurere Umgebung, aber Essig hat die besondere Eigenschaft, ihr Wachstum zu behindern. Wie jede Dusche reinigt die Essigdusche die Scheide von einem Übermaß an ansteckenden Organismen.

Manche Frauen haben auch festgestellt, daß ihnen Knoblauch bei Scheideninfektionen hilft. Sie können Knoblauch als Scheidenzäpfchen anwenden. Entfernen Sie die äußere Schale einer Knoblauchzehe, lassen Sie aber das letzte dünne Häutchen dran. Führen Sie die Zehe ein, und lassen Sie sie etwa zwölf Stunden in der Scheide. Sie können auch eine zerstoßene Knoblauchzehe in Essig legen; lassen Sie das Ganze ziehen, sieben Sie es durch, damit die Knoblauchstückchen entfernt werden, und dann duschen Sie die Scheide mit dieser Flüssigkeit.

Trichomonaden-Infektionen sind bemerkenswert resistent gegen Selbstbehandlung.

Medikamentöse Behandlung bei den üblichen Scheidenentzündungen richtet sich danach, was die Infektion verursacht hat. Es können Zäpfchen, Salben, Tropfen und Tabletten verordnet werden.

Flagyl kann bei bakteriellen Infektionen durch *Trichomonas* oder *Gardnerella* oral verabreicht werden. Im allgemeinen werden Tetrazyklin-Medikamente zur Behandlung von *Chlamydien*-Infektionen eingesetzt.

FRAGEN ZUR FESTSTELLUNG VON SCHEIDENENTZÜNDUNG

Art der Symptome:
- Wie sind Farbe und Beschaffenheit des Scheidenausflusses?
- Ist das Gewebe gereizt, rot oder geschwollen?

- Treten starkes Jucken oder ein strenger Geruch auf?
- Ist die Frau schwanger?

Modalitäten:
- Zu welcher Tageszeit ist der Ausfluß am stärksten?
- Wie wirken sich Gehen und Liegen auf den Ausfluß aus?
- Wann ist der Ausfluß mit Blick auf den Menstruationszyklus am schlimmsten (kurz vorher, kurz danach oder zwischen zwei Perioden)?

Weitere Symptome:
- Treten im Beckenbereich Schmerzen oder Beschwerden auf? Oder im Rücken?

Homöopathische Medikamente
Häusliche Behandlung mit homöopathischen Medikamenten ist angezeigt, wenn Sie sonst keine größeren gesundheitlichen Probleme haben und wenn Ihre Beschwerden immer wieder auftreten. Beim Gebrauch homöopathischer Mittel gegen die Scheideninfektion sehen Sie sich die Symptome sehr genau an, bevor Sie sich für eine Dusche oder eine andere Behandlung entscheiden, denn die Wahl des richtigen Mittels hängt von den Beschwerden ab.

Pulsatilla ist sinnvoll bei Ausfluß, der milchig oder cremig ist. Auch bei gelbem Ausfluß kommt *Pulsatilla* in Frage, wenn auch die allgemeinen Symptome zutreffen. Der Ausfluß kann mild oder ätzend sein. Dieses Medikament ist für Frauen geeignet, die während der Schwangerschaft eine Scheidenentzündung bekommen (wie auch *Kreosotum* und *Sepia*), und für Mädchen in der Pubertät *(Calcarea, Sepia)*. Im Liegen kann es zu verstärktem Ausfluß kommen.

Calcarea carbonica ist bei dickem, weißem oder gelbem Ausfluß angezeigt. Der Ausfluß verursacht wahrscheinlich starkes Jucken an den Genitalien. Er kann in gelegentlichen Schüben austreten *(Graphites, Sepia)*. Dieses Medikament kann auch bei jungen Mädchen mit Scheidenentzündung angezeigt sein. Im allgemeinen wird die Entscheidung für dieses Mittel durch generelle Symptome noch bestärkt.

Graphites ist bei dünnem, weißem, brennendem Ausfluß angezeigt, der in großen, regelmäßigen Schüben austritt. Schwäche im Rücken und Spannungen im Bauch können die Scheidenentzündung begleiten. Beim Gehen kann sich der Ausfluß verstärken, ebenso kann er morgens schlimmer sein *(Sepia, Kreosotum)*.

Das deutlichste Merkmal bei *Sepia* ist ein gelblicher oder grünlicher Ausfluß, aber *Sepia* kann eigentlich von Frauen mit jeder Art von Ausfluß genommen werden. Übler Geruch ist bei *Sepia*-Fällen typisch. Die Beschwerden werden im allgemeinen kurz vor dem Einsetzen der Periode schlimmer oder genau in der Mitte der Zeit. Wie bei *Graphites* ist der *Sepia*-Ausfluß am Morgen und beim Gehen vermutlich stärker. Gefühle von unangenehmem Druck oder Gewichten im Leib und in den Organen kommen häufig bei *Sepia*-Frauen vor. Wenn keine anderen Symptome auf ein anderes Medikament hinweisen, geben Sie als erstes *Sepia*, wenn Sie ein Kind mit Scheidenentzündung behandeln.

Kreosotum sollte als erstes in Betracht gezogen werden, wenn der Ausfluß Reizungen und Wundsein in der Vagina und den äußeren Genitalien verursacht, obwohl auch andere Mittel bei diesen Beschwerden in Frage kommen. Das Gewebe ist wund, es schmerzt, brennt und juckt, und es wird im Verlauf der Entzündung ziemlich rot und geschwollen. *Kreosotum*-Ausfluß riecht im allgemeinen faulig, was sich beim Stehen und am Morgen verstärkt.

Ein weiteres wichtiges Mittel, das angezeigt ist, wenn der Ausfluß scharf, brennend und übelriechend ist, ist *Salpetersäure*. Hier ist der Ausfluß grünlich – ein heller oder durchsichtiger Schleim, der Fäden zieht. Typisch ist die Verschlimmerung nach der Periode.

Borax ist angezeigt, wenn der Ausfluß klar und dick wie Eiweiß oder dick und weiß (manchmal einer weißen Paste ähnlich) ist. Der Ausfluß kann die Genitalien reizen, das muß aber nicht unbedingt sein. Ein Wärmegefühl, als ob warmes Wasser über die Organe fließt, kann Begleiterscheinung sein. Manchmal ist der Ausfluß genau zwischen zwei Monatsblutungen am schlimmsten *(Calcarea, Kreosotum, Sepia)*. Zu den allgemeinen Symptomen gehören hier Angst vor Bewegungen nach unten und eine deutliche Empfindlichkeit gegenüber plötzlichen Geräuschen; aber diese Symptome müssen nicht in jedem Fall auftreten.

ZUSAMMENFASSUNG DER HEILMITTEL BEI SCHEIDENENTZÜNDUNG

Verabreichung der Medizin: Täglich 1- bis 3mal, je nach Schwere der Symptome bis zu 3 Tagen. Aufhören, sobald die Beschwerden sich zu bessern oder entscheidend zu verändern scheinen.

Ein anderes Mittel ausprobieren: Wenn das erste nicht hilft, 2 oder 3 Tage ohne Medikament verstreichen lassen, bevor Sie zu einem anderen übergehen.

KRESOTUM*
Charakteristika
- Starke Reizung und Rötung der Vagina und äußeren Genitalien; Gewebe ist wund, schmerzt, brennt und/oder juckt, es ist rot und geschwollen
- Schlechter Geruch

Bestätigende Symptome
- Morgens und im Stehen verstärkter Ausfluß; läßt im Sitzen und Liegen deutlich nach
- Periodischer Ausfluß

SEPIA
Charakteristika
- Gelblicher oder grünlicher Ausfluß
- Schlechter Geruch
- Bei der Behandlung eines Kindes mit Scheidenentzündung, wenn die Symptome nicht eindeutig auf ein anderes Mittel hinweisen

Bestätigende Symptome
- Ausfluß schlimmer kurz vor der Menstruation oder zwischen zwei Perioden
- Ausfluß morgens und beim Gehen stärker
- Unangenehmes Gefühl von Druck und Schwere (Preßschmerz) in den Beckenorganen und im Unterbauch

CALCAREA CARBONICA
Charakteristika
- Dicker, weißer oder gelber Ausfluß
- Starkes Jucken in den Genitalien (kann nach dem Wasserlassen schlimmer sein)
- Frauen mit allgemeinen *Calcarea*-Symptomen (s. *Liste der homöopathischen Mittel*)

Bestätigende Symptome
- Ausfluß tritt in einem Strahl aus
- Scheidenentzündung bei jungen Mädchen

GRAPHITES
Charakteristika
- Dünner, weißer, brennender Ausfluß
- Ausfluß tritt in einem dicken Strahl aus

Bestätigende Symptome
- Verstärkter Ausfluß beim Gehen
- Ausfluß morgens am schlimmsten
- Schwäche im Rücken oder Spannung im Bauch

BORAX
Charakteristika
- Ausfluß dick und klar wie Eiweiß oder dick und weiß wie flüssige Stärke oder weiße Paste

Bestätigende Symptome
- Wärmegefühl, beispielsweise als ob warmes Wasser über die Genitalien läuft
- Ausfluß zwischen zwei Perioden am schlimmsten
- Angst vor Bewegungen nach unten
- Deutliche Empfindlichkeit gegenüber plötzlich auftretenden Geräuschen

SALPETERSÄURE
Charakteristika
- Ausfluß ist grünlich, bräunlich, hellbraun oder besteht aus durchsichtigem, faserigem Schleim
- Ausfluß ist sauer, reizt die Haut und riecht schlecht

Bestätigende Symptome
- Ausfluß nach der Menstruation stärker

PULSATILLA
Charakteristika
- Weißer Ausfluß wie Milch oder Sahne

oder
- Jede Art von Ausfluß, wenn die typischen Allgemeinsymptome dieses Mittels deutlich erkennbar sind: weinerlich, Neigung zum Klammern, Sehnsucht nach Zuwendung; Stimmungsschwankungen; kein Durst; in warmen Räumen schlimmer

Bestätigende Symptome
- Ausfluß stärker beim Hinlegen
- Scheidenentzündung während der Schwangerschaft
- Scheidenentzündung bei jungen Mädchen

Nicht allein zu Hause behandeln

Lesen Sie dazu die Informationen am Ende des folgenden Abschnitts.

Krämpfe während der Menstruation und das Spannungssyndrom

Viele Frauen haben im Zusammenhang mit der Menstruation Beschwerden der einen oder anderen Art. Regelmäßig wiederkehrende Symptome wie Krämpfe in der Gebärmutter, Schmerzen in Rücken und Beinen, Übelkeit oder Durchfall, Blähungen, Anschwellen oder Empfindlichkeit der Brüste, Reizbarkeit und Depressionen, Erschöpfung und Lustlosigkeit, Benommenheit, Ausschlag oder Pickel und Kopfschmerzen können vor, während oder nach der Periode auftreten, und dabei gibt es im allgemeinen bei jeder Frau einen für sie ganz typischen Verlauf.

Es gibt viele mögliche Ursachen für Menstruationsbeschwerden. An der Regulierung des Monatszyklus sind umfassende physiologische Funktionen in einem komplizierten Gleichgewicht zueinander beteiligt. Es gibt im Verlauf des Monatszyklus viele Veränderungen im Hormonhaushalt, Blutfluß, in den Funktionen des Nervensystems usw. Jedes Ungleichgewicht kann zu Unregelmäßigkeiten in der Menstruation führen.

Nicht gelöste emotionale Konflikte können manche Frauen anfällig für Menstruationsbeschwerden machen, im akuten Fall oder bei chronischem Zustand. Bei anderen Frauen wiederum können Veränderungen an den Fortpflanzungsorganen (etwa Wucherungen an der Gebärmutter) die Menstruation schmerzhaft machen.

Man hat bestimmten Substanzen im Körper, den Prostaglandinen, oft die Schuld an Menstruationsbeschwerden gegeben, doch aus homöopathischer Sicht ist die Prostaglandin-Störung in Wahrheit ein *Symptom*, das auf ein tiefersitzendes Ungleichgewicht hinweist.

Allgemeine Behandlung zu Hause

Streßabbau kann dazu beitragen, Menstruationsbeschwerden zu verhindern. Wenn Krämpfe oder andere Beschwerden aber erst einmal eingesetzt haben, sollten Sie sich Ruhe gönnen und sich soweit wie möglich entspannen. Wärme kann etwas Linderung bringen, bei vielen Frauen hilft auch Gymnastik bei Menstruationskrämpfen. Auch eine richtige, ausgewogene Ernährung kann die Probleme verkleinern. Zusätzlich gilt bei manchen Frauen, daß Einschränkungen bei der Ernährung (etwa weniger Salz und Milchprodukte) die Beschwerden und Krämpfe vor der Menstruation verringern. Es kann auch helfen, wenn Sie *Calcium* oder *Magnesium* einnehmen. Die Dosis hängt von den individuellen Beschwerden ab.

FRAGEN ZU FESTSTELLUNG VON MENSTRUATIONSKRÄMPFEN

Art der Symptome:
- Wie würden Sie die Schmerzen beschreiben?
- Wo sitzen die Schmerzen? Wandern sie oder strahlen sie aus?
- Ist im Becken oder im Unterbauch ein Gefühl der Schwere oder von Druck zu spüren?

Modalitäten:
- Wann ist, mit Blick auf den Menstruationszyklus, der Schmerz schlimmer (vor oder während der Periode)? Wird der Schmerz beim Einsetzen der Monatsblutung gelindert?
- Wie wirken sich Bewegung, Stöße, Bücken oder Gehen auf den Schmerz aus?
- Welchen Einfluß haben Wärme, Kälte oder warme Räume auf den Schmerz?
- Lindert oder verschlimmert Druck auf den Bauch die Beschwerden? Was passiert bei leichter Berührung?

Weitere Symptome:
- Schmerzt der untere Rücken?
- Welche anderen Beschwerden begleiten die Krämpfe?

Homöopathische Medikamente

Symptome können gemildert werden durch die Einnahme von Medikamenten, die die Wirkung bestimmter Hormone blockieren; aber Menstruationsbeschwerden werden nicht einfach nur durch eine einzige chemische Unregelmäßigkeit verursacht, bei der man mit Medikamenten eine ›Feinabstimmung‹ und Ordnung wiederherstellen kann. Dagegen kann man mit einer homöopathischen Konstitutionstherapie eine Reaktion im gesamten System verursachen und damit zu einem besseren Gleichgewicht kommen.

Bei immer wieder auftretenden Krämpfen und anderen chronischen Beschwerden während der Periode ist eine aufbauende Konstitutionstherapie am besten. In manchen Fällen werden sogar durch homöopathische Behandlung Probleme gelöst, die auf Veränderungen an den Organen zurückzuführen waren.

Wenn so eine homöopathische Therapie durch einen Arzt nicht möglich ist, können Sie sich bei akuten Beschwerden selbst mit homöopathischen Mitteln behandeln. Sind Sie jedoch schon bei einem Homöopathen in Behandlung, sollten Sie keine zusätzlichen Mittel nehmen, ohne mit dem Arzt vorher darüber zu sprechen.

Belladonna ist im allgemeinen bei Frauen angezeigt, die während der Periode unter akuten Schmerzen leiden. Der Schmerz setzt plötzlich ein und verschwindet genauso schnell wieder. Er kann krampf- oder wehenartig sein. Es kann auch zu einem Gefühl von schweren

Gewichten und Druck im unteren Bauchbereich und Becken kommen, manchmal ist es so, als wollten die Organe herausfallen. *Belladonna*-Patientinnen mit diesen Schmerzen finden Erleichterung, wenn sie auf die Genitalien oder den Bauch drücken. Ganz gleich, welche Art von Schmerzen die Frau hat, *Belladonna* ist angezeigt, wenn Bewegung, Gehen oder Erschütterung die Schmerzen verschlimmern. Gebeugtes Sitzen verschlimmert die Schmerzen, Strecken lindert sie. Der Schmerz kann vom Bereich der Gebärmutter bis in den Rücken reichen. Schmerz in den Eierstöcken vor oder während der Periode (der sich bei Bewegung oder Erschütterung verschlimmert) ist typisch bei *Belladonna*. Kopfschmerzen vor und während der Regelblutung kommen häufig vor (s. Kapitel 11 über Kopfschmerzen).

Wenn Sie Krämpfe ohne andere Beschwerden haben und diese bei Druck oder Wärme gelindert werden, sollte entweder *Magnesium phos.* oder *Colocynthisa* Ihre Wahl sein. *Magnesium phos.* kann Erleichterung bringen, wenn die Schmerzen krampf- oder wehenartig sind und durch Druck, Wärme oder Vorwärtsbeugen gelindert werden. Die Schmerzen in der Gebärmutter können nach allen Seiten ausstrahlen.

Colocynthia hat fast dieselbe Indikation; der Schmerz wird durch Beugen, Druck und Wärme gelindert. Bei *Colocynthia*-Schmerzen werden Sie sich vermutlich noch eher krümmen, weil sie so heftig sind. *Colocynthia* ist auch gut bei stechendem Schmerz in den Eierstöcken, vor allem wenn er kurz vor Beginn der Periode einsetzt. Die *Colocynthia*-Patientin ist leichter reizbar und verärgert als die Frau, die *Magnesium phos.* braucht. Die Krämpfe können einsetzen, nachdem die Patientin sich geärgert oder Ärger unterdrückt hat.

Cimicifuga kommt bei Krämpfen in Frage, bei der die Patientin sich vor Schmerzen krümmt. Besonders angezeigt ist dieses Medikament bei stechenden Schmerzen, die von einer Bauchseite zur anderen schießen, und bei deutlichen Schmerzen im unteren Rückenbereich während der Blutung. Bewegung verschlimmert die Schmerzen.

Chamomilla wird – genau wie bei anderen Beschwerden – bei Menstruationsbeschwerden weitgehend auf Grund der Stimmungen der Patientin eingesetzt. Deutliche Reizbarkeit – Nörgelei und Einschnappen bei der kleinsten Gelegenheit – ist typisch. Die Menstruationsschmerzen werden so stark empfunden, daß die Frau vielleicht sogar aufschreit. Die Schmerzen können krampf- oder wehenartig sein (viele Medikamente sind bei Krämpfen angezeigt, die sich wie Geburtswehen äußern, aber *Chamomilla* deckt dieses Symptom besser ab als jedes andere homöopathische Mittel). Auch ein Gefühl von Gewicht und einem Ziehen nach unten kann sich im Unterleib einstellen. Manchmal werden die Schmerzen schlimmer, wenn die Frau sich ärgert. Wärme kann Linderung bringen.

Die Frau, die *Pulsatilla* braucht, kann auch während der Periode reizbar sein, aber nicht so sehr wie die *Chamomilla*-Patientin. Sie ist empfindlich, launisch, weinerlich oder deprimiert und vielleicht auch schnell eingeschnappt. Aber sie wünscht und schätzt liebevollen Zuspruch. Es kann jede Art von Menstruationsschmerz auftreten, wahrscheinlich am schlimmsten vor und während der Blutung. Manchmal können die Schmerzen so schlimm sein, daß die Frau stöhnt oder wimmert. Es können noch viele andere Beschwerden im Zusammenhang mit der Periode auftreten. Benommenheit, Ohnmacht, Übelkeit, Erbrechen, Durchfall, Rückenschmerzen und Kopfschmerzen vor oder während der Blutung werden durch *Pulsatilla* abgedeckt. Die Frau hat keinen Durst, Hitze macht die Beschwerden schlimmer, und frische Luft schafft Linderung.

Der deutlichste Hinweis auf die Anwendung von *Lachesis* innerhalb der Selbstbehandlung ist der, daß die Beschwerden gemildert werden, wenn die Blutung einsetzt. Dieses typische Merkmal gilt für alle die unterschiedlichen Beschwerden, bei denen *Lachesis* angezeigt ist: Schmerzen in der Gebärmutter, Schmerzen in den Eierstöcken (vor allem links), Rückenschmerzen, Kopfschmerzen und Durchfall. Jede dieser Beschwerden kann vor der Periode schlimm sein, und wenn die Blutung einsetzt, tritt plötzlich Besserung ein. Krämpfe oder Schmerzen in der Gebärmutter werden schlimmer, wenn Kleidungsstücke den Bauch einengen, besonders Hüftgürtel oder Gummibänder. Die Schmerzen können sich in den oberen Bauchbereich und in die Brust ausdehnen. Klassische *Lachesis*-Symptome beginnen im Schlaf oder beim Aufwachen. Sie können sich dann aber auch verschlimmern.

Caulophyllum sollte in Betracht gezogen werden, wenn die krampfartigen Schmerzen vor dem Einsetzen der Periode besonders schlimm sind; der Beginn der Blutung bringt allerdings weniger unmittelbare Erleichterung als bei *Lachesis*. Auch Schmerzen im Kreuz oder Benommenheit können der Blutung vorausgehen.

ZUSAMMENFASSUNG DER HEILMITTEL BEI MENSTRUATIONSKRÄMPFEN

Verabreichung des Mittels: Maximal alle 4 Stunden bei akuten Menstruationsbeschwerden; Wiederholung nur bei Wiederauftreten der Symptome.

Ein anderes Medikament ausprobieren: Wenn sich nach 6 bis 8 Stunden keine Linderung einstellt.

BELLADONNA*
Charakteristika
- Schmerzen kommen und gehen plötzlich
- Krämpfe oder wehenähnliche Schmerzen
- Schlimmer bei Bewegung, Gehen oder Stößen

Bestätigende Symptome
- Gefühl von schwerem Gewicht und Druck im Unterbauch und Becken, manchmal so, als wollten die Beckenorgane im nächsten Moment herausfallen; Linderung durch Druck auf Genitalien oder Bauch
- Schmerzen ziehen von der Gebärmutter zum Rücken
- Schmerz in den Eierstöcken vor oder während der Menstruation
- Schmerzen schlimmer bei vorgebeugtem Sitzen, Linderung beim Aufrichten
- Kopfschmerzen vor und während der Menstruation

MAGNESIUM PHOS.
Charakteristika
- Linderung durch Druck oder Wärme
- Krampfartige Schmerzen oder Schmerzen wie bei einer Geburt

Bestätigende Symptome
- Linderung durch Beugen nach vorn
- Schmerz sitzt in der Gebärmutter, strahlt in alle Richtungen ab

COLOCYNTHIA
Charakteristika
- Linderung bei Krümmen des Körpers und durch Wärme und Druck
- Stechender Schmerz im Bereich der Eierstöcke, besonders kurz vor Einsetzen der Periode

Bestätigende Symptome
- Reizbare oder verärgerte Stimmung; Krämpfe können einsetzen, wenn die Patientin sich ärgert oder Wut unterdrückt

CIMICIFUGA
Charakteristika
- Stechende Schmerzen schießen von einer Seite zur anderen und/oder
- Schmerzen im unteren Rücken während der Menstruation

Bestätigende Symptome
- Schmerzen zwingen die Frau, sich zu krümmen (aber das bringt nicht unbedingt Linderung)
- Schmerz wird durch Bewegung verstärkt

CHAMOMILLA
Charakteristika
- Schmerzen so stark, daß die Frau aufschreit
- Deutliche Reizbarkeit oder Verärgerung

Bestätigende Symptome
- Bestes Mittel bei Menstruationskrämpfen, die sich wie Wehen anfühlen
- Gefühl von Gewicht oder Belastung
- Schmerzen brechen aus, nachdem die Frau sich geärgert hat
- Linderung durch Wärme

LACHESIS
Charakteristika
- Schmerzen und andere prämenstruelle Beschwerden (s. Text) bessern sich deutlich, wenn die Blutung einsetzt
- Beschwerden durch Berührung oder Druck schlimmer, sogar durch Kleidung

Bestätigende Symptome
- Linksseitige Schmerzen; Schmerzen im Bereich des linken Eierstocks
- Schmerzen breiten sich in den Oberbauch oder die Brust aus
- Symptome verschlimmern sich im Schlaf oder unmittelbar nach dem Aufwachen

PULSATILLA
Charakteristika
- Weinerliche, anhängliche Stimmung, Sehnsucht nach Zuwendung; Stimmungsschwankungen; kann reizbar sein, aber ohne große Verärgerung; kein Durst; schlimmer in warmen Räumen

Bestätigende Symptome
- Schmerzen vor oder während der Blutung schlimmer
- Schmerzen so stark, daß die Frau schreit oder stöhnt
- Andere Beschwerden vor oder während der Periode, darunter Benommenheit, Ohnmacht, Übelkeit, Erbrechen, Durchfall, Rückenschmerzen oder Kopfschmerzen

CAULOPHYLLUM
Charakteristika
- Krampfartige Schmerzen schlimmer vor Einsetzen der Menstruation (besser, aber nicht sofort verschwunden, wenn die Blutung begonnen hat)

Bestätigende Symptome
- Kreuzschmerzen

und/oder
- Schwindel vor Einsetzen der Menstruation

Nicht allein zu Hause behandeln

Sofort für ärztliche Behandlung sorgen:
- wenn es zu schweren Schmerzen (nicht Menstruationskrämpfen) in den Unterleibsorganen oder im Bauch kommt.

Noch am selben Tag für medizinische Behandlung sorgen:
- wenn starke Schmerzen im unteren Bauchbereich auftreten (nicht Menstruationskrämpfe), vor allem wenn sie von Fieber und Ausfluß oder Blutungen begleitet werden. Lesen Sie den Abschnitt über Leibschmerzen in Kapitel 8 nach;
- wenn es zu Scheidenausfluß mit Schmerzen im unteren Bauchbereich oder Fieber kommt; oder wenn Ausfluß austritt, nachdem Sie oder Ihr Partner kürzlich neue, anderweitige sexuelle Kontakte hatten;
- wenn es bei einem Mädchen vor der Pubertät zu starkem Ausfluß aus der Scheide oder zu Reizungen kommt;
- wenn die Genitalien oder ihre Umgebung wund sind (es sei denn, es handelt sich um ein Wiederausbrechen von kürzlich festgestelltem Herpes); oder wenn irgendwelche flachen, offenen Stellen irgendwo am Körper auftauchen, für die es keine eindeutige Erklärung gibt;
- wenn Sie sexuellen Kontakt mit jemandem hatten, bei dem eine Geschlechtskrankheit bekannt ist oder vermutet wird;
- wenn es zu schweren Zwischenblutungen, auch ohne Schmerzen, kommt. Leichte Zwischenblutungen kommen häufig vor und sind kein Zeichen für Gefahr, es sei denn, sie treten immer wieder auf.

Gehen Sie bald zum Arzt:
- wenn es ständig zu Zwischenblutungen ohne Schmerzen kommt. Wenn die Blutung länger als zehn Tage dauert oder mehr als drei Monate hintereinander auftritt, brauchen Sie ärztliche Behandlung. Wenn Schmerzen dazukommen, gehen Sie sofort zum Arzt. Ganz leichte Blutungen oder ein ›Tröpfeln‹ zwischendurch kommen häufig vor; das ist noch kein Gefahrenhinweis, es sei denn, es hört nicht auf oder passiert immer wieder;
- wenn bei Frauen nach den Wechseljahren Blutungen auftreten:
- wenn es zu starkem Ausfluß oder zu heftiger Reizung der Genitalien kommt, oder wenn ein leichter Ausfluß länger als zwei Wochen dauert;
- wenn die Blutungen jeden Monat sehr stark sind; oder wenn Sie immer wieder Menstruationskrämpfe haben.

Blasenkatarrh

Fünfzehn Prozent aller erwachsenen Frauen bekommen immer wieder Blaseninfektionen. Zu den üblichen Symptomen von Blasenkatarrh gehören ein brennender Schmerz beim Wasserlassen, häufiger und heftiger Harndrang, obwohl dann nur wenig Urin kommt; der Urin ist dunkel oder blutig. Schmerzen oder Empfindlichkeit im unteren Bauchbereich oder im Rücken, Fieber und ein Gefühl, krank zu sein, begleiten die Blasenentzündung.

Daß Frauen so anfällig für Blaseninfektionen sind, liegt daran, daß die Harnröhre nicht viel länger als 1,3 cm ist und ihr Ausgang in der Nähe vom After liegt. Bakterien aus dem Darmbereich können leicht in die Harnröhre und von dort aus in die Blase gelangen, wo sie dann empfindliches Gewebe infizieren. Blaseninfektionen treten auch nach Geschlechtsverkehr oder bei mangelnder Hygiene auf, wenn Keime sich bis in die Harnröhre ausbreiten können. Alles, was das Gewebe der Harnröhre reizen kann – vom schlecht sitzenden Diaphragma bis hin zu viel zu enger Kleidung –, kann die Widerstandsfähigkeit gegen Infektionen schwächen. Infektionen der Harnwege treten auch häufiger während der Schwangerschaft auf.

Solange die Infektion auf Harnröhre und Blase beschränkt bleibt, ist die Sache zwar unangenehm, aber nicht gefährlich. Wenn die Alarmzeichen, die unter ›Nicht allein zu Hause behandeln‹ aufgeführt werden, nicht auftreten, können Sie die häusliche Behandlung mit homöopathischen Mitteln ein oder zwei Tage lang durchführen, bevor Sie ärztlichen Rat suchen. Die wahre Gefahr liegt darin, daß sich die Entzündung auf die Nieren ausdehnt. Nierenentzündung kann eine schwere Krankheit mit hohem Fieber, großer Erschöpfung und Rückenschmerzen sein. Noch schlimmer ist, daß bei einer Nierenentzündung Dauerschäden zurückbleiben können.

Zur herkömmlichen Behandlung von Infektionen der Harnwege gehören Antibiotika, die im allgemeinen die akute Entzündung schnell unter Kontrolle bekommen, die aber nichts tun, um weitere Anfälle zu vermeiden. Wenn Sie einen Blasenkatarrh haben, sollten Sie unter ärztlicher Aufsicht sein; aber Sie müssen vielleicht nicht sofort Antibiotika nehmen, wenn Sie den Anleitungen zur Selbstbehandlung folgen und ein passendes homöopathisches Medikament nehmen.

Manche Frauen leiden unter den Beschwerden eines Blasenkatarrhs, haben aber keine bakterielle Infektion. In diesen Fällen sind Antibiotika sinnlos.

Wenn die Beschwerden immer wieder auftreten, rät Ihnen Ihr Arzt vielleicht zu einem Spezialtest, der zu einer klaren Diagnose führt.

Allgemeine Behandlung zu Hause
Viele Infektionen der Harnwege können durch simple Maßnahmen verhindert werden. Hygiene ist wichtig. Wenn Sie Stuhlgang hatten und sich säubern, wischen Sie immer von vorn nach hinten. Wechseln Sie während der Menstruation Tampons und Binden häufig. Trinken Sie viel und lassen Sie oft Wasser, mindestens alle zwei Stunden, damit Keime in der Harnröhre weggespült werden. So bald wie möglich nach dem Geschlechtsverkehr Wasser zu lassen, ist besonders wichtig. Vermeiden Sie mögliche Reizsubstanzen wie Produkte ›für die weibliche Hygiene‹ und stark parfümierte Seife. Tragen Sie Baumwolle statt Unterwäsche aus Synthetik. Diaphragmen sollten richtig angepaßt sein, damit sie nicht auf die Harnröhre drücken. Wenn Sie die Pille nehmen, entscheiden Sie sich für eine mit wenig oder ganz ohne Östrogen.

Wenn Sie häufig Wasser lassen müssen und sich dabei ein brennendes Gefühl einstellt, sollten Sie mehr als sonst trinken, damit die Bakterien in der Blase herausgespült werden. Wenn Sie den Urin saurer machen, indem Sie viel ungesüßten Preiselbeersaft trinken oder Vitamin C nehmen, tragen Sie dazu bei, daß sich die Bakterien nicht so schnell vermehren.

FRAGEN ZUR FESTSTELLUNG VON BLASENKATARRH
Art der Symptome:
- Beschreiben Sie die Schmerzen beim Wasserlassen.
- Wo tut es weh (in der Öffnung der Harnröhre, in der Blase)?
- Strahlt der Schmerz aus?
- Wie stark und häufig ist der Drang zum Wasserlassen?
- Fließt der Urin frei oder nur im Strahl oder tropfenweise?
- Ist eine besondere Stellung nötig, damit der Urin frei fließt?
- Besteht Inkontinenz (unkontrollierte Blasenleerung)? Wann?

Modalitäten:
- Zu welcher Tageszeit ist der Schmerz schlimmer?
- Bezogen auf das Wasserlassen, wann ist der Schmerz am stärksten? Zu Beginn, danach oder fast am Ende? Oder wenn die Blase nicht entleert wird?
- Wie wirken sich Druck, Bewegung, Hinlegen oder Stöße auf die Symptome aus?
- Welchen Einfluß haben Wärme oder Kälte auf die Symptome?

Homöopathische Medikamente
Wie bei vielen Entzündungen sollte *Aconitum* im Frühstadium in Betracht gezogen werden. Der Patient stellt vielleicht zunächst fest, daß das Wasserlassen Schwierigkeiten macht, danach kommt es beim Wasserlassen zu brennendem Schmerz. Gleichzeitig können sich die allgemeinen Symptome von *Aconitum* entwickeln.

Cantharis ist die gängigste erfolgreich angewendete homöopathische Medizin bei Infektionen der Harnwege. Patienten, die *Cantharis* brauchen, haben oft starken Harndrang, und beim Wasserlassen kommt es zu einem brennenden Gefühl. Der Patient ist oft gezwungen, ganz schnell auf die Toilette zu gehen, und der Drang kann so stark sein, daß schon auf dem Weg dahin Urin verlorengeht. Aber trotz des unerträglichen Drangs kommen dann nur ein paar Tropfen. Nach der Entleerung der Blase oder sogar noch während des Wasserlassens kann der Drang sehr heftig sein. Starke brennende, schneidende oder stechende Schmerzen in der Harnröhre und in der Blase treten vor, während und nach dem Wasserlassen oder bei jedem Harndrang auf. Der Patient ist ruhelos und überreizt und hat große Schmerzen. Der Sexualtrieb kann gesteigert sein.

Sarsaparilla sollte in Betracht gezogen werden, wenn die stärksten Schmerzen in der Harnröhre nach dem Wasserlassen auftreten. Es muß kein brennender Schmerz sein. Die Blase schmerzt wahrscheinlich weniger als bei *Cantharis*- oder *Nux*-Patienten. Manchmal kommt der Urin nur tropfenweise, wenn der Kranke sitzt; er muß dann aufstehen, damit der Harn frei abfließen kann.

Mercurius kann bei einer Blaseninfektion angezeigt sein, wenn die Beschwerden nachts schlimmer sind oder wenn die allgemeinen

Symptome des Medikaments deutlich erkennbar sind. Alle typischen Symptome des Blasenkatarrhs werden von *Mercurius* abgedeckt, auch Brennen, unkontrollierbarer Harndrang, dunkler Urin und Wasserlassen in nur kleinen Mengen. *Mercurius* ist eines der wenigen Medikamente, die angezeigt sind, wenn der brennende Schmerz dann schlimmer ist, wenn der Patient nicht Wasser läßt; auch vor dem Wasserlassen, zu Beginn oder wenn die letzten Tropfen heraus sind, kann das Brennen sehr stark sein.

Der *Nux-vomica*-Patient kann auch unter den typischen Beschwerden einer Blaseninfektion leiden und *Nux* auf Grund der allgemeinen Merkmale bekommen. Zu den spezifischen Merkmalen bei *Nux* gehören Brennen oder Druckschmerzen in der Blase während des Wasserlassens, Schmerzen in der Harnröhre vor dem Wasserlassen oder währenddessen (manchmal begleitet von einem starken Druckgefühl im Darm) und stechende, wie von tausend Nadeln verursachte Schmerzen in der Harnröhre bis in die Blase hinein. Diese Beschwerden können nach übermäßigem Essen, zuviel Alkohol, Kaffee oder Drogen auftreten.

Staphisagria ist angezeigt, wenn eine Frau kurz nach dem Geschlechtsverkehr eine Blasenentzündung bekommt, vor allem, wenn sich kein anderes Medikament eindeutig anbietet. Es ist auch das richtige Mittel, wenn eine Blasenentzündung auftritt, nachdem eine Frau körperlich oder emotional mißhandelt wurde oder eine höchst peinliche Situation erlebt hat. Das entscheidende körperliche Symptom bei Frauen, die dieses Medikament brauchen, ist das Gefühl, durch die Harnröhre fließe ständig ein Tropfen Urin.

Berberis sollte in Betracht gezogen werden, wenn Schmerzen während oder nach dem Wasserlassen auftreten, wenn sie von der Blase in die Harnröhre oder von der Harnröhre bis in das Becken, die Schenkel oder den Rücken schießen. Es kann auch im Bereich der Harnleiter oder Nieren zu Schmerzen kommen, die bei Druck, Bewegung und Erschütterung schlimmer werden.

Pulsatilla wird meistens bei der Behandlung von Frauen angewendet, die sowohl Blasenkatarrh als auch die klassischen *Pulsatilla*-Beschwerden haben. Obwohl der Schmerz nicht ganz so stark sein muß wie bei *Cantharis*-Patienten, kommt es zu heftigem Brennen. In der Rückenlage kann sich der Harndrang so verstärken, daß der Patient davon sogar aufwachen kann. Es kann sein, daß der Urin nur tropfenweise kommt; und bei dem kleinsten Reiz, wie etwa bei Husten, Niesen, Lachen oder Schreck, können unfreiwillig Tropfen abgehen.

Apis sollte in Betracht gezogen werden, wenn der Blasenkatarrh von starken Schmerzen und Harndrang begleitet wird, ähnlich wie es bei *Cantharis* beschrieben wurde. Die brennenden und besonders die stechenden Schmerzen sind in der Wärme und nachts schlimmer, besser in der Kälte. Obwohl ein starker Harndrang vorhanden ist, muß der Patient sich beim Wasserlassen anstrengen, und der Urin kommt nur tropfenweise. Der Bauch reagiert empfindlich auf die leiseste Berührung.

Obwohl nur wenige eindeutige Symptome zu nennen sind, hilft *Equisetum* häufig bei akuter Blaseninfektion. Schmerzen in der Blase sind die vorherrschenden Beschwerden, vor allem nach dem Wasserlassen.

ZUSAMMENFASSUNG DER HEILMITTEL BEI BLASENKATARRH

Verabreichung der Medizin: Alle 6 bis 8 Stunden bis zu 3 Tagen, aufhören, sobald sich die Symptome wesentlich verändern.

Ein anderes Medikament ausprobieren: Wenn es nach 24 Stunden zu keiner Linderung gekommen ist.

CANTHARIS*
Charakteristika
- Häufiger, starker Harndrang
- Starke brennende oder schneidende Schmerzen vor, während oder nach dem Wasserlassen

Bestätigende Symptome
- Harn kommt nur tropfenweise
- Starker Drang beim Wasserlassen
- Heftige Schmerzen machen den Patienten unruhig und nervös
- Verstärkte sexuelle Lust

ACONITUM
Charakteristika
- Im frühesten Stadium einer Blaseninfektion, bei den ersten Anzeichen von schwierigem oder schmerzhaftem Wasserlassen

Bestätigende Symptome
- Allgemeine *Aconitum*-Symptome: Angst, Befürchtungen, Unruhe

SARSAPARILLA
Charakteristika
- Am Ende des Wasserlassens starke Schmerzen in der Harnröhre

Bestätigende Symptome
- Im Sitzen kann der Patient Harn nur tropfenweise abgeben; zum freien Wasserlassen muß er aufstehen

MERCURIUS
Charakteristika
- Allgemeine *Mercurius*-Symptome sind erkennbar (s. *Liste der homöopathischen Mittel*)

Bestätigende Symptome
- Brennender Schmerz in der Harnröhre schlimmer, wenn der Patient nicht Wasser läßt; kurz vor dem Wasserlassen oder beim Beginn; oder wenn die letzten Tropfen ausgetreten sind
- Symptome nachts schlimmer

NUX VOMICA
Charakteristika
- Beschwerden setzen nach einem Übermaß an Essen, Alkohol, Kaffee oder Drogen ein; oder die allgemeinen *Nux*-Symptome sind erkennbar (s. *Liste der homöopathischen Mittel*)
- Schmerzen in Harnleiter und/oder Blase vor oder beim Wasserlassen oder schon beim Harndrang

Bestätigende Symptome
- Der Drang zum Stuhlgang begleitet einen schmerzhaften Harndrang
- Stechende Schmerzen im Harnleiter strahlen auf die Blase ab

APIS
Charakteristika
- Stechende oder brennende Schmerzen, schlimmer bei Wärme, besser bei Kälte

oder
- Heftige Schmerzen und Harndrang
- Wenn *Cantharis* nicht hilft und kein anderes Mittel eindeutig angezeigt ist

Bestätigende Symptome
- Beschwerden sind nachts schlimmer
- Bauch reagiert empfindlich auf die leiseste Berührung

STAPHISAGRIA
Charakteristika
- Blasenentzündung nach Geschlechtsverkehr, wenn andere Mittel nicht eindeutig angezeigt sind oder nicht geholfen haben
- Blasenentzündung nach körperlichem oder emotionalem Mißbrauch oder nach einer höchst peinlichen Situation

Bestätigende Symptome
- Gefühl, als ob ein Tropfen Urin ständig durch den Harnleiter rinnt

BERBERIS
Charakteristika
- Rückenschmerzen im Bereich von Harnleiter oder Nieren, schlimmer bei Druck, Bewegung oder Stößen

oder
- Schmerzen bei oder nach dem Wasserlassen breiten sich von der Blase auf den Harnleiter aus oder vom Harnleiter auf Becken, Oberschenkel oder Rücken

PULSATILLA
Charakteristika
- Die allgemeinen *Pulsatilla*-Symptome sind vorherrschend (s. *Liste der homöopathischen Mittel*)

Bestätigende Symptome
- Harndrang stärker beim Liegen auf dem Rücken oder beim Drehen von der Seite auf den Rücken
- Unkontrolliertes Tröpfeln beim Husten, Niesen, Lachen und bei Überraschung

EQUISETUM
Charakteristika
- Blasenschmerzen vor allem nach dem Wasserlassen schlimmer

Bestätigende Symptome
- Unfreiwilliges Wasserlassen (Inkontinenz), eventuell nachts

Nicht allein zu Hause behandeln

Noch am selben Tag für medizinische Behandlung sorgen:
- generell, wenn akute Beschwerden der Harnwege auftreten: brennende Schmerzen, häufiger oder heftiger Harndrang oder dunkler Urin. Sie können mit dem Arztbesuch noch achtundvierzig Stunden warten, wenn die Schmerzen leicht sind, die Häufigkeit des Harndrangs nicht allzu groß ist und wenn keine anderen Beschwerden auftreten;
- wenn der Kranke Diabetiker ist oder unter Bluthochdruck oder Nierenerkrankungen leidet
- wenn es um ein Kind mit Schmerzen in den Harnwegen geht und wenn dieses Kind häufig Wasser lassen muß;
- wenn Blut im Urin ist (der Urin kann dann rot oder braun aussehen);
- wenn es neben den Schmerzen in den Harnwegen zu Kopfschmerzen, Erbrechen, Krämpfen und Kälteschauern kommt;
- wenn es zu stechenden Schmerzen im Nierenbereich kommt, und zwar im Rücken oberhalb der unteren Rippen;
- wenn es zu Fieber kommt;
- wenn es im Gesicht, an den Gelenken oder am Bauch zu Schwellungen kommt.

Gehen Sie bald zum Arzt:
- wenn immer wieder Beschwerden an den Harnwegen auftreten;
- wenn Sie stark abnehmen.

(Wenn es zum Ausfluß aus der Scheide kommt, lesen Sie den Abschnitt ›Nicht allein zu Hause behandeln‹ unter Scheidenentzündungen nach.)

10
Gesundheitsprobleme bei Männern

Der Gesundheitszustand der männlichen Fortpflanzungsorgane ist ein Spiegelbild des allgemeinen Wohlbefindens und der sexuellen Gewohnheiten.

Wir befassen uns mit häufigen Problemen bei Männern, und dazu gehören auch Geschlechtskrankheiten, Harnröhrenentzündung, Prostataprobleme, Reizungen der Vorhaut und weniger häufig auftretende, ernste Erkrankungen der Hoden.

Geschlechtskrankheiten

Zu den Geschlechtskrankheiten* gehören etwa fünfzehn Infektionen, die beim Geschlechtsverkehr übertragen werden können. Unter den Symptomen sind Ausfluß aus dem Penis, verschiedene Arten von Ausschlag oder wunden Stellen auf den Genitalien oder der umgebenden Haut und Anschwellen der Lymphknoten in der Leiste. Diese Erkrankungen müssen vom Arzt untersucht und behandelt werden. Zwei häufige Krankheiten sind Herpes simplex an den Genitalien und venerische Warzen; in beiden Fällen kann eine homöopathische Behandlung helfen und wird in Kapitel 13 vorgestellt.

---

* Anmerkung: Man muß hier einen Unterschied machen. Die amerikanischen Autoren wählen den in den USA üblichen Begriff ›durch Geschlechtsverkehr übertragene Krankheiten‹, und der ist sehr viel weiter gefaßt als der deutsche – ›Geschlechtskrankheiten‹. Beispielsweise *Herpes simplex* oder *Hepatitis B* können zwar durch Geschlechtsverkehr übertragen werden, sind aber nach deutschen Begriffen ebensowenig eine Geschlechtskrankheit wie *Aids*. Als ›echte‹ (meldepflichtige) Geschlechtskrankheiten gelten bei uns: *Syphilis, Gonorrhöe* (Tripper), *Ulcus mol.* (weicher Schanker) und venerische Lymphknotenentzündung.

Schwere Erkrankungen wie Aids und einige Formen der Hepatitis können auch beim Geschlechtsverkehr übertragen werden. Aber diese sind keine Fälle für die homöopathische Selbstbehandlung.

Wer nicht Abstinenz üben will, vermeidet Geschlechtskrankheiten am besten durch Safer Sex; dazu gehört, sich bei der Anzahl von Sexualpartnern zu beschränken, sie verantwortungsbewußt auszuwählen und Kondome richtig anzuwenden, wenn Sie nicht in einer strikt monogamen Langzeitbeziehung leben, in der bei keinem der beiden Partner ein Verdacht auf Geschlechtskrankheiten besteht. Diese Maßnahmen sind keine Garantie dafür, daß Sie von Infektionen verschont bleiben, aber Ihre Chancen steigen beträchtlich.

Harnröhrenentzündung

Hierbei handelt es sich um eine Infektion der Schleimhaut der Harnröhre, die durch den Penis verläuft und Urin und Samen ableitet. Harnröhrenentzündung steht oft im Zusammenhang mit durch Geschlechtsverkehr übertragenen Krankheiten, obwohl manchmal eine Infektion nicht nachzuweisen ist. Verschiedene Keime können die Harnröhre infizieren und die Entzündungsreaktion des Körpers auslösen; dann kann es zu Brennen und Stechen und Schleim- oder Eiterausfluß kommen.

Die *Chlamydien* sind die Bakterien, die häufiger eine Harnröhrenentzündung verursachen. Manchmal führt diese Infektion zu chronischer Reizung der Harnröhre und Ausfluß und zu Entzündungen von Prostata oder Hoden. Mehr Sorgen bereitet die Tatsache, daß *Chlamydien* auch auf Frauen übertragen werden können; die Folge ist eine Entzündung der weiblichen Fortpflanzungsorgane, die Schmerzen und Unfruchtbarkeit nach sich zieht.

Gonorrhöe ist die beunruhigendste Harnröhreninfektion, da die *Gonokokken* auf andere Körperteile übergreifen können. Dann verursachen diese Bakterien eine allgemeine Erkrankung und Infektionen in den großen Gelenken, meistens in Ellenbogen und Knien. Auch bei Frauen können sie zu schweren Entzündungen führen. Bei Gonorrhöe kommt es meistens zu starkem, dickem, gelblichem Eiterausfluß aus dem Penis, daneben treten brennende Schmerzen an der Harnröhrenöffnung auf, besonders während des Wasserlassens. In manchen Fällen kann der Ausfluß allerdings wäßrig sein, oder er ist spärlich oder fehlt ganz. Es müssen auch nicht unbedingt Schmerzen auftreten. Gonorrhöe kann auch andere Schleimhäute infizieren. Gonorrhöe im Rachen oder Darm ist nach oralem oder analem Sex nicht ungewöhnlich. Bei Gonorrhöe im Darm können Schmerzen oder Eiterausfluß auftreten, es ist aber auch möglich, daß die Symptome ganz fehlen.

Es gibt viele andere Arten von Keimen, die bei Männern zur Harnröhreninfektion führen können. Die meisten von ihnen gelten nicht als Ursache für andere gesundheitliche Probleme, aber sie sind auch noch nicht umfassend erforscht. Harnröhrenentzündung kann manchmal durch Reizung von außen – beispielsweise durch Seife – ausgelöst werden, oder sie tritt nach der Einnahme von Antibiotika auf. Die Diagnose lautet dann ›nicht spezifische Harnröhreninfektion‹, wenn keine *Chlamydien* oder *Gonokokken* gefunden werden.

Wir möchten darauf hinweisen, daß die Symptome jeder Harnröhreninfektion, selbst wenn es sich um Gonorrhöe handelt, weitgehend ein Beweis für die Anstrengungen des Körpers sind, Heilung zu finden und die aggressiven Keime zu beseitigen. Eine Entzündung leitet Blut in den betroffenen Bereich, so daß die weißen Blutkörperchen, die Antikörper, und andere Komponenten des Immunsystems zur Zerstörung der Bakterien zur Verfügung stehen. Das zusätzliche Blut schwemmt außerdem tote Zellen aus und hilft, das Gewebe schneller zu ersetzen, das durch die Infektion beschädigt wurde. Der Ausfluß spült Abfall, abgestorbene Bakterien und Blutkörperchen genauso fort wie die Entzündungskeime. Dennoch empfehlen wir mit Nachdruck neben der homöopathischen Behandlung die Einnahme von Antibiotika, wenn es sich um Gonorrhöe oder eine *Chlamydien*-Infektion handelt.

Bei Kindern ist Ausfluß ungewöhnlich, es kann aber auftreten, wenn das Kind sich etwas in die Harnröhre gesteckt hat. Ein Kind mit Penisausfluß braucht ärztliche Hilfe.

Blaseninfektionen

Anders als Frauen bekommen Männer selten Blaseninfektionen (Cystitis), weil die Harnröhre beim Mann länger ist und nicht so nahe am

After liegt. Eine Blaseninfektion bei einem Jungen oder Mann ist oft ein Hinweis darauf, daß im Harntrakt strukturell etwas nicht in Ordnung ist, daher sollte er sich von einem Urologen untersuchen lassen.

Allgemeine Behandlung zu Hause
Sie sollten mit der häuslichen Behandlung der Harnröhrenentzündung beginnen, egal ob Sie am Ende Antibiotika nehmen oder nicht. Trinken Sie mehr und lassen Sie häufig Wasser, um die Keime auszuspülen. Sie sollten die allgemeinen Regeln für ein gesundes Leben einhalten, d. h. ausruhen, einfache und nahrhafte Kost zu sich nehmen und Streß vermeiden, denn dann können die körpereigenen Abwehrstoffe die Keime besser bekämpfen und das entzündete Gewebe heilen.

FRAGEN ZUR FESTSTELLUNG VON HARNRÖHRENENTZÜNDUNG
Art der Symptome:
- Wie sind Farbe und Beschaffenheit des Penisausflusses?
- Wenn Schmerzen auftreten, wie sind sie zu beschreiben: schneidend (scharf), brennend oder anders?

Modalitäten:
- Zu welcher Tageszeit sind die Beschwerden schlimmer?
- Ist die Ejakulation schmerzhaft?

Weitere Symptome:
- Riecht der Urin ungewöhnlich streng?

Homöopathische Medikamente
Natrium muriaticum ist für Männer mit Harnröhrenentzündung ein Medikament der ersten Wahl. Der Ausfluß ist im allgemeinen dünn und durchsichtig, schleimig oder milchig. Manchmal kommt es zu grünlichem Ausfluß. Der feuchte Ausfluß kann durchsichtig sein, dann aber gelbe Flecken in der Unterwäsche hinterlassen. Während oder nach dem Wasserlassen oder wenn es gerade beendet ist, können schneidende oder brennende Schmerzen auftreten.

Pulsatilla sollte Männern mit dickem, gelbem oder grünem Ausfluß helfen, der nicht aggressiv ist und wenig Schmerzen verursacht.

Die allgemeinen Symptome des Medikaments können eher auf seine Verwendung hinweisen als die spezifischen Symptome des Ausflusses.

Mercurius ist angezeigt, wenn dicker Schleim oder Eiter von einer Entzündung und brennenden Schmerzen in der Harnröhre begleitet werden. Der Ausfluß kann weiß, gelb oder grün sein. Oft sind die Beschwerden nachts stärker.

Sulfur sollte bei dünnem oder schleimigem Ausfluß in Betracht gezogen werden, wenn bei der Ejakulation brennende Schmerzen auftreten, oder wenn die allgemeinen Symptome des Mittels erkennbar sind (s. *Liste der homöopathischen Mittel*).

Salpetersäure ist eine weitere Alternative, wenn der Ausfluß während der Ejakulation von brennenden Schmerzen begleitet wird. In diesem Fall ist der Ausfluß wahrscheinlich eher dick und grünlich oder gelblich. Der Urin kann sehr streng riechen, und der Patient fröstelt im allgemeinen (während der *Sulfur*-Patient ein ›Warmblüter‹ ist – d. h. er ist wärmeempfindlich, die Schmerzen werden bei Hitze schlimmer, und er kleidet sich leichter als andere).

ZUSAMMENFASSUNG DER HEILMITTEL BEI HARNRÖHRENENTZÜNDUNG

Selbst wenn Antibiotika verordnet werden, sollte man auch homöopathische Mittel nehmen, besonders, wenn die Symptome nach Ende der Behandlung mit Antibiotika weiterhin vorhanden sind.

Verabreichung der Medizin: Täglich 2mal bis zu 5 Tagen. Sobald die Beschwerden deutlich abgeklungen sind, Dosis nur wiederholen, wenn sie wieder schlimmer werden.

Ein anderes Medikament ausprobieren: Wenn sich nach 2 Tagen keine Besserung einstellt (treffen Sie diese Entscheidung erst am dritten Tag).

NATRIUM MURIATICUM*
Charakteristika
- Der dünne Ausfluß ist klar, schleimig oder milchig

Bestätigende Symptome
- Feuchter Ausfluß erscheint klar, hinterläßt aber gelbe Flecken in der Unterwäsche
- Schneidende oder brennende Schmerzen an der Öffnung der Harnröhre beim Wasserlassen und gleich nach dessen Beendigung
- Schmerzloser Ausfluß

MERCURIUS
Charakteristika
- Dicker Schleim oder Eiter, begleitet von Entzündung und brennendem Schmerz der Harnröhre

Bestätigende Symptome
- Ausfluß weiß, gelb oder grün
- Symptome häufig nachts schlimmer

SULFUR
Charakteristika
- Dünner oder schleimiger Ausfluß mit brennenden Schmerzen bei der Ejakulation

oder
- Die allgemeinen Symptome von *Sulfur* sind erkennbar (s. *Liste der homöopathischen Mittel*)

SALPETERSÄURE
Charakteristika
- Brennende Schmerzen bei der Ejakulation
- Dicker, grünlicher oder gelblicher Ausfluß

Bestätigende Symptome
- Streng riechender Urin
- Allgemeines Frösteln

PULSATILLA
Charakteristika
- Dicker, gelber oder grüner Ausfluß, der nicht aggressiv ist und kaum Schmerzen oder Reizungen hervorruft

und/oder
- Die allgemeinen Symptome von *Pulsatilla* sind erkennbar (s. *Liste der homöopathischen Mittel*)

Prostataprobleme

Die walnußgroße Prostata liegt am Beckenboden hinter der Penisbasis. Bei der Ejakulation sondert sie eine milchige alkalische Flüssigkeit ab, die die Fruchtbarkeit der Samen steigert. Prostatabeschwerden kommen ziemlich häufig vor, beispielsweise Entzündung, gutartige Hypertrophie (Prostatavergrößerung) und Krebs.

Gutartige Prostatahypertrophie

Mit zunehmendem Alter vergrößert sich die Prostata. Wenn ein Mann in die mittleren Jahre kommt, tauchen oft Probleme beim Wasserlassen auf, weil angeschwollene Drüsen den Harnfluß hemmen. Man spricht dann von Prostatahypertrophie. Es kann Schwierigkeiten beim Auslösen des Harnstrahls geben, oder der Strahl ist schwach und unterbrochen. Häufiger Harndrang und nur kleine Urinmengen sind nicht ungewöhnlich. Bei diesen Symptomen sollte ein Arzt zu Rate gezogen werden.

Im frühen Stadium von Prostatahypertrophie kann eine homöopathische Konstitutionstherapie hilfreich sein. Zur konventionellen Behandlung gehören sowohl die Verabreichung verschiedener neu entwickelter Medikamente als auch chirurgische Eingriffe.

Prostatakrebs

Die Behandlung von Krebs geht über die Möglichkeiten dieses Buchs hinaus, aber wir haben einige Ratschläge: Da Prostatakrebs eine der häufigeren bösartigen Erkrankungen bei Männern ist, sollten Sie ab Ihrem vierzigsten Lebensjahr regelmäßig zum Arzt gehen, auch wenn keine Symptome auftreten.

Bei der Vorsorge wird das Organ gründlich untersucht, außerdem wird das Blut auf ein spezifisches Antigen hin geprüft. Auch wenn der Wert der Vorsorge noch umstritten ist (die Vorteile der Behandlung von auf diese Weise entdecktem Krebs sind nicht eindeutig), hat Ihr Arzt einige Empfehlungen für Sie und kann Sie über den medizinischen Fortschritt auf diesem Gebiet informieren.

Prostatakrebs entwickelt sich oft sehr langsam, und möglicherweise empfiehlt Ihnen Ihr Arzt keine besondere Behandlung. Unter diesem Umständen wäre ein homöopathische Konstitutionstherapie angezeigt.

Prostataentzündung

Weil zwischen Harnröhre und Prostata eine Verbindung besteht, können Bakterien durch die Harnröhre auch in die Prostata gelangen und sich dort ansiedeln. Die Prostata ist anfällig gegenüber akuten und chronischen Infektionen. Eine akute Entzündung kann schwere Schmerzen und Empfindlichkeit im Bereich der Prostata verursachen, die sich manchmal bis in die Genitalien, in das Becken und in den Rücken erstrecken können; eine akute Infektion kann auch zu verstärktem Harndrang, Brennen beim Wasserlassen, Schwierigkeiten mit dem Wasserlassen überhaupt und allgemeinen Beschwerden wie Fieber und Schwäche führen.

Eine chronische Entzündung der Prostata kann sich nach einer akuten Infektion einstellen, aber auch ganz ohne erkennbare Ursache. Die Beschwerden sind ähnlich wie bei der akuten Infektion, aber etwas weniger ausgeprägt, und sie können sich über einen langen Zeitraum erstrecken. Ein unbestimmter Schmerz im Prostatabereich, Schwierigkeiten zu Beginn des Wasserlassens oder damit, einen kräftigen Strahl zu halten, Ausfluß aus dem Penis nach dem Stuhlgang gehören zu den üblichen Symptomen.

Oft ist es unmöglich herauszufinden, welche Bakterien an der chronischen Prostataentzündung beteiligt sind; die Entzündung kann sogar immer wieder zum Problem werden, nachdem die auslösenden Bakterien längst beseitigt sind.

Im Alter wird die Prostata größer. Häufig haben ältere oder alte Männer Probleme beim Wasserlassen, weil die Schwellung der Prostata die Harnröhre einengt.

Es kann sein, daß es schwierig ist, den Strahl überhaupt auszulösen; oder er ist schwach und wird dauernd unterbrochen. Häufiger Harndrang, verbunden mit wenig Urinausscheidung, ist eine häufige Beschwerde. Bei derartigen Beschwerden muß ein Arzt zu Rate gezogen werden.

Allgemeine Behandlung zu Hause
Zur häuslichen Behandlung von Prostataentzündungen gehören reichliche Flüssigkeitsaufnahme, häufiges Wasserlassen, damit die ansteckenden Bakterien fortgespült werden, Ruhe, eine ausgewogene, nahrhafte Kost und das Vermeiden von Streß, damit die körpereigenen Heilkräfte nicht geschwächt werden.

Es ist schwer, eine chronische Prostataentzündung vollständig zu heilen. Wenn die Flüssigkeit der Prostata sich sammeln kann, dann kommt es zu Druck auf das Gewebe, und so wird die Entzündung noch verschlimmert. In der Flüssigkeit der Prostata gedeihen auch die Bakterien gut, die die Drüse entzünden. Deswegen sollten Männer mit chronischer Prostataentzündung regelmäßig ejakulieren (einmal pro Tag oder alle zwei Tage), damit sich die Flüssigkeit nicht sammeln kann. Das gilt auch bei akuter Prostataentzündung.

Auch eine Massage der Prostata trägt zur besseren Entleerung bei. So ist Selbstmassage möglich: Die Muskeln, die zur Unterbrechung des Harnflusses eingesetzt werden, werden täglich fünfzig- bis hundertmal fest zusammengezogen.

FRAGEN ZUR FESTSTELLUNG VON PROSTATAENTZÜNDUNG

Art der Symptome:
- Welcher Art sind die Schmerzen oder Beschwerden: Ist da ein dumpfer Schmerz, ein Druckgefühl oder ein stechender Schmerz?

Modalitäten:
- Wie werden die Schmerzen durch Sitzen, Stehen, Gehen und Wasserlassen beeinflußt?

Weitere Symptome:
- Beschreiben Sie Farbe und Beschaffenheit von jeglichem Penisausfluß. Schmerzen die Harnröhre oder die Blase?

Homöopathische Medikamente
Bei akuter oder chronischer Prostataentzündung kann die Homöopathie die herkömmliche medizinische Behandlung ergänzen. Im akuten Fall können Sie mit den homöopathischen Medikamenten den

Heilungsprozeß beschleunigen, während Sie gleichzeitig Antibiotika nehmen. Wenn die Symptome auch nach der Behandlung mit Antibiotika noch auftreten oder in chronischen Fällen kein akuter Ausbruch zu verzeichnen ist, können Sie es mit homöopathischen Mitteln anstelle der Antibiotika versuchen (nachdem Sie beim Arzt waren, um gefährliche Infektionen wie Gonorrhöe oder *Chlamydien* auszuschließen). Wir empfehlen den Besuch bei einem professionellen Homöopathen, wenn Sie jedoch keinen finden, versuchen Sie es mit häuslicher Behandlung.

Zum Leidwesen der Homöopathen weisen die typischen Prostatabeschwerden nur wenige Unterscheidungsmerkmale auf, die bei der Auswahl der Arznei hilfreich wären. Wenn sich bei den Symptomen des Patienten kein Mittel eindeutig anbietet, probieren Sie die von der folgenden Liste einmal aus.

Pulsatilla ist gut für einen Patienten, bei dem die Schmerzen in der Prostata nach dem Wasserlassen schlimmer werden. Es kann zu stechendem Schmerz oder zu Krämpfen kommen, die sich bis in die Blase und das Becken ausdehnen. Es kann auch ein dicker Ausfluß aus dem Penis austreten. Männer, bei denen sich sehr deutlich die allgemeinen Symptome dieses Medikaments zeigen, können es auch nehmen, wenn die spezifischen Symptome das nicht bestätigen.

Chimaphilla umbellata ist auch in homöopathischen Apotheken nicht ohne weiteres zu bekommen, jedenfalls nicht so leicht wie die meisten hier aufgeführten Medikamente. Aber es ist für viele Männer mit Prostataentzündung angezeigt. Die Schmerzen im Bereich der Prostata werden durch Druck verschlimmert, vor allem beim Sitzen. Es kann zu einem Gefühl kommen, als säße man auf einem Ball, oder man spürt eine schmerzhafte Schwellung. Aus dem Penis kann schleimiger Ausfluß austreten, auch der Urin kann faserigen Schleim enthalten.

Bei den *Kalium-bichromium*-Patienten werden die Prostataschmerzen beim Gehen schlimmer, und er muß stehenbleiben, um Erleichterung zu finden. Der Schmerz kann stechend, wie von Nadeln verursacht, sein. Oder es kommt zu einem Ziehen von der Prostata bis in die Blase. Nach dem Wasserlassen kann die Harnröhre brennen. Am Ausgang der Harnröhre kann sich ein besonders dicker, klebriger Ausfluß sammeln.

Die Schmerzen des *Apis*-Patienten sind stechend. Sie können sich auf Blase und Prostata erstrecken, und beim Wasserlassen sind sie schlimmer.

Bei *Causticum* kommt es zu Druck und Pochen in der Prostata, und nachdem ein paar Tropfen Urin abgegangen sind, dehnt sich der Schmerz auf Harnröhre und Blase aus. *Lycopodium* dagegen ist angezeigt, wenn der Druck in der Prostata während des Wasserlassens und danach schlimmer ist. Es kann zu stechendem Schmerz in der Blase und im After kommen.

Sabal serrulata hat sich bei Prostataproblemen auch als wirkungsvoll erwiesen. Doch die Indikationen sind ziemlich allgemein: Vergrößerung der Prostata, verbunden mit Schwierigkeiten beim Harnstrahl oder Brennen beim Wasserlassen.

ZUSAMMENFASSUNG DER HEILMITTEL BEI PROSTATAENTZÜNDUNG

Verabreichung der Medizin: Bei akuten Symptomen 2mal täglich eine Dosis bis zu 5 Tagen, weniger, wenn die Beschwerden sich bessern. In chronischen Fällen täglich eine Dosis in der 30. Potenz 5 Tage lang oder eine niedrigere Potenz 2mal täglich bis zu 2 Wochen.

Ein anderes Medikament ausprobieren: In akuten Fällen, wenn sich nach 36 oder 48 Stunden keine Besserung eingestellt hat. In chronischen Fällen, wenn die Symptome sich nach 10 bis 14 Tagen nicht gebessert haben.

PULSATILLA*
Charakteristika
- Prostataschmerzen nach dem Wasserlassen

oder
- Die allgemeinen Symptome von *Pulsatilla* sind erkennbar (s. *Liste der homöopathischen Mittel*)

Bestätigende Symptome
- Stechende Schmerzen oder Krämpfe in der Prostata strahlen auf die Blase und das Becken aus
- Dicker, nicht aggressiver Ausfluß aus dem Penis

CHIMAPHILLA UMBELLATA
Charakteristika
- Wundsein im Bereich der Drüse verschlimmert sich bei Druck, vor allem beim Sitzen

Bestätigende Symptome
- Gefühl, auf einem Ball zu sitzen, oder schmerzhafte Schwellung
- Schleimausfluß aus dem Penis oder faseriger Schleim im Urin

KALIUM BICHROMIUM
Charakteristika
- Prostataschmerzen verschlimmern sich beim Gehen; Patient muß stehen bleiben, um Linderung zu finden

Bestätigende Symptome
- Stechende oder ziehende Schmerzen strahlen von der Prostata auf den Penis ab
- Brennen in der Harnröhre nach dem Wasserlassen
- Sehr dicker, klebriger oder faseriger Penisausfluß

CAUSTICUM
Charakteristika
- Druck und Pochen in der Prostata; nach einigen Tropfen Urin strahlen Schmerzen auf Harnröhre und Blase ab

SABAL SERRULATA
Charakteristika
- Chronische Prostatavergrößerung mit Schwierigkeiten beim Wasserlassen; es kann auch zu Brennen beim Wasserlassen kommen

LYCOPODIUM
Charakteristika
- Druck in der Prostata wird während und nach dem Wasserlassen schlimmer

Bestätigende Symptome
- Stechende Schmerzen in Blase und After

Reizung der Vorhaut

Wenn sich eine Reizung der Vorhaut entwickelt, können Sie sie zu Hause behandeln, indem Sie die Vorhaut vorsichtig zurückziehen und verdünnte *Calendula*-Tinktur (s. Kapitel 14) auftragen. Lassen Sie den Bereich trocknen, bevor Sie die Vorhaut zurückschieben. Wenn ein sexuell aktiver Erwachsener Ausschlag oder wunde Stellen hat oder wenn sich Eiter gebildet hat, muß der Arzt zu Rate gezogen werden.

Gelegentlich hängt die Vorhaut in der zurückgezogenen Position fest; oder sie kann anschwellen und sich entzünden. Dann wickeln Sie Eis in ein Tuch und legen es auf den Bereich; versuchen Sie vorsichtig, die Vorhaut in die normale Position zurückzuschieben. Sollte Ihnen das nicht gelingen, müssen Sie schnell zum Arzt.

Probleme mit den Hoden

Schmerzen oder Schwellungen in den Hoden oder deren Umgebung müssen ärztlich untersucht werden. Es gibt verschiedene Ursachen für diese Symptome. Epididymitis ist eine Entzündung des Nebenhoden; das ist eine kompakte, gewundene Röhre, die mit den Hoden verbunden ist und in der neues Sperma heranreift. Obwohl Epididymitis nicht allzuoft auftritt, kommt sie doch häufiger vor als die Orchitis, eine Entzündung des Hodens selbst. Beide Entzündungen verursachen Schmerzen und Schwellungen im Hodenbereich.

Zu Hodenschmerzen kann es auch kommen, wenn die Hoden oder das Gewebe im Hodensack stark gedrückt oder gekrümmt werden. Das ist nicht nur sehr schmerzhaft, sondern auch gefährlich, weil die Blutzufuhr unterbrochen wird.

Hodenkrebs ist die häufigste Krebsart bei Männern unter dreißig. Wenn Sie an den Hoden irgendeine Veränderung entdecken, sei es, daß sie sich in der Größe ändern oder daß sich Knoten oder Knötchen bilden, dann sollten Sie sich sofort untersuchen lassen. Wenn er rechtzeitig genug entdeckt wird, ist Hodenkrebs im allgemeinen auch leicht zu behandeln.

Männer sollten es sich zur Angewohnheit machen, regelmäßig die Hoden abzutasten (beispielsweise beim Duschen), um sicherzugehen, daß keine Veränderungen aufgetreten sind.

Nicht allein zu Hause behandeln

Sofort für medizinische Behandlung sorgen:
- wenn die Hoden stark schmerzen;
- wenn Sie die Vorhaut zurückziehen und sie nicht wieder in die normale Position zurückschieben können.

Noch am selben Tag für medizinische Behandlung sorgen:
- wenn bei Säuglingen die Öffnung der Vorhaut zu eng ist und der Urin nicht frei abfließen kann;
- wenn am Hoden Schwellungen oder Knoten festgestellt werden;
- wenn an den Genitalien oder in ihrem Bereich eine wunde Stelle auftaucht, die kein Rückfall von kürzlich festgestelltem Herpes ist. Besonders durch Syphilis verursachte wunde Stellen können am ganzen Körper auftreten, meistens auf den Händen und im Mundbereich. Wenn sich bei Ihnen unerklärliche, flache, offene, wunde Stellen zeigen und wenn Sie oder Ihre Partnerin innerhalb der letzten zwei Monate neue sexuelle Kontakte hatten, gehen Sie zum Arzt, auch wenn die Stellen nicht schmerzen;
- wenn es im Prostata-Bereich zu starken Schmerzen kommt, vor allem, wenn auch Fieber und Schmerzen in Rücken und Becken auftreten;
- wenn es zu Ausfluß aus dem Penis kommt, vor allem, wenn Sie oder Ihre Partnerin innerhalb der letzten zwei Wochen neue sexuelle Kontakte hatten.

Gehen Sie bald zum Arzt:
- wenn Sie sexuelle Kontakte mit einer Person hatten, bei der man weiß oder vermutet, daß sie an Gonorrhöe, Syphilis, HIV oder *Chlamydien*-Infektionen oder irgendeiner anderen ernsthaften durch Geschlechtsverkehr übertragenen Krankheit leidet. Sie müssen nicht sofort zum Arzt gehen, wenn Sie mit Herpes, Warzen an den Genitalien oder einer Hefeinfektion in Berührung gekommen sind, da aber oft zwei oder mehr

Geschlechtskrankheiten zusammen auftreten, ist eine baldige Untersuchung ratsam;
- wenn Sie Schwierigkeiten beim Wasserlassen hatten, wenn es zu einem schwachen oder unterbrochenen Urinstrahl kommt oder wenn Urin tröpfelt.

11
Kopfschmerzen

Die meisten von uns haben eine oder zwei ›Schwachstellen‹; das sind Bereiche oder Systeme unseres Körpers, die als erste anzeigen, daß der Körper kämpft, um mit einem Übermaß an körperlichem oder psychologischem Streß fertig zu werden. Manche Leute bekommen Erkältungen, andere Verdauungsprobleme, und viele sind für Kopfschmerzen anfällig. Kopfschmerzen sind in der Tat häufiger der Grund für einen Besuch beim Arzt als jede andere Art von Beschwerden.

Manche Menschen leiden an Kopfschmerzen, die so häufig und schwer sind, daß sie dadurch buchstäblich außer Gefecht gesetzt werden. Und natürlich gibt es Fälle, in denen Kopfschmerzen ein Signal sein können, daß irgendwo eine ernsthafte Störung vorliegt. In der großen Mehrzahl der Fälle können die Kopfschmerzen jedoch als ein Signal dafür angesehen werden, daß ein Maß an Streß erreicht ist, mit dem der Körper nicht mehr glatt und problemlos fertig wird. Die Kopfschmerzen sind eine Warnung und ein Hinweis, daß Sie eine Veränderung brauchen, daß Sie vielleicht einmal ausspannen müssen, sich mit einem emotionalen Konflikt befassen sollten, die Kost umstellen oder den Umgang mit irgendwelchen giftigen Stoffen einschränken müßten.

Die moderne Medizin unterteilt die Kopfschmerzen, je nachdem, welches die Gründe und Ursachen für die schmerzhafte Erregung der Nervenenden sind.

Zu den verschiedenen Formen gehören Kopfschmerzen auf Grund von Muskelspannungen, gefäßbedingte Schmerzen, Kopfschmerzen auf Grund von Entzündungen oder strukturell bedingte Schmerzen.

Schmerzen durch Zusammenziehen der Muskeln

Fast jeder hat schon einmal diese Form der Kopfschmerzen erlebt und sie als eine ›Spannung im Kopf‹ empfunden. Die meisten Menschen glauben, daß die Spannung mit emotionalem Streß im Zusammenhang steht, und oft treten diese Art Kopfschmerzen tatsächlich auf, wenn jemand beruflich unter Druck steht, in einem Verkehrsstau festhängt oder in ähnlichen Situationen. Die Schmerzen entstehen, weil die Muskeln im oberen Rücken, im Nacken und am Schädel sich zusammenziehen und angespannt sind, und das kann von jeder Art von Streß herrühren, von körperlichem genauso wie von seelischem. Extreme Hitze oder Kälte, Hunger, Schlafmangel, eine ermüdende Autofahrt oder schlechte Haltung sind Beispiele für körperlichen Streß, der zum Zusammenziehen der Muskeln und damit zu Kopfschmerzen führen kann.

Der Körper reagiert auf die verschiedenen Formen von Streß auf unterschiedliche Weise, und dazu gehört auch die Steigerung der Muskelspannung. Damit will uns der Körper auf die streßreiche Situation vorbereiten. Zu Kopfschmerzen kommt es, wenn eine bestimmte Spannungsschwelle der Muskeln an Kopf und Hals überschritten ist. Zu Schmerzen kommt es teilweise, weil der Muskel einfach überarbeitet ist, teilweise, weil die Spannung die Blutgefäße zusammenzieht und so die Blutzufuhr zum ermüdenden Muskel eingeschränkt ist. Man nimmt heute an, daß viele oder die meisten der Kopfschmerzen, die durch Muskelspannung verursacht werden, auch von einer bestimmten physiologischen Veränderung begleitet werden, die für die gefäßbedingten Kopfschmerzen (s. folgender Abschnitt) verantwortlich ist.

Der Schmerz beim Zusammenziehen der Muskeln ist typischerweise ein dumpfer, stetiger Schmerz an Stirn, Schläfen oder unten an Kopf und Nacken. Es kann zu einem Gefühl von Enge kommen, als ob ein Band um den Kopf gewickelt wäre. Kopfhaut und Hals reagieren im allgemeinen empfindlich auf Berührung.

Allgemeine Behandlung zu Hause

Kopfschmerzen, die durch Zusammenziehen der Muskeln verursacht werden, kann man im allgemeinen gut allein zu Hause behandeln: Machen Sie einfach eine Pause von dem Streß, der zu den Kopfschmerzen geführt hat. Ruhen Sie sich aus, und massieren Sie die müden Nackenmuskeln. Wenn die Kopfschmerzen auf diese einfachen Maßnahmen nicht innerhalb von kurzer Zeit reagieren, versuchen Sie es mit einem der homöopathischen Mittel, die hier aufgeführt werden. Dadurch, daß es dem Körper hilft, Ordnung und Gleichgewicht wiederherzustellen, beschleunigt das richtige homöopathische Medikament die Entspannung der Muskeln und das Abklingen der Schmerzen, ohne daß irgendwelche Nebenwirkungen wie bei den üblichen Schmerzmitteln auftreten.

Diese Schritte können Sie unternehmen, um den muskelbedingten, immer wiederkehrenden Kopfschmerzen vorzubeugen:
1. Achten Sie darauf, daß nicht schlichte Äußerlichkeiten die Muskelspannungen verursachen, beispielsweise schlechte Haltung, unbequeme Kleidung oder unangenehme Umgebung (zu kalt, zu warm, störender Lärm usw.). Es kann helfen, wenn Sie sich über Ihre Kopfschmerzen Aufzeichnungen machen und aufschreiben, welche Belastungen ihnen vorausgegangen sind. Notieren Sie, ob Sie irgendwelche schlechten Angewohnheiten haben, die zu Spannung oder Beanspruchung führen, etwa die Art, wie Sie am Schreibtisch sitzen, wie Sie das Telefon halten oder wie Sie die Zähne zusammenbeißen. Manchmal helfen Massagen oder Akupunktur und ähnliche Techniken bei der Behandlung oder Verhinderung solcher Kopfschmerzen. Auch wenn es nicht so häufig vorkommt, eine Überlastung der Augen durch schlechtes Sehvermögen kann ebenso für Kopfschmerzen verantwortlich sein.
2. Finden Sie die Situationen in Ihrem Leben heraus, die emotionalen Streß verursachen, und befassen Sie sich damit.
3. Lernen Sie, die Muskeln zu lockern, die sich bei Kopfschmerzen anspannen, und lernen Sie, Ihre Streßschwelle etwas anzuheben. Wir schlagen vor, daß Sie sich täglich ein- oder zweimal zehn Minuten für Entspannungsübungen reservieren; versuchen Sie, den gesamten Körper zu entspannen, besonders die Muskeln an Kopf und Nacken. Dabei können autogenes Training oder Meditation helfen. Gymnastik und Massage tragen auch sehr gut zum Abbau von Spannungen und Depressionen bei.
Wenn Sie diese Entspannungsübungen ins Alltagsleben einbeziehen, werden die Reaktionen des Körpers auf Streß nicht so schnell

ausgelöst; die Reizschwelle liegt höher. Verbringen Sie die letzten Augenblicke Ihrer Entspannungszeit damit, daß Sie sich in die Situation hineindenken, die bei Ihnen den größten Streß erzeugt – vielleicht das Autofahren im Feierabendverkehr – , aber erhalten Sie sich das entspannte Gefühl. Etwa nach einer Woche fangen Sie an, sich auch an das Gefühl der Entspannung zu erinnern, wenn Sie mitten in der Streßsituation stecken; und bald werden Sie feststellen, daß Sie in der Situation auch ruhiger bleiben.

4. Mit Biofeedback können Sie lernen, ebenso wie durch Meditation, verschiedene physiologische Prozesse, die zu Spannungskopfschmerzen führen, unter Kontrolle zu bekommen.

5. Gymnastik und Massage sind hervorragend zum Spannungsabbau und zur Verbesserung der Laune geeignet. Die speziellen Körperübungen, wie Alexandertechnik, Chiropraktik, Rolfing oder Akupressur, können bei der Behandlung und Vorbeugung von Kopfschmerzen ebenfalls sehr hilfreich sein.

6. Lernen Sie, die frühen Anzeichen von körperlicher und emotionaler Spannung rechtzeitig zu erkennen. Wenn Sie Spannung spüren, bevor die schlimmen Kopfschmerzen einsetzen, können Sie etwas unternehmen und den Teufelskreis durchbrechen, ehe die Spannung sich steigert. Versuchen Sie, für ein paar Minuten aus der Streßsituation herauszukommen, machen Sie einige Gymnastikübungen, um aufgestauten Streß abzubauen, meditieren Sie, beten Sie oder tun Sie irgend etwas, das Sie entspannend finden oder das Ihnen Spaß macht (Lachen baut Spannungen großartig ab).

7. Manche Leute bekommen Kopfschmerzen durch Muskelspannungen, wenn sie Hunger haben oder Schwerverdauliches gegessen haben. Achten Sie darauf, wieweit Ihre Kopfschmerzen mit dem Essen im Zusammenhang stehen. Wir empfehlen regelmäßige Mahlzeiten mit frischem Gemüse, Vollkornprodukten und magerem Fleisch; vermeiden Sie auch Süßigkeiten und Koffein. Bestimmte Nahrungsmittel verschlimmern gefäßbedingte Kopfschmerzen, und da bei Kopfschmerzen auch Mischformen (muskel- und gefäßbedingt) auftreten können, kann es kein Fehler sein, diese Speisen zu meiden.

8. Wenn Sie irgendwelche Probleme mit dem Sehen haben, gehen Sie zum Augenarzt. Eine Überanstrengung der Augen ist zwar selten die Ursache von Kopfschmerzen, manchmal ist sie aber schuld, wenn Kopfschmerzen immer wieder auftreten.

9. Lassen Sie prüfen, ob die Kiefergelenke falsch ausgerichtet oder verletzt sind. Diese Gelenke direkt vor dem Ohr verbinden beidseitig den Kiefer mit dem übrigen Schädel. Ein Schnelltest: Nehmen Sie einen 5 bis 7,5 cm langen Eiscremestiel oder ein Zungenspatel längs zwischen die Zähne, um Ober- und Unterkiefer zu trennen. Wenn die Kopfschmerzen dann nachlassen, könnten Sie weiterreichende Kieferprobleme haben. Die notwendige Untersuchung wird am besten von einem Hals-Nasen-Ohren-Arzt oder einem Zahnarzt durchgeführt.

Für weitere Informationen zur Selbstbehandlung von Kopfschmerzen empfehlen wir folgende Literatur: *Headache Help* von Dr. Lawrence Robbins und Susan Lang (1995); *Migraine: What Works* von Dr. Joseph Kandel und Dr. David Sudderth (1996). Weitere Einzelheiten zum Umgang mit Streß finden Sie in: *Gesund und Streßfrei durch Meditation* von Dr. Jon Kabat-Zinn (Scherz Verlag, Basel 1991); und *Ein Kurs in Selbstheilung* von Dr. Elliott Dacher (Verlag Hermann Bauer, Freiburg 1997).

Gefäßbedingte Kopfschmerzen

Viele Leute benutzen das Wort ›Migräne‹ für jede Form von sehr schweren Kopfschmerzen, aber Migräne ist medizinisch gesehen der Schmerz, der durch eine komplizierte, komplexe Reihe von bestimmten Veränderungen in den Blutgefäßen von Kopf und Gehirn verursacht wird. Bei einer Migräne werden die Blutgefäße zunächst ungewöhnlich verengt, dann weiten sie sich mehr als normal. Dieser Wechsel von Verengen/Weiten betrifft die Blutgefäße auf einer Seite des Kopfes stärker, und manchmal ist er in einem Bereich des Gehirns besonders ausgeprägt.

Die Migränebeschwerden stehen in direktem Zusammenhang mit den Veränderungen in den Blutgefäßen. In der Anfangsphase der Verengung verursacht die geringere Blutzufuhr zum Gehirn eine falsche Funktion in dem Bereich, in dem die Gefäße am meisten verengt sind. Bevor der Schmerz einsetzt, beginnt die typische Migräne mit einem bestimmten Warnzeichen. Am häufigsten ist das eine Sehstörung – helle oder bunte Zickzacklinien, verschleierte Sicht, blitzartiges Zucken von hellen Punkten usw. Bei anderen Menschen sind die Warnzeichen schleppende Sprache, Benommenheit, Schwäche oder ein taubes Gefühl einer Körperseite und andere neurologische Symptome.

Die Migräneschmerzen setzen ein, wenn die zunächst verengten Blutgefäße sich erweitern. Durch den nun wieder verstärkten Blutzustrom ist die normale Hirnfunktion wiederhergestellt, aber die Dehnung der Gefäßwände und ein Reiz, der durch chemische Veränderungen im Blut verursacht wurde, stimulieren die schmerzempfindlichen Nervenenden in den Aderwänden. Zuerst ist der Schmerz auf einer Seite des Kopfes zu lokalisieren, aber er greift häufig auch auf die andere Seite über. Es ist ein intensiver, pochender Schmerz. Zu den Kopfschmerzen können weitere Beschwerden wie Übelkeit, Erbrechen oder Durchfall kommen, auch Lichtempfindlichkeit, Schwindel, Schwitzen oder Frieren.

Diese Beschreibung der Migräne ist die ›klassische‹ Form, aber andere Arten sind auch nicht selten. Manchmal setzen die Kopfschmerzen ohne jegliches Warnzeichen ein. Andererseits kann es auch zu ›migräneähnlichen Anfällen‹ kommen; die neurologischen Störungen (Veränderungen beim Sehen usw.) oder das für Migräne typische Erbrechen können auftreten, aber die Kopfschmerzen fehlen.

Die Neigung zu Migräne ist in vielen Familien klar zurückzuverfolgen und scheint teilweise erblich bedingt zu sein. Die ersten Anfälle treten auf, bevor die betreffende Person das Alter von dreißig Jahren erreicht hat, meistens in den frühen Teenagerjahren. Oft fängt die Migräne schon in der Kindheit an, etwa in der Zeit der Pubertät. Selbst kleine Kinder können Migräne haben. Bevor ein Kind überhaupt alt genug ist, um Ihnen etwas über seine Kopfschmerzen mitzuteilen, können Sie bei Zwei- bis Vierjährigen als erstes Anzeichen häufiges Erbrechen feststellen.

Das Kind mit Kopfschmerzen kann sehr wohl etwas über irgendwelche Probleme in seinem Leben mitteilen, aber es kann sie nicht präzise ausdrücken und beschreiben. Tun Sie alles, um herauszufinden, wo Ihr Kind unter Streß leidet, und suchen Sie gemeinsam Wege, den Konflikt zu lösen.

Migränekopfschmerzen werden meistens durch psychologischen Streß ausgelöst, aber merkwürdigerweise ist es typisch, daß der Anfall einsetzt, wenn der Streß nachgelassen hat. Leute, die beispielsweise beruflich unter großem Druck stehen, können sich vor dem ›entspannenden‹ Wochenende fürchten, an dem sie dann wieder Kopfschmerzen bekommen. Andere Belastungen, die häufig zu Migräne führen, sind: nichts essen, zu lange schlafen, helles Licht und eine Schwankung im Hormonspiegel (manche Frauen bekommen jeden Monat beim Eisprung oder bei der Blutung Migräne). Nahrungsmittel, darunter Nüsse, Schokolade, Kaffee, Käse, Zitrusfrüchte und Alkohol, können genauso Migräne auslösen wie manche Drogen und Medikamente.

Eine andere Art von gefäßbedingten Kopfschmerzen sind die schweren, einseitigen Schmerzen, die in Wellen kommen, meistens im Schlaf. Zum Schmerz kommen Rötung und Tränen des Auges, auch die Nase tropft auf der schmerzenden Seite.

Allgemeine Behandlung zu Hause
Eine unbehandelte Migräne dauert mehrere Stunden lang, manchmal einen ganzen Tag. Manche Migräneschmerzen sind so schwer, daß einfache Maßnahmen wie Bettruhe und eine leichte Schmerztablette wenig oder keine Hilfe sind. Entspannungsübungen können etwas Linderung bringen. Als besonders wirkungsvoll hat sich eine Übung erwiesen, bei der man in einer Art von autogenem Training lernt, wie man sich durch verstärkten Blutzustrom die Hände wärmt. Vermutlich hilft das, weil dabei der gesamte Kreislauf angeregt wird. Reden Sie sich einfach ein, daß Ihre Hände warm und schwer werden.

Am besten beugen Sie der Migräne vor, indem Sie vernünftig mit Streß umgehen und die Faktoren vermeiden, von denen Sie wissen, daß sie zu Kopfschmerzen führen. Eine gezielte Konstitutionstherapie durch einen homöopathisch versierten Arzt ist die beste Vorbeugung für alle, deren Kopfschmerzen nicht auf einfache Maßnahmen oder Selbstbehandlung mit homöopathischen Mitteln reagieren.

In der herkömmlichen Medizin werden zur Behandlung und Vorbeugung von Migräne starke Medikamente verordnet, die möglicherweise schwere Nebenwirkungen haben. Wir empfehlen nachdrücklich, in ihnen das letzte Mittel zu sehen und es erst mit Selbstbehandlung und homöopathischen Medikamenten zu versuchen.

Andere Schmerzen

Weniger häufig als die beiden genannten Formen der Kopfschmerzen sind die, die durch Infektionen, Entzündungen und Strukturveränderungen im Gesicht und am Kopf verursacht werden. Viele davon sind schwere Erkrankungen, die ärztlich behandelt werden müssen.

Lesen Sie in Kapitel 4 über Husten und Erkältungen die Informationen über die Erkrankungen der Nebenhöhlen nach.

FRAGEN ZUR FESTSTELLUNG VON KOPFSCHMERZEN
Ausbruch der Symptome:
- Hat irgend etwas die Kopfschmerzen ausgelöst? Beispielsweise kaltes oder nasses Wetter, Zugluft, zu reichliches Essen, eine spezielle Speise, Alkohol oder Drogen, Emotionen, Überarbeitung oder Schlafmangel?

Art der Schmerzen:
- Wo liegt das Zentrum der Kopfschmerzen? Wohin strahlen sie aus?
- Wie sind die Schmerzen beschaffen (pochend, ziehend, brennend usw.)?

Weitere Symptome:
- Haben die Kopfschmerzen Einfluß auf das Aussehen des Patienten? Ist das Gesicht blaß oder rot? Sind die Pupillen erweitert?
- Wie wird das Sehvermögen beeinflußt?
- Treten Verdauungsprobleme wie Übelkeit oder Erbrechen auf?
- Hängen die Kopfschmerzen mit dem Menstruationszyklus zusammen? Treten sie vor, während oder nach der Periode auf?

Modalitäten:
- Zu welcher Tageszeit sind die Kopfschmerzen schlimmer?
- Was verschlimmert oder lindert die Schmerzen? Welchen Einfluß haben heiße oder kalte Umschläge, Wärme oder Kälte im allgemeinen, Druck, Licht und Geräusche? Wie wirken sich Bewegung und Position (Liegen, Sitzen, Stehen) auf die Schmerzen aus? Hat die Augenbewegung einen Einfluß?

Homöopathische Medikamente gegen Kopfschmerzen aller Art

Nehmen Sie homöopathische Medikamente, wenn Sie oder Ihre Kinder leichte bis mittelschwere Kopfschmerzen haben.

Manchmal kann es schwierig sein, die richtige homöopathische Medizin bei Kopfschmerzen auszuwählen. Viele Kopfschmerzen werden durch dieselben Faktoren gebessert oder verschlimmert, viele Heilmittel sind bei den üblichen Beschwerden angezeigt. Oft sind die allgemeinen Beschwerden des Patienten die beste Leitlinie bei der Auswahl des Medikaments. Berücksichtigen Sie bei der Fallanalyse nur die stärksten, deutlichsten Kopfschmerzsymptome, und vergleichen Sie sie mit den Symptomen, die wir hier aufführen. Wenn Sie dann immer noch Schwierigkeiten mit der Auswahl der richtigen Medizin haben, dann empfehlen wir Ihnen, sich zwischen den ersten drei – *Belladonna*, *Nux* und *Bryonia* – zu entscheiden, denn eine davon hilft in der Mehrzahl der Fälle, wenn Kopfschmerzen mit wenig anderen Beschwerden auftreten.

Belladonna ist angezeigt, wenn es zu intensiven Schmerzen mit heftigem Klopfen kommt. Die Kopfschmerzen führen zu großer Empfindlichkeit, und schon ein Minimum an Licht, Lärm, Berührung, starkem oder ungewöhnlichem Geruch, Bewegung und Erschütterung führt zu einer neuen Welle von klopfenden Schmerzen. Der Schmerz setzt oft plötzlich ein und kann genauso plötzlich auch wieder verschwinden. Er kann sich über den ganzen Kopf erstrecken oder auf irgendeine Stelle begrenzt sein; vermutlich am typischsten ist Schmerz in der Stirn. Von da aus kann er sich bis in den Hinterkopf ziehen. Oft ist das Gesicht gerötet oder fühlt sich heiß an, und manchmal sind Hände und Füße kalt. *Belladonna* wird daher meistens bei Kopfschmerzen mit hohem Fieber gegeben. Bei *Belladonna*-Kopfschmerzen können die Pupillen deutlich erweitert sein.

Fester Druck auf den Kopf hilft (das trifft auch bei anderen Heilmitteln zu). Hinlegen kann zur Linderung oder Verschlimmerung führen, aber für *Belladonna* allein gilt, daß es bei Kopfschmerzen, die durch Sitzen spürbar gelindert werden, hilft.

Belladonna gehört zu einer Reihe von Medikamenten, die angezeigt sind, wenn die Kopfschmerzen sich beim Treppensteigen verschlimmern. Aber einzig *Belladonna* hilft, wenn die Schmerzen schlimmer werden, während der Patient einen Abhang oder eine Treppe hinuntergeht. Typisch ist, daß die Schmerzen nachmittags stärker sind.

Bryonia wird am besten angewendet, wenn das deutlichste Symptom eine Verschlimmerung bei Bewegung ist. Beide, *Belladonna* und *Bryonia*, decken diese Empfindlichkeit gegenüber Bewegung ab. Eine gewisse Verschlimmerung durch Bewegung trifft auch bei vielen anderen Mitteln zu, aber beim *Bryonia*-Patienten ist dieses das deutlichste Merkmal. Schon leichte Bewegungen des Kopfs oder der Augen verstärken den Schmerz. Leichte Berührung verschlimmert den Schmerz auch, fester Druck lindert. Morgens sind die Schmerzen im allgemeinen am schlimmsten, sie können direkt nach dem Aufwachen auftreten, wahrscheinlich aber erst, wenn der Patient sich zum ersten Mal im Bett bewegt hat oder aufsteht. Bei *Bryonia*-Kopfschmerzen kommt es zu nur wenig Pochen und Klopfen (anders als bei *Belladonna*), der Schmerz wird als gleichmäßig mit einem Gefühl der Fülle und Schwere beschrieben.

Wie bei *Belladonna* sitzt der Schmerz in der Stirn und dehnt sich von dort zum Hinterkopf aus. Meistens liegt das Zentrum über dem linken Auge, ein Symptom, das bei *Belladonna* nicht auftaucht. Übelkeit, Erbrechen und vor allem Verstopfung können im Zusammenhang mit *Bryonia*-Kopfschmerzen auftreten. Der *Bryonia*-Patient ist reizbar und erregbar und will in Ruhe gelassen werden.

Nux vomica ist auch gut für reizbare Leute mit Kopfschmerzen. Die offensichtliche Ursache ist meistens die beste Indikation, denn *Nux* paßt oft zu den Beschwerden bei Kopfschmerzen, die durch zu reichliches Essen, zuviel Alkohol, Kaffee oder andere Drogen, zu langes Aufbleiben am Abend oder Schlafmangel ausgelöst werden. Wer am Morgen die typischen Katerkopfschmerzen hat, weil er am Abend zuvor alle obengenannten Sünden begangen hat, stellt nach einer oder zwei Dosierungen von *Nux* dankbar Erleichterung fest. Solche Kopfschmerzen werden im allgemeinen von einem Gefühl der Übelkeit und von Verdauungsstörungen begleitet. Der Betreffende kann einen sauren oder bitteren Geschmack im Mund haben, dazu kommen Übelkeit oder Erbrechen (trockener Brechreiz und Blähungen sind besonders typische *Nux*-Merkmale). Die *Nux*-Kopfschmerzen können auch durch zu lange oder zu intensive geistige Arbeit oder durch Kälte oder kalten Wind ausgelöst werden (viele Medikamente sind bei Erkältungskopfschmerzen angezeigt, aber *Nux* ist besonders wichtig). Anders als bei *Bryonia* sind die *Nux*-Schmerzen morgens am schlimmsten, vor allem nach dem Aufwachen. Sie werden etwas besser, wenn der Patient aufgestanden ist. Wie bei den meisten Kopfschmerzen kann Bewegung die Beschwerden schlimmer machen, aber Kopfschütteln ist besonders schmerzhaft (wie bei *Belladonna*). Liegen auf der schmerzenden Seite macht alles oft noch schlimmer. Der Schmerz kann gelindert werden, wenn der Kopf eingewickelt wird oder der Patient sich in einem warmen Raum aufhält.

Pulsatilla-Kopfschmerzen stehen auch im Zusammenhang mit Verdauungsbeschwerden. Sie treten oft nach großen Mahlzeiten auf, vor allem nach warmem, reichlichem oder fettem Essen oder nach dem Verzehr von Eiscreme. Übelkeit und Erbrechen sind häufige Begleiterscheinungen bei *Pulsatilla*-Kopfschmerzen. *Pulsatilla* ist auch ein gutes Heilmittel bei Kopfschmerzen, die im Zusammenhang mit der Periode auftreten (vor, während und vor allem am Ende der Monatsblutungen), oder auch bei solchen, die durch ein schreckliches Erlebnis ausgelöst wurden. Der Schmerz sitzt meistens in der Stirn oder auf einer Seite des Kopfs und kann seine Position häufig verändern (wie bei *Sanguinaria*). Ein Pochen begleitet die Schmerzen. Obwohl schnelles Gehen die Schmerzen verschlimmert, tritt bei leichter Bewegung im allgemeinen Linderung ein, vor allem durch einen langsamen Spaziergang an der frischen Luft. Druck mildert den Schmerz, Naseputzen macht ihn schlimmer. Der *Pulsatilla*-Patient ist in friedlicher Stimmung, aber empfindlich und kann vor Schmerzen weinen. Obgleich etwas reizbar, wünscht sich der Patient wahrscheinlich Gesellschaft und Zuspruch.

Gelsemium-Kopfschmerzen beginnen im allgemeinen am Hinterkopf und breiten sich über den Kopf bis in die Stirn aus. Der Patient kann das Gefühl haben, daß ein Reifen den Kopf umspannt. Das sind natürlich typische Kopfschmerzbeschwerden, wie sie durch das Zusammenziehen der Muskeln hervorgerufen werden. Aber *Gelsemium* ist eines der wenigen homöopathischen Medikamente, das bei Kopfschmerzen angezeigt ist, denen verschwommene Sicht oder andere Sehstörungen also Migränesymptome vorausgehen. Auch bei auf der rechten Seite lokalisierbaren Kopfschmerzen ist dieses Medikament angezeigt. Die *Gelsemium*-Schmerzen werden durch Temperaturveränderungen nicht sehr beeinflußt, aber andere Faktoren in der Umgebung (Licht, Lärm, Bewegung, Erschütterung) machen sie schlimmer. Ein Nickerchen oder – und das ist kurios – Wasserlassen lindert den Schmerz. Der Patient fühlt sich müde, schwer und ist apathisch. Die Augen tränen, und er sieht erschöpft aus. Er ist nicht sonderlich reizbar, will aber seine Ruhe haben.

Die Kopfschmerzen bei *Iris* werden auch von schlechtem, verschwommenem Sehen oder anderen Sehstörungen begleitet. Der Schmerz ist auf einer Seite der Stirn zu spüren, besonders auf der rechten. Übelkeit und Erbrechen folgen, und nach dem Erbrechen sind die Schmerzen stärker. Ein Spaziergang an der frischen Luft hilft. *Iris* hat schon vielen Menschen mit regelmäßig auftretenden Kopfschmerzen geholfen, etwa jenen, die an jedem Wochenende darunter zu leiden haben. Selbst wenn keine Sehstörungen die Schmerzen begleiten, kann *Iris* helfen, wenn die anderen Symptome stimmen.

Sanguinaria-Schmerzen beginnen typischerweise im Hinterkopf, aber sie breiten sich zum rechten Auge oder zur rechten Kopfseite aus und bleiben dann dort. Rechtsseitige Kopfschmerzen werden durch andere Medikamente auch abgedeckt (*Iris* und *Gelsemium* beispielsweise), aber *Sanguinaria* ist bei diesem Symptom besonders angezeigt. Der Schmerz ist scharf, wie von einem Messer verursacht, manchmal auch pochend. Auf dem Höhepunkt der Schmerzen kommt es auch zu Übelkeit und Erbrechen, aber anders als bei *Iris* werden die *Sanguinaria*-Kopfschmerzen durch das Erbrechen gelindert. Bewegung macht die Schmerzen schlimmer, Schlaf und fester Druck lindern sie. Wie *Iris* paßt *Sanguinaria* bei Kopfschmerzen, die regelmäßig wiederkehren, beispielsweise im Wochenabstand. In homöopathischen Berichten wird *Sanguinaria* nicht im Zusammenhang mit Sehstörungen erwähnt. Wenn Sie jedoch eine klassische Migräne mit Sehstörungen haben und die eben erwähnten Symptome dazukommen, empfehlen wir Ihnen natürlich dieses Mittel.

Kopfschmerzen, die *Spigelia* brauchen, sind neurologische Schmerzen; sie stechen, brennen und pochen, meistens in der Stirn und oft auf der linken Seite. Liegen mit abgestütztem Kopf bessert die Schmerzen; Bücken, Bewegung, Lärm und kaltes, stürmisches Wetter verschlimmern sie. Waschen mit kaltem Wasser kann ein gutes Gefühl vermitteln, aber hinterher sind die Schmerzen meistens schlimmer. Im allgemeinen werden die Kopfschmerzen durch Wärme verschlimmert und durch Kälte vorübergehend gelindert. Ein steifer Hals und steife Schultern sind Begleiterscheinungen und machen Bewegung schmerzhaft. Es kann auch zu starken Schmerzen in den Augen bis tief in die Augenhöhlen hinein kommen.

ZUSAMMENFASSUNG DER HEILMITTEL BEI KOPFSCHMERZEN

Wenn es Ihnen schwer fällt, sich für ein Medikament auf dieser Liste zu entscheiden, greifen Sie zu *Belladonna*, *Nux* oder *Bryonia*.

Verabrechung der Medizin: Maximal alle 2 Stunden; bei Besserung nur wiederholen, wenn sich die Symptome erneut verschlimmern oder wenn etwa eine Stunde lang keine weitere Besserung zu beobachten ist.

Ein anderes Medikament ausprobieren: Wenn die Symptome bei Verabreichung der ersten Arznei nach 2 oder 3 Dosierungen nicht besser sind.

BELLADONNA*
Charakteristika
- Intensive Kopfschmerzen mit heftigen, pochenden Schmerzen
- Schmerzen werden durch Licht, Lärm, Berührung, strenge oder ungewöhnliche Gerüche, Bewegung oder Stöße schlimmer
- Schmerzen kommen und gehen plötzlich

Bestätigende Symptome
- Schmerzen sitzen eher in der Stirn, von wo aus sie auf den Hinterkopf ausstrahlen können
- Gesicht gerötet oder heiß, manchmal begleitet von kalten Händen und Füßen
- Erweiterte Pupillen
- Linderung durch Sitzen oder festen Druck
- Schmerzen schlimmer beim Treppensteigen oder beim Hinuntergehen eines Abhangs oder einer Treppe und nachmittags

BRYONIA*
Charakteristika
- Kopfschmerzen verstärkt durch Bewegung, selbst durch eine noch leichte Regung von Kopf oder Augen
- Ständige Schmerzen oder Gefühl der Schwere mit leichtem Pochen

Bestätigende Symptome
- Schmerzen schlimmer bei leichter Berührung, gelindert durch festen Druck
- Schmerzen morgens schlimmer, vor allem nach der ersten Bewegung im Bett oder gleich nach dem Aufstehen
- Zentrum der Schmerzen über dem linken Auge
- Schmerzen begleitet von Übelkeit, Erbrechen oder Verstopfung
- Patient reizbar, will in Ruhe gelassen werden

NUX VOMICA*
Charakteristika
- Kopfschmerzen setzen ein nach zu reichlichem Essen, Alkohol, Kaffee oder anderen Drogen; nach Schlafmangel; nach geistiger Überanstrengung
- Schmerzen begleitet von einem allgemeinen Gefühl, krank zu sein, und von Verdauungsproblemen, dazu gehören auch Erbrechen, Blähungen oder saurer oder bitterer Geschmack

Bestätigende Symptome
- Schmerzen beim Aufwachen morgens schlimmer, Linderung nach dem Aufstehen
- Schmerzen verschlimmert durch Geräusche, beispielsweise Schritte
- Schmerzen gelindert durch Einwickeln des Kopfs oder Aufenthalt in einem warmen Raum

PULSATILLA
Charakteristika
- Kopfschmerzen treten nach Mahlzeiten oder nach warmen, reichhaltigen oder fettigen Speisen oder Eiscreme auf

oder
- Kopfschmerzen in Verbindung mit der Menstruation (vorher, während oder am Ende)

Bestätigende Symptome
- Patient wünscht sich Gesellschaft und tröstenden Zuspruch
- Linderung durch sanfte Bewegung, vor allem beim langsamen Spaziergang an der frischen Luft
- Schmerzen an der Stirn oder auf einer Seite; oder wechselt die Position häufig
- Schmerzen durch Druck gelindert, verschlimmert beim Naseputzen

GELSEMIUM
Charakteristika
- Schmerzen beginnen am Hinterkopf, breiten sich nach oben zur Stirn aus

oder
- Verschwommene Sicht oder andere Probleme mit den Augen gehen den Kopfschmerzen voraus

Bestätigende Symptome
- Gefühl eines festen Bandes oder einer engen Mütze auf dem Kopf
- Schmerzen auf der rechten Seite des Kopfs
- Linderung der Schmerzen durch ein Nickerchen oder Wasserlassen
- Verschlimmerung der Schmerzen durch Licht, Lärm, Bewegung oder Stöße
- Patient fühlt sich erschöpft, müde, schwer und apathisch; will in Ruhe gelassen werden, ist aber nicht sonderlich reizbar

IRIS
Charakteristika
- Schmerzen auf einer Seite der Stirn, vor allem auf der rechten
- Migräne in regelmäßigen Abständen

Bestätigende Symptome
- Verschwommene Sicht oder andere Probleme mit den Augen vor oder während der Kopfschmerzen

- Den Schmerzen folgen Übelkeit oder Erbrechen; verschlimmern sich nach dem Erbrechen
- Linderung der Schmerzen durch Spaziergang an der frischen Luft

SANGUINARIA

Charakteristika
- Schmerzen beginnen am Hinterkopf, breiten sich zur rechten Seite des Kopfs oder auf das rechte Auge aus
- Kopfschmerzen treten regelmäßig immer wieder auf

Bestätigende Symptome
- Übelkeit und Erbrechen; Erbrechen bringt Linderung
- Scharfe, rasende, schneidende oder pochende Schmerzen
- Schmerzen schlimmer bei Bewegung, Linderung durch Schlaf und festen Druck

SPIGELIA

Charakteristika
- Stechende, brennende oder pochende Schmerzen, im allgemeinen an der Stirn, oft links
- Kopfschmerzen begleitet von steifem Hals und steifen Schultern, daher tun Bewegungen weh

Bestätigende Symptome
- Linderung der Schmerzen beim Liegen mit abgestütztem Kopf; schlimmer beim Bücken, Bewegung, Lärm und kaltem, stürmischem Wetter
- Vorübergehende Linderung durch das Waschen mit kaltem Wasser; doch später verschlimmern sich die Schmerzen
- Schmerzen in den Augen und um sie herum; oder Ausstrahlung in die Augenhöhlen

Nicht allein zu Hause behandeln

Sofort für medizinische Behandlung sorgen:
- bei schweren Kopfschmerzen, vor allem, wenn sie bei Ihnen ungewöhnlich sind;
- bei Kopfschmerzen mit steifem Hals und hohem Fieber;
- bei Schmerzen nach jeder Art von Kopfverletzung.

Noch am selben Tag für medizinische Behandlung sorgen:
- wenn Sie zum ersten Mal Kopfschmerzen mit Sehstörungen, Schwächen auf einer Körperseite, Sprachstörungen oder Benommenheit haben. Wenn Sie diese Beschwerden früher schon hatten, aber der Verlauf sich wesentlich geändert hat, gehen Sie zu Ihrem Arzt oder rufen Sie ihn an;
- bei Kopfschmerzen, die länger als drei oder vier Tage dauern, auch wenn sie nur leicht sind (ein Anruf beim Arzt kann schon genügen);
- wenn Kopfschmerzen auftreten, während Sie ein Medikament einnehmen, einschließlich der Pille.

Gehen Sie bald zum Arzt:
- wenn Kopfschmerzen, auch leichte, immer wieder auftreten;
- wenn die Kopfschmerzen morgens beim Aufwachen immer am schlimmsten sind.

12
Allergien

Allergische Symptome treten auf, wenn das körpereigene Immunsystem auf Substanzen aus der Umwelt überreagiert. Wenn der Körper gesund ist, kann er ansteckende Keime bekämpfen, weil das Immunsystem die Fähigkeit hat, fremde Substanzen zu identifizieren und zu entfernen. Er kann auch Gifte neutralisieren und Krebszellen zerstören. Bei Allergien werden diese normalerweise schützenden Abwehrkräfte durch harmlose Substanzen in Gang gesetzt, beispielsweise durch Lebensmittel, Pollen, Tierhaare, Medikamente usw.; es kommt zu unangenehmen, manchmal gefährlichen Beschwerden. Zu den häufigsten allergischen Reaktionen gehören Hautausschlag, verstopfte oder laufende Nase, Schnaufen oder Husten. Wir behandeln in diesem Kapitel häufig auftretende allergische Hautreaktionen (Kontakt-Dermatitis, Nesselausschlag und Ekzeme) und Störungen der Atemwege wie Asthma. Schwere, allgemeine allergische Reaktionen, Anaphylaxie genannt, sind selten (s. den Abschnitt über Schock in Kapitel 14).

Im strengen medizinischen Sinn sind Allergien Reaktionen auf bestimmte Fremdsubstanzen. Das Immunsystem kann jedoch auch ähnliche Symptome produzieren, wenn sie durch nichtspezifische Faktoren wie Wetter- und Temperaturwechsel, Überanstrengung, Streß, starke Gefühle oder Infektionskrankheiten ausgelöst werden. Manchmal scheinen sich die Symptome ›von allein‹ zu entwickeln.

Auf jeden Fall bietet die Homöopathie einmalig wirkungsvolle Methoden an, Menschen mit Allergien und damit verbundenen Beschwerden zu behandeln. Aus homöopathischer Sicht ist das Grundproblem ein Ungleichgewicht im System als ganzem, was zu der Überempfindlichkeit führt. Es ist vernünftig, Substanzen und andere Einflüsse zu vermeiden, die die Beschwerden auslösen. Oft ist es jedoch fast unmöglich herauszufinden, was genau die Reaktion hervorruft. Häufig stellt sich sogar heraus, daß der Auslöser ausgerechnet eine Substanz ist, die Sie nicht vollständig vermeiden können. Außerdem bleibt ja die dahinterliegende Schwäche bestehen; die Symptome treten wieder auf, sobald Sie mit dem Auslöser wieder in Kontakt kommen.

Eine Konstitutionstherapie durch einen homöopathischen Arzt kann dem System helfen, sein Ungleichgewicht zu korrigieren und sich von der Empfindlichkeit zu befreien. Zu Hause können homöopathische Medikamente genommen werden, wenn akute, kurzzeitige allergische Beschwerden bei Leuten auftreten, die ansonsten gesund sind. Selbst wenn gezielte professionelle Betreuung nötig ist, weil immer wieder Allergien auftreten, kann die häusliche Behandlung bei einem besonders schlimmen Ausbruch der Beschwerden Linderung schaffen. Wenn Sie eine Konstitutionstherapie machen, sprechen Sie mit Ihrem Arzt, bevor Sie auf eigene Faust irgendwelche homöopathischen Mittel zusätzlich nehmen.

Kontakt-Dermatitis

Bei Kontakt-Dermatitis handelt es sich um juckende Hautausschläge, die durch Berührung mit allergieauslösenden Substanzen entstehen. Ursachen können Pflanzen, Kosmetika, Schmuck und viele andere Dinge sein. Manches Wundsein bei Säuglingen ist eine allergische Reaktion auf Waschmittel oder auf Chemikalien in Wegwerfwindeln; auch der Kontakt mit Urin kann zu Wundsein führen. Hautausschläge können durch Bakterien oder Pilze infiziert werden; das Jucken und das häßliche Aussehen sind unangenehm.

Die Diagnose einer Kontakt-Dermatitis hängt von sehr sorgfältiger Beobachtung der Einzelheiten ab; es muß festgestellt werden, wodurch der Ausschlag entstanden ist. Überlegen Sie, womit Ihre Haut in Kontakt gekommen ist, und denken Sie darüber nach, ob Sie neue Reinigungsmittel benutzen oder neue Kleidungsstücke haben.

Aminobenzoesäure, die in manchen Sonnenlotionen enthalten ist, und Benzocain, das in vielen gängigen Schmerzmitteln und Antiseptika vorkommt, sind häufig die Übeltäter.

Die Schulmedizin behandelt die Kontakt-Dermatitis mit Corticosteroiden, oral verabreichten Antihistaminen gegen das Jucken und in schlimmen Fällen kurze Zeit mit oralen Steroiden. Steroidsalben helfen nach unserer Erfahrung wenig. Die oralen Steroide wirken im allgemeinen gut und haben keine größeren Nebenwirkungen, wenn sie nur eine oder zwei Wochen verabreicht werden (bei Langzeiteinnahme können sie jedoch ernste Problemen verursachen). Wie auch immer, Steroide unterdrücken die natürlichen Körperreaktionen statt mit ihnen zusammenzuwirken, wie es bei der Homöopathie geschieht.

Allgemeine Behandlung zu Hause
Wenn Sie die Ursache für den Ausschlag kennen, sollte er auch abklingen, wenn Sie den Kontakt damit eine oder zwei Wochen lang vermeiden. Es gibt viele gängige Mittel gegen Allergien, aber nach unserer Erfahrung sind sie nicht sonderlich erfolgreich.

FRAGEN ZUR FESTSTELLUNG VON KONTAKT-DERMATITIS
Art der Symptome:
- Ist der Ausschlag trocken; oder treten Blasen auf?
- Wenn Blasen auftreten, wie groß sind sie? Wie sieht die Flüssigkeit aus?
- Wo am Körper ist der Ausschlag schlimmer?

Modalitäten:
- Zu welcher Tages- oder Nachtzeit sind die Beschwerden schlimmer?
- Wie wirken sich Wärme oder Kälte, heißes Wasser oder der Aufenthalt im Haus oder im Freien auf das Jucken aus?

Homöopathische Medikamente
Homöopathische Medikamente können dazu beitragen, daß das Jucken gemildert und die Heilung beschleunigt wird. Einige unserer Patienten, die auf Kalifornische Gifteiche extrem empfindlich reagieren, berichteten uns, daß die homöopathische Behandlung schnellere und umfassendere Besserung brachte als starke, oral verabreichte Steroide.

Homöopathische Medikamente auf *Rhus*-Basis können sehr wirkungsvoll sein bei Leuten, die auf diese Pflanze reagieren oder an einer durch andere Pflanzen ausgelösten Kontakt-Dermatitis leiden. Wenn keine andere Medizin deutlich angezeigt ist, können Sie *Rhus toxicodendron* oder *Rhus diversiloba* ausprobieren. Der *Rhus*-Patient hat brennenden, juckenden Ausschlag, und das Unbehagen wird noch verschlimmert durch Kratzen, frische Luft, nachts und durch Bettwärme. Der Patient findet Erleichterung, wenn er den juckenden Bereich in heißes Wasser taucht. Es kommt zu entzündeten Blasen, die mit Flüssigkeit gefüllt sind. Der Patient ist sehr ruhelos, reizbar und ängstlich.

Bei *Croton-tig.*-Ausschlag kommt es zu starker Blasenbildung und Entzündung, aber das Brennen ist schwächer als bei *Rhus*. Wenn der Ausschlag schwach ist, lindert leichtes Kratzen oder Reiben das Jucken. Aber wenn er schlimmer ist, tut der Ausschlag weh und ist empfindlich, der Patient erträgt keine Berührung. Der *Croton-tig.*-Ausschlag ist meistens auf dem Kopf, um die Augen herum und an den Genitalien am schlimmsten.

Anacardium sollte auch in Betracht gezogen werden, wenn es zu großen Blasen mit einer gelben Flüssigkeit kommt. Vor allem das Gesicht kann von dem Ausschlag betroffen sein.

Bryonia kann hilfreich sein, wenn der Ausschlag hauptsächlich aus kleinen, trockenen Hauterhebungen, vor allem im Gesicht, besteht. Die Symptome werden schlimmer durch Bewegung, und der Patient ist reizbar und will in Ruhe gelassen werden.

Sepia ist auch eine Möglichkeit, wenn der Ausschlag trocken ist (es können kleine Bläschen auftreten, aber keine großen). Ein warmes Zimmer kann zur Linderung des Juckens beitragen, aber die Bettwärme macht es schlimmer. Der Ausschlag kann bräunlich oder rötlich aussehen, es kann zu Schuppenbildung kommen.

Graphites sollte in Betracht gezogen werden, wenn aus dem Ausschlag klebrige, honigfarbene Flüssigkeit austritt. Das Jucken ist nachts und bei Wärme am schlimmsten.

Wenn der Ausschlag zurückgeht und das Jucken abnimmt, tragen Sie verdünnte *Calendula*-Tinktur (ein Teil *Calendula*, drei Teile Wasser) mehrmals täglich mit einem Wattestäbchen auf. Dann heilt die Haut viel schneller, vor allem, wenn sie voller Blasen und wund war.

Sulfur kann helfen, wenn das Jucken bei Wärme und nachts schlimmer ist, ganz gleich, wie der Ausschlag aussieht. Liegen einige der allgemeinen *Sulfur*-Symptome vor – wenn der Patient beispielsweise empfindlich gegen Wärme ist und schwitzt –, dann können Sie Ihre Wahl sicherer treffen (s. *Liste der homöopathischen Mittel*).

ZUSAMMENFASSUNG DER HEILMITTEL BEI KONTAKT-DERMATITIS

Verabreichung der Medizin: Täglich 2- bis 3mal bis zu 3 Tagen, aufhören, wenn sich das Jucken und das Aussehen des Ausschlags deutlich gebessert haben.

Ein anderes Medikament ausprobieren: Wenn sich nach 24 bis 48 Stunden keine Besserung eingestellt hat.

CROTON TIGLIUM*
Charakteristika
- Starke Blasenbildung, Entzündung und Jucken
- Bei leichten Beschwerden wird das Jucken durch vorsichtiges Kratzen oder Reiben gelindert; in schweren Fällen ist der Ausschlag schmerzhaft und empfindlich, eine Berührung ist unerträglich

Bestätigende Symptome
- Ausschlag schlimmer auf der Kopfhaut, um die Augen und auf den Genitalien

ANACARDIUM
Charakteristika
- Große Blasen, gefüllt mit gelber Flüssigkeit

Bestätigende Symptome
- Vor allem das Gesicht ist betroffen

RHUS TOXICODENDRON oder RHUS DIVERSILOBA
Charakteristika
- Haut ist heftig entzündet, mit Flüssigkeit gefüllte Blasen
- Jucken ist mit deutlichem Brennen verbunden

Bestätigende Symptome
- Jucken nachts schlimmer und verstärkt durch Kratzen, frische Luft und Bettwärme
- Jucken gelindert durch sehr heißes Wasser
- Patient ruhelos, reizbar und ängstlich

BRYONIA
Charakteristika
- Ausschlag besteht vorwiegend aus kleinen, trockenen Unebenheiten, vor allem im Gesicht

Bestätigende Symptome
- Symptome bei Bewegung schlimmer
- Reizbarkeit; Patient will in Ruhe gelassen werden

SEPIA
Charakteristika
- Trockener Ausschlag (möglicherweise mit winzigen Blasen)

Bestätigende Symptome
- Jucken geringer im warmen Raum, aber schlimmer nach dem Warmwerden im Bett
- Ausschlag bräunlich oder rötlich, schuppig

GRAPHITES
Charakteristika
- Austritt von klebriger, honigfarbener Flüssigkeit aus dem Ausschlag
- Jucken nachts und bei Wärme schlimmer

SULFUR
Charakteristika
- Jucken nachts und bei Wärme schlimmer

und/oder
- Allgemeine *Sulfur*-Symptome liegen vor (der Patient ist beispielsweise allgemein gegen Hitze empfindlich und schwitzt (s. *Liste der homöopathischen Mittel*)

Nicht allein zu Hause behandeln

Sehen Sie unter Eiterpusteln in Kapitel 13 nach, wenn Anzeichen für eine Infektion auftauchen (Eiter, Schwellungen oder Rötung).

Nesselausschlag

Bei Nesselausschlag handelt es sich um rote, erhabene Schwellungen, die plötzlich mit intensivem Jucken auftauchen. Die einzelnen Stellen können einen Zentimeter oder größer sein, sie können aber auch ineinander verlaufen und große rote Flecken auf der Haut bilden.

Nesselausschlag kann durch Nahrungsmittel, Lebensmittelzusätze, Medikamente, Insektenschutzmittel, Kälte auf der Haut, Reiben oder Kratzen oder auch durch starke Emotionen ausgelöst werden. Oft wird der auslösende Faktor nie gefunden. Der Ausschlag dauert mehrere Stunden bis zu einem Tag und verschwindet dann so schnell, wie er gekommen ist, ohne Spuren zu hinterlassen. Die meisten Leute bekommen Nesselausschlag nur ein- oder zweimal im Leben, manche bekommen ihn immer wieder. Nesselausschlag ist einfach nur störend, es sei denn, die Schwellungen gehen auf die Atemwege über. Manchmal verursachen heftige allergische Reaktionen Schwellungen im Hals, die dem Nesselausschlag ähnlich sind. Dann kann die Atmung behindert werden.

Allgemeine Behandlung zu Hause
Da die Anfälle von Nesselausschlag im allgemeinen von selbst wieder verschwinden, ist wenig Behandlung notwendig. Ein kühler Schwamm auf dem betroffenen Bereich kann das Jucken lindern und die Schwellungen zurückgehen lassen, wenn der Nesselausschlag nicht durch eine Erkältung hervorgerufen wurde.

Homöopathische Medikamente
Immer wiederkehrende Ausbrüche sind eine Frage der Konstitution und sollten von einem Homöopathen behandelt werden. Wenn es nur vereinzelt zu einem Ausschlag kommt, nehmen Sie eins der folgenden Medikamente.

Das Mittel, das vermutlich am besten hilft, ist *Apis*. Der Nesselausschlag juckt heftig und wird im allgemeinen durch Wärme verschlimmert. Am schlimmsten ist der Ausschlag nachts, und er verstärkt sich durch Schwitzen, nach sportlicher Betätigung oder wenn der Körper heiß wird; er kann nach jedem Wetterwechsel zum Ausbruch kommen. *Apis* ist besonders angezeigt, wenn es zu Schwellungen im Augenbereich kommt.

Nicht allein zu Hause behandeln

Sofort für medizinische Behandlung sorgen:
- wenn der Nesselausschlag auch auf den Hals übergegangen ist oder wenn der Hals sich zugeschnürt anfühlt, selbst wenn das nur leichte Beschwerden sind. Die Schwellung kann plötzlich stärker werden und das Atmen beeinträchtigen.

Gehen Sie bald zum Arzt:
- wenn der Nesselausschlag innerhalb von 6 Monaten zweimal oder öfter ausgebrochen ist und wenn es sich dabei nicht um eine Reaktion auf ein bestimmtes Nahrungsmittel oder auf den Kontakt mit einem besonderen Allergen wie Gras oder Tierfell handelt.

Wenn keine anderen Medikamente deutlich angezeigt sind, nehmen Sie *Apis*, ganz gleich, ob die charakteristischen Symptome auftreten oder nicht. Verabreichen Sie eine Dosis in der Potenzierung D 30, und zwar nur alle drei Stunden. Hören Sie auf, sobald sich Besserung erkennen läßt. Oft reicht eine einzige Dosis für eine schnelle Besserung.

Urtica urens sollte auch in Betracht gezogen werden. Wie bei *Apis* wird der Nesselausschlag durch Wärme und Bewegung schlimmer, vor allem, wenn die Bewegung sehr anstrengend ist. Durch Baden kann der Ausschlag stärker werden. Wenn er sich hinlegt, kann sich der Patient besser fühlen.

Verabreichen Sie *Rhus tox.*, wenn Reiben, Kratzen, kaltes Wetter oder Nässe den Ausschlag zu verstärken scheinen. Auch beim Schwitzen kann es zu Ausschlag kommen.

Atopie (Ekzeme)

Von Ekzemen redet man immer, wenn ein Ausschlag die Haut rötet und entzündet, wenn es dabei zu Hauterhebungen und kleinen Bläschen, Nässen, Schorf oder Trockenheit und Schwellung der Haut kommt. Obwohl viele Hautstörungen zu Ekzemausschlag führen, werden Ekzeme oft mit Atopie gleichgesetzt, einer chronischen Hauterkrankung, die mit Allergien im Zusammenhang steht. Weil es sich dabei um eine chronische, tiefsitzende Störung handelt, sollte Atopie mit einer Konstitutionstherapie von einem homöopathischen Arzt behandelt werden.

Herkömmliche Behandlung mit Cortison-Salben sollte möglichst vermieden werden. Diese Medikamente dringen über die Haut in den Blutkreislauf ein, und wenn sie auf großen Flächen angewendet werden, können sie den gesamten Hormonhaushalt stark beeinflussen. Es widerspricht homöopathischem Verständnis, daß diese Salben die Symptome kräftig unterdrücken, und es kann sein, daß der Körper dann auf das Ungleichgewicht mit tieferen, ernsthafteren Beschwerden reagiert.

Allgemeine Behandlung zu Hause
Baden Sie nicht zu häufig, nehmen Sie so wenig Seife wie möglich. Jedes Material, das die Haut reizen kann, wie etwa Wolle, sollte vermieden werden. Waschen Sie Ihre Kleidungsstücke in mildem Waschmittel oder nur in Wasser. Cremen Sie die Haut mit einem milden Mittel ohne Zusätze gründlich ein.

Allergien der oberen Atemwege

Viele Menschen leiden unter allergischen Reaktionen, von denen die Nase, der Hals, die Augen und Ohren betroffen sind. Zu den Symptomen gehören Niesen, eine laufende oder verstopfte Nase, juckende, tränende Augen, Kratzen im Hals, am Gaumen oder in den Ohren. Diese Symptome können auch zusammen auftreten. Pollen, Staub, Tierhaare und andere eingeatmete, Allergien auslösende Substanzen reizen oft die Atemwege, wenn auch Nahrungsmittel und andere Dinge Ursachen sein können. Die jahreszeitlich bedingte Reaktion von Menschen auf Pollen in der Luft, wenn Gräser, Unkraut und Bäume blühen, wird Heuschnupfen genannt.

Zu der Standardbehandlung gehören Antihistamine, Mittel zum Abschwellen und Spritzen zur Desensibilisierung. Die Antihistamine und die Abschwellmittel unterdrücken die körpereigenen Abwehrkräfte unmittelbar. Die Beschwerden treten nicht nur wieder auf, sobald das Medikament nicht mehr gegeben wird, sondern derartige Unterdrückung kann das Körpersystem dazu zwingen, tieferliegende Symptome zu schaffen, um mit dem Ungleichgewicht fertigzuwerden. Antihistamine führen zu Benommenheit und oft auch zu trockenem Mund. Wenn die Abschwellmittel abgesetzt werden, kommt es zu einem Rückfall, und die Beschwerden sind schlimmer als vorher. Vermeiden Sie diese Medikamente nach Möglichkeit.

Bei der Desensibilisierung werden meistens allergieauslösende Stoffe in winzigen Mengen gespritzt. Die Dosis wird nach und nach erhöht, bis der Körper des Patienten die Substanz, die die Allergie auslöst, ertragen kann. Obwohl diese Methode uns sinnvoller erscheint als das Unterdrücken von Symptomen, ist auch sie nicht unproblematisch. Die Spritzen verursachen gelegentlich schwere allergische Reaktionen, die sofort behandelt werden müssen. Es ist in der Natur einfach nicht vorgesehen, daß der menschliche Körper Allergie auslösende Substanzen mit einer Spritze verpaßt bekommt. Und diese Behandlung funktioniert nur bei den Stoffen, die gespritzt werden; an der dahinterliegenden Neigung zu Allergien ändert sie nichts. Wir empfehlen, es erst einmal mit einer homöopathischen Behandlung zu versuchen.

Allgemeine Behandlung zu Hause
Das Vermeiden von Pollen, Tierhaaren und anderen Substanzen, die die Allergie auslösen, ist natürlich wichtig. Spülen Sie die Schleimhäute von Nase und Augen mit einer normalen Salzlösung (die steril sein sollte, wenn sie für die Augen angewendet wird), um Pollen und andere Substanzen wegzuschwemmen; das kann Erleichterung bringen. Sie sollten viel Wasser trinken. Das Inhalieren von Wasserdampf kann zum Abschwellen der Atemwege führen.

FRAGEN ZUR FESTSTELLUNG VON ALLERGIEN DER OBEREN ATEMWEGE
Art der Symptome:
- Welches Symptom ist am unangenehmsten: laufende Nase, Niesen oder Reizung der Augen?

- Wie sind Farbe und Beschaffenheit des Nasenausflusses? Reizt er die Haut?
- Läuft die Nase, ist sie verstopft, und ist das ständig so?
- Tränen die Augen? Verursachen die Tränen eine Rötung von Augen oder Wangen?
- Jucken Nase oder Mund?

Weitere Symptome:
- Ist der Rachen betroffen, wenn ja, wie?
- Tritt Husten auf?

Modalitäten:
- Zu welcher Tageszeit sind die Symptome schlimmer?
- Wie werden sie von Wärme oder Kälte, vom Aufenthalt in Räumen oder im Freien, vom Liegen oder von Bewegung und vom Essen beeinflußt?
- Sind die Symptome jahreszeitlich bedingt?

Homöopathische Medikamente
Eine Konstitutionstherapie mit homöopathischen Mitteln ist angezeigt, wenn die Beschwerden an den oberen Atemwegen immer wieder auftauchen. Sie können jedoch zu Hause homöopathische Mittel einsetzen, um mit dem schlimmsten Teil eines akuten allergischen Anfalls fertigzuwerden. Aber sprechen Sie erst mit Ihrem Arzt, wenn Sie auch eine Konstitutionstherapie machen.

Lesen Sie die Beschreibungen der Medikamente in Kapitel 4 über Erkältungen, besonders die von *Nux vomica, Arsenicum, Allium cepa* und *Euphrasia,* und die hier folgenden Angaben. Wenn kein Mittel eindeutig angezeigt ist, beginnen Sie mit *Allium cepa.*

Sabadilla deckt die typischen Symptome von Heuschnupfen ab, und dazu gehören viel wässeriger Ausfluß aus der Nase, krampfartiges Niesen, Jucken in der Nase und rote, tränende Augen. Alle diese Beschwerden werden gelindert, wenn der Patient sich im Freien aufhält. Er kann das Gefühl haben, daß ihm ein Kloß im Hals steckt. Nebenbei kommt es zu ständigem Schluckzwang.

Wyethia ist angezeigt, wenn die Allergie der oberen Atemwege von starkem Jucken im Gaumen oder hinter der Nase begleitet wird. Nase und Hals fühlen sich trocken an, obwohl ständig eine brennende, wässerige Flüssigkeit aus der Nase läuft.

Arsenicum, *Euphrasia*, *Nux vomica* oder *Sabadilla* können angezeigt sein, wenn zu den Beschwerden ein leichtes Schnaufen kommt.

ZUSAMMENFASSUNG DER HEILMITTEL BEI ALLERGIEN DER OBEREN ATEMWEGE

Neben den hier genannten Medikamenten können auch die Mittel aus Kapitel 4 hilfreich sein, vor allem *Nux vomica*, *Arsenicum*, *Allium cepa* und *Euphrasia*. Bei leichtem Keuchen nehmen Sie *Arsenicum*, *Euphrasia*, *Nux vomica* (in Kapitel 4 beschrieben) oder *Sabadilla* (s. u.). Wenn keine Arznei eindeutig angezeigt ist, nehmen Sie *Allium cepa*.

Verabreichung der Medizin: Bis zu stündlich, aber nur wiederholen, wenn die Symptome wieder auftreten. Wenn die Behandlung länger als einen Tag dauert, geben Sie das Mittel nicht öfter als 3mal täglich und nicht länger als eine Woche. Achten Sie darauf, keine weitere Arznei zu verabreichen, solange eine bereits gegebene Dosis noch für Linderung sorgt.

Ein anderes Mittel ausprobieren: Wenn 4 Stunden nach den letzten beiden Dosierungen der vorherigen Medizin keine Besserung festzustellen ist.

SABADILLA
Charakteristika
- Starker, wäßriger Nasenausfluß; krampfartiges Niesen; Jucken in der Nase; rote, tränende Augen

Bestätigende Symptome
- Linderung der Beschwerden beim Aufenthalt im Freien oder beim Spazierengehen
- Gefühl, einen Kloß im Hals zu haben, dazu ein ständiges Bedürfnis zu schlucken

WYETHIA
Charakteristika
- Nasenallergien, begleitet von intensivem, nicht nachlassendem Jucken am hinteren Teil des Gaumens oder Jucken hinter der Nase

Bestätigende Symptome
- Trockenes Gefühl in der Nase, den Nasenhöhlen und im Rachen

Asthma

Asthma ist eine chronische Erkrankung. Dabei liegt das Grundproblem in der Hyperreaktion der Atemwege, d. h. als Reaktion auf zahlreiche Reize verengen sich die feinen Luftröhrenverzweigungen, wenn sie es eigentlich nicht sollten, und dann kommt es an ihren Wänden zu entzündlichen Veränderungen. Zwar bekommen manche Menschen Asthmaanfälle, wenn sie allergischen Substanzen ausgesetzt werden, aber bei der Mehrzahl der Kranken werden die Beschwerden durch nicht spezifische Faktoren wie Sport, kalte Luft, Streß oder Schnupfen ausgelöst.

Das Schnaufen, das angestrengte Pfeifen, ein für Asthmaanfälle so typisches Geräusch, tritt auf, wenn die Atemwege sich verengen, weil die Muskelwände sich zusammenziehen, die Schleimhäute anschwellen und sich dicker Schleim sammelt. Die Luft kann nicht ungehindert in die Lungen strömen und, was noch schwerwiegender ist, sie strömt vor allem nicht wieder heraus. Der Brustkorb wird eng, der Patient leidet unter Atemnot, schnauft und muß schnell und mit größerer Anstrengung atmen. Husten kann das vorherrschende Symptom sein; manchmal, vor allem bei Kindern, ist es das einzige, und das erschwert die Diagnose.

Die schlimmsten Symptome eines Asthmaanfalls können ein oder zwei Tage dauern und dann im allgemeinen ohne weitere Behandlung verschwinden. Man kann sich jedoch nicht darauf verlassen, daß es tatsächlich so abläuft. Bei einem Asthmaananfall besteht durchaus die Gefahr von Erstickung und Tod.

Obwohl alle herkömmlichen Medikamente Nebenwirkungen haben können, sind sie manchmal notwendig. Die Einzelheiten der Behandlung müssen mit dem Arzt erarbeitet werden, aber wir empfehlen die Anwendung von herkömmlichen Medikamenten, wenn ein schwerer Asthmaanfall längere Zeit andauert oder nicht sichergestellt ist, daß der Patient ausreichend Sauerstoff bekommt.

Bleibt anzumerken, daß das Schnaufen andere Ursachen als Asthma haben kann. Eine akute allergische Reaktion kann bei Menschen, die nicht unter chronischem Asthma leiden, das Schnaufen auslösen. Es tritt häufig bei Emphysemen und anderen chronischen Lungenerkrankungen auf, aber auch wenn ein Kind einen Fremdkörper eingeatmet hat.

Allgemeine Behandlung zu Hause
Bei einem Anfall von Atemnot ist reichliches Trinken notwendig, damit die Flüssigkeit ersetzt wird, die durch das schnelle Atmen und das stärkere Schwitzen verlorengeht (s. Abschnitt über Wasserentzug in Kapitel 8). Die Flüssigkeit trägt auch dazu bei, daß der dicke Schleim in den Atemwegen gelöst wird. Oft helfen Entspannungsübungen. Atemübungen (Ihr Arzt kann Sie darin unterweisen) sind eine gute Sache, sowohl bei einem akuten Anfall als auch bei chronischem Asthma.

FRAGEN ZUR FESTSTELLUNG VON AKUTEM ASTHMA
Art des Asthmas:
- Beschreiben Sie die Atmung und das Schnaufen. Wie klingt die Atmung?
- Hört man im Brustkorb kräftiges Schleimrasseln? Wie leicht oder schwer läßt sich der Schleim auswerfen?

Modalitäten:
- Zu welcher Tageszeit sind die Symptome schlimmer?
- Wie werden die Symptome durch Bewegung, Schlaf, Aufenthalt in Wärme oder Kälte, Essen und Trinken oder Körperhaltung (auch Liegen) beeinflußt?

Weitere Symptome:
- Kommt es zu Übelkeit und Erbrechen? Husten?

Homöopathische Medikamente
Asthma ist oft eine tiefsitzende, erblich bedingte Erkrankung, aber die meisten Asthmatiker kennen Zeiten, in denen die Beschwerden gering sind oder gar nicht zum Ausbruch kommen, selbst wenn sich in ihrer Umgebung nichts wesentlich verändert hat. Eine Konstitutionstherapie mit homöopathischen Mitteln kann dazu beitragen, daß die asthmafreien Zeiten häufiger auftreten und länger dauern. Obwohl es gelegentliche Rückfälle geben kann, bei denen herkömmliche Medikamente genommen werden müssen, wird sich eine Besserung im Allgemeinzustand einstellen.

Wenn die Diagnose Asthma feststeht und wenn Sie mit dem Verlauf der Beschwerden und Anfälle vertraut sind, können Sie homöopathische Mittel zu Hause anwenden, und zwar bei leichten bis mittleren akuten Asthmaanfällen. Wenn Sie eine Konstitutionstherapie machen, sprechen Sie erst mit Ihrem Arzt.

Die deutlichsten Hinweise auf den Einsatz von *Arsenicum* sind Angst, Unruhe, Schwäche und Verschlimmerung der Symptome um Mitternacht herum. Es überrascht nicht, daß den Asthmatiker Angst überfällt, wenn er nicht genügend Luft bekommt, und *Arsenicum* paßt zu der Unruhe, die typisch für diesen Zustand ist. Der Patient wirft sich herum oder springt plötzlich aus dem Bett, um seine Angst loszuwerden und einmal tief durchzuatmen. Trotz des Wunsches nach Bewegung entwickelt sich oft eine große Schwäche; der Patient ist einfach zu erschöpft, um weiter ruhelos in Bewegung zu bleiben. Die meisten *Arsenicum*-Patienten fühlen sich zwischen Mitternacht und 3 Uhr morgens am schlechtesten; da schnaufen sie und leiden unter Atemnot. Wenn noch weitere Symptome auf das Medikament hinweisen, zögern Sie nicht mit der Anwendung, auch wenn die Beschwerden zu anderen Zeiten schlimmer sind. Husten, Schnupfen oder Heuschnupfensymptome können nebenher auftreten. Die meisten *Arsenicum*-Patienten frieren ziemlich stark und finden Linderung durch Wärme. Sie neigen zu Durst und trinken manchmal viel Wasser in kleinen Schlucken.

Wenn der Asthmatiker liebevoll oder vielleicht weinerlich und anhänglich ist, sich in warmen, stickigen Räumen eingeengt fühlt und wenig Durst hat, ist *Pulsatilla* das mögliche Mittel, ganz gleich, welche Atembeschwerden vorliegen. Andererseits können Sie auch *Pulsatilla* geben, wenn das durch spezielle Asthma-Symptome angezeigt ist, beispielsweise durch Keuchen, das abends oder nachts einsetzt oder sich verschlimmert. Meistens sammelt sich Schleim in der Brust, und der muß herausgehustet werden (s. Kapitel 4 über Erkältungen und Husten). Das Asthma kann sich nach dem Essen verschlimmern, vor allem nach fetten, reichhaltigen Speisen.

Ipec. ist ähnlich gut geeignet für jene Patienten, bei denen sich viel Schleim in der Brust sammelt. Schwere Atemstörungen können krampfartig mit deutlichem Keuchen auftreten. Aber neben dem Keuchen ist auch das Rasseln zu hören, das durch den Schleim verursacht wird.

Husten tritt häufig auf, auch er rasselt durch den Schleim in der Brust. Der Husten kann in schweren Krämpfen auftreten und so lange dauern, bis es zum Erbrechen von Nahrung oder Schleim kommt. Das Asthma kann nachts schlimmer sein. Dem Patienten ist oft übel, und es kommt auch ohne Husten häufig zum Erbrechen (s. Kapitel 8 über Verdauungsstörungen). Erschöpft von der Krankheit, sieht der Patient blaß und elend aus. Viele dieser Symptome sind denen von *Pulsatilla* ähnlich, aber bei *Ipec.* ist die Schleimbildung noch größer, und die typischen geistigen Symptome von *Pulsatilla* fehlen.

Spongia andererseits paßt bei jenen, die ein trockenes Asthma mit wenig oder gar keinem Schleim in der Brust haben. Das Atmen ist mühsam und geräuschvoll, es klingt wie Pfeifen oder Sägen (typisch für Asthma, aber am deutlichsten, wenn *Spongia* das richtige Mittel ist). Oft setzt das Asthma ein, wenn der Patient gefroren hat oder eine Erkältung bekommt. Es kann zum plötzlichen Keuchen mit einem Erstickungsgefühl kommen, wenn der Patient gerade am Einschlafen ist; oder das Keuchen wird nach dem Einschlafen noch schlimmer. Die Atemnot wird durch Hinlegen und jede Bewegung stärker, und sie bessert sich, wenn der Patient den Kopf zurücklehnt. Warme Speisen und Getränke können das Keuchen lindern. Ein trockener, bellender Husten kann Begleiterscheinung sein.

Lobelia ist ein weiteres gutes Medikament für den Patienten, der gerade unter einem Asthmaanfall mit Schnaufen und Enge im Brustkorb leidet. Wie bei *Spongia* können die Beschwerden einsetzen, wenn der Patient gefroren hat. Wenn jedoch das Einatmen kalter Luft das Schnaufen eindeutig verschlimmert, ist *Lobelia* die erste Wahl. Das Schnaufen ist typischerweise nicht so laut krächzend wie bei *Spongia*. Manche *Lobelia*-Patienten haben mittags stärkere Beschwerden.

Sambucus kann dem Kranken helfen, der das Gefühl hat, durch das Keuchen zu ersticken, vor allem, wenn die Symptome um Mitternacht oder danach schlimmer sind. Unter diesen Umständen würden Sie sicherlich *Arsenicum* in Betracht ziehen, aber der Patient zeigt vermutlich nicht die extreme Angst oder die ausgeprägte Unruhe dieses Medikaments. Wenn jedoch diese Beschwerden auftreten und *Arsenicum* nicht hilft, ist *Sambucus* ein gutes Mittel für den nächsten Versuch.

Bryonia kann eingesetzt werden, wenn die für das Mittel typischen allgemeinen Symptome auftreten: Deutliche Verschlimmerung wird durch Bewegung verursacht, dem Patienten ist warm, er hat Durst und ist vermutlich reizbar. Das Keuchen ist trocken, ohne viel Schleim.

Chamomilla sollte für Leute, vor allem für Kinder, in Betracht gezogen werden, wenn sie die für dieses Medikament typische Reizbarkeit zeigen. Sie sollten auch an *Chamomilla* denken, wenn der Asthmaanfall nach Ärger einsetzt.

ZUSAMMENFASSUNG DER HEILMITTEL BEI ASTHMA
Verabreichung der Medizin: 3 Dosierungen bis zu stündlich 3; danach wiederholen, wenn die Symptome sich verschlimmern, maximal alle 2 Stunden. Halten Sie täglichen Kontakt mit Ihrem Arzt.
Ein anderes Medikament ausprobieren: Wenn sich nach der dritten Verabreichung keine Besserung einstellt.

SPONGIA*
Charakteristika
- Trockenes Schnaufen mit sehr angestrengter, geräuschvoller Atmung, klingt wie Pfeifen oder Sägen

Bestätigende Symptome
- Ausbruch nach Frieren oder bei Einsetzen einer Erkältung
- Symptome treten plötzlich beim Einschlafen mit einem Gefühl des Erstickens auf oder sind nach dem Schlafen schlimmer
- Schnaufen schlimmer beim Hinlegen oder bei Bewegung; Linderung durch warme Speisen und Getränke oder durch das Zurücklegen des Kopfes
- Trockenes Bellen oder Krupp-Husten

IPECAC. (*Bei Asthma mit feuchtem Husten oder rasselndem Schleim im Brustkorb)
Charakteristika
- Asthma mit rasselndem Schleim im Brustkorb
- Tiefer, rasselnder Husten

Bestätigende Symptome
- Keuchen nachts schlimmer
- Husten mit anhaltenden Krämpfen; führt zu Würgen oder dem Erbrechen von Essen oder Schleim

- Schnaufen begleitet von Übelkeit oder Erbrechen, auch wenn kein Husten auftritt
- Blasses Gesicht, Patient wirkt krank

ARSENICUM
Charakteristika
- Ängstlichkeit, Unruhe, Schwäche beim Asthma

und/oder
- Verschlimmerung der Symptome zwischen Mitternacht und 3 Uhr morgens

Bestätigende Symptome
- Schnaufen begleitet von Husten und Erkältungs- oder Heuschnupfensymptomen
- Patient fröstelt ganz allgemein, Linderung durch Wärme
- Immer wieder Durst auf einen Schluck Wasser

LOBELIA
Charakteristika
- Trockenes Asthma mit Atemnot und einem Engegefühl im Brustkorb

Bestätigende Symptome
- Schnaufen schlimmer bei kalter Luft oder wenn der Patient friert
- Symptome mittags schlimmer
- Patient atmet leichter bei schnellem Gehen

SAMBUCUS
Charakteristika
- Asthma bei Kindern, mit einem Gefühl des Erstickens

Bestätigende Symptome
- Verschlimmerung der Symptome um Mitternacht oder danach

CHAMOMILLA
Charakteristika
- Ausgeprägte Reizbarkeit (s. *Liste der homöopathischen Mittel*)

oder

- Symptome treten nach Ärger auf

Bestätigende Symptome
- Linderung durch kalte Luft

BRYONIA
Charakteristika
- Trockenes Keuchen, verschlimmert sich deutlich durch Bewegung
- Dem Patienten ist warm, er hat Durst und ist reizbar; will in Ruhe gelassen werden

PULSATILLA
Charakteristika
- Allgemeine *Pulsatilla*-Symptome liegen vor (sanfte, weinerliche Stimmung, Patient fühlt sich in warmen Räumen schlechter, wenig Durst; s. *Liste der homöopathischen Mittel*)

oder
- Symptome setzen abends oder nachts ein oder verschlimmern sich dann
- Ansammlung von Schleim in der Brust, der herausgehustet werden muß

Bestätigende Symptome
- Symptome sind schlimmer nach dem Essen, besonders nach fetten oder schweren Speisen

Nicht allein zu Hause behandeln

Sofort für medizinische Behandlung sorgen:
- wenn es zu schwerer Atemnot kommt;
- wenn die Atemnot von schweren Halsschmerzen und Schluckbeschwerden begleitet wird, oder wenn Sie merken, daß einem keuchenden Kind viel Speichel aus dem Mund fließt.

Noch am selben Tag für medizinische Behandlung sorgen:
- bei einem ersten Anfall von Keuchen; oder wenn sich der Anfall in seinem Verlauf deutlich von den bisherigen unterscheidet;
- wenn Kinder unter zwei Jahren anfangen zu keuchen und zu schnaufen. Bei älteren Kindern sollten Sie sich rechtzeitig mit Ihrem Arzt beraten, damit Sie wissen, was zu tun ist, wenn Asthmaanfälle nach immer demselben Muster auftreten.

13
Hautprobleme und damit verbundene Störungen

Die Haut ist das größte Organ des Körpers. Beim durchschnittlichen Erwachsenen ist das eine Fläche von etwa 1,8 m². Ein Drittel des Bluts, das durch den Körper strömt, bekommt die Haut. Die Haut hat viele wichtige physiologische Funktionen. Sie trägt zur Regulierung der Körpertemperatur bei und ist auch an der Kontrolle des Wasserausgleichs mitbeteiligt. Nervenenden, die empfindlich gegenüber Temperatur, Schmerz, Berührung und Druck sind, liegen in der Haut. Die äußere Hautschicht produziert einen Säuremantel, der das Wachstum von krankheitserregenden Bakterien verhindert. Über die Haut werden auch Flüssigkeit, Mineralstoffe und verschiedene biochemische Stoffe beseitigt.

Homöopathen glauben, daß die Haut noch weitere Funktionen hat. Nach unserem Verständnis benutzt der Körper die Haut, um inneres Ungleichgewicht zu ›eliminieren‹, indem dieses durch Hautstörungen zum Ausdruck gebracht wird. Homöopathen sehen in dem Auftreten von Hautstörungen einen Hinweis darauf, daß der Körper physiologisches Ungleichgewicht aus den tieferen Ebenen an die Oberfläche bringt.

Da die Haut das Körperorgan ist, das am weitesten außen liegt, werden Hautstörungen als die gesündesten Symptome angesehen, die der Körper hervorbringen kann, weil hiermit eine Heilung von innen nach außen möglich ist. Die Hautstörungen zeigen, daß der Körper das Ungleichgewicht soweit wie möglich von den lebenswichtigen Organen fernhält.

Deshalb ermuntern wir Sie, Hautprobleme nicht als lästige Ärgerlichkeiten anzusehen, die man leichthin abtut. Es kann sehr wohl einen Grund für ihr Auftreten geben, und sie können die gesunde Reaktion des Körpers auf Streß sein. Natürlich sollten Sie alle Bedingungen in bezug auf Hygiene, Essen oder psychologischen Streß, die zu Ihrer Anfälligkeit beitragen, beseitigen. Aber versuchen Sie Medikamente zu vermeiden, die die Symptome unterdrücken. Entscheiden Sie sich für eine homöopathische Behandlung, die die körpereigenen Kräfte mobilisiert, um das Gleichgewicht wiederherzustellen.

Viele Leute mit den üblichen Hautproblemen können mit einfachen häuslichen Maßnahmen und homöopathischen Mitteln behandelt werden. In diesem Kapitel behandeln wir Furunkel, Abszesse, Gerstenkörner, Impetigo (Eitergrind), Herpes, Gürtelrose, Warzen, Ringelflechte und Hefepilzinfektionen (Nesselausschlag und Kontakt-Dermatitis werden in Kapitel 12 über die Allergien behandelt). Der Platz hier reicht nur für eine Beschreibung in groben Umrissen. Wenn Sie nicht sicher sind, wo genau das Problem liegt, müssen Sie zu ausführlicheren medizinischen Büchern greifen oder zum Arzt gehen. Leute mit chronischen Hautbeschwerden – Schuppenflechte, Ekzeme (s. dazu Kapitel 12 über Allergien) oder immer wiederkehrenden Infektionen – sollten bei einem homöopathischen Arzt eine Konstitutionstherapie machen.

Nicht allein zu Hause behandeln

Sofort für ärztliche Behandlung sorgen:
- wenn erneut Ausschlag auftritt, der aussieht, als wäre Blut unter der Haut, wenn er dunkelrot ist und bei Druck nicht weiß wird. Fieber als Begleiterscheinung ist ein weiteres Gefahrensignal;
- wenn ein Hautausschlag wie eine Verbrennung aussieht, oder wenn auf der Haut oder den Schleimhäuten spontan große Blasen erscheinen.

Noch am selben Tag zum Arzt gehen:
- wenn Fieber als Begleiterscheinung schon mehr als 24 Stunden anhält;
- wenn sich vom Ausschlag oder von einer Schwellung rote Streifen ausbreiten;
- wenn Sie meinen, der Hautausschlag könnte mit einem Medikament im Zusammenhang stehen;
- wenn der Urin rot oder dunkel ist.

Furunkel, Abszesse und andere Hautinfektionen

Furunkel und andere Hautinfektionen treten auf, wenn die äußere Schutzschicht der Haut durchbrochen ist. Die äußere Hautschicht dient als Barriere, die im allgemeinen für Keime unüberwindlich ist. Wenn die krankheitserregenden Bakterien einmal diese äußere Schranke überwunden haben, werden sie vom Immunsystem schnell erkannt und angegriffen. In den Bereich wird mehr Blut geschickt, um die Immunreaktion zu steigern. Zur gleichen Zeit kommt es zu Veränderungen im Hautgewebe, um den infizierten Bereich von der gesunden Haut rundherum abzuschirmen, so daß sich die Bakterien nicht ausbreiten können.

Bei Furunkeln werden die Wechselwirkungen zwischen Keimen und den körpereigenen Abwehrkräften sichtbar. Während der Entzündungsprozeß fortschreitet, wird die Haut rot, schwillt an und wird warm, weil mehr Blut in den betroffenen Bereich geschickt wird. Die Dehnung der geschwollenen Haut kann weh tun. Die Entzündung kann ohne weitere Komplikation vorbeigehen, aber wenn die Infektion nicht schnell beseitigt wird, geht der Prozeß der Abschirmung weiter: Eiter bildet sich in der Mitte des Furunkels. Eiter ist eine Mischung aus Flüssigkeit aus dem Blut, toten weißen Blutkörperchen und Bakterien. Im Verlauf eines Entzündungsprozesses, bei dem die aggressiven Keime angegriffen werden, kann ein Furunkel ziemlich groß werden, vier bis fünf Zentimeter im Durchmesser. Ein Karbunkel ist besonders groß und hat mehrere Zentren, in denen sich Eiter bildet.

Schließlich bricht der Furunkel auf, öffnet sich, und der Eiter fließt ab. Wenn ein Furunkel erst einmal aufgebrochen und der Eiter abgeflossen ist, lassen die Schmerzen sofort nach, und die Infektion heilt schnell. Manchmal ist das infizierte Gewebe fest in einer Schutzkapsel eingeschlossen und kann so vom Körper absorbiert werden. Die Funktion dieser Abwehrsysteme führt zu völliger Heilung der Haut oder im schlimmsten Fall zu einem kleinen Knoten, in den das infizierte Gewebe eingeschlossen war.

Jede Ansammlung von Eiter, der in einer Vertiefung eingekapselt ist, wird Abszeß genannt. Furunkel sind Abszesse der Haut, aber Abszesse können in vielen anderen Bereichen des Körpers auftreten. Zu den anderen Abszessen, die Sie gut zu Hause behandeln können, gehören Infektionen um Finger- und Fußnägel und Gerstenkörner (die werden später in diesem Kapitel behandelt).

Furunkel stellen im allgemeinen kein ernsthaftes Gesundheitsproblem dar, wenn die Infektion auf den Bereich der Schwellung begrenzt bleibt. Aber wenn die körpereigenen Abwehrkräfte die Bakterien nicht im Bereich der Furunkel festhalten können, dringen die Keime in die umgebenden Gewebe ein, und von dort aus können sie sich schneller ausbreiten, manchmal ins Blut gelangen und eine allgemeine Erkrankung verursachen.

Zellulitis ist eine Entzündung des Zellgewebes, die sich in der Haut und den darunterliegenden Geweben ausbreitet und nicht auf einen Bereich begrenzt bleibt. Die ersten Anzeichen dafür sind häufig rote Streifen, die sich von einem Furunkel, einem Abszeß oder einer anderen Infektion aus verbreiten. Der Körper bekämpft die Infektion weiter mit Entzündung und eigenen Abwehrkräften, aber bis diese die Oberhand gewinnen, entwickelt sich die Zellulitis als rote Schwellung, die sich von der ursprünglichen Infektion her ausbreitet und sich warm anfühlt.

Die Entzündung des Zellgewebes ist im allgemeinen viel zu breit gestreut, als daß sich Eiter woanders als an der ursprünglichen Infektion bilden könnte.

Wenn Bakterien in großer Zahl in den Blutstrom gelangen, kann es zu einer allgemeinen Erkrankung kommen. Der Mensch fühlt sich elend und hat Fieber, Muskelschmerzen und starke Kopfschmerzen. Es kann sogar zum Schock kommen.

Allgemeine Behandlung zu Hause
Am besten behandeln Sie einfache Furunkel zu Hause, indem Sie die körpereigenen Kräfte mit heißen Kompressen oder feuchten Umschlägen unterstützen. Wenn Hitze auf eine begrenzte Hautinfektion gebracht wird, strömt noch mehr Blut in den Bereich, um Keime abzutöten, Abfallstoffe wegzuschaffen und den Heilungsprozeß in Gang zu setzen.

Durch die Hitze bricht der Furunkel schneller durch die Haut, und der Eiter wird schneller abgestoßen. Auch eine nahrhafte Kost und Ruhe sind wichtig.

FRAGEN ZUR FESTSTELLUNG VON HAUTINFEKTIONEN

Art der Symptome:
- Hat sich bereits Eiter gebildet?
- Welche Farbe haben der infizierte Bereich und die umgebende Haut?
- Wie stark schmerzt der Bereich? Wie ist der Schmerz: pochend, brennend, stechend?

Modalitäten:
- Wie emfindlich ist die Infektion bei Berührung?
- Werden die Schmerzen durch warme oder kalte Umschläge gelindert oder verschlimmert?

Homöopathische Medikamente

Homöopathische Medikamente tragen dazu bei, die natürlichen körpereigenen Abwehrreaktionen auf die Infektion zu steigern. Wenn die richtige Medizin früh genug verabreicht wird, kann die Infektion verschwinden, bevor sich Eiter bildet. Wird das Medikament erst später gegeben, trägt es dazu bei, daß die Infektion reif wird und der Eiter früh und vollständig abfließt.

Nehmen Sie *Belladonna* bei Furunkeln oder Abszessen im Frühstadium. Meist liegt eine schmerzhafte, hellrote, heiße Schwellung vor, aber noch kein Eiter. Ein Pochen ist typisch, wenn ein Furunkel sich entwickelt. Früh verabreicht, trägt *Belladonna* häufig dazu bei, daß der Körper die Entwicklung von Furunkeln bremsen kann, so daß die Heilung schon einsetzt, bevor sich überhaupt Eiter bildet.

Wenn *Belladonna* nicht hilft oder wenn die Behandlung mehr als vierundzwanzig Stunden nach dem Auftreten der Symptome begonnen wurde, wählen Sie eins der folgenden Mittel:

Bevor sich deutlich Eiter gebildet hat, hilft *Hepar sulf.* dem Körper, die Entzündung zu heilen, indem er den Furunkel insgesamt absorbiert. Wenn der frische Furunkel sehr schmerzt und empfindlich gegen Berührung ist, ist *Hepar* besonders gut angezeigt. *Hepar* ist auch nützlich, nachdem sich Eiter gebildet hat und wenn die entzündete Stelle sehr schmerzt. *Hepar*-Furunkel sind besonders empfindlich bei Berührung und gegenüber Kälte und kalten Umschlägen. Es pocht in der Wunde oder – was noch häufiger vorkommt – die Schmerzen sind scharf und stechend, als ob ein Splitter in der Stelle steckt. *Hepar* und *Silicea* sind gute Medikamente bei Furunkeln, die langsam heilen, selbst wenn der Eiter schon abgeflossen ist; wählen Sie bei diesen Symptomen eines der beiden Medikamente.

Wenn sich erst einmal Eiter gebildet und angesammelt hat, ist *Mercurius* das mögliche Heilmittel. Dieses Medikament läßt den Abszeß durchbrechen und beschleunigt den Eiterabfluß. Der Furunkel ist schmerzhaft, aber nicht so empfindlich gegen Berührung wie bei *Hepar*. Wärme kann die Schmerzen lindern.

Silicea ist angemessen bei Furunkeln und Abszessen, die langsam heilen, obwohl der Eiter frei abfließen kann. Verglichen mit *Hepar*-Furunkeln ist der *Silicea*-Typ weniger empfindlich und schmerzhaft, obwohl Wärme weitere Erleichterung bringen kann. Geben Sie *Silicea* zwei- bis dreimal täglich, auch nachdem der Furunkel sich geöffnet hat und Eiter abgeflossen ist. *Silicea* ist auch angezeigt, wenn ein Furunkel sich langsam entwickelt oder Rötung und Schwellung mehrere Tage dauern, ohne daß sich Eiter bildet. Feste, rote Knoten, die bleiben, wenn der Furunkel fast abgeheilt ist, verschwinden häufig nach einer einmaligen Gabe oder nach zwei Dosierungen von *Silicea* C30 oder wenn *Silicea* D6 eine Woche lang ein- bis zweimal täglich genommen wird.

Arsenicum ist in jedem Stadium eines Abszesses angezeigt, wenn starke brennende Schmerzen durch warme Umschläge deutlich gelindert werden. Die allgemeinen Symptome von *Arsenicum* können auch auftreten.

Nehmen Sie *Lachesis,* wenn der Abszeß und die Haut in der Umgebung sich bläulich oder purpurrot verfärben. Hier ist typisch, daß der Eiter dunkel und dünn ist, der Abszeß reagiert empfindlich bei Berührung. Achten Sie hier besonders sorgfältig darauf, ob sich eine Besserung einstellt, und setzen Sie das Medikament dann sofort ab.

ZUSAMMENFASSUNG DER HEILMITTEL BEI HAUTINFEKTIONEN

Verabreichung der Medizin: Alle 3 bis 4 Stunden, solange Rötung, Schwellung und Schmerzen akut sind, dann auf 3mal täglich reduzieren, bis kein Eiter mehr austritt, die Schwellung abgeklungen ist und die Rötung verschwindet.

Ein anderes Mittel ausprobieren: Nachdem eine mindestens dreimalige Verabreichung des vorherigen Medikaments nicht gewirkt hat.

BELLADONNA*
Charakteristika
- Frühstadium von lokalisierbaren Furunkeln oder Abszessen
- Schmerzhafte, hellrote, heiße Schwellung, aber noch keine oder wenig Eiterbildung

Bestätigende Symptome
- Pochende Schmerzen

HEPAR SULF.*
Charakteristika
- Nach dem frühesten Stadium einer Hautinfektion, aber bevor sich erkennbar Eiter gebildet hat

oder
- Nachdem sich Eiter gebildet hat, wenn der entzündete Bereich sehr empfindlich und schmerzhaft ist

oder
- Wenn Furunkel langsam heilen, auch wenn der Eiter schon abgezogen ist

Bestätigende Symptome
- Furunkel, die auf die leichteste Berührung empfindlich reagieren, bei kalter Luft oder kalten Umschlägen schmerzen
- Scharfe oder stechende Schmerzen, als ob ein Splitter in dem Bereich steckt

MERCURIUS
Charakteristika
- Das beste Mittel, wenn sich Eiter gebildet und in einem Furunkel gesammelt hat

Bestätigende Symptome
- Der Furunkel schmerzt, reagiert aber nicht empfindlich auf Berührung wie bei *Hepar*
- Schmerzen schlimmer bei Wärme

SILICEA
Charakteristika
- Furunkel und Abszesse heilen langsam, auch wenn der Eiter frei abfließt

oder
- Nachdem ein Furunkel oder eine Nagelbettentzündung aufgeschnitten und gereinigt wurden

oder
- Furunkel entwickelt sich langsam mit Rötung und Schwellungen, die mehrere Tage anhalten, ohne daß sich Eiter bildet

oder
- Feste, rote, zystenartige Knoten, die bleiben, nachdem ein Furunkel weitgehend ausgeheilt ist (s. Text)

Bestätigende Symptome
- Empfindlichkeit oder Schmerzen relativ gering, dennoch kann Wärme Linderung bringen

ARSENICUM
Charakteristika
- Brennende Schmerzen werden durch warme Umschläge gelindert

Bestätigende Symptome
- Die allgemeinen *Arsenicum*-Symptome liegen vor (s. *Liste der homöopathischen Mittel*)

LACHESIS
Charakteristika
- Abszeß und umgebende Haut sind bläulich oder rötlich

Bestätigende Symptome
- Dunkler, dünner Eiter
- Abszeß empfindlich bei Berührung

Nicht allein zu Hause behandeln

Sofort für medizinische Behandlung sorgen:
- bei hohem Fieber, schweren Kopfschmerzen oder steifem Nacken.

Noch am selben Tag für medizinische Behandlung sorgen:
- wenn die Infektion von Fieber, Unwohlsein oder Muskelschmerzen begleitet wird;
- wenn ein Furunkel an Gesicht oder Kopf auftaucht;
- wenn Rötung und Schwellungen sich weiter ausbreiten;
- wenn die Schmerzen stark sind oder der Furunkel extrem vereitert ist;
- wenn der Furunkel sich bei häuslicher Behandlung nicht innerhalb von achtundvierzig bis zweiundsiebzig Stunden bessert;
- wenn sich der Furunkel zwar schon geöffnet hat, nach einer Woche aber immer noch nicht zu heilen scheint.

Gerstenkörner

Ein Gerstenkorn ist ein entzündeter Pickel oder ein kleiner Furunkel am Augenlid. Die Keime, meistens Staphylokokken, gedeihen in den Fett- und Schweißdrüsen des Lids. Die Entzündung taucht am Lidrand als kleine rote Schwellung auf. Innerhalb von ein paar Tagen bildet sich ein Eiterkopf, der öffnet sich dann und läßt den Eiter abfließen. Pickel, die den Gerstenkörnern ähnlich sind, können sich auch innerhalb des Lids bilden und sind im Grunde dieselbe Form der Infektion. Gelegentlich können sich diese Infektionen am inneren Augenlid jedoch ausbreiten und das gesamte Lid befallen.

Obwohl sie recht schmerzhaft sein können, sind Gerstenkörner selten gefährlich. Im allgemeinen heilen sie von selbst. Manchmal heilt ein Gerstenkorn nicht vollständig ab und hinterläßt einen festen roten Knoten am Auge. Diese Knoten selbst schmerzen nicht, aber in einigen Fällen scheuern sie am Auge, und so kann sich ein neues Gerstenkorn entwickeln. Eine Konstitutionstherapie mit homöopathischen Mitteln kann den Körper kräftigen und die Anfälligkeit für wieder auftretende Gerstenkörner herabsetzen.

Allgemeine Behandlung zu Hause
Feuchten Sie einen Waschlappen mit warmem Wasser an, und legen Sie ihn täglich für etwa fünfzehn Minuten auf das betreffende Auge. Je wärmer das Wasser ist, desto besser; aber es darf nicht so heiß sein, daß es die Haut verbrennt. Das Gerstenkorn sollte sich innerhalb von achtundvierzig Stunden bessern.

FRAGEN ZUR FESTSTELLUNG VON GERSTENKÖRNERN
Art der Symptome:
- Wie schmerzhaft ist das Gerstenkorn? Wie ist der Schmerz: pochend, brennend, wie Splitter?
- Wo sitzt das Gerstenkorn? Auf dem oberen oder unteren Lid, in der Nähe des inneren Augenwinkels?
- Gibt es Ausfluß aus dem Gerstenkorn, und wie sieht er aus?
- Ist das Augenlid mitbetroffen? Wenn ja, wie: einfach nur geschwollen, oder haben sich Krusten oder Schuppen gebildet?

Modalitäten:
- Wie empfindlich ist das Gerstenkorn bei Berührung?
- Werden die Schmerzen durch warme oder kalte Umschläge gelindert oder verschlimmert?

Homöopathische Medikamente
Pulsatilla wird bei Gerstenkörnern am häufigsten angewendet, und es sollte verabreicht werden, wenn kein anderes Medikament deutlich angezeigt ist. Meistens bildet sich das Gerstenkorn auf dem Oberlid. Trotz der Entzündung braucht es nicht sehr schmerzhaft zu sein. Es bildet sich ein Eiterkopf, gelbgrüner Eiter tritt aus.

Hepar sulf. ist wirkungsvoll, wenn das Gerstenkorn überempfindlich bei Berührung, kalter Luft und kalten Umschlägen ist. Der Schmerz ist pochend, oder es kommt zu einem Gefühl, als sei ein Splitter im Augenlid. Warme Umschläge lindern die Schmerzen.

Apis paßt auch bei schmerzhaften Gerstenkörnern, vor allem wenn sie brennen oder stechen und durch Hitze und warme Umschläge noch schlimmer werden. An *Apis* sollte man auch denken, wenn das gesamte Lid sich rötet und anschwillt.

Graphites-Gerstenkörner sind schmerzhaft, aber nicht empfindlich gegenüber Berührung wie bei *Hepar*. Dicker, gelber Ausfluß kann aus dem Gerstenkorn austreten. Schorf, Schuppen und wunde Stellen auf dem Augenlid sind typisch für *Graphites*.

Staphisagria ist angezeigt, wenn die Gerstenkörner wochenlang eins nach dem anderen auftreten. Die Probleme können anfangen, wenn der Patient unter nervöser Erschöpfung leidet.

Ziehen Sie *Lycopodium* in Betracht, wenn das Gerstenkorn am inneren Augenwinkel sitzt.

Feste Knötchen, die nach dem akuten Stadium eines Gerstenkorns am Lid zurückbleiben, heilen oft nach ein- oder zweimaliger Einnahme der 30er Potenz von *Staphisagria* oder *Silicea*.

Da Gerstenkörner nur kleine Hautabszesse auf den Augenlidern sind, kann auch jedes für Furunkel und Abszesse genannte Medikament helfen. Wenn keins der hier aufgeführten Mittel bei den Beschwerden richtig zu sein scheint, lesen Sie die Beschreibungen zusätzlicher Mittel.

ZUSAMMENFASSUNG DER HEILMITTEL BEI GERSTENKÖRNERN

Verabreichung der Medizin: Alle 6 bis 8 Stunden maximal 3 Tage lang; aufhören, wenn sich Besserung einstellt. Dosis nur wiederholen, wenn die Beschwerden wieder schlimmer werden oder wenn innerhalb von 24 Stunden keine weitere Besserung zu beobachten ist.

Ein anderes Mittel ausprobieren: Wenn sich nach 24 bis 48 Stunden keine Besserung eingestellt hat.

PULSATILLA*
Bestätigende Symptome:
- Relativ schmerzlose Gerstenkörner
- Gerstenkorn auf dem Oberlid
- Gelber oder grüner Eiter fließt aus

HEPAR SULF.
Charakteristika
- Gerstenkorn überempfindlich bei Berührung, kalter Luft oder kalten Umschlägen

Bestätigende Symptome
- Pochender Schmerz oder ein Gefühl, als ob ein Splitter im Lid steckt
- Schmerzen durch warme Umschläge gelindert

APIS
Charakteristika
- Brennende oder stechende Schmerzen

Bestätigende Symptome
- Schmerzen bei Wärme oder warmen Umschlägen schlimmer
- Rötung und Schwellung des gesamten Lids

GRAPHITES
Charakteristika
- Gerstenkorn ist schmerzhaft, aber nicht so empfindlich bei Berührung wie bei *Hepar*

Bestätigende Symptome
- Dicker, gelber Ausfluß aus dem Gerstenkorn
- Schorf, Schuppen und wunde Stellen auf dem Lid

STAPHISAGRIA
Charakteristika
- Gerstenkörner kommen in Gruppen mehrere Wochen lang immer wieder

oder
- Nach dem akuten Stadium bleiben feste Zysten zurück

Bestätigende Symptome
- Gerstenkorn tritt auf, nachdem der Patient unter Streß gestanden hat

LYCOPODIUM
Charakteristika
- Gerstenkorn in der Nähe des inneren Augenwinkels; wenn andere Mittel nicht geholfen haben

SILICEA
Charakteristika
- Nach dem akuten Stadium bleiben feste Zysten auf dem Lid zurück

Nicht allein zu Hause behandeln

Noch am selben Tag für medizinische Behandlung sorgen:
- wenn die Sehkraft in irgendeiner Weise in Mitleidenschaft gezogen ist;
- wenn das Gerstenkorn von Fieber, Kopfschmerzen, Appetitlosigkeit oder Lethargie begleitet wird;
- wenn die Schwellung direkt auf dem Lid sitzt oder in Richtung Innenseite geht
- wenn das Gerstenkorn trotz warmer Umschläge und homöopathischer Mittel länger als achtundvierzig Stunden bleibt.

Anmerkung: Lesen Sie den Abschnitt über Bindehautentzündung in Kapitel 4 nach, wenn das Weiße im Auge sich entzündet.

Impetigo (Eitergrind)

Impetigo ist eine ansteckende bakterielle Infektion an der Oberfläche der Haut, verursacht durch Streptokokken und Staphylokokken. Der Ausschlag besteht aus kleinen, roten, erhabenen Beulen, die sich schnell zu kleinen Blasen entwickeln, die dann aufbrechen, eine klebrige Flüssigkeit absondern und rote, wunde Stellen hinterlassen. Bald sind diese Stellen von klebrigem, gelbem Schorf bedeckt. Die Infektion kann sich schnell ausbreiten, da die Bakterien an den Fingern, Kleidern usw. sitzen. Es können sich schnell viele verschorfte Wunden entwickeln. Kinder sind für Impetigo anfälliger als Erwachsene, und sie können die ansteckenden Keime leicht an die Spielkameraden weitergeben.

Impetigo kommt meistens im Gesicht vor. Die wunden Stellen erscheinen häufig auf den Wangen, an den Lippen und an den Nasenflügeln. Sie sehen ähnlich wie Herpes aus, aber Impetigo breitet sich schneller aus, beschränkt sich nicht auf einen Körperbereich und befällt nicht die Innenseiten von Lippen und Mund. Zweifel darüber, um welche Infektion es sich bei dem Ausschlag handelt, können beseitigt werden, wenn man eine Bakterienkultur untersucht.

Impetigo schmerzt selten, und die meisten Leute werden damit schließlich allein fertig. Aber in der Zwischenzeit können sich die Stellen verbreiten, und andere Leute können sich anstecken. Es kann auch zu einigen Komplikationen kommen. Dazu gehören Infektionen der tieferen Hautschichten (s. Entzündung des Zellgewebes im Abschnitt über Furunkel und Abszesse); durch die Reaktion des Immunsystems auf Streptokokken kann eine Nierenerkrankung ausgelöst werden. Nur bestimmte Stämme der Streptokokken verursachen diese Erkrankung, aber Familienmitglieder, Nachbarn oder Schulkameraden können an den Nieren erkranken, nachdem sie sich mit Impetigo angesteckt haben. Zu den Symptomen gehören Unwohlsein, Appetitlosigkeit, Übelkeit, Kopfschmerzen, verringerte Urinproduktion und Anschwellen des Gesichts und der Gliedmaßen. Die Krankheit geht fast immer ohne große bleibende Probleme vorüber.

Schulmediziner setzen orale Antibiotika ein, darunter Erythromycin und synthetische Penizillinkapseln wie Dichlor-Stapenor. Antibiotika beugen einer Nierenentzündung nicht vor, aber sie töten auf jeden Fall die Keime ab und verhindern die Ausbreitung der Infektion, daher sind sie eine gute Wahl bei der Behandlung der Krankheit.

Allgemeine Behandlung zu Hause
Eine Vorbeugung oder Verhinderung ist schwierig, aber Sie sollten Ihre Kinder davon abhalten, mit anderen zu spielen, die an Impetigo leiden. Wenn ein Familienmitglied von der Infektion betroffen ist, vermeiden Sie es, die Stellen zu berühren. Wenn Sie es doch tun, waschen Sie sich sofort hinterher die Hände. Machen Sie warme Umschläge, um den Schorf zu lösen, waschen Sie die Stellen und ihre Umgebung vorsichtig mit Wasser und Seife. *Calendula*-Tinktur (1:3 mit sterilem Wasser verdünnt) sollte nach dem Waschen auf die Stellen aufgetragen werden; nehmen Sie dazu ein steriles Wattestäbchen. Lassen Sie die Stellen trocknen, und lassen Sie Luft drankommen. Die gängigen Antibiotika helfen selten, und Salben können die Heilung nur verzögern.

FRAGEN ZUR FESTSTELLUNG VON IMPETIGO

Art der Symptome:
- Beschreiben Sie die wunden Stellen: Sind sie eher verschorft oder offen?
- Welche Farbe haben sie, welche Farbe hat die Flüssigkeit?
- Kommt es zu Brennen oder Jucken?

Modalitäten:
- Wie empfindlich reagiert der Bereich auf Berührung?
- Wie werden Schmerzen und Ausschlag durch Wärme oder Baden beeinflußt?

Weitere Symptome:
- Sind die Lymphknoten in der Umgebung geschwollen?

Homöopathische Medikamente

Antimonium crudum deckt die klassischen Symptome von Impetigo ab. Es kommt zu nässendem Ausschlag mit der Bildung von dickem, gelbem Schorf. Der Ausschlag ist im Gesicht am schlimmsten. Die einzelnen Wunden gehen ineinander über und bilden größere Stellen. Nach dem Baden scheinen sie sich weiter auszubreiten, oder sie wirken noch entzündeter. Ganz allgemein ist der *Antimonium-crudum*-Patient reizbar, eventuell erträgt er es nicht, angesehen zu werden. Die Zunge kann einen dicken, weißen Belag haben.

Der Patient, der Impetigo mit deutlich grindigem, feuchtem Ausschlag hat, braucht *Graphites*. Das trifft vor allem zu, wenn die Flüssigkeit in den Wunden klebrig ist und die Farbe, nicht aber auch die Dickflüssigkeit von Honig hat. Die Wunden sind vermutlich um Mund und Nase herum am schlimmsten.

Rhus tox. kann angezeigt sein, wenn Impetigo wie verrückt juckt. Die Blasen sind klein, treten aber in Haufen auf. Neben dem Jucken kann es auch zu Stechen und Beißen kommen. Das Unbehagen wird gemildert, wenn der Patient sich bewegt. Der Ausfluß aus den Wunden ist manchmal dunkel, aber durchsichtig.

Mercurius ist angezeigt, wenn die Wunden offen und besonders tief sind. Der typische gelbliche Schorf kann sich bilden, besonders um den Mund herum und auf dem Kopf, der Ausfluß ist eher Eiter als eine durchsichtige Flüssigkeit, er kann schlecht riechen und auch ein wenig mit Blut durchsetzt sein. Es kommt häufig zur Schwellung der Lymphknoten an Gesicht und Hals.

Hepar kann ein gutes Medikament sein, wenn die Impetigo-Wunden besonders empfindlich auf Berührung und Kälte reagieren. Der Grind ist oft weich und fällt leicht ab. Wie bei *Mercurius* kann es zu Eiterbildung kommen, auch zu einem Anschwellen der Drüsen. Die Wunden können – auch wie bei *Mercurius* – tief sein und ein wenig bluten. Der typische *Hepar*-Patient ist außerordentlich reizbar.

Wenn die Wunden brennen oder sich schmerzhaft roh anfühlen oder Linderung bei Wärme oder warmen Umschlägen auftritt, ist vermutlich *Arsenicum* angezeigt. Die Wunden sehen häufig dunkel aus. Sie geben eine dünne, wässerige Flüssigkeit, manchmal auch Eiter ab.

ZUSAMMENFASSUNG DER HEILMITTEL BEI IMPETIGO

Verabreichung der Medizin: Alle 4 bis 6 Stunden bis zu 2 oder 3 Tagen.

Ein anderes Mittel ausprobieren: Wenn sich nach 24 Stunden nichts verändert hat.

ANTIMONIUM CRUDUM*
Charakteristika
- Nässender Ausschlag mit dickem, gelbem Schorf

Bestätigende Symptome
- Wunde Stellen bilden zusammen größere Flecken
- Wunde Stellen breiten sich nach dem Baden aus oder wirken dann stärker entzündet
- Reizbarkeit; Patient erträgt es nicht, angesehen zu werden
- Dicker, weißer Zungenbelag

GRAPHITES
Charakteristika
- Schorfiger Ausschlag, aus dem klebriger, honigfarbener Ausfluß austritt

Bestätigende Symptome
- Wunde Stellen um Mund oder Nase sind schlimmer

RHUS TOX.
Charakteristika
- Juckende, verschorfte wunde Stellen

Bestätigende Symptome
- Kleine Blasen in Gruppen
- Jucken, Stechen oder Kribbeln in den wunden Stellen
- Ausfluß dunkel gefärbt, aber durchsichtig
- Beschwerden gelindert, wenn der Patient sich bewegt

MERCURIUS
Charakteristika
- Einige wunde Stellen sind offen und tief
- Eher Austritt von Eiter als von durchsichtiger Flüssigkeit; Ausfluß kann blutig sein, riecht schlecht

Bestätigende Symptome
- Schwellung der Lymphknoten im Gesicht und am Hals
- Allgemeine *Mercurius*-Symptome (s. *Liste der homöopathischen Mittel*)

HEPAR SULF.
Charakteristika
- Wunde Stellen empfindlich bei Berührung oder Kälte

Bestätigende Symptome
- Symptome ähnlich wie bei *Mercurius*: tiefe wunde Stellen, Eiterbildung mit leichter Blutung, geschwollene Drüsen
- Schorf ist oft weich und bricht leicht auf
- Reizbarkeit

ARSENICUM
Charakteristika
- Wunde Stellen brennen oder sind schmerzhaft roh
- Linderung der Schmerzen durch warme Umschläge
- Wunde Stellen sehen eher dunkel aus

Bestätigende Symptome
- Ausfluß einer dünnen, wäßrigen Flüssigkeit

Nicht allein zu Hause behandeln

Noch am selben Tag für medizinische Behandlung sorgen:
- wenn mehr als drei oder vier wunde Stellen auftauchen oder wenn die Stellen groß oder schmerzhaft sind;
- wenn Fieber, Unwohlsein oder Muskelschmerzen auftreten;
- wenn Rötung oder Schwellungen sich von den Stellen aus weiter verbreiten;
- wenn Sie sich bei jemandem angesteckt haben, der eine Nierenerkrankung hatte;
- wenn innerhalb von achtundvierzig bis zweiundsiebzig Stunden keine Besserung eintritt.

Herpes simplex

Herpes ist eine Infektion von Haut und Nerven, hervorgerufen von einem kleinen Virus, der mit dem Virus der Windpocken verwandt ist. Nach Kontakt mit dem Keim bricht normalerweise innerhalb von drei bis sechs Tagen der typische Ausschlag aus. Es handelt sich um Gruppen von kleinen Bläschen, die von roter, gereizter, entzündeter Haut umgeben sind. Jedes Bläschen ist nur einen Millimeter lang, während die Stellen mit den Bläschengruppen mehr als einen Zentimeter Durchmesser haben können.

Zuerst ist jedes kleine Bläschen mit einer klaren Flüssigkeit gefüllt, die sich aber zu weißem oder gelbem Eiter entwickeln kann. Nach etwa einem Tag springen die Bläschen auf und gehen ineinander über, sie hinterlassen eine flache, rohe, wunde Stelle, die erst Schuppen bildet, schließlich austrocknet und heilt.

Es gibt zwei Arten von Herpes-Viren: Typ I befällt im allgemeinen Gesicht und Mund, während Typ II öfter für Ausschlag an den Genitalien und ihrer Umgebung verantwortlich ist. Der Virus dringt über die Haut oder die Schleimhäute ein. Er kann nur innerhalb des menschlichen Körpers überleben, so wird die Infektion von einem Menschen zum anderen durch direkten Kontakt übertragen, entweder über die Wunden, oder der Virus wird auf etwas Weichem, Warmem weitergegeben, beispielsweise auf den Fingern oder auf einem Handtuch. Kürzlich wurde festgestellt, daß der Virus im Badewasser überleben kann, aber er wird schnell zerstört, wenn er trocknet. Herpes ist am ansteckendsten, wenn die Bläschen auftauchen oder gerade aufgesprungen sind, aber die Ansteckungsgefahr bleibt, bis alles abgeheilt ist.

Wenn Sie einmal Herpes haben, lebt der Virus ständig in den infizierten Nervenzellen weiter. Man schätzt, daß fünfundneunzig Prozent der Bevölkerung den Typ I in sich tragen. Häufig kommt Herpes-Ausschlag immer wieder. Er kann in regelmäßigen Abständen auftreten oder als Reaktion auf eine bestimmte Reizung, beispielsweise Sonnenlicht oder Geschlechtsverkehr. Beim ersten Mal ist Herpes im allgemeinen am schlimmsten, dann bilden sich größere, zahlreichere und schmerzhaftere Gruppen von Bläschen. Etwa ein Drittel der Leute, die zum ersten Mal Herpes haben, bekommen auch Fieber, Muskelschmerzen, Kopfschmerzen und andere allgemeine Beschwerden, wie sie bei einer Viruserkrankung oft auftreten. Diese Symptome kommen bei späteren Erkrankungen selten zurück, aber im allgemeinen schmerzt und juckt der Ausschlag etwas.

Herpes ist für gesunde Erwachsene keine schwere Erkrankung, obwohl er schmerzhaft, ärgerlich und störend sein kann. Die meisten Leute gewöhnen sich ganz gut an den Virus, und mit der Zeit werden die Rückfälle seltener. Homöopathen sehen in den meisten Herpes-Fällen eine relativ leichte Erkrankung, wie ja überhaupt in der Mehrzahl der Hauterkrankungen. Der körpereigene Abwehrmechanismus ist in der Lage, das physiologische Ungleichgewicht (wie es in der Anfälligkeit gegenüber Herpes-Infektionen zum Ausdruck kommt) an der Peripherie des Körpers zu halten – eine Leistung, die auf gute Gesundheit deutet.

Im Gegensatz zu der üblichen Form dieser Krankheit kann Herpes zu einer schweren, allgemeinen Infektion werden, wenn sie bei Neugeborenen oder Leuten mit geschwächtem Immunsystem auftritt. Vorbeugung gegen Herpes ist schwierig, und Mütter, bei denen es häufiger zu Ausbrüchen kommt, sollten unter ärztlicher Beobachtung stehen. Niemand mit akuter Herpes sollte mit einem Baby Kontakt haben, wenn nicht alle Stellen sauber abgedeckt sind; und die betreffende Person sollte sich die Hände gründlich waschen, bevor sie das Baby anfaßt. Leute mit schwächenden Erkrankungen oder sehr eingeschränkter Widerstandskraft sind auch anfällig für Herpes-Infektionen, und auch hier sollte man dieselben Vorsichtsmaßnahmen treffen.

Häufig tritt Herpes am Auge auf. Die Symptome, einschließlich Rötung und Tränen, ähneln denen bei einer Bindehautentzündung (s. Kapitel 4 über Erkältungen), aber zusätzlich treten deutliche Schmerzen und eingeschränkte Sehkraft auf. Herpes-Ausschlag kann dabei auch im Gesicht zum Ausbruch kommen. Das ist ernst zu nehmen, weil ständige Schädigung der Sehkraft die Folge sein kann, wenn keine Behandlung stattfindet. Bei Herpes an den Augen muß sofort der Arzt zu Rate gezogen werden (s. ›Nicht allein zu Hause behandeln‹ in Kapitel 4 unter Bindehautentzündung).

In der herkömmlichen Medizin werden seit kurzem neue Medikamente gegen Herpes-Viren eingesetzt. Diese Mittel behandeln den Ausschlag wirkungsvoller als frühere Medikamente. Aber der Homöopath weist darauf hin, daß solche Medikamente nur die Symptome unterdrücken und so die Strategie des Körpers, mit dem dahinterliegenden Ungleichgewicht fertig zu werden, unwirksam machen.

Allgemeine Behandlung zu Hause
Halten Sie den Ausschlag und die Haut in der Umgebung sauber und trocken, und decken Sie zum Schutz gegen Verletzung und Bakterien alles mit einem trockenen Gazeverband ab, wenn Sie nach draußen gehen. Untersuchen Sie den Ausschlag, um sicherzustellen, daß keine bakterielle Infektion vorliegt (erkennbar an Eiter oder starker Rötung um die wunden Stellen herum). Achten Sie besonders darauf, daß Sie gesund essen und viel Ruhe bekommen.

FRAGEN ZUR FESTSTELLUNG VON HERPES
Art der Symptome:
- Wie schmerzhaft ist der Ausschlag? Wie ist der Schmerz beschaffen: brennend, stechend oder noch anders?
- Wie groß sind die Blasen und wunden Stellen?
- Beschreiben Sie die Flüssigkeit, die aus den Stellen austritt

Modalitäten:
- Wie empfindlich ist der Ausschlag bei Berührung?
- Wie beeinflussen Wärme oder warme Umschläge die Schmerzen oder das Jucken?

Weitere Symptome:
- Fühlt sich die Person ganz allgemein nicht wohl?
- Gibt es irgendwelche allgemeinen Schmerzen?
- Sind die Lippen aufgesprungen?

Homöopathische Medikamente

Tragen Sie mehrmals täglich *Calendula*-Tinktur auf (3:1 mit Wasser verdünnt), wenn die Bläschen sich geöffnet haben. Dadurch wird die Heilung beschleunigt.

Rhus tox. ist bei Herpes ein wichtiges Heilmittel. Kleine, entzündete Blasen, die in kleinen Haufen auftreten und mit einer gelblichen, wässerigen Flüssigkeit gefüllt sind, sind typisch für Herpes und dieses Medikament, auch intensives Brennen und Jucken. Herpes-Anfälle können von einem Gefühl des Krankseins und von Schmerzen begleitet sein; die Schmerzen werden bei Bewegung schlimmer. *Rhus tox.*, *Arsenicum*, *Natrium mur.* und *Hepar* sind wichtige Medikamente bei Ausschlag um Lippen und Mund.

An *Arsenicum* sollte man denken, wenn der Herpes intensiv brennt, aber bei warmen Umschlägen besser wird. Die anderen typischen allgemeinen Merkmale von *Arsenicum* können auch vorhanden sein.

Natrium mur. ist angezeigt, wenn die Herpes-Bläschen, die eine klare Flüssigkeit enthalten, sich um die Lippen herum entwickeln und wie kleine Perlen aussehen. Die Lippen können aufgesprungen sein. Oft tritt der Ausschlag bei Fieber und Erkältung auf. Obwohl der Ausschlag weh tun kann, ist der Schmerz nicht so charakteristisch wie bei anderen Medikamenten, etwa *Hepar* und *Arsenicum*.

Bei Herpes, der schmerzhaft empfindlich gegen Berührung oder Kälte ist, sollte man an *Hepar* denken. Wahrscheinlich bildet sich schnell Eiter.

Verabreichen Sie *Graphites*, wenn aus dem Ausschlag eine durchsichtige, klebrige, honigfarbene Flüssigkeit austritt. Einzelne Bläschen können groß sein (so groß wie Erbsen oder größer). Sie jucken im allgemeinen.

Sepia ist das richtige Medikament für beide Arten von Herpes, sowohl im Gesicht als auch an den Genitalien. Leider gibt es bei *Sepia* wenig spezifische Hautsymptome. Wenn aber die allgemeinen Symptome dieses Medikaments, wie sie in Teil III beschrieben werden, mit denen des Patienten übereinstimmen, sollte es gegeben werden. Ansonsten schlagen wir vor, daß Sie es einfach ausprobieren, wenn sonst keine andere Medizin ausdrücklich angezeigt ist oder keine andere hilft.

Petroleum ist besonders angezeigt bei Patienten, die an den Genitalien Herpes haben, der feucht ist, näßt und juckt. Das Jucken kann an der Luft schlimmer sein, in der Wärme besser. Bei Männern kann der Ausschlag auf dem Penis auftreten, aber typischer ist, daß er auf dem Hodensack oder zwischen Hodensack und Schenkeln erscheint. Das Medikament kann auch bei Frauen mit Herpes an den Genitalien angewendet werden.

ZUSAMMENFASSUNG DER HEILMITTEL BEI HERPES
Verabreichung der Medizin: Bei akutem Ausbruch täglich 2mal über 2 oder 3 Tage; aufhören, wenn eine deutliche Besserung einsetzt.
Ein anderes Mittel ausprobieren: Wenn nach 2 Tagen keine Veränderung eintritt.

RHUS TOX.*
Charakteristika
- Kleine, entzündete Blasen erscheinen in Ansammlungen, sind mit gelber, wäßriger Flüssigkeit gefüllt
- Intensive, brennende Schmerzen, mit oder ohne Jucken

Bestätigende Symptome
- Allgemeines Gefühl von Kranksein und Schmerzen; Linderung der Schmerzen durch Bewegung
- Bläschen an Lippen oder Mund

ARSENICUM
Charakteristika
- Herpesbläschen brennen heftig, Linderung jedoch durch warme Umschläge

Bestätigende Symptome
- Allgemeine *Arsenicum*-Symptome (s. *Liste der homöopathischen Mittel*)

NATRIUM MUR.
Charakteristika
- Mit heller Flüssigkeit gefüllte Bläschen entwickeln sich an den Lippen, sehen aus wie kleine Perlen

Bestätigende Symptome
- Aufgesprungene Lippen
- Bläschen erscheinen bei Fieber oder Erkältung
- Wenn überhaupt Schmerzen auftreten, sind sie leicht

SEPIA
Charakteristika
- Verabreichen, wenn die allgemeinen *Sepia*-Symptome auftreten (s. *Liste der homöopathischen Mittel*)

oder
- Verabreichen, wenn kein anderes Medikament angezeigt ist oder andere nicht geholfen haben

PETROLEUM
Charakteristika
- Herpesstellen im Genitalbereich, die nässen und jucken

Bestätigende Symptome
- Jucken schlimmer an der frischen Luft, besser bei Wärme
- Wenn Hodensäcke oder der Bereich zwischen Hodensäcken und Schenkeln von Herpes befallen sind

HEPAR SULF.
Charakteristika
- Wunde Stellen schmerzhaft empfindlich bei Berührung und Kälte

Bestätigende Symptome
- Reizbarkeit

GRAPHITES
Charakteristika
- Wunde Stellen sondern durchsichtige, klebrige, honigfarbene Flüssigkeit ab

Bestätigende Symptome
- Große Einzelblasen (erbsengroß oder größer)
- Juckende wunde Stellen

Nicht allein zu Hause behandeln

Lesen Sie unter *Herpes zoster* nach.

Herpes zoster (Gürtelrose)

Herpes zoster (Gürtelrose) ist ein Hautausschlag, der im Zusammenhang mit der Reaktivierung des Windpockenvirus steht. Wenn ein Mensch einmal die Windpocken gehabt hat, lebt der Virus im Nervensystem schlafend weiter. Bei einigen Menschen wird er reaktiviert, wandert einen bestimmten Nerv entlang und vermehrt sich an den Nervenenden an der Hautoberfläche. Der Ausschlag sieht ähnlich wie bei Herpes simplex aus, aber die Blasen sind größer, und es ist ein größerer Hautbereich betroffen.

Herpes zoster kann an fast jedem Körperteil zum Ausbruch kommen, aber am häufigsten sind eine Gürtelrose oder eine Gesichtsrose. Der Ausschlag verläuft immer an dem infizierten Nerv entlang. Bis auf wenige Ausnahmen ist nur ein einziger Nerv betroffen, und der Ausschlag ist auf eine Körperseite oder einen Körperteil begrenzt (ein Bein, einen Arm, eine Seite von Gesicht oder Rücken). Der Ausschlag ist im allgemeinen nach ein paar Wochen verschwunden, aber viele Menschen haben starke Schmerzen über Wochen und Monate hinweg als Folge der Nervenreizung.

Die herkömmliche medizinische Behandlung von sonst gesunden Menschen mit Herpes zoster beschränkt sich darauf, die Beschwerden zu lindern; es werden Schmerzmittel und Antihistamine eingesetzt, oft auch Vitamine. Neue Medikamente gegen Viren werden neuerdings getestet und Patienten mit eingeschränkter Immunität verabreicht. Herkömmliche Ärzte empfehlen, auch noch Schmerztabletten zu nehmen, wenn der Ausschlag abgezogen ist.

Allgemeine Behandlung zu Hause
Druck auf den Ausschlag kann Schmerz und Unbehagen lindern, eventuell kann man auch eine elastische Bandage anlegen. Kalte Kompressen können auch helfen. Schützen Sie die wunden Stellen mit einem trockenen, lockeren Mullverband. Untersuchen Sie den

Ausschlag daraufhin, ob sich nicht auch noch eine bakterielle Infektion eingestellt hat (die Anzeichen dafür wären Eiter oder eine Rötung, die vom Ausschlag ausgeht).

> **FRAGEN ZUR FESTSTELLUNG VON HERPES ZOSTER**
> *Art der Symptome:*
> - Wie ist der Schmerz: brennend oder stechend?
> - Wie stark ist das Jucken?
> - Wo sitzt der Ausschlag?
> - Welche Farbe hat der Ausschlag?
>
> *Modalitäten:*
> - Wie beeinflussen Wärme oder Kälte, Bewegung, Atmen, Berührung oder Reiben die Schmerzen oder das Jucken?
>
> *Weitere Symptome:*
> - Wird der Ausschlag von Verdauungsstörungen begleitet?

Homöopathische Medikamente

Homöopathische Medikamente können dem Körper helfen, die gereizten Nerven wieder gesund werden zu lassen, und sie können die Schmerzen lindern. Unbehandelt kann Herpes zoster drei bis vier Wochen dauern, und auch wenn die homöopathische Behandlung erfolgreich ist, kann es sieben bis zehn Tage dauern, bis der Ausschlag heilt. Wir hatten allerdings auch schon bessere Ergebnisse zu verzeichnen.

Arsenicum ist ein besonders wichtiges Medikament bei Herpes zoster. Der Ausschlag brennt stark, Linderung tritt bei Wärme ein, Verschlimmerung bei Kälte und kalten Umschlägen. Die allgemeinen Merkmale des *Arsenicum*-Patienten können neben den spezifischen auch auftreten.

Rhus tox. ist bei intensivem Jucken und bei Schmerzen angezeigt. Erbsengroße Blasen, gefüllt mit einer gelblichen, wässerigen Flüssigkeit, tauchen auf. Sanftes Reiben der entzündeten Bereiche kann etwas Linderung bringen, auch vorsichtige Bewegung hilft.

Lachesis sollte in Betracht gezogen werden, wenn der Ausschlag dunkel ist, vor allem wenn er bläulich oder purpurfarben aussieht. Der Ausschlag ist sehr schmerzhaft und extrem empfindlich bei

Berührung. Es ist typisch, daß der *Lachesis*-Ausschlag auf der linken Körperseite schlimmer ist.

Ranunculus bulbosus erweist sich oft als hilfreich bei Gürtelrose, wenn besonders Brust oder Rücken betroffen sind. Der Schmerz ist sehr heftig, vor allem zwischen den Rippen; und Berührung oder Bewegung machen ihn noch schlimmer. Tiefes Atmen oder das Liegen auf dem Ausschlag kann den Schmerz verschlimmern.

Mezereum sollte in Betracht gezogen werden, wenn brennende oder scharfe Schmerzen auftreten, besonders wenn der Schmerz bleibt, nachdem der Ausschlag abgeheilt ist. Die Schmerzen sind schlimmer beim Essen, im Bett und bei Berührung. Leute, die *Mezereum* brauchen, frieren und sind kälteempfindlich.

Iris versicolor kann geeignet sein, wenn der Ausschlag die rechte Seite von Bauch oder Brust befallen hat. Es ist ein ungewöhnliches Merkmal, aber manchmal erscheinen kleine Blasen mit dunklen Punkten. Als Begleiterscheinung kann es zu Verdauungsstörungen kommen.

Apis, *Mercurius*, *Hepar sulf.* und *Sulfur* sind manchmal auch bei Herpes zoster angezeigt. Lesen Sie in Teil III in der Liste der Heilmittel nach, dort finden Sie genauere Informationen.

ZUSAMMENFASSUNG DER HEILMITTEL BEI HERPES ZOSTER

Verabreichung der Medikamente: Alle 8 bis 12 Stunden über 2 Tage; wenn die Symptome zurückkehren, Mittel nicht öfter als 2mal täglich geben.

Ein anderes Mittel ausprobieren: Wenn sich nach 2 Tagen keine Veränderung zeigt.

RHUS TOX.*
Charakteristika
- Ausschlag schmerzhaft und juckt intensiv

Bestätigende Symptome
- Linderung durch sanftes Reiben des entzündeten Bereichs
- Linderung durch gleichmäßige, sanfte Bewegung

RANUNCULUS BULBOSUS*
Charakteristika
- Herpes zoster auf Brust oder Rücken mit ausgeprägten Schmerzen, die bei Berührung, Bewegung oder tiefer Atmung schlimmer werden

Bestätigende Symptome
- Starke Schmerzen zwischen den Rippen

LACHESIS
Charakteristika
- Herpes zoster sieht sehr dunkel, bläulich oder rötlich aus
- Starke Schmerzen, extrem empfindlich bei Berührung

Bestätigende Symptome
- Ausschlag auf der linken Körperseite

MEZEREUM
Charakteristika
- Brennende oder stechende, blitzartige Schmerzen; Schmerzen bleiben nach Ausheilen des Ausschlags

Bestätigende Symptome
- Schmerzen beim Essen, im Bett und bei Berührung schlimmer
- Patient fröstelt und mag keine kalte Luft

IRIS VERSICOLOR
Charakteristika
- Ausschlag auf der rechten Seite von Bauch oder Brust

Bestätigende Symptome
- Kleine Blasen mit dunklen Punkten
- Hautbeschwerden werden von Verdauungsstörungen begleitet

ARSENICUM
Charakteristika
- Ausschlag brennt heftig

Bestätigende Symptome
- Linderung durch Wärme; Verschlimmerung durch kalte Luft oder kalte Umschläge
- Allgemeine *Arsenicum*-Symptome (s. *Liste der homöopathischen Mittel*)

Nicht allein zu Hause behandeln

Diese Hinweise gelten für *Herpes simplex* und *Herpes zoster*.

Noch am selben Tag für medizinische Behandlung sorgen:
- wenn es zu Ausschlag im Gesicht kommt, besonders in der Nähe der Augen;
- wenn Sie wunde Stellen oder Ausschlag nach dem Geschlechtsverkehr an den Genitalien bekommen und Sie nicht sicher sind, ob es sich um einen Rückfall eines bereits festgestellten Herpes handelt;
- wenn der Ausschlag schon länger als eine Woche dauert, ohne daß sich Besserung einstellt;
- wenn irgend etwas auf eine bakterielle Entzündung hindeutet (viel Eiter, sich ausbreitende Rötung oder Schwellung);
- wenn Sie im 6. bis 9. Monat schwanger sind und der Herpes zum ersten Mal ausbricht.

Gehen Sie bald zum Arzt:
- wenn Sie zum ersten Mal einen Ausschlag haben und es Herpes sein könnte;
- wenn Sie schwanger sind und es zu Ausschlag kommt, bei dem Verdacht auf Herpes besteht.

Achtung: Etwas Eiter im Ausschlag ist normal, selbst wenn keine bakterielle Infektion vorliegt (s. ›Nicht allein zu Hause behandeln‹ unter Furunkel und Impetigo in diesem Kapitel).

Warzen

Warzen sind Hautwucherungen, ausgelöst durch eine Virusinfektion. Wenn der Körper auf den Virus reagiert, wird die regulierende Kontrolle bei der Zellteilung unterbrochen, die infizierten Hautzellen fangen an zu wachsen und teilen sich anomal, bis sich die Warzen in der bekannten Form gebildet haben.

Warzen werden durch eine Gruppe eng verwandter Viren verursacht. Es gibt verschiedene Arten von Warzen; dazu gehören die gewöhnlichen Warzen, die meistens auf Gesicht, Händen und Füßen auftreten; die Feigwarze, die meistens an den Genitalien und in deren Umgebung erscheint; Fußsohlenwarzen, die – wie der Name sagt – sich an den Fußsohlen bilden; flache Warzen, weiche, kaum erhabene ovale Stellen im Gesicht; und *Molluscum contagiosum*, weiche runde Knötchen mit einer Vertiefung oder einem Pfropfen in der Mitte.

Warzenviren sind ansteckend, manche Leute sind extrem anfällig für Infektionen, andere sehr widerstandsfähig. Kinder bekommen schneller Warzen als Erwachsene, und die Feigwarze ist ansteckender als andere Arten.

Der gewöhnliche Warzenvirus ist so weit verbreitet, daß Sie einen Kontakt gar nicht verhindern können. Aber machen Sie sich nicht allzu viele Gedanken, wenn Sie mit Leuten zusammenkommen, die Warzen haben.

Menschen mit Warzen merken oft, daß diese sich leicht auf die Umgebung ausweiten, vor allem wenn Schnitte oder Kratzer in der Haut sind. Von Rasierschnitten weiß man, daß sie Warzen ›streuen‹, und am Hals eines empfindlichen Mannes kann ein ganzer Haufen entstehen.

Kinder mit Warzen an den Fingern können die Infektion verbreiten, wenn sie Niednägel abreißen oder Fingernägel kauen.

Warzen verursachen keine Schmerzen oder andere Beschwerden, es sei denn, sie werden gedrückt oder gerieben. Fußsohlenwarzen schmerzen im allgemeinen beim Gehen, und eine Warze innen an Zeige- oder Mittelfinger kann ein Kind beim Schreiben stören.

Zu den herkömmlichen Behandlungsmethoden gehören chemische Mittel, die die Warzen auflösen sollen, elektrisches Abschleifen oder Wegfrieren mit flüssigem Stickstoff. Wir empfehlen, daß Sie solchen Methoden aus dem Weg gehen, bei denen die Symptome nur unterdrückt werden; versuchen Sie wenigstens erst eine homöopathische Behandlung.

Allgemeine Behandlung zu Hause
Früher oder später verschwinden Warzen wieder, und am besten läßt man sie in Ruhe, wenn sie keine Schmerzen verursachen. Am sinnvollsten ist eine Behandlung, bei der der Körper dazu gebracht wird, von den Viren ›Kenntnis zu nehmen‹. Wenn er dann erst einmal an-

fängt, den Virus zu bekämpfen, schrumpfen die Warzen schnell, oft schon nach einem oder zwei Tagen, ganz gleich, wie lange sie schon vorhanden waren.

Homöopathische Medikamente
Homöopathische Medikamente werden sehr erfolgreich bei der Beseitigung von Warzen eingesetzt. Hier spielt oft auch der Placebo-Effekt eine Rolle. Aber bei unserer – zugegebenermaßen voreingenommenen – Beobachtung haben wir viele schnelle und große Erfolge bei der Behandlung mit homöopathischen Medikamenten gesehen, jedenfalls mehr als bei anderen Behandlungsmethoden. Sie sollten homöopathische Mittel bei sich oder einem Familienmitglied anwenden, wenn die Warzen zahlreich, schmerzhaft oder wirklich störend sind. Die Behandlung kann stattfinden, wenn der Betreffende sonst keine großen Probleme mit der Gesundheit hat.

Am besten ist eine Konstitutionstherapie, und wenn möglich sollte sie durch einen homöopathischen Arzt durchgeführt werden. Ansonsten versuchen Sie es mit einem der folgenden Medikamente, und verabreichen Sie eine einzige Dosis. Warten Sie mindestens zwei Wochen, bis Sie ein anderes Medikament ausprobieren.

Zu den *Causticum*-Symptomen gehören fleischige Warzen, besonders in der Nähe der Fingernägel oder im Gesicht, und Warzen mit zusätzlichen Wucherungen über das Zentrum hinaus.

Dulcamara kann helfen bei Warzen auf dem Handrücken oder an den Fingern oder im Gesicht. Sie sind meistens groß, weich und flach.

Antimonium-crudum-Warzen sind verhornt und hart, haben aber eine weiche Oberfläche. Nach unserer Erfahrung war dieses Medikament besonders erfolgreich bei Fußsohlenwarzen.

Thuja-Warzen können überall am Körper auftreten und jede Form haben, aber besonders angezeigt ist dieses Mittel bei Warzen am Kinn, an den Genitalien oder am After. Sie sind oft weich, können aber auch schmerzhaft sein und bluten.

Ein weiteres wirkungsvolles Mittel bei der Behandlung von verschiedenartigen Warzen an den Fußsohlen ist *Ruta*, auch wenn es besser geeignet ist für Patienten, deren Warzen wund sind oder eine glatte Oberfläche haben.

Salpetersäure ist auch ein wichtiges Medikament, wenn Warzen an den Genitalien oder am After auftreten. Es können auch Warzen an den Lippen sein (das trifft auch für *Causticum* zu). Weiche Warzen, unregelmäßige Formen und sonstige Unregelmäßigkeiten, Schmerzen, besonders scharfer, stechender Schmerz und blutende Warzen, vor allem an den Genitalien, sind Beschwerden, die auf den Gebrauch dieses Medikaments hinweisen.

Ringelflechte und ähnliche Pilzinfektionen

Ringelflechte ist der Name für eine Pilzinfektion der Haut, bei der es zu rauhem, trockenem, leicht erhabenem Ausschlag kommt, der im allgemeinen in ringartigen Flecken auftritt. Während der Ausschlag sich langsam ausbreitet, beginnt die Mitte abzuheilen, der Rand bleibt noch leicht rot und erhaben. Das ist der typische Verlauf, aber Ringelflechten können manchmal auch auftreten, ohne daß die Mitte heilt oder daß es zu der Ringform kommt. Es bildet sich auch kein Eiter, und wenn man die Flechte in Ruhe läßt, wird sie auch nicht wund oder schuppig.

Auch andere, mit der Ringelflechte verwandte Pilze können Hautinfektionen hervorrufen, beispielsweise auf dem Kopf, an den Füßen und unter den Nägeln. Ein weiterer Hautpilz führt zu Infektionen an Gesicht, Körper und Gliedmaßen; es kommt zu ovalen, leicht schuppigen Flecken, die in der Sonne nicht braun werden. Kinder scheinen besonders häufig Ringelflechte an Kopf und Körper zu bekommen, aber Pilzinfektionen sind auf keine Altersgruppe beschränkt.

Starkes Jucken ist möglicherweise das schlimmste Symptom bei diesen Infektionen, aber oft kommt es überhaupt nicht zum Juckreiz. Es gibt keine ernsthaften Komplikationen, und alle diese Pilzinfektionen sind nur leicht ansteckend. Die Pilzinfektion wird verbreitet, wenn es zu Kontakt mit offenen Wunden oder mit Kleidungsstücken und persönlichen Gegenständen eines Infizierten kommt; auch Fußböden in Hotels oder Badeanstalten sind eine Infektionsquelle. Jeder, der eine Infektion hat, sollte sich vorsehen, damit er die Pilze nicht noch weiter streut. Wer Fußpilz hat, sollte nicht barfuß herumlaufen.

In der herkömmlichen Behandlung werden Salben, Puder, Flüssigkeiten oder Sprays gegen die Pilze eingesetzt. Diese örtlich angewendeten Medikamente haben kaum Nebenwirkungen, aber wir empfehlen doch, daß Sie, bevor Sie zu herkömmlichen Mitteln greifen, Ihrem Körper die Möglichkeit geben, ›großen Hausputz‹ zu veranstalten.

Allgemeine Behandlung zu Hause
Ringelflechte und verwandte Pilzinfektionen verschwinden schließlich, auch wenn sie nicht behandelt werden, aber Sie können das beschleunigen. Zu den einfachen häuslichen Maßnahmen gehört es, daß Sie den infizierten Bereich trocken halten und – wenn möglich – frische Luft herankommen lassen. Tragen Sie saubere Kleidung und Strümpfe. Das Bestreichen mit einer Essig-Wasser-Lösung (zu gleichen Teilen) ein- bis zweimal täglich kann auch dazu beitragen, daß die Haut schneller heilt.

FRAGEN ZUR FESTSTELLUNG VON RINGELFLECHTE
Art der Symptome:
- Welche Farbe hat der Ausschlag?
- Haben sich Schuppen oder Schorf gebildet? Näßt der Ausschlag, wenn ja, wie sieht die Flüssigkeit aus?
- Schmerzt oder juckt es?

Modalitäten:
- Wie werden Schmerzen oder Jucken durch Wärme oder warme Umschläge beeinflußt?

Homöopathische Medikamente
Leute mit Ringelflechte, aber wenig anderen Symptomen, sind homöopathisch schwer zu behandeln, weil die Hautprobleme selbst im allgemeinen wenig andere Symptome hervorrufen. Wenn zusätzlich zu der Pilzinfektion andere Probleme auftreten, sollten Sie sich einer Konstitutionstherapie beim Arzt unterziehen. Sonst wählen Sie ein Mittel aus der folgenden Liste aus und geben es einmal täglich, und zwar drei Tage lang. Hören Sie auf, wenn die Symptome sich verändern, und lassen Sie den Heilungsprozeß allein fortschreiten. Warten Sie eine Woche, bevor Sie ein anderes Medikament ausprobieren.

Sepia ist vermutlich das nützlichste Medikament bei einfachen Ringelflechten. Die runden, schuppigen Stellen sind trocken und bräunlich oder bräunlich-rot. Sie können jucken, und beim Kratzen kommt es zu einem Brennen.

Tellurium ist angezeigt, wenn die Ringelflechte eher rot als braun ist. Die Kreise sind gut erkennbar und treten hervor. Auf den Flechten können winzige Bläschen auftauchen, die jucken und eine dünne Flüssigkeit absondern.

Graphites kann helfen, wenn die Schuppen dick sind oder wenn es zu starkem Nässen kommt. Die Flüssigkeit ist im allgemeinen klebrig und hellgelb.

Sulfur kann angezeigt sein, wenn der Ausschlag stark juckt, vor allem, wenn das Jucken durch Wärme ausgelöst wird. Auch die allgemeinen Symptome von Sulfur können auftreten.

Arsenicum ist für Patienten angezeigt, bei denen die Ringelflechte sehr trocken und schuppig ist. Typisch sind Brennen und Jucken. Nach dem Kratzen kann eine klare Flüssigkeit austreten.

Alle obengenannten Medikamente können auch bei Ringelflechte auf dem Kopf helfen. *Calcarea* und *Dulcamara* sind hier besonders angezeigt. Bei beiden gehört zu den Symptomen dicker Schorf auf dem Kopf, eventuell begleitet von geschwollenen Lymphdrüsen an Kopf und Hals. *Arsenicum* kann auch bei trockener Ringelflechte mit großen Schuppen helfen. Brennen und Jucken sind typisch. Nach dem Kratzen kann es zum Austritt einer klaren Flüssigkeit kommen.

ZUSAMMENFASSUNG DER HEILMITTEL BEI RINGELFLECHTE

Verabreichung der Medizin: Einmal täglich über 3 Tage, vorher aufhören, wenn sich die Symptome verändern.

Ein anderes Medikament ausprobieren: Nach einer Woche, wenn der Ausschlag sich nicht verändert hat.

SEPIA*
Charakteristika
- Runde, trockene, schuppige Stellen, bräunlich oder bräunlich rot (Jucken möglich)

Bestätigende Symptome
- Nach dem Kratzen geht das Jucken in Brennen über

TELLURIUM
Charakteristika
- Ringelflechte eher rot als braun; die ringförmigen Flecken sind erhaben und daher gut zu erkennen

Bestätigende Symptome
- Ausschlag hat winzige, juckende Blasen, aus denen eine dünne Flüssigkeit austritt

GRAPHITES
Charakteristika
- Ringelflechte mit dicken Schuppen oder Nässen

Bestätigende Symptome
- Klebrige, honigfarbene Flüssigkeit

SULFUR
Charakteristika
- Sehr starkes Jucken

Bestätigende Symptome
- Wärme verursacht oder verschlimmert das Jucken
- Allgemeine Sulfur-Symptome (s. *Liste der homöopathischen Mittel*)

ARSENICUM
Charakteristika
- Trockene Ringelflechte mit rauhen Schuppen
- Brennen und Jucken

Bestätigende Symptome
- Linderung der Beschwerden durch Wärme
- Nach dem Kratzen tritt eine durchsichtige Flüssigkeit aus

Nicht allein zu Hause behandeln

Gehen Sie bald zum Arzt:
- wenn eine deutliche Ringelflechte länger als zwei Wochen dauert, oder wenn Sie Hilfe bei der Diagnose brauchen.

Mykose: Hefepilzinfektionen

Der Ausschlag, der durch Hefepilze (*Candida*) ausgelöst wird, unterscheidet sich von den anderen Pilzinfektionen. Der Ausschlag kann mit kleinen, roten, erhabenen Punkten beginnen, die zusammenwachsen oder sich von einem infizierten Bereich aus weiter ausbreiten. Nach kurzer Zeit wird der Ausschlag zu einer erhabenen Stelle oder zu mehreren roten Flecken. Zwischen den größeren Stellen und um sie herum entwickeln sie sich aufeinander zu. Der Ausschlag ist trocken, denn es bilden sich keine Blasen und kein Eiter, aber die entzündete Haut sieht roh aus, flache, offene Stellen können sich entwickeln.

Candida-Ausschlag breitet sich schneller aus als die Ringelflechte, vor allem wenn Körperbereiche betroffen sind, wo Pilze gut gedeihen. Wenn der betreffende Mensch sonst gesund ist, wachsen die Hefepilze nur an warmen, dunklen, feuchten Stellen auf der Haut. Häufig kommen sie an der Leiste, unter den Armen, unter den Brüsten und in Hautfalten bei übergewichtigen Menschen vor. Wenn man sich diese bevorzugten Stellen ansieht, begreift man schnell, warum der Hefepilz so häufig am Wundsein von Säuglingen beteiligt ist. Die Windel hält die Haut warm und feucht und liefert ideale Bedingungen für das Wachstum der Organismen. Zusätzlich schwächt und entzündet der längere Kontakt mit der Feuchtigkeit und den Reizstoffen aus dem Urin die Haut, und so kann der Pilz eindringen. Selbst wenn das Wundsein ursprünglich nur von einer einfachen Reizung der Haut durch den Urin ausgelöst wurde, tritt der Hefepilz fast unvermeidlich innerhalb von ein paar Tagen auf.

Derselbe Pilz ist auch an Vaginainfektionen (s. Kapitel 9) bei Frauen und bei den Schwämmcheninfektionen im Mund von Säuglingen beteiligt. Die Schwämmcheninfektion (auch Soor genannt) ist gekennzeichnet durch weißliche, erhabene Stellen im Mund. Wenn Sie so eine Stelle abkratzen, blutet die Haut darunter. Stillende Mütter bekommen oft eine Hefepilzinfektion an den Brustwarzen, weil sie sich bei dem Kind angesteckt haben.

Die Widerstandskraft des einzelnen Menschen ist natürlich ein Hauptfaktor, der darüber entscheidet, ob jemand eine Hefepilzinfektion bekommt oder nicht. Bei manchen Babys beispielsweise gibt es nie Probleme mit dem Wundsein, andere leiden ständig darunter, trotz all der Mühe, die sich die Eltern geben, das Kind sauber und trocken zu halten. Meistens sind wirklich schwere und immer wiederkehrende *Candida*-Infektionen die Folge von einer besonderen Anfälligkeit für diese Pilze, und der betreffende Mensch ist sonst gar nicht kränklich. Manchmal jedoch sind häufige und schwere *Candida*-Infektionen das erste Warnzeichen für eine schwere allgemeine Erkrankung wie Diabetes oder eine Störung im Immunsystem. Ihr Arzt sollte das überprüfen, wenn Sie oder ein Familienmitglied anfällig für schwere oder häufige *Candida*-Infektionen sind.

Seit kurzem wird viel darüber geredet, daß es bei Menschen mit ganz normaler Immunkraft zu einer *Candida*-Infektion des gesamten Körpersystems kommen kann. Einige Ärzte und Forscher haben herausgefunden, daß nicht entdeckte *Candida*-Infektionen für viele Beschwerden und Krankheiten verantwortlich sind. Es geht hier nicht darum, ob das stimmt oder nicht. Sicher ist, daß ein tieferliegendes Ungleichgewicht oder Anfälligkeit vorliegen muß, damit überhaupt eine Infektion entstehen kann, und eine Behandlung nur der ansteckenden Keime trägt nicht zur Wiederherstellung des Gleichgewichts bei. Eine Konstitutionstherapie sollte in Betracht gezogen werden bei Menschen, die gegen Infektionen anfällig sind oder bei denen es immer wieder zu Problemen kommt.

Allgemeine Behandlung zu Hause
Wenn der betroffene Bereich trockener Luft und Licht ausgesetzt wird, kann der Körper im allgemeinen die Infektion schnell heilen. Bei wunden Babys sollten die Windeln sofort gewechselt werden, wenn sie naß sind. Säubern Sie den Bereich gut, und trocknen Sie ihn sorgfältig ab, bevor Sie das Kind wieder wickeln, und lassen Sie die Windeln ganz weg, so oft das irgend geht. Es kann helfen, wenn Sie die wunden Stellen mit einer Essig-Wasser-Lösung (zu gleichen Teilen) betupfen, aber achten Sie darauf, daß der Essig auf der wunden Haut nicht brennt. Essig behindert das Wachstum dieser Pilzart. Tragen Sie mehrmals täglich sparsam *Calendula*-Salbe oder *Calendula*-Tinktur (1:3 mit Wasser verdünnt) auf die wunden Stellen auf.

Wenn eine Schwämmcheninfektion im Mund vorliegt, spülen Sie ihn mit Essiglösung (Essig und Wasser zu gleichen Teilen) oder mit *Calendula*-Tinktur (1:3 mit Wasser verdünnt).

Bei manchen Leuten kommt die Heilung einer *Candida*-Infektion schneller voran, wenn sie auf alles Süße verzichten. Homöopathische Behandlung ist im allgemeinen nicht notwendig, wenn nicht eine durch die Konstitution bedingte Anfälligkeit für *Candida*-Infektionen vorliegt.

Die herkömmliche Medizin behandelt *Candida*-Infektionen mit unterschiedlichen Pilzmitteln, die entweder direkt aufgetragen oder eingenommen werden.

> **FRAGEN ZUR FESTSTELLUNG VON CANDIDA-INFEKTIONEN**
> *Art der Symptome:*
> - Wie wirkt die Haut: Ist sie nur rot und geschwollen, gibt es wunde Stellen oder pustelartigen Ausschlag?
> - Näßt der befallene Bereich; wenn ja, reizt die Flüssigkeit die Haut?
> - Wie schmerzhaft ist der Ausschlag, welche Art von Schmerz ist es?
> - Wie stark juckt der Ausschlag?
>
> *Modalitäten:*
> - Wie empfindlich ist der Ausschlag bei Berührung?
> - Wie beeinflussen Baden oder warme Umschläge die Schmerzen oder das Jucken?

Homöopathische Medikamente

Wenn eine *Candida*-Infektion besonders schwer ist und auf die einfachen Maßnahmen, wie sie oben aufgeführt sind, nicht zu reagieren scheinen, versuchen Sie es mit der geeignetsten Medizin von der folgenden Liste. Geben Sie sie zwei oder drei Tage lang zweimal täglich. Hören Sie auf, sobald sieh die Beschwerden bessern. Warten Sie einen oder zwei Tage, bevor Sie ein anderes Medikament versuchen, wenn das erste keine Besserung bringt.

Belladonna ist angezeigt, wenn die Haut hellrot und geschwollen, aber nicht roh und nässend ist.

Chamomilla ist vermutlich richtig, wenn bei einem wunden Baby auch die Reizbarkeit und andere für dieses Medikament typische Stimmungsmerkmale auftreten.

Wenn der Ausschlag sehr brennt oder juckt, kann *Arsenicum* helfen, besonders wenn bei Wärme Linderung eintritt oder wenn die allgemeinen Symptome des Medikaments erkennbar sind. Die Haut kann aufgesprungen oder wund sein, die austretende Flüssigkeit ist ätzend und entzündet die Haut.

Wie bei anderen Hautbeschwerden ist *Graphites* angezeigt, wenn aus dem Ausschlag eine klebrige, goldgelbe Flüssigkeit austritt. Offene Stellen verschorfen. Andererseits kann die Haut aber auch einfach trocken, rauh und aufgesprungen sein.

Hepar sollte in Betracht gezogen werden, wenn es zusätzlich zu einer bakteriellen Infektion kommt, wenn sich Pickel oder Eiter in den wunden Bereichen bilden. Der Ausfluß riecht schlecht. Extreme Empfindlichkeit der entzündeten Stellen und Linderung durch warme Bäder weisen auch auf *Hepar* hin.

Starkes Jucken, das durch Hitze oder Baden noch schlimmer wird, kann auf *Sulfur* hinweisen. Die Haut kann rauh und trocken sein, oder es können Pickel und Eiter auftreten (wie bei *Hepar*-Ausschlag).

Candida albicans ist ein homöopathisches Mittel, das aus den *Candida*-Organismen selbst gewonnen wird. Manche Homöopathen berichten, daß es da wirkt, wo andere Medikamente versagten, die eigentlich als die richtigen angezeigt schienen.

Bei Schwämmcheninfektionen (Soor) im Mund:

Borax – vermutlich das beste Heilmittel, mit dem man anfangen sollte, wenn die Symptome nicht deutlich auf ein anderes hinweisen. Das Kind weint vor Schmerzen, wenn es von der Brust genommen wird. Es können wunde Stellen an der Schleimhaut auftreten (wie bei *Mercurius*), vor allem auf der Zunge. Es kann zwar auch zu verstärkter Speichelproduktion kommen, aber ein trockener Mund ist typischer. Verglichen mit *Mercurius*, treten bei Borax geringere Schwellungen und Blutungen auf.

Mercurius – ein wunder, entzündeter Mund mit schlechtem Geruch. Es kommt zu starker Speichelproduktion, und das Kind sabbert. Das Zahnfleisch ist schwammig und blutet schnell, auf dem Zahnfleisch können weiße Streifen sein. Die Zunge ist schlaff und weich, die Zähne hinterlassen einen Abdruck auf ihr. Sie hat einen dicken schwarzen, weißen oder schmutzig-gelben Belag.

Sulfur – Brennen und Wundsein, vor allem beim Essen. Die Symptome sind ähnlich wie bei *Mercurius*, aber Zahnfleisch und Zunge sind nicht so schwammig und schlaff. Die allgemeinen Symptome von *Sulfur* können auch vorhanden sind.

Hydrastis – viel dicker Schleim im Mund und auf der Zunge. Die Zunge fühlt sich verbrannt an.

Chamomilla – wenn die emotionalen Symptome dieses Medikaments vorhanden sind.

ZUSAMMENFASSUNG DER HEILMITTEL BEI CANDIDA-INFEKTIONEN

Verabreichung der Medizin: Täglich 2mal über 2 oder 3 Tage, aufhören, sobald sich Besserung einstellt.

Ein anderes Medikament ausprobieren: Wenn innerhalb von 3 Tagen keine Besserung zu beobachten ist.

BELLADONNA*
Charakteristika
- Haut hellrot und geschwollen, aber nicht wund oder nässend

CHAMOMILLA
Charakteristika
- Windelausschlag mit deutlicher Reizbarkeit und andere emotionale Symptome, die für dieses Mittel typisch sind (s. *Liste der homöopathischen Mittel*)

GRAPHITES
Charakteristika
- Ausschlag sondert eine klebrige, oft honigfarbene Flüssigkeit ab
- Auf wunden Stellen bildet sich Schorf, oder die Haut wirkt trocken, rauh und aufgeplatzt

ARSENICUM
Charakteristika
- Starkes Brennen oder Jucken

Bestätigende Symptome
- Haut aufgeplatzt oder wund
- Flüssigkeit aus dem Ausschlag reizt die Haut

- Linderung der Symptome durch Wärme
- Allgemeine *Arsenicum*-Symptome sind vorhanden (s. *Liste der homöopathischen Mittel*)

HEPAR SULF.
Charakteristika
- Sekundäre bakterielle Infektion; in den betroffenen Bereichen entstehen Pusteln, oder es entwickelt sich Eiter

Bestätigende Symptome
- Entzündete Stellen sind sehr empfindlich
- Linderung der Schmerzen durch warme Bäder
- Ausfluß aus dem Ausschlag riecht schlecht

SULFUR
Charakteristika
- Heftiges Jucken wird schlimmer durch Wärme oder Baden
- Haut kann rauh und trocken sein; oder es kommt zu Pustel- oder Eiterbildung

Bestätigende Symptome
- Allgemeine *Sulfur*-Symptome sind vorhanden (s. *Liste der homöopathischen Mittel*)

CANDICA ALBICANS
Charakteristika
- Kann ausprobiert werden, wenn deutlich angezeigte Medikamente nicht gewirkt haben

ZUSAMMENFASSUNG DER HEILMITTEL BEI MUNDSCHWAMM

BORAX*
Charakteristika
- Kind weint vor Schmerzen, wenn ihm Brust oder Flasche weggenommen werden
- Wunde Stellen im Mund, besonders auf der Zunge

Bestätigende Symptome
- Ausgeprägte Angst vor Abwärtsbewegung oder Fallen
- Typisch ist Trockenheit im Mund; aber es kann auch zu stärkerem Speichelfluß kommen

MERCURIUS
Charakteristika
- Wunder, entzündeter Mund, der schlecht riecht

Bestätigende Symptome
- Starker Speichelfluß und Sabbern
- Zahnfleisch geschwollen, ›schwammartig‹ und blutet schnell
- Auf der geschwollenen, schwammigen Zunge bleiben die Zahnabdrücke zurück; schwarzer, weißer oder schmutzig gelber Belag

SULFUR
Charakteristika
- Brennen und Wundsein, vor allem beim Essen

Bestätigende Symptome
- Symptome ähnlich wie bei *Mercurius*, aber Zahnfleisch und Zunge sind nicht so schwammig und schwach
- Allgemeine *Sulfur*-Symptome sind vorhanden (s. *Liste der homöopathischen Mittel*)

HYDRASTIS
Charakteristika
- Dicker Schleim im Mund und auf der Zunge

Bestätigende Symptome
- Gefühl auf der Zunge, als ob sie verbrannt ist

CHAMOMILLA
Charakteristika
- Reizbarkeit und damit verbundene emotionale Symptome sind typisch bei diesem Mittel (s. *Liste der homöopathischen Mittel*)

Nicht allein zu Hause behandeln

Gehen Sie bald zum Arzt:
- wenn es zu häufigen oder schweren *Candida*-Infektionen kommt;
- wenn Sie in der Diagnose unsicher sind;
- wenn sich Eiter bildet (s. die Abschnitte über Furunkel und Impetigo);
- wenn die häusliche Behandlung nicht hilft und die Infektion schwer ist.
- wenn ein Erwachsener oder ein größeres Kind einen Mundschwamm bekommt.

Akne

Akne ist immer ein äußerliches Zeichen für ein inneres Ungleichgewicht. Die beteiligten Bakterien finden sich bei jedem Menschen auf der Haut, sie allein können also das Entstehen von Pickeln nicht erklären. Antibiotika, die lokal angewendet oder eingenommen werden, töten diese Bakterien wirkungsvoll ab und verringern die Zahl der Pickel häufig, aber natürlich trägt so eine Behandlung nichts dazu bei, das dahinterliegende Ungleichgewicht zu beseitigen. Andere Medikamente, sowohl lokal angewendete als auch solche, die eingenommen werden, unterdrücken die physiologischen Mechanismen, die die Akne verursachen. Aus homöopathischer Sicht sind solche Medikamente sogar noch schlimmer als Antibiotika.

Wir möchten jeden mit leichter Akne ermuntern, sich an die einfachen Richtlinien von Sauberkeit und vernünftiger Ernährung zu halten und es dabei zu belassen. Wer eine schwere Akne hat, sollte es erst einmal mit einer Konstitutionstherapie mit homöopathischen Mitteln versuchen, bevor er zu den herkömmlichen Medikamenten greift.

14
Unfälle und Verletzungen

Unfälle sind für viel mehr Todesfälle und schwere Verletzungen bei Kindern und Jugendlichen verantwortlich als alle anderen Krankheiten zusammengenommen. Wir empfehlen Ihnen mit allem Nachdruck, daß Sie der Unfallverhütung in Ihrer Familie den absoluten Vorrang einräumen.

Wenn jemand in Ihrer Familie verletzt wird, müssen Sie sofort die richtigen Erste-Hilfe-Maßnahmen einleiten und – wenn nötig – einen Arzt holen. Das Rote Kreuz und andere Hilfsorganisationen bieten fast überall Kurse an.

In jedem Haushalt sollte auch ein Nachschlagewerk wie etwa die ›Erste-Hilfe-Fibel‹ vorhanden sein. Sie sollten auch eine Notausrüstung und eine Reihe von homöopathischen Medikamenten für die Erste Hilfe im Haus haben.

Die richtige homöopathische Medizin kann die üblichen Erste-Hilfe-Maßnahmen begleiten, da sie Schmerzen lindert und die Heilung deutlich beschleunigt.

Selbst wenn der Verletzte ärztlich versorgt werden muß, können Sie homöopathische Mittel anwenden, wenn der Zustand des Patienten sich stabilisiert hat.

Die homöopathische Behandlung von Verletzten ist einfach im Vergleich mit den verschiedenen akuten Erkrankungen und ihren individuell stark unterschiedlichen Symptomen. Bei Verletzungen muß die Feststellung des Falls nicht so genau und detailliert durchgeführt werden.

Homöopathen haben herausgefunden, daß bei jeder Art von Verletzung nur eine kleine Anzahl von Medikamenten in Betracht gezogen werden muß.

Schnitte und Kratzer

Schnitte und Kratzer gehören zu den häufigsten kleinen Unglücksfällen des Lebens.

Allgemeine Behandlung zu Hause
Eine der ersten Maßnahmen, um starkes Bluten zu stoppen, ist fester, direkter Druck auf die Wunde.

Wenn die Wunde so klein ist, daß sie zu Hause behandelt werden kann, reinigen Sie sie gut, wenn sie nicht mehr blutet. Seien Sie vorsichtig und gründlich, lassen Sie keinen Schmutz in der Wunde. Falls vorhanden, nehmen Sie eine Munddusche für die Reinigung, sie spült die winzigen Schadstoffe besonders gut fort.

Nach der gründlichen Reinigung wenden Sie äußerlich *Calendula* oder *Hypericum* an, dabei folgen Sie den Anleitungen, die Sie später in diesem Abschnitt finden. Wenn ein Schnitt breit ist, müssen Sie vielleicht die Kanten zusammendrücken und mit einem Pflaster zusammenhalten, bevor Sie eine Mullbinde anlegen. Die Bandage soll die Wunde während der Heilung schützen. Lassen Sie die Bandage deswegen mindestens drei Tage lang auf der Wunde. Wenn Sie das Pflaster lösen, dann ziehen Sie es in der Richtung ab, in der der Schnitt verläuft.

Flache Kratzer sollten im allgemeinen ohne Verband heilen. Es kann helfen, wenn Sie nach dem Reinigen der Wunde dünn *Calendula*-Salbe auftragen. Aber wiederholen Sie das nicht. Denken Sie daran, daß der Schorf, der sich bildet, eine natürliche Maßnahme des Körpers ist, um die heilende Wunde zu schützen. Lassen Sie ihn später von allein abfallen.

Homöopathische Medikamente
Örtlich angewendet, fördert *Calendula* die Granulation des Gewebes, damit Wunden und Verbrennungen heilen; es trägt zum Stillstand des Blutens bei und verhindert Infektionen. Es wird für flache Verletzungen wie Kratzer und wunde Stellen angewendet.

Calendula-Tinktur ist eine Mischung aus *Calendula*-Pflanzensaft und Alkohol. Die Tinktur wird bei der Behandlung von jeder Wunde, bei der die Haut gesprungen ist, angewendet. Da die Tinktur mit Alkohol zubereitet ist, sollte sie mit Wasser (am besten mit sterilem) verdünnt werden, damit sie nicht beißt und sticht. Nach dem Reinigen der Wunde tragen Sie die verdünnte Tinktur mit einer Pipette auf. Decken Sie die Wunde ab. Wiederholen Sie das drei- bis viermal täglich.

Calendula-Salbe ist ein Extrakt aus dem Pflanzensaft mit einer Paraffingrundlage. Sie ist gut bei Kratzern und bei aufgerauhter, rissiger Haut. Bei Schnitten eignet sie sieh nicht. Die Salbe sollte dünn aufgetragen werden.

Calendula-Öl aus Pflanzenextrakt und Mineralöl ist bei aufgeschlagenen Knien und aufgesprungener Haut eine Alternative zu der Salbe.

Hypericum-Tinktur kann anstelle von *Calendula*-Tinktur (oder mit ihr gemischt) bei entzündeten Schnitten verdünnt angewendet werden. Tragen Sie sie drei- bis viermal täglich auf. Oder tränken Sie einen Wattebausch mit der Tinktur und legen Sie ihn als Kompresse unter dem Verband auf die Wunde. (Zur Behandlung von infizierten Wunden mit inneren homöopathischen Medikamenten s. Abschnitt ›Furunkel, Abszesse und andere Hautinfektionen‹.)

In Verbindung mit richtiger äußerer Anwendung kann *Hypericum* auch eingenommen werden, wenn die Schnitte ziemlich tief sind, wenn starke Schmerzen auftreten oder wenn ein Schnitt auf Berührung überempfindlich reagiert. *Hypericum* lindert Schmerzen und beschleunigt die Heilung. *Hypericum* sollte auch gegeben werden, wenn die Verletzung an einem Körperteil ist, an dem viele Nerven sitzen, beispielsweise an den Fingern, Zehen und an der Wirbelsäule. Auch wenn Schmerzen in eine Wunde schießen, sollte *Hypericum* in Betracht gezogen werden.

Geben Sie *Arnica* innerlich bei tiefen, schartigen Schnitten oder wenn die Schnitte von blauen Flecken oder anderen Verletzungen begleitet werden (s. Abschnitt ›Blaue Flecken‹ auf S. 346).

Nicht allein zu Hause behandeln

Sofort für medizinische Behandlung sorgen:
- wenn starke Blutungen auftreten oder wenn Taubheit, Brennen oder Schwäche im verletzten Bereich oder seiner Umgebung zu spüren sind. In so einem Fall ist es möglich, daß wichtige innere Strukturen verletzt sind;
- bei Schnitten an Brust, Rücken, Bauch und Gesicht, wenn sie relativ tief sind. Lebenswichtige Organe und Nerven liegen in diesen Bereichen ziemlich dicht unter der Oberfläche;
- wenn die Wundränder sich nicht mit Pflaster zusammenhalten lassen; dann muß die Wunde vielleicht genäht werden. Wenn es geht, sollte man das Nähen vermeiden, denn es kann zu weiteren Verletzungen führen. Tiefe, lange oder gezackte Schnitte oder Schnitte an Gelenken müssen vermutlich am häufigsten genäht werden. Schnitte im Gesicht (bis auf die sehr oberflächlichen) sollten im allgemeinen genäht werden, damit sich keine häßlichen Narben bilden. Wunden müssen bald nach der Verletzung genäht werden, etwa innerhalb der ersten acht Stunden;
- bei Schnitten an der Handfläche oder an der Innenseite der Finger, wenn sie nicht nur oberflächlich sind. Solche Schnitte können sich schnell entzünden, es kann zu einer schweren Infektion kommen, die sich schnell ausbreitet;
- wenn Sie tief eingedrungenen Schmutz nicht entfernen können.

Noch am selben Tag für medizinische Behandlung sorgen:
- wenn Sie starke Rötung, Schwellung oder Eiterbildung in einer Wunde oder ihrer Umgebung bemerken, wenn sich rote Streifen von der Wunde aus weiterverbreiten oder wenn es zu Fieber kommt;
- wenn lange keine Tetanusspritze gegeben wurde; Erwachsene brauchen diese Impfung etwa alle zehn Jahre, schwere oder verschmutzte Wunden können eine frühere Wiederholung nötig machen. Kinder brauchen mehrere Spritzen zur Erhaltung der Immunität. Rufen Sie Ihren Arzt an, wenn Sie nicht sicher sind, ob Sie eine Wiederholungsspritze brauchen.

Blaue Flecken

Ein blauer Fleck ist eine oberflächliche Verletzung, ausgelöst durch einen Stoß, der die Haut nicht zerstört. Der Stoß beschädigt Blutgefäße und führt zu einer schwarzen oder blauen Verfärbung unter der Haut.

Allgemeine Behandlung zu Hause
Legen Sie für zwanzig bis dreißig Minuten Eis auf die verletzte Stelle, dadurch zieht die Schwellung schneller ab, und der Heilungsprozeß wird beschleunigt.

Homöopathische Medikamente
Arnica sollte bei blauen Flecken als erstes in Betracht gezogen werden. *Arnica* lindert die Schmerzen und beschleunigt die Absorption von Blut unter der Haut. Je schlimmer der blaue Fleck ist, desto öfter sollten Sie *Arnica* nehmen. Wenn der blaue Fleck nicht ganz so schlimm ist, aber immer noch Behandlung braucht, nehmen Sie *Arnica* zwei- bis dreimal täglich. Bei der Behandlung von wirklich schlimmen blauen Flecken sollte am ersten Tag alle ein bis zwei Stunden *Arnica* genommen werden, in den beiden folgenden Tagen seltener. In jedem Fall hören Sie nach fünf Tagen auf.

Ledum sollte in Betracht gezogen werden bei einem blauen Auge oder bei wirklich schlimmen blauen Flecken, die sich kalt und taub anfühlen und die sich bei kalten Umschlägen bessern. Dosieren Sie so wie bei *Arnica*.

Ruta ist angezeigt, wenn die Knochenhaut betroffen ist. *Ruta* lindert oft die Schmerzen, wenn man sich Schienbein, Knie oder Ellenbogen angestoßen hat.

Nicht allein zu Hause behandeln

Gehen Sie bald zum Arzt:
- wenn Sie sehr schnell blaue Flecken bekommen.

Stichwunden

Eine Stichwunde ist tiefer als breit. Solche Wunden sind besonders gefährlich aus vier Gründen: 1. sie können bis tief in den Körper reichen; 2. sie können Fremdkörper tief in den Körper eindringen lassen, wo sie sich schwer wieder beseitigen lassen; 3. sie sind schwer zu säubern und daher anfälliger für Infektionen; 4. sie sind die ideale Umgebung für die Ausbreitung von Tetanuserregern, denn diese Bakterien können nur gedeihen, wenn kein Sauerstoff vorhanden ist.

Allgemeine Behandlung zu Hause
Reinigen Sie die Wunde so gründlich wie möglich mit Wasser und Seife. Anders als Schnitte sollten Stichwunden möglichst lange bluten, damit Fremdkörper wie Schmutz und Keime herausgeschwemmt werden. Sie sollten die Blutung nicht stillen, es sei denn, sie ist sehr stark, oder es sieht so aus, als würde das Blut durch irgendwelchen Druck aus der Wunde spritzen. Wenn in solchen Fällen immer noch die Möglichkeit besteht, daß ein Fremdkörper in der Wunde geblieben ist, üben Sie vorsichtig Druck aus, aber nicht direkt auf die Wunde, sondern auf den Druckpunkt über der Arterie des verletzten Bereichs (in guten Erste-Hilfe-Anleitungen finden Sie Hinweise auf diese Druckpunkte). Wenn Sie dort drücken, schieben Sie den Fremdkörper nicht tiefer in die Wunde.

Es ist ratsam, die Wunde feucht zu halten, denn so bleibt sie offen, Keime und andere Substanzen können leichter austreten, und es wird mehr Blut in den verletzten Bereich geschickt, so daß die Heilung schneller vorankommt. Feuchten Sie die Wunde viermal täglich fünfzehn bis zwanzig Minuten mit warmem Wasser an, solange sie noch schmerzt. Wenn die Haut verletzt ist, bedecken Sie die Wunde mit sterilem Mull, und sehen Sie zweimal täglich nach, ob sich eine Infektion entwickelt.

Homöopathische Medikamente
Behandeln Sie tiefe oder schmerzhafte Stichwunden sowohl äußerlich als auch mit Medikamenten, die eingenommen werden. *Hypericum*-Tinktur, das äußerliche Heilmittel, sollte mit Wasser verdünnt und etwa alle halbe Stunde direkt auf die Wunde gebracht werden,

und *Ledum*, *Apis* oder *Hypericum* sollten alle vier bis sechs Stunden eingenommen werden.

Ledum ist das am häufigsten in der Homöopathie verwendete Medikament bei der Behandlung von Stichwunden. Sie sollten es nehmen, wenn es keine eindeutigen Hinweise auf andere Medikamente gibt. *Ledum* ist besonders gut bei Stichwunden, wenn es zu Rötung, Schwellung und pochendem Schmerz kommt und wenn die Wunde sich kalt anfühlt, aber Linderung durch kalte Umschläge zu spüren ist. *Ledum* hilft wahrscheinlich auch, wenn diese speziellen Symptome nicht auftreten.

Apis ist bei Stichwunden angezeigt, die warm oder heiß sind, in denen stechende Schmerzen auftreten, die durch kalte Umschläge gelindert werden. Am Wundrand zeigen sich starke Schwellungen.

Hypericum ist gut bei der Behandlung von Wunden, wenn scharfe, stechende Schmerzen auftreten.

Staphisagria ist das Mittel erster Wahl bei Messerstichen, vor allem in den Bauch (natürlich sollte sofort medizinische Hilfe geholt werden). Auch *Arnica* wird im allgemeinen benötigt gegen den geistigen und physischen Schock bei derartigen Verletzungen.

Nicht allein zu Hause behandeln

Sofort für medizinische Behandlung sorgen:
- bei Stichwunden in Bauch, Brust, Hals, Genitalbereich oder Kopf (eigentlich bei allen Stichwunden, die nicht an den Gliedmaßen sind);
- bei besonders tiefen Wunden;
- bei Stichwunden an den Gelenken, besonders am Knie, denn die Verletzung kann zu Gelenkentzündung führen. Anzeichen für Gelenkentzündung sind Rötungen, Schwellungen und Schmerzen im Gelenk; es kann nicht richtig bewegt werden.

Noch am selben Tag für medizinische Behandlung sorgen:
- bei Stichwunden an den Händen (nicht an den Fingern);
- bei Stichwunden, die länger als zwei Tage empfindlich sind, die rot werden oder anschwellen oder Eiter absondern;
- bei sehr lange zurückliegender Tetanusimpfung.

Zerrungen, Verstauchungen und andere Verletzungen der Bänder und Sehnen

Gelenke werden von Fasergeweben umgeben und zusammengehalten: Bänder verbinden die Knochen eines Gelenks miteinander, Sehnen verbinden die Muskeln mit den Knochen des nahegelegenen Gelenks. Bänder können überdehnt werden, es kann zum Bänderanriß oder zum vollständigen Riß kommen. Ähnliche Verletzungen gibt es bei den Sehnen.

Allgemeine Behandlung zu Hause
Zerrungen, Verstauchungen und Bänder- und Sehnenrisse brauchen (wie Muskelverletzungen) Ruhe, Umschläge mit Eis, angehobene Lagerung und festen (aber nicht übermäßigen) Druck. Das gilt auch, wenn ein Knochen gebrochen ist. Wenn direkt nach der Verletzung Eis oder kalte Umschläge aufgelegt werden, wird jedoch die Schwellung nicht so stark.

Nach vierundzwanzig bis achtundvierzig Stunden lindert ein warmer Umschlag oder das Baden des verletzten Bereichs in warmem oder heißem Wasser die Schmerzen etwas. Sanfte, vorsichtige Massage schafft bei einem nur leicht verletzten Gelenk manchmal Erleichterung.

Wir empfehlen nicht die Verwendung von Einreibemitteln, die Kampher oder ähnliche Substanzen enthalten (Wick Vaporub, Tigerbalsam und andere stark duftende Stoffe), da Kampher dazu neigt, homöopathische Medikamente zu neutralisieren.

Ruhe ist außerordentlich wichtig zum Schutz des verletzten Gelenks und zur Beschleunigung der Heilung. Jede Aktivität, die weh tut, muß auf jeden Fall vermieden werden. Krücken, Schlingen und Schienen können das Gelenk ziemlich ruhigstellen, und der Patient ist trotzdem nicht unbeweglich.

Elastische Bandagen verhindern die Bewegung nicht wirklich, deswegen sollten Sie mit einer angelegten Bandage nichts tun, was Sie ohne auch nicht machen würden.

Der sanfte Druck und die Unterstützung, die elastische Bandagen geben, tun jedoch gut; die Bandage sollte für Sie eher eine Erinnerung daran sein, daß Sie das Gelenk nicht benutzen; so wird die Heilung beschleunigt.

Wenn die Verletzung heilt, bewegen Sie das Gelenk zunächst nur langsam und vorsichtig. Bänder und Sehnen heilen langsamer als Gewebe wie Haut und Muskeln, die weicher sind und besser mit Blut versorgt werden. Während des Heilungsprozesses muß das Gelenk vor plötzlicher Bewegung und Belastung geschützt werden.

Homöopathische Medikamente
Selbst wenn bei einer Gelenkverletzung ärztliche Behandlung notwendig ist, können homöopathische Mittel sehr wirkungsvoll bei der Beschleunigung des Heilungsprozesses sein. Geben Sie das Mittel in den ersten beiden Tagen nach der Verletzung etwa alle drei Stunden, danach zweimal täglich. Hören Sie auf, sobald sich erkennbare Besserung einstellt.

Arnica extern kann äußerlich angewendet werden, zusätzlich zu dem Medikament, das Sie einnehmen. Reiben Sie den schmerzenden Bereich zweimal täglich damit ein.

Rhus tox. wird am häufigsten bei Zerrungen, Dehnungen und Verstauchungen und Bänder- und Sehnenrissen eingesetzt. Typisch ist, daß Schmerzen und Steifheit am stärksten sind, wenn der Patient anfängt, sich zu bewegen; Besserung tritt ein, wenn die Bewegung fortgesetzt und der Patient geschmeidiger wird. *Rhus tox.* ist besonders geeignet bei Verletzungen, die durch zu schweres Heben oder Überanstrengung verursacht wurden.

Arnica ist angezeigt, wenn das weiche Gewebe um das Gelenk herum stark angeschwollen ist, blaue Flecken hat und entzündet ist. Es ist ein gutes, wirkungsvolles erstes Medikament, selbst bei Bänderrissen, vor allem dann, wenn die Schwellung am stärksten ist. Wenn die Schwellung und die blauen Flecken zurückgegangen sind, sollten Sie zu *Rhus tox.* übergehen oder zu einem der anderen Medikamente, die den Heilungsprozeß fördern.

Bryonia sollte in Betracht gezogen werden, wenn der Schmerz bei der kleinsten Bewegung schlimmer wird und auch fortgesetzte Bewegung zu nur noch mehr Schmerzen führt. Das verletzte Gelenk ist geschwollen, aber nicht so stark wie bei *Arnica*.

Ruta ist bei Sehnen und Bändern, die gezerrt oder gedehnt sind, ein wichtiges Medikament. Am besten wird es im allgemeinen angewendet, wenn die ersten Schmerzen und Schwellungen etwas abgeklungen sind. An *Ruta* sollte man denken, wenn *Rhus tox.* nicht geholfen hat oder wenn der verletzte Bereich zu Beginn einer Bewegung deutlich stärker schmerzt und wenn auch ständige Bewegung keine Linderung schafft. *Ruta* hilft oft Menschen mit dem typischen Tennisarm.

Ledum ist gut bei verstauchten Knöcheln, vor allem, wenn der verletzte Bereich sich kalt oder taub anfühlt oder wenn bei kalten Umschlägen Linderung eintritt.

Nicht allein zu Hause behandeln

Sofort für medizinische Behandlung sorgen:
- wenn eine sichtbare Verrenkung, Verformung oder Instabilität (Wackeln oder Schlaffheit) im Gelenk auftritt;
- wenn es zu starken Schmerzen oder heftigen Schwellungen kommt;
- wenn es unmöglich ist, das Gelenk zu strecken;
- wenn der verletzte Bereich oder der Körperteil über der Verletzung kalt, blau oder taub ist, oder wenn dieser Körperteil nicht benutzt werden kann.

Noch am selben Tag für medizinische Behandlung sorgen:
- wenn der Körperteil in den ersten zwölf Stunden nach der Verletzung nicht benutzt werden kann oder keine Belastung verträgt;
- wenn ein Kind auf die ausgestreckte Hand gefallen ist und sich dabei das Handgelenk verletzt hat. Solche Gelenkverletzungen kommen oft vor, und Brüche sind nicht ungewöhnlich. Sie sind aber selbst beim Röntgen schwer zu entdecken, und der Arzt möchte vielleicht das Kind noch einmal sehen oder eine zweite Röntgenaufnahme machen, um einen Bruch mit Sicherheit auszuschließen.

Gehen Sie bald zum Arzt:
- wenn sich die Verletzung nicht beständig weiter bessert.

Verletzungen und Schmerzen im unteren Rücken

Rückenschmerzen gehören zu den häufiger auftretenden und schwächenden Gesundheitproblemen, unter denen viele Menschen leiden. Neben direkten Verletzungen des Rückens sind schlechte Haltung, Bewegungsmangel, Überanstrengung oder Fehlhaltung des Rückens und emotionaler Streß dafür verantwortlich. Die Konstruktion des menschlichen Körpers spielt auch eine Rolle: Das Gehen auf zwei statt auf vier Beinen übt starken Druck auf den unteren Rücken aus.

Physiologisch werden die meisten Schmerzen im unteren Rücken durch Verletzungen der weichen Gewebe, Muskeln, Bänder, Sehnen, oder der Bandscheiben, die die Wirbel trennen, verursacht. Bei Verletzung der weichen Gewebe kommt es in erster Linie zu Steifheit und Schmerzen im unteren Rücken. Wenn die Bandscheiben beschädigt sind, werden die Rückenbeschwerden oft von Ischias, Schmerzen oder einem Gefühl der Taubheit oder Kribbeln überdeckt, das ins Gesäß oder ins Bein ausstrahlt. Diese Beschwerden treten auf, weil auf die Beinnerven, die von der Wirbelsäule abzweigen, ein Reiz oder Druck ausgeübt wird. Eine vorstehende Bandscheibe kann kräftig genug auf den Nerv drücken, um heftige Ischiasschmerzen auszulösen, während eine volle Absplitterung oft unerträgliche Schmerzen in Hüften oder Beinen hervorruft, die oft von echter Taubheit oder sogar Lähmung begleitet werden.

Heute sind die chirurgischen Eingriffe am Rücken, die früher sehr häufig waren, vor allem auf die Fälle beschränkt, bei denen eine Lähmung oder andere schwere neurologische Beeinträchtigungen im Spiel sind. Forschungen haben ergeben, daß, wenn keine Lähmung auftritt, Ischiasschmerzen sich schließlich von selbst bessern; nach Operationen sind die Ergebnisse auch nicht besser. Operationen bei der Mehrzahl der Probleme mit dem weichen Gewebe sind meisten nutzlos.

Schmerzen im unteren Rücken können manchmal ein Signal für schwerere Erkrankungen sein, beispielsweise für Infektionen oder Krebs. Schmerzen weiter oben im Rücken, in Höhe des Bauchnabels oder darüber, werden oft durch Verletzungen der weichen Gewebe oder Bandscheiben verursacht; das ist wahrscheinlicher als Schmerzen im unteren Rücken, die von anderen, möglicherweise ernsthaften gesundheitlichen Problemen hervorgerufen werden (s. ›Nicht allein zu Hause behandeln‹).

Allgemeine Behandlung zu Hause
Es ist entscheidend, den Rücken nicht übermäßig zu belasten, wenn man Beschwerden vorbeugen oder ihr erneutes Auftreten verhindern will. Lernen Sie, wie man schwere Gegenstände richtig hebt, nämlich mit Einsatz der Beine statt des Rückens, und gehen Sie in die Knie, statt in der Taille abzuknicken. Auch einfache Rückengymnastik kann helfen; sie stärkt die Bauchmuskulatur und nimmt so einen Teil der Last vom Rücken.

Wenn Sie sich dennoch den Rücken verletzen, müssen Sie bei akuten Schmerzen vielleicht einen ganzen Tag im Bett bleiben. Die Beibehaltung von Aktivitäten ist jedoch der sicherste und schnellste Weg zur Gesundung. Sie sollten allerdings nicht übertreiben. Die Forschung hat bewiesen, daß Menschen, die vorsichtig wieder aktiv werden, auch schneller Heilung finden als jene, die einfach nur Ruhe halten. Achten Sie darauf, daß Sie sich langsam und vorsichtig bewegen, um weitere Verletzungen zu vermeiden. Lassen Sie sich bei dem Grad Ihrer Aktivität von den Schmerzen leiten. Heiße oder kalte Umschläge können die Schmerzen lindern. Auch das Schlafen auf einer festen Matratze oder dem Fußboden hilft möglicherweise.

Homöopathische Medikamente
Das Medikament, das Sie aus den unten beschriebenen auswählen, verabreichen Sie über mehrere Tage alle sechs bis zwölf Stunden, seltener, wenn die Beschwerden nachlassen. Wenn sich der Patient nach zwei oder drei Tagen nicht besser fühlt, versuchen Sie ein anderes Mittel.

Unmittelbar nach einer Rückenverletzung versuchen Sie es mit *Arnica*. Bei stechenden Schmerzen oder nach einem Schlag auf das Steißbein ziehen Sie statt dessen *Hypericum* in Betracht.

Nux vomica hilft, wenn die Rückenschmerzen durch Bewegung, besonders beim Umdrehen im Bett, verschlimmert werden. Auch *Bryonia* ist eine gute Wahl bei Rückenschmerzen, die sich durch jede Art von Bewegung verstärken, obwohl in diesem Fall das Umdrehen im Bett keine weitere Verschlimmerung hervorruft.

Geben Sie dagegen *Rhus tox.*, wenn der Patient durch ständige Bewegung Linderung findet. Im Ruhezustand fühlt sich der untere Rücken steif und schmerzhaft an, und die Schmerzen können besonders schlimm werden, wenn der Patient zum erstenmal aufsteht. Nach wenigen Minuten des Herumhumpelns geht es dem Rücken besser. Feuchtes, kaltes Wetter kann die Beschwerden verschlimmern, während Wärme lindert. Möglicherweise sind es Ischiasschmerzen.

Zu den bei Ischias besonders hilfreichen Medikamenten gehört *Tellurium,* das Sie als erstes nehmen sollten, wenn Husten, Niesen oder Stuhlgang die Schmerzen deutlich verschlimmern. Häufiger sitzen die Schmerzen auf der rechten Seite.

Nehmen Sie aber *Gnaphalium,* wenn die Schmerzen von starker Taubheit begleitet werden oder wenn Schmerzen und Taubheit abwechseln. Im betroffenen Bein können Muskelkrämpfe auftreten. Bewegung verschlimmert die Schmerzen, Ruhe oder Hinsetzen bringen Linderung.

Wenn der Ischias sich bessert, solange der Patient auf der schmerzenden Seite liegt oder sich in der Hüfte beugt, kann *Colocynthis* helfen. Die Schmerzen sitzen häufiger rechts und werden besonders durch Berührung und die Wärme des Bettes verschlimmert.

Nicht allein zu Hause behandeln

Sofort für medizinische Behandlung sorgen:
- wenn der Patient nicht zum Stuhlgang oder Wasserlassen in der Lage ist;
- wenn die Schmerzen im mittleren Rücken plötzlich auftreten, besonders wenn sie von Ohnmacht, Kälte oder schwachem Puls in Beinen und Füßen begleitet werden;
- wenn Schmerzen nach einem Sturz oder einem Schlag auf den Rücken auftreten.

Noch am selben Tag für medizinische Behandlung sorgen:
- wenn die Schmerzen von Fieber, Bauchschmerzen oder Problemen des Harntrakts (Schmerzen, häufiges Wasserlassen oder Blut im Urin) begleitet werden;
- bei schweren Rückenschmerzen.

Innerhalb weniger Tage für medizinische Behandlung sorgen:
- wenn die Schmerzen von Schwäche oder Lähmung begleitet werden;

- wenn die Schmerzen spontan und ohne offensichtliche Belastung auftraten;
- wenn die Schmerzen im mittleren oder oberen Rücken andauern.

Gehen Sie bald zum Arzt:
- wenn Schmerzen im unteren Rücken sich nicht innerhalb einer Woche bessern oder länger als zwei Wochen anhalten.

Ausgekugelte Gelenke

Nach einem Sturz, einem Schlag oder kräftigem Ziehen können Gelenke manchmal auskugeln. Es ist selten, aber solches Auskugeln kann zu teilweisem oder vollständigem Funktionsverlust oder starker Deformierung führen. Bei kleinen Kindern kommt es häufig zum teilweisen Auskugeln des Ellenbogens, beispielsweise wenn sie kräftig am Arm gezogen werden. Zu den Symptomen der Auskugelung gehören Schwellung, falsche Stellung, Verfärbung und Empfindlichkeit im betroffenen Bereich; dazu kommen Schmerzen bei Bewegung; der Körperteil kann gar nicht benutzt werden.

Allgemeine Behandlung zu Hause
Im allgemeinen sollten ausgekugelte Gelenke nicht allein zu Hause behandelt werden, und Sie sollten sofort den Arzt aufsuchen oder holen. In der Zwischenzeit können Sie sich an das halten, was im Abschnitt über Zerrungen und Verstauchungen gesagt wurde.

Homöopathische Medikamente
Arnica ist ein ausgezeichnetes Mittel bei ausgekugelten Gelenken. Natürlich kann *Arnica* das ausgekugelte Gelenk nicht in seine richtige Lage zurückbefördern. Aber es lindert die Schmerzen und trägt sehr zum Heilungsprozeß bei.

Wenn der Patient nach den ersten beiden Tagen noch Schmerzen hat, geben Sie ihm eines der geeigneten Medikamente, die im Abschnitt über Zerrungen und Verstauchungen angeführt sind.

Brüche

Sie können nicht immer erkennen, ob ein Knochen gebrochen ist, wenn Sie sich einen verletzten Körperteil ansehen. Wann immer es bei einer Verletzung zu starken Schmerzen und Empfindlichkeit, Schwellungen und blauen Flecken oder Bewegungsschwierigkeiten kommt, besteht die Möglichkeit, daß es sich um einen Bruch handelt. Nur eine Röntgenaufnahme kann Klarheit schaffen. Oft muß ein gebrochener Knochen erst wieder gerichtet werden, damit er nicht schief zusammenwächst.

Allgemeine Behandlung zu Hause
Zur ersten Versorgung einer Verletzung, bei der es zu einem Bruch gekommen sein kann, gehören Ruhe und Umschläge mit Eis. Üben Sie dabei vorsichtig Druck aus. Da bei einer Bewegung des gebrochenen Knochens seine scharfen Kanten Adern oder Nerven in der Nähe durchtrennen können, legen Sie eine behelfsmäßige Schiene an, damit der verletzte Bereich nicht bewegt werden kann. Das Schienen ist wichtig, wenn der Patient transportiert werden muß. In der ›Erste-Hilfe-Fibel‹ oder ähnlichen Nachschlagewerken finden Sie Anleitungen.

Die erste Versorgung eines möglichen Bruchs ist ungefährlich, wenn Sie sich sorgfältig an die Richtlinien unter ›Nicht allein zu Hause behandeln‹ halten.

Homöopathische Medikamente
Unmittelbar nach einem Bruch kann eine homöopathische Behandlung dazu beitragen, Schmerzen, Schwellungen und Schock zu lindern. Geben Sie das erste Medikament – *Arnica* oder *Eupatorium perfoliatum* – in den ersten zwei oder drei Tagen alle drei Stunden und wenn die Beschwerden nachlassen seltener. Wenn der Bruch gerichtet ist, sorgen Ruhe und Zeit für Heilung, und die richtige homöopathische Medizin wird den Heilungsprozeß beschleunigen.

Wie bei jeder schweren Verletzung sollte *Arnica* als erstes Medikament verabreicht werden, da es so wirkungsvoll bei der Behandlung der ersten traumatischen Reaktionen ist. Blaue Flecken, Schwellungen und Empfindlichkeit des verletzten Bereichs und ein Schockzustand mit geistiger Benommenheit sind die typischen Symptome bei diesem Medikament.

Wenn das Hauptsymptom bei einem Bruch Schmerzen sind, aber nicht so viele blaue Flecken auftreten, können Sie in der ersten Zeit der Heilung *Eupatorium perfoliatum* geben.

Wenn die anfänglichen Schmerzen und Schwellungen erst einmal etwas abgeklungen sind, geben Sie *Symphytum*. *Symphytum* oder *Beinwurz* ist das Kraut, das schon seit Jahrhunderten den Ruf hat, ›Knochenkitt‹ zu sein, weil es beim Heilungsprozeß von Brüchen so gut wirkt. Geben Sie *Symphytum* D30 drei Wochen lang zweimal täglich oder *Symphytum* C30 sieben bis zehn Tage lang einmal täglich.

Bryonia sollte bei gebrochenen Rippen in Betracht gezogen werden.

Silicea ist ausgezeichnet, wenn Knochen gesplittert sind. Geben Sie die Potenz D6 zwei Wochen lang zweimal täglich.

Nicht allein zu Hause behandeln

Sofort für medizinische Behandlung sorgen:
- wenn es sich offensichtlich um eine schwere Verletzung handelt, möglicherweise einen Bruch an Hals oder Rücken; oder wenn der Patient das Bewußtsein verloren hat. Nicht bewegen! Bleiben Sie bei dem Verletzten, und lassen Sie einen Dritten ärztliche Hilfe holen. Leisten Sie unterdessen Erste Hilfe gegen den Schock;
- wenn es im Bereich des möglichen Bruchs oder darüber zu bläulicher Verfärbung, zu Kälte oder Taubheit kommt; oder wenn der Körperteil nicht benutzt werden kann;
- wenn der Verletzte ohnmächtig wird, wenn er außergewöhnlichen Durst hat, schwitzt oder blaß ist;
- wenn der verletzte Bereich offensichtlich deformiert ist;
- wenn der mögliche Bruch im Bereich der Schenkel oder der Hüfte liegt.

Noch am selben Tag für medizinische Behandlung sorgen:
- wenn es unter der Haut in dem verletzten Bereich zu auffällig vielen blauen Flecken oder Blutungen kommt oder wenn die Verletzung durch Gewalteinwirkung verursacht wurde;
- wenn in den ersten zwölf Stunden nach der Verletzung der Körperteil nicht bewegt werden kann oder kein Gewicht verträgt;
- wenn achtundvierzig Stunden nach der Verletzung noch starke Schmerzen auftreten; oder wenn das Gelenk nach zweiundsiebzig Stunden nur mit Schwierigkeiten bewegt werden kann und kaum Gewicht verträgt;
- wenn ein Kind auf die gestreckte Hand gefallen ist und sich dabei das Handgelenk verletzt hat. Solche Gelenkverletzungen kommen oft vor, und Brüche sind nicht ungewöhnlich. Sie sind selbst beim Röntgen nur schwer zu entdecken, und der Arzt möchte vielleicht das Kind noch einmal sehen oder zum zweiten Mal röntgen, um einen Bruch mit Sicherheit auszuschließen.

Gehen Sie bald zum Arzt:
- wenn keine stetige Besserung zu verzeichnen ist.

Kopfverletzungen

Es heißt oft, ein Kind, das sich noch nie den Kopf gestoßen hat, wird zu stark beaufsichtigt. Auch Erwachsene stoßen sich den Kopf. Die meisten dieser Kopfverletzungen sind leicht und geben keinen Anlaß für Sorgen. Selbst wenn sich anschließend eine Beule entwickelt, ist das alles gar nicht so schlimm.

Die Schwere der Verletzung hängt nicht von der Heftigkeit des Stoßes ab.

Gelegentlich kann es jedoch zu Blutungen unter dem Schädel oder im Gehirn kommen, oder es kommt zu Gewebeverletzungen.

Allgemeine Behandlung zu Hause

Viele Symptome, die auf ernste Probleme hinweisen, zeigen sich erst nach einigen Stunden, manchmal auch erst nach zwei Tagen. In dieser Zeit sollten Sie, wenn es sieh nicht nur um einen kleinen Stoß an den Kopf handelt, die betreffende Person regelmäßig auf die Symptome hin überprüfen, die unter ›Nicht allein zu Hause behandeln‹ aufgeführt sind. Wenn es zu einem bösen Sturz oder einem harten Schlag auf den Kopf gekommen ist, prüfen Sie, ob auch andere Körperteile verletzt sind.

Wenn keine Anzeichen von Gefahr erkennbar sind, legen Sie Eis auf die Stelle, damit die Schwellung nicht so stark wird.

Homöopathische Medikamente
Arnica ist auch hier wieder einmal das richtige Medikament. Geben Sie in den ersten beiden Tagen alle drei Stunden eine Dosis; wenn sich deutliche Besserung einstellt, geben Sie die Medizin seltener oder gar nicht mehr.

Leute mit chronischen oder immer wiederkehrenden Beschwerden nach einer Kopfverletzung können es mit einer einzigen Dosis *Natrium sulf.* C 200 versuchen. Wir empfehlen diese Behandlung nur, wenn Sie 1. starke Beschwerden im Zusammenhang mit der Kopfverletzung haben und sich 2. nicht von einem homöopathischen Arzt behandeln lassen können.

Nicht allein zu Hause behandeln

Sofort für medizinische Behandlung sorgen:
- bei jeder offensichtlich schweren Verletzung oder wenn am Knochen eine weiche Stelle ist;
- wenn es (auch nur kurz) zu Ohnmacht als Folge des Schlags kommt; oder wenn der Kranke sich nicht an die Umstände des Unfalls erinnern kann;
- wenn die geistige Beweglichkeit und Aufmerksamkeit eingeschränkt sind. Zunehmende Lethargie, schwache Reaktionen, schleppendes oder schwieriges Sprechen, ungewöhnlich tiefer Schlaf oder Schwierigkeiten beim Wecken des Patienten sind Zeichen von Gefahr. Jemand, der einen Schlag auf den Kopf bekommen hat, sollte – wenn er schläft – innerhalb der ersten sechs bis acht Stunden nach dem Unfall alle halbe Stunde geweckt werden;

- wenn es zu einem Anfall oder einem Krampf gekommen ist. Bei einem Anfall sollte der Patient auf die Seite gelegt werden, damit er sich nicht an Speichel oder Erbrochenem verschluckt. Bleiben Sie bei ihm, und lassen Sie einen Dritten ärztliche Hilfe holen;
- wenn es zu schwerem oder lang anhaltendem Erbrechen kommt. Mit ein- oder zweimaligem Erbrechen nach einer Kopfverletzung kann man rechnen, das weist nicht unbedingt auf größere Probleme hin. Wenn es aber zu häufigem Erbrechen kommt, vor allem nach den ersten paar Stunden, kann es sich um eine schwere Verletzung handeln;
- wenn schwere oder lang anhaltende Kopfschmerzen auftreten. Der Schmerz sollte mit der Zeit langsam abnehmen;
- bei verschwommener oder doppelter Sicht, anderen Sehstörungen oder wenn es schwierig ist, die Augen normal zu bewegen;
- wenn die Pupillen nicht gleich groß sind (es sei denn, das ist völlig normal bei der betreffenden Person);
- wenn es schwierig ist, alle Gliedmaßen gleich gut zu bewegen;
- wenn Blut aus Nase oder Ohren fließt;
- wenn Puls und Atmung langsam, unregelmäßig oder schwach sind.

Verbrennungen

Zu Verbrennungen kann es durch Hitze, Säure, alkalische Substanzen, elektrischen Strom oder Strahlen kommen. Wenn die einzige erkennbare Schädigung in einer Rötung der Haut und Schmerzen liegt, handelt es sich um eine Verbrennung ersten Grades. Verbrennungen durch Sonne oder durch kurzes Berühren eines heißen Topfes sind typische Beispiele dafür. Bei einer Verbrennung zweiten Grades kommt es zu Blasen auf der Haut, zu Rötung und Schmerzen. Wenn alle Hautschichten verbrannt und die Haut leichenblaß oder pechschwarz ist, handelt es sich um eine Verbrennung dritten Grades.

Allgemeine Behandlung zu Hause
Verbrennungen stehen an zweiter Stelle der Ursachen für Unfalltod bei Kindern unter vier Jahren und an dritter Stelle bei älteren Kindern; daher sind Vorbeugung und Verhinderung besonders wichtig. Bewahren Sie Streichhölzer und Feuerzeuge außerhalb der Reichweite von Kindern auf. Lagern Sie leicht entflammbare Substanzen nicht im Haus, und wenn Sie es tun, halten Sie sie streng unter Verschluß. Sichern Sie die Steckdosen mit kindersicheren Vorrichtungen. Rauchen Sie nie im Bett. Überlegen Sie, ob es nicht sinnvoll wäre, einen Feuerlöscher im Haus zu haben.

Die Behandlung von Verbrennungen ersten Grades und nicht allzu großen Verbrennungen zweiten Grades kann im allgemeinen zu Hause durchgeführt werden. Bei herkömmlicher Behandlung wird die Verbrennung sofort unter kaltes Wasser gehalten, und zwar etwa fünf Minuten lang, bis der Schmerz nachläßt. Am besten steckt man den verbrannten Bereich sofort in Eiswasser.

Ein Verband ist nicht notwendig, wenn nicht die Gefahr besteht, daß der verbrannte Bereich gestoßen oder gescheuert wird. Blasen schützen die verbrannte Stelle und verhindern Infektionen, deshalb sollten sie möglichst nicht geöffnet werden. Wenn eine Blase sehr groß ist, sollte sie nur mit einem sterilen Instrument geöffnet werden. Die meisten Fachleute empfehlen, danach die Haut zu entfernen, um Infektionen zu verhindern. Die offene Wunde sollte mit verdünnter *Calendula*-Tinktur (s. Abschnitt über Schnitte) betupft werden. Erneuern Sie den Verband zwei- bis dreimal täglich.

Chemische Verbrennungen müssen auch umgehend behandelt werden. Entfernen Sie sofort alle Kleidungsstücke, waschen Sie die chemische Substanz gründlich mit reichlich Wasser ab; danach wird die Wunde wie jede andere Verbrennung behandelt. Die örtliche Anwendung von schmerzstillenden Salben oder Sprays ist nicht empfehlenswert, denn sie verlangsamen den Heilungsprozeß nur.

Homöopathische Medikamente
Bei Verbrennungen ist äußerliche und innere Behandlung mit homöopathischen Medikamenten gut. Verbrennungen ersten Grades können äußerlich mit *Calendula* versorgt werden. *Urtica urens* kann alle paar Stunden eingenommen werden, wenn Schmerzen auftreten. Hören Sie damit auf, sobald Sie eine Besserung bemerken.

Wenden Sie äußerlich *Hypericum*-Tinktur bei Verbrennungen zweiten Grades an, aber tragen Sie sie vorsichtig auf, damit Sie die Blasen nicht öffnen. Halten Sie eine Pipette direkt über die Verbrennung, und lassen Sie die Flüssigkeit auf die Stelle tropfen. *Cantharis* oder – wenn das nicht zu bekommen ist – *Urtica urens* kann entsprechend den Anweisungen eingenommen werden. Wenn die Blasen offen sind, kann *Calendula*-Tinktur (1:3 mit Wasser verdünnt) zwei- oder dreimal täglich aufgetragen und mit einem schützenden Mullverband bedeckt werden, damit die Wunde schneller heilt.

Bei Verbrennungen dritten Grades sollte *Cantharis* zum Einnehmen gegeben werden. Behandeln Sie die Verbrennungen nicht äußerlich. Wenn der Arzt es erlaubt, können Sie später *Calendula*-Tinktur (wie oben angegeben) auf die Wunde auftragen, damit sie schneller heilt und sich keine häßlichen Narben bilden.

Phosphor, mehrere Tage lang zwei- bis dreimal verabreicht, ist das richtige Medikament, wenn die Verbrennung durch Elektrizität verursacht wurde.

Nicht allein zu Hause behandeln

Sofort für medizinische Behandlung sorgen:
- bei jeder Verbrennung dritten Grades. Versuchen Sie nicht, verbrannte Kleidungsstücke von dem verbrannten Hautgewebe zu entfernen. Behandeln Sie den Schock, während Sie auf den Arzt warten;
- bei Verbrennungen zweiten Grades, die größer als eine Hand sind oder wenn sie im Gesicht, an den Händen oder Genitalien liegen. Folgen Sie den Richtlinien für Verbrennungen dritten Grades;
- bei Verbrennungen durch Elektrizität. Trennen Sie nicht mit bloßen Händen die Person von dem Gerät, das die Verbrennung verursacht. Nehmen Sie nichtleitendes Material zu Hilfe (ein Brett, einen Besen, einen Holzstuhl). Machen Sie hinterher notfalls Mund-zu-Mund-Beatmung;
- bei jeder Verbrennung durch Strahlen;
- wenn eine chemische Verbrennung vorliegt, es sei denn, sie ist offensichtlich nur leicht.

Noch am selben Tag für medizinische Behandlung sorgen:
- wenn es Anzeichen für eine Infektion gibt, beispielsweise verstärkte Schwellung oder Rötung um die Verbrennung herum oder Eiter (s. auch den Abschnitt über Hautinfektionen in Kapitel 13).

Schock

Technisch gesehen ist der Schock die Störung, die auftritt, wenn die Blutzufuhr so reduziert wird, daß sie unter die Schwelle sinkt, die notwendig ist, um alle lebenswichtigen Funktionen aufrechtzuerhalten.

Ein Schock kann eintreten bei schweren Verletzungen oder Krankheiten, wenn es zu hohem Verlust von Blut und anderen Körperflüssigkeiten kommt, bei einer Infektion, bei allergischen Reaktionen und bei Funktionsstörung des Nervensystems.

In gewisser Weise wird jede größere Verletzung von einer Art Schock begleitet, weil das Nervensystem akut auf die Belastung reagiert und die Blutzufuhr verändert. Sie sollten daher jeden Verletzten auch auf Schock behandeln, wenn Sie sich um seine Verletzungen kümmern. Bei starker Blutung, größeren Verbrennungen oder einer Kopfverletzung sollte die Schockbehandlung Vorrang haben.

Zu den Schocksymptomen gehören allgemeine Schwäche, Frieren, blasse, feuchtkalte Haut, schneller, schwacher Herzschlag, eingeschränkte geistige Beweglichkeit, Verwirrung oder Bewußtlosigkeit und flacher, unregelmäßiger Atem.

Allgemeine Behandlung zu Hause
Legen Sie den Patienten hin, die Füße werden etwas höher als der Kopf gelegt. Die Beine nicht abwinkeln. Lockern Sie die Kleidung an Hals, Brust und Taille. Schützen Sie den Patienten vor extremer Hitze oder Kälte. Wenn alles auf eine schwere Verletzung hindeutet, bewegen Sie den Patienten nicht.

Holen Sie so schnell wie möglich ärztliche Hilfe! Lassen Sie den Patienten in kleinen Schlucken etwas trinken, aber nur wenn er vollständig bei Bewußtsein ist. Geben Sie ihm keine feste Nahrung.

Homöopathische Medikamente
Arnica ist fast immer das erste Medikament, das man bei einer Verletzung geben sollte. Ob es sich um Prellungen, Schwellungen oder Kopfverletzungen handelt, *Arnica* kann dem Patienten helfen, bei Kräften zu bleiben, und es kann die schnellere Heilung fördern. Wenn die dringenden Erste-Hilfe-Maßnahmen erfolgt sind, geben Sie am ersten Tag alle dreißig Minuten bis zwei Stunden eine Dosis, wenn die Beschwerden stark sind.

Arnica hilft manchmal auch bei Nachwirkungen einer Verletzung. Wenn Beschwerden irgendwelcher Art auf eine ernste Verletzung zurückgeführt werden können, können Sie eine einzige Dosis von *Arnica* 30, 200 oder in höherer Potenz ausprobieren, wenn Sie sich nicht in die Behandlung eines homöopathischen Arztes begeben können.

Nicht allein zu Hause behandeln

Sofort für medizinische Behandlung sorgen:
- wenn Verdacht auf Schock besteht.

Schwächeanfall durch Hitze

So ein Schwächeanfall kann sich langsam entwickeln, wenn der Körper heißem Wetter ausgesetzt ist und wenn er durch starkes Schwitzen oder durch Alkoholgenuß Wasser und Salz verliert. Das Ergebnis ist ein leichter Schock. Zu den üblichen Symptomen gehören Müdigkeit, kalte, feuchte Haut, Blässe, Kopfschmerzen, Übelkeit und Erbrechen, Benommenheit und Muskelkrämpfe. Die Körpertemperatur kann normal oder leicht erhöht sein, und es kann zu schnellerem Puls und Atem kommen. Der Blutdruck sinkt.

Allgemeine Behandlung zu Hause
Legen Sie den Patienten an einem kühlen, schattigen Platz hin. Lagern Sie die Füße hoch, und massieren Sie die Beine, um die Blutzirkulation zu unterstützen. Machen Sie kalte Umschläge auf Kopf und Körper, und fächeln Sie dem Patienten Luft zu. Geben Sie einen hal-

ben Teelöffel Salz in ein Glas Wasser, und lassen Sie ihn das trinken. Wiederholen Sie das alle fünfzehn bis dreißig Minuten. Wenn es zu Ohnmacht und Bewußtlosigkeit kommt, führen Sie sofort eine Schockbehandlung durch und achten darauf, daß sich keine extrem hohe Köpertemperatur entwickelt (wenn das doch der Fall ist, s. Abschnitt über den Hitzschlag). Wenn der Patient sieh erholt hat, sorgen Sie dafür, daß er sich nicht wieder der Wärme aussetzt, denn im allgemeinen wird er noch eine Weile sehr wärmeempfindlich sein.

Homöopathische Medikamente
Veratrum album ist das häufigste Medikament, das bei solchen Schwächeanfällen eingesetzt wird. Zu den Symptomen gehören reichlich Schweiß, große Schwäche, vielleicht ein Zusammenbruch, das Gefühl einer drohenden Ohnmacht oder auch richtige Ohnmacht, extreme Kälte am Körper, besonders an Füßen, Händen und Gesicht, Blässe, Übelkeit, schneller Puls und ganz allgemein ein steifes Gefühl im Körper.

Cuprum metallicum hat viele ähnliche Eigenschaften wie *Veratrum album*, aber bei *Cuprum* sind die Krämpfe besonders typisch. Es kann zur körperlichen Erstarrung mit Muskelzucken und Krämpfen kommen.

Nicht allein zu Hause behandeln

Sofort für medizinische Behandlung sorgen:
- bei schwerer Benommenheit oder Bewußtlosigkeit;
- wenn die Beschwerden nicht innerhalb von einer Stunde besser werden oder sich sogar verschlechtern.

Hitzschlag (Sonnenstich)

Zum Hitzschlag kann es bei heißem Wetter ganz plötzlich kommen. Meistens sind die Opfer ältere Menschen oder Leute, die bei der Hitze Sport treiben. Hitze ist ein lebensbedrohlicher Notfall. Ein Versagen der Mechanismen zur Wärmeregulierung im Körper führt zu hohem Fieber (40° C und mehr), und manchmal kann der Patient nicht mehr atmen. Die Haut ist eher gerötet als blaß und heiß. Der Patient schwitzt im allgemeinen nicht, es gibt aber auch andere Fälle, in denen ein Patient stark schwitzt. Der Puls ist schnell und kräftig. Geistige Verwirrung, Starre und Bewußtlosigkeit kommen häufig vor. Wenn er bei Bewußtsein ist, kann der Patient über Kopfschmerzen, Übelkeit oder Sehstörungen klagen, und manchmal bekommt er Krämpfe.

Allgemeine Behandlung zu Hause
Der Körper muß sofort gekühlt werden. Ziehen Sie dem Patienten die Kleidung aus, und legen Sie ihn an einem kühlen, schattigen Platz hin. Wenn es möglich ist, tauchen Sie ihn in eine Wanne mit kaltem Wasser, rühren Sie dabei das Wasser ständig um. Wenn keine Wanne in der Nähe ist, legen Sie Eis auf den Körper. Wenn beides nicht greifbar ist, reiben Sie den Körper mit Wasser oder Alkohol ab oder besprühen Sie den Patienten mit Wasser. Fächeln Sie ihm ständig Luft zu, damit er weiter abkühlt. Reiben Sie die Arme und Beine kräftig, damit die Blutzirkulation wieder in Gang kommt. Achten Sie darauf, daß die Atmung nicht behindert wird.

Sobald die Körpertemperatur unter 30° C abgesunken ist (achten Sie auch darauf, daß der Patient nicht zu sehr auskühlt), trocknen Sie den Patienten ab und bringen ihn sofort zum nächsten Arzt. Wenn Sie nicht allein mit dem Patienten sind und Hilfe haben, können Sie ihn transportieren, während eine dritte Person sich weiter um die Kühlung kümmert. Wenn Sie mit dem Hitzeopfer allein sind, hat die Absenkung der Temperatur Vorrang vor allem anderen.

Wenn der Patient sich erholt hat, muß er eine Zeitlang hohe Temperaturen meiden.

Homöopathische Medikamente
Wenn Sie jemanden behandeln, der akut an einem Hitzschlag leidet, geben Sie das Medikament in den ersten zwei Stunden alle fünfzehn bis dreißig Minuten, danach nur noch alle ein bis zwei Stunden, wenn der Patient sich erholt. Hören Sie nach zwölf bis vierundzwanzig Stunden ganz auf. Später kann eine Konstitutionstherapie durch einen homöopathischen Arzt dazu beitragen, die Hitzeempfindlichkeit bei der betreffenden Person abzubauen.

Belladonna und *Glonoinum* werden am häufigsten Patienten gegeben, die an den Auswirkungen eines Hitzschlags leiden. Beide Medikamente decken solche Symptome wie Fieber, pochende Kopfschmerzen, rotes Gesicht und Starre ab. Obwohl beide Mittel bei pochenden Kopfschmerzen gut sind, haben *Belladonna*-Patienten eher ein stärkeres Brennen auf der Haut als *Glonoinum*-Patienten. *Belladonna*-Beschwerden bessern sich durch Zurücklegen des Kopfes, ruhiges Sitzen und wenn der Kopf nicht bedeckt ist. *Glonoinum*-Symptome verschlimmern sich bei Zurücklegen des Kopfes und bei Anwendung von kaltem Wasser (das verursacht manchmal Krämpfe); sie bessern sich, wenn der Patient an der frischen Luft ist und möglichst wenig Kleidung trägt.

Nicht allein zu Hause behandeln

■ Ein Hitzschlag ist ein medizinischer Notfall, der sofort in ärztliche Behandlung gehört.

Stiche und Bisse von Insekten und Spinnen

Menschen haben meistens die Übermacht, wenn sie mit den anderen Geschöpfen dieser Erde zusammentreffen. Aber die schmerzhaften, manchmal gefährlichen Bisse und Stiche von Insekten und ähnlichem Kleingetier erinnern uns daran, daß unsere Vorherrschaft nicht absolut ist ...

Jeder Biß oder Stich wird begleitet von einer örtlichen Reaktion auf das Gift oder den Speichel des Insekts. Normalerweise sind der vorübergehende Schmerz, das Jucken und das Unbehagen bei einer örtlichen Reaktion keine Bedrohung für die Gesundheit eines Menschen. In den meisten Fällen wird die Entzündung schnell als eine körpereigene Anstrengung erkannt, die das Gift lokalisiert und es von den anderen Körperteilen fernhält.

Daß der gesamte Körper auf Bisse oder Stiche reagiert, kommt selten vor, aber wenn es passiert, ist meistens schnelle Behandlung durch den Arzt notwendig. Zu den häufigsten Körperreaktionen auf Bisse oder Stiche durch Insekten und Spinnen gehören Nesselausschlag oder andere Hautausschläge, Keuchen oder schweres Atmen und Ohnmacht und Bewußtlosigkeit.

Allgemeine Behandlung zu Hause
Wenn der Stachel eines Insekts in die Haut eingedrungen ist und stecken bleibt, sollte er sofort entfernt werden, und zwar indem Sie ihn mit dem Fingernagel hinausschnipsen. Wenn Sie den Stachel gerade herausziehen, wird oft zusätzlich Gift in die Haut abgegeben. Machen Sie einen kalten Umschlag, damit weniger Blut in die gebissene oder gestochene Stelle strömt, dann bleibt die Reizung auf einen kleinen Bereich begrenzt.

Homöopathische Medikamente
Wählen Sie aus der folgenden Liste ein Medikament aus, und geben Sie es alle ein bis drei Stunden. Hören Sie auf, wenn sich deutliche Besserung einstellt, und wiederholen Sie die Behandlung, wenn die Besserung nicht weiter vorankommt.

Ledum ist das Medikament, das bei der Behandlung von Insektenstichen am häufigsten eingesetzt wird; es eignet sich vor allem bei Stichen von Bienen. Es lindert die Rötung, die Schwellung und die stechenden Schmerzen, die den Biß oder Stich begleiten. Geben Sie routinemäßig *Ledum*, wenn nicht ein anderes Medikament deutlich angezeigt ist. Es ist typisch, daß der betroffene Bereich sich kalt anfühlt, aber dennoch Linderung durch kalte Umschläge eintritt. Aber auch wenn dieses Symptom nicht auftaucht, können Sie *Ledum* geben. *Ledum* schafft oft Erleichterung, wenn die Schwellung sich auf die ganze Hand, den ganzen Fuß oder Arm oder Bein ausdehnt.

Apis ist angezeigt, wenn der Biß zu deutlicher Rötung und Schwellung geführt hat, vor allem, wenn die Stelle sehr heiß ist und die Schmerzen durch Hitze schlimmer werden. Nehmen Sie *Apis*, wenn ein deutliches Gefühl von Hitze entsteht oder wenn *Ledum* die Schmerzen und Schwellung nach vier Stunden nicht gelindert hat. *Apis* ist auch anzuwenden, wenn sich nach einem Biß oder Stich Nesselausschlag einstellt (*Urtica urens* ist eine mögliche Alternative bei Nesselausschlag nach einem Insektenbiß oder -stich).

Staphsagria ist ein ausgezeichnetes Medikament für Kinder, die von Mücken gestochen wurden und wenn die Stellen groß und störend werden.

Nicht allein zu Hause behandeln

Sofort für ärztliche Behandlung sorgen:
- wenn Sie vermuten, daß eine Giftspinne gestochen hat;
- wenn es zu irgendwelchen Atembeschwerden kommt;
- wenn es zu Ohnmacht, geistiger Verwirrung oder Bewußtlosigkeit kommt;
- wenn eine Schwellung im Mund oder Hals auftritt;
- wenn es zu einer schweren oder sich schnell ausbreitenden Schwellung kommt;
- wenn irgendeines der obigen Symptome schon einmal nach einem Biß oder Stich desselben Insekts aufgetreten ist ...

Schlangenbisse

Das Gift einer Schlange enthält eine hochtoxische Mischung aus Enzymen und anderen Proteinen, die zur Zerstörung der Kapillaren, zu inneren Blutungen, Lähmung des Nervensystems, Schock oder Tod führen kann. Ein Schlangenbiß ist immer als Notfall für ärztliche Behandlung anzusehen.

Allgemeine Behandlung zu Hause
Wenn Sie jemanden behandeln, der von einer Giftschlange gebissen wurde, bewegen Sie die betreffende Person so langsam und so wenig wie möglich, denn schnelle Bewegung kann das Gift auch schneller durch den Körper pumpen. **Sorgen Sie bei Verdacht auf den Biß einer Giftschlange sofort für medizinische Hilfe.** Selbst wenn der nächste Arzt erst in einiger Entfernung zu finden ist, empfiehlt es sich, daß der Patient sich von ihm helfen läßt.

Aufregung und starke Gefühle regen den Kreislauf auch an, deshalb sollte der Patient beruhigt werden. Helfen Sie ihm bei der Entspannung, indem Sie langsam und ruhig mit ihm reden. Entfernen Sie jedes Kleidungs- und Schmuckstück, das den gebissenen Körperteil irgendwie einengen könnte. Der gebissene Bereich sollte nur bewegt werden, wenn das unbedingt nötig ist.

Wenn es möglich ist, plazieren Sie den Patienten so, daß der gebissene Körperteil niedriger als das Herz liegt. Geben Sie dem Patienten keinerlei Medikamente oder Alkohol; Medikamente können zu Komplikationen führen, wenn später ein Gegengift verabreicht wird.

Im Gegensatz zu dem, was die meisten Leute mal irgendwann gehört haben, verlangsamt das Abbinden des Gelenks oder das Eintauchen in Eis die Wirkungen des Gifts wenig oder gar nicht. Eher wird die Gefahr größer, daß das Gelenk irgendwann amputiert werden muß.

Die Methode ›Schneiden und Aussaugen‹, um so das Gift herauszuholen, sollte nicht angewendet werden, es sei denn, Sie sind kilometerweit entfernt von jeder ärztlichen Versorgungsmöglichkeit. Sie müssen sich sicher sein, daß der Biß von einer Giftschlange stammt. Und Sie müssen in der Lage sein, diese Methode präzise anzuwenden.

Bisse von Tieren und Menschen

Bisse von Hunden, anderen Tieren und Menschen sind Fleischwunden oder eine Art von Stichwunden. Lesen Sie unter den Abschnitten über Schnitte und Stichwunden nach, was allgemein zu deren Behandlung zu sagen ist. Diese Bisse können leichter infiziert werden als andere Wunden. Vor allem Bisse von Menschen müssen zeitig vom Arzt untersucht werden, denn der menschliche Mund ist voller Bakterien. Jede Fleischwunde an der Hand, die durch einen Biß verursacht wurde, muß vom Arzt versorgt werden. Stammt der Biß von einem wild in der Natur lebenden Tier oder von einem Hund, muß der Verdacht auf Tollwut ausgeschlossen werden. Füchse sind die häufigsten Überträger von Tollwut.

Wenn das Tier nicht eingefangen und untersucht werden kann, wird Ihr Arzt verschiedene Faktoren auswerten und dann entscheiden, ob er gegen Tollwut impft oder nicht.

Homöopathische Medikamente
Lesen Sie die Abschnitte über Schnittwunden, blaue Flecken und Stichwunden nach und wählen Sie das Mittel aus, das zu der von Ihnen zu behandelnden Bißwunde paßt. Bei Bissen und Kratzwunden von Katzen, die die Haut stark verletzen, ist *Ledum* im allgemeinen die beste Wahl. Bei Schnitten oder Rissen in der Haut greifen Sie zu *Hypericum* oder *Arnica*.

Nicht allein zu Hause behandeln

Sofort für medizinische Behandlung sorgen:
- bei jedem Tierbiß an der Hand;
- bei einem Biß von einem Menschen.

Noch am selben Tag für ärztliche Behandlung sorgen:
- wenn ein wildes Tier gebissen hat;
- wenn von dem beißenden Tier nicht bekannt ist, ob es Tollwut hat oder nicht.

Anmerkung: Siehe auch die Hinweise in den Abschnitten über Schnitte und Stichwunden.

Zahnschmerzen und ihre Behandlung

Homöopathische Mittel können vor und nach einem Besuch beim Zahnarzt sehr hilfreich sein, denn sie lindern und heilen die Verletzungen, die der Zahnverfall und der Arzt bei der Behandlung verursacht haben. In der Liste unten finden Sie schnelle Hinweise auf Medikamente, die Sie ausprobieren sollten. Verabreichen Sie das Mittel mehrere Tage lang alle zwei oder drei Stunden, seltener, wenn die Beschwerden nachlassen.

Bei Zahnschmerzen
Plantago: Zahn schmerzhaft empfindlich gegenüber kalter Luft und leisestem Druck; kann sich beim Essen bessern.

Kreosotum: Schmerz durch Karies ohne andere eindeutige Symptome hervorgerufen.

Staphisagria: Starke Zahnschmerzen, die durch kalte Luft oder Essen oder leichten Druck noch schlimmer werden (sehr ähnlich wie *Plantago*).

Coffea: Heftige Zahnschmerzen treiben den Patienten zur Verzweiflung; werden schlimmer bei Wärme oder heißem Essen, Linderung durch Kälte oder Eis.

Chamomilla: Extreme Schmerzen: Der Patient erträgt sie kaum und möchte am liebsten weinen oder sogar schreien. Im klassischen Fall sind die Beschwerden bei kalter Luft leichter, heftiger bei warmen Speisen und Getränken.

Mercurius: Schmerzen durch Entzündung oder Abszeß in der Wurzel.

Bei Problemen im Zusammenhang mit der Behandlung
Ruta: Erste Wahl bei Schmerzen nach den meisten Zahnbehandlungen.

Arnica: Schmerzen in den ersten Tagen nach dem Plombieren oder Ziehen eines Zahns.

Hypericum: Ständige oder stechende Schmerzen nach einer Behandlung.

Phosphorus: Anhaltendes Bluten, vor allem wenn nach dem Ziehen eines Zahns hellrotes Blut austritt.

Mit einer oder zwei Dosierungen eines homöopathischen Mittels ist ein Patient manchmal zu beruhigen, wenn er Angst vor dem ersten Gang zum Zahnarzt hat. Versuchen Sie es mit *Aconitum* bei großer Angst oder Panik, vor allem, wenn sie plötzlich auftritt. Wer nur ein bißchen ängstlich ist und weiche Knie hat, kann Hilfe durch *Gelsemium* finden.

15
Emotionale Belastungen und Schlaflosigkeit

Emotionale Störungen

Emotionale Störungen gehören einfach zum menschlichen Leben dazu. Selbst die ausgeglichensten Persönlichkeiten brauchen Zeit, um sich von Trauer, Enttäuschung, plötzlicher Angst oder extremen Ärger zu erholen. Die Verzweiflung nach solchen Ereignissen ist völlig normal, allerdings kann die häusliche Behandlung mit homöopathischen Mitteln dazu beitragen, das emotionale Gleichgewicht wieder herzustellen.

Manchmal führt ein akuter emotionaler Schock zu chronischer Depression, Angst oder ähnlichen Symptomen. Zusätzlich leiden viele Menschen unter wiederkehrenden oder anhaltenden psychologischen Problemen, die nicht eindeutig spezifischen seelischen Erschütterungen zuzuordnen sind. In solchen Fällen ist eine professionelle homöopathische Behandlung erforderlich.

Ihr Hausarzt (oder ein erfahrener Psychologe) sollte die Symptome untersuchen, die nach einem akuten, belastenden Ereignis nicht langsam wieder abklingen oder ohne erkennbaren Grund auftauchen. Natürlich sollte eine medizinische Beobachtung immer gewährleistet sein, wenn schwere mentale oder emotionale Probleme auftauchen. Der Fachmann kann entscheiden, ob die Beschwerden weitere Überwachung oder Behandlung brauchen, und er kann auch die ungewöhnlichen Fälle ausschließen, bei denen medizinische Probleme zu psychiatrischen Beschwerden führen.

Homöopathische Medikamente
Während intensiver emotionaler Erlebnisse sollten Sie die 30. Potenz des angezeigten Mittels alle zwei Stunden geben, in leichteren Fällen nur alle vier Stunden. Beim richtigen Medikament sind meist nicht mehr als vier Dosierungen nötig.

Wenn nach 24 Stunden keine Besserung zu erkennen ist, probieren Sie ein anderes Mittel aus. Holen Sie professionelle Hilfe bei einem Homöopathen oder Psychologen, wenn die Symptome besonders intensiv oder hartnäckig sind.

Ignatia bringt oft wunderbare Erleichterung, wenn Trauer oder ein gebrochenes Herz emotionalen Schmerz verursachen. Die betroffene Person ist sehr sensibel und leicht verletzlich. Sie seufzt oder gähnt häufig, was ein Hinweis darauf sein könnte, daß sie ihre Gefühle unterdrücken will. Obwohl sie sich zusammennimmt, kann sie hemmungslos weinen. Die typische Person, die *Ignatia* braucht, will nicht getröstet werden, sie fühlt tatsächlich sich noch schlechter, wenn jemand versucht, sie zu beruhigen.

Geben Sie *Aconitum* bei akuten Angstzuständen und Panik nach einem schrecklichen Schock, wenn jemand beispielsweise Opfer eines Autounfalls (oder eines Beinahe-Unfalls), eines Verbrechens oder einer Naturkatastrophe wurde. Der Patient kann sich nicht beruhigen, er bleibt verängstigt und unruhig. Es kann sein, daß er vor allem Angst vor dem Tod hat, vielleicht sagt er seinen eigenen sogar voraus. In dem Fall verabreichen Sie *Aconitum* in der höchsten Potenz, die Ihnen zur Verfügung steht.

Opium sollte auch in Betracht gezogen werden, wenn der Patient von einer plötzlichen Angst zutiefst erschüttert wird. Doch in diesem Fall ist die betroffene Person unnatürlich ruhig, friedlich und ›verträumt‹, als stehe sie unter Schock oder verweigere sich komplett. Häufig treten Benommenheit, Verwirrung und Schläfrigkeit auf. Manchmal wechseln diese Symptome mit geistiger Übererregung ab. Die Symptome lassen sich auch nach sehr aufregenden oder erfreulichen Erfahrungen beobachten. *Opium* kann auch hilfreich sein bei neurologischen Beschwerden wie Zittern oder Anfällen, die nach einem schrecklichen Erlebnis auftreten. (Zur Zeit ist *Opium* in den USA nicht einmal in homöopathischen Dosierungen erhältlich, in Deutschland ist es verschreibungspflichtig und unterliegt dem Betäubungsmittelgesetz. Wir haben uns entschlossen, die Informationen dennoch in dieses Buch aufzunehmen, weil wir es für ein sinnvolles und ungefährliches Heilmittel halten, und weil wir hoffen, daß das unsinnige Verbot in naher Zukunft gelockert wird.)

Nux vomica ist oft das richtige Mittel bei akuter emotionaler Erregung, ausgelöst durch zuviel Arbeit, zuviel Druck oder Fehlschläge bei ehrgeizigen Zielen. Typisch bei diesem Mittel ist die Reizbarkeit. Der *Nux*-Patient kann einfach nur ungeduldig und aufbrausend sein, er kann aber auch gewalttätig werden und Dinge zerstören, wenn man ihm in die Quere kommt. Er empfindet Geräusche, Licht und andere sinnliche Eindrücke als äußerst störend. Vom Temperament her ist der typische *Nux*-Patient umtriebig und ehrgeizig.

Physische oder emotionale Beschwerden, die sich nach Ärger einstellen, bessern sich oft nach einigen Dosen von *Chamomilla*. Nachdem sich die akute Verärgerung ein wenig gelegt hat, bleibt der Patient feindselig und beschwert sich vehement. Er will nicht angefaßt werden. Er kann das Gefühl haben, daß er irgend etwas möchte, doch nichts kann ihn zufriedenstellen. Manchmal wirft er mit Dingen um sich, oft solchen, die er gerade verlangt hatte. Nach Ärger treten häufig Kopf- und andere Schmerzen auf, und dann ist *Chamomilla* ein gutes Heilmittel. Typisch ist auch die ausgeprägte Überempfindlichkeit gegen Schmerzen.

Wenn Überraschung, Freude oder anderer emotionaler Streß zu übermäßiger Gemütserregung führen, versuchen Sie es mit *Coffea,* einem homöopathischen Mittel, das aus Kaffeebohnen gewonnen wird. Die Gedanken des Patienten rasen, er kann sich nicht entspannen, ist aber nicht sonderlich ängstlich. Wie der *Chamomilla*- und *Nux*-Patient ist er ungemein empfindlich gegen Lärm, Berührung, Geschmack und andere sinnliche Empfindungen; jeder kleine Schmerz treibt ihn zur Verzweiflung (häufig treten Kopfschmerzen auf). Zwar ist er manchmal ein wenig reizbar, zeigt er sich andererseits sanft gestimmt, und von der offenen Verärgerung, die man bei *Chamomilla* oder *Nux* erwarten würde, ist keine Spur.

Nicht allein zu Hause behandeln

Sofort für medizinische Behandlung sorgen:
- wenn ernsthafte Gedanken an Selbstmord oder an die Verletzung der eigenen Person oder anderer Menschen geäußert werden.

Gehen Sie bald zum Arzt:
- wenn Sie eine Woche oder länger die meiste Zeit depressiv oder verängstigt sind;
- wenn Sie immer wieder ein schlechtes Gewissen oder ein Gefühl der Hoffnungslosigkeit haben;
- wenn Sie länger als eine Woche wenig oder keine Freude am Leben haben;
- wenn Sie länger als eine Woche an Schlafstörungen leiden (wenn Sie zuviel oder zuwenig schlafen);
- wenn Sie unter Panikanfällen oder starker Angst leiden.

Schlaflosigkeit

Irgendwann leidet jeder einmal unter Schlaflosigkeit. Für manche Menschen wird jedoch das Einschlafen oder Durchschlafen zu einem endlosen Kampf. Schlaflosigkeit ist eine frustrierende Erfahrung – Sie sind müde, wenn Sie ins Bett gehen, aber Sie wälzen sich herum und können einfach nicht einschlafen. Ein paar einfache Maßnahmen, die Sie selbst ergreifen können, zusammen mit einer oder zwei Dosierungen des richtigen homöopathischen Mittels können dazu beitragen, daß Sie den Schlaf bekommen, den Sie brauchen.

Die Unfähigkeit, gut zu schlafen, wird oft von akuten oder chronischen psychologischen Belastungen verursacht. Natürlich können auch ein lautes Zimmer, ein unbequemes Bett oder Schmerzen bei einer körperlichen Erkrankung den Schlaf verhindern oder stören. Auch von vielen Medikamenten sowie Drogen jeder Art weiß man, daß sie den ruhigen Schlaf stören können.

Schlaflosigkeit selbst führt nicht zu anhaltenden gesundheitlichen Schäden. Gelegentlich ist Schlaflosigkeit eine Begleiterscheinung von anderen, ernsthafteren Beschwerden oder wird von ihnen verursacht. Schlaflosigkeit kann ein Symptom für Erkrankungen der Schilddrüse, Leber, Nieren, des Herzens und der Lunge sein. Auch bei Depression und anderen anhaltenden psychologischen Problemen kann sie auftreten. Selten weist Schlaflosigkeit auf eine andere Störung hin, beispielsweise auf schlafbedingte Muskelzuckungen oder Apnoe (Atemstillstand). Wenn Sie häufig Probleme mit dem Schlafen haben, sollten Sie sich gründlich untersuchen lassen.

Allgemeine Behandlung zu Hause
Glauben Sie nicht gleich, ein Schlafproblem zu haben, nur weil Sie keine acht Stunden durchschlafen. Solange Sie sich beim Aufwachen frisch fühlen und einen ganzen Tag mit Arbeit oder Spiel ohne starke Erschöpfung durchstehen, bekommen Sie ausreichend Schlaf. Viele Leute stellen fest, daß sie weniger Schlaf brauchen, wenn sie älter werden; andererseits führen die altersbedingten Nächte mit weniger Stunden Schlaf bei manchen Menschen auch zu Unbehagen und Müdigkeit am Tag.

Alkohol, Koffein und andere Drogen und Medikamente (verschriebene oder sonstige) können zu Schlafstörungen führen, und Sie sollten sie möglichst meiden. Oft sind natürlich auch anregende Mittel schuld. Denken Sie daran, daß einige Getränke, sowie frei verkäufliche Erkältungsmedikamente und Schmerztabletten Koffein enthalten. Auch Nasentropfen und Asthmamittel sind häufig die Übeltäter. Alkohol macht Sie möglicherweise müde und hilft Ihnen sogar beim Einschlafen, aber er kann den Schlafzyklus stören, so daß Sie früh am Morgen oder mehrmals in der Nacht aufwachen.

Wenn es zu Schlaflosigkeit kommt, bekämpfen Sie sie nicht; der krampfhafte Versuch, einzuschlafen, vergrößert das Problem nur noch. Nach zwanzig oder dreißig Minuten sollten Sie aufstehen und lesen, Musik hören, bügeln oder irgendeiner eintöniger Beschäftigung nachgehen. Legen Sie sich erst wieder ins Bett, wenn Sie müde werden. Es kann sein, daß Sie diesen Vorgang in der ersten Nacht mehrmals wiederholen müssen, nach nicht allzu langer Zeit sollte der Teufelskreis jedoch durchbrochen sein.

Wenn das Problem Schlaflosigkeit immer wieder auftritt, sollten Sie sich am besten an eine regelmäßige Schlafroutine halten. Machen Sie ein Ritual daraus, die Türen abzuschließen, Pyjama oder Nachthemd anzuziehen und die Zähne zu putzen, und folgen Sie diesem Muster jeden Abend. Achten Sie auch darauf, daß Ihr Schlafzimmer gemütlich ist, und vermeiden Sie, dieses Zimmer für irgend etwas anderes als erholsame Aktivitäten zu nutzen.

Hier noch einige weitere Vorschläge zur Verhinderung und Linderung von Schlaflosigkeit.

- Vermeiden Sie reichliches Essen unmittelbar vor dem Schlafengehen.
- Joggen, schnelles Gehen oder andere sportliche Betätigungen sollten Sie ein paar Stunden vor der Schlafenszeit erledigen, weil anstrengende Übungen eine anregende Wirkung haben (gegen sanftes Stretching kurz vor dem Schlafengehen ist allerdings nichts einzuwenden).
- Nehmen Sie kurz vor dem Schlafengehen zur Entspannung ein heißes Bad.
- Machen Sie tagsüber kein Nickerchen (wenn Sie müde sind, machen Sie lieber Gymnastik).
- Nutzen Sie das Bett nur zum Schlafen und intimen Beisammensein, nicht zum Fernsehen oder für geistige Arbeit.
- Lernen Sie eine Entspannungstechnik, und wenden Sie sie tagsüber und abends an.
- Wenn Sie sorgenvolle Gedanken nicht aus dem Kopf verbannen können, schreiben Sie sie auf, und versprechen Sie sich selbst, die Probleme am nächsten Tag anzugehen.
- Schichtarbeit mit wechselndem Arbeitsbeginn kann den Schlafzyklus nachhaltig stören. Im Idealfall sollten Sie mehrere Wochen in derselben Schicht arbeiten, bevor Sie wieder wechseln. Wenn Sie eine andere Schicht übernehmen, ist eine spätere am Tag besser als eine frühere.

Das letzte Mittel, abgesehen von Schlaftabletten oder einem Aufenthalt in einer Schlafklinik, ist ein Programm zur Einschränkung des Schlafs. Legen Sie einen Zeitpunkt mehrere Stunden nach Ihrer normalen Schlafenszeit fest, und zwingen Sie sich, nicht eher ins Bett zu gehen. Vermutlich werden Sie feststellen, daß Sie sich eher über das lange Wachbleiben Gedanken machen als über Ihre Einschlafschwierigkeiten. Außerdem sind Sie am nächsten Tag müde, was dazu beitragen sollte, daß Sie dann abends leichter einschlafen. Setzen Sie Ihre Schlafenszeit jeden Abend zehn oder fünfzehn Minuten früher fest. Wenn Sie wieder bei der ursprünglichen Zeit angekommen sind, haben Sie Ihre Schlaflosigkeit vermutlich vergessen.

> **FRAGEN ZUR FESTSTELLUNG VON SCHLAF-LOSIGKEIT**
> *Art der Symptome:*
> - Was hat die Schlafprobleme wahrscheinlich ausgelöst: ein emotionales Problem, Überarbeitung, körperliche Schmerzen oder etwas anderes?
> - Ist die Person reizbar oder ängstlich, während sie einzuschlafen versucht?
> - Ist der Geist überaktiv?
> - Ist die Person unruhig? Ist das Bett oder Kopfkissen unbequem?
> - Wenn die Person zunächst zwar einschläft, nachts aber wieder aufwacht, um welche Zeit geschieht das?
>
> *Weitere Symptome:*
> - Seufzt oder gähnt die Person häufig?
> - Schluchzt oder weint sie im Schlaf?

Homöopathische Medikamente

Sie sollten professionelle homöopathische Hilfe suchen, wenn Sie an wiederkehrender oder chronischer Schlaflosigkeit leiden (die hier aufgeführten Mittel können zwar helfen, aber die Besserung ist möglicherweise nur vorübergehend). Wenn die Schlaflosigkeit eine Folge körperlicher Beschwerden ist, lesen Sie das entsprechende Kapitel nach, und suchen Sie das geeignete homöopthische Mittel heraus, oder holen Sie ärztlichen Rat ein.

Wir wissen alle, daß Kaffee anregt, dennoch kann er in homöopathischer Dosis zur Entspannung eines überaktiven Geistes beitragen. Wenn der Schlaf sich wegen rasender Gedanken nicht einstellt, bringt *Coffea* oft Linderung. Dieser Geisteszustand ist häufig die Folge von guten oder schlechten Nachrichten oder plötzlichen Emotionen, und man weiß, daß *Coffea* unter solchen Umständen den natürlichen Schlaf zurückbringt. *Coffea* kann manchmal auch beim Einschlafen helfen, wenn Sie tagsüber zuviel Kaffee, Tee oder andere koffeinhaltige Getränke zu sich genommen haben.

Nux vomica hilft, wenn die Schlaflosigkeit durch übermäßigen Gebrauch von Kaffee, Alkohol oder irgendwelchen Drogen verursacht wird. *Nux* hilft auch bei geistiger Belastung oder extrem anstrengendem Studium. *Nux* ist eindeutig angezeigt, wenn der Patient ziemlich reizbar und übersensibel ist und bei kleinsten Geräuschen, Licht oder anderen Störungen nicht einschlafen kann. Im typischen Fall ist der Patient abends müde, wacht aber um 3 oder 4 Uhr morgens auf. Erst bei Tagesanbruch schläft er wieder ein, und wenn er schließlich aufwacht, fühlt er sich nicht erholt.

Wenn Angstanfälle Sie aus dem Bett treiben, sollten Sie es mit *Arsenicum* versuchen. Patienten, die *Arsenicum* brauchen, können das Gefühl haben, selbst noch im Schlaf Angst zu haben, und sie leiden oft unter Alpträumen. Unruhe im Bett (sowohl vor als auch nach dem Einschlafen) ist ganz typisch bei diesem Medikament. *Arsenicum* ist auch angezeigt, wenn der Patient ›zu müde‹ zum Einschlafen oder durch geistige Anstrengung erschöpft ist.

Pulsatilla sollte in Betracht gezogen werden, wenn der Patient wegen einer ›fixen Idee‹ nicht einschlafen kann, beispielsweise wegen einer Melodie oder eines Gedankens oder eines Erlebnisses, die ihm nicht aus dem Kopf gehen wollen. Dieses Mittel wird vermutlich dann am besten gegeben, wenn die typischen Persönlichkeitsmerkmale von *Pulsatilla* vorliegen (sanfte, ruhige Stimmung; Wunsch nach Trost und Zuspruch). Vielleicht weint der Patient, weil er nicht einschlafen kann. Manchmal schläft er mit den Händen über dem Kopf.

Passiflora ist wahrscheinlich das am besten geeignete homöopathische Mittel gegen Schlaflosigkeit bei Kindern und älteren Menschen. Es ist bei allen Patienten mit hyperaktivem Geist angezeigt, am besten in der Potenz D 1 oder D 3.

Wenn Bett oder Kopfkissen als zu hart empfunden werden, kann *Arnica* helfen. Der Patient bewegt sich unruhig hin und her, sucht eine bequemere Lage. Das Problem kann die Folge von körperlicher oder geistiger Überanstrengung sein.

Chamomilla ist für alle gut, die wegen extremer Reizbarkeit oder körperlicher Schmerzen nicht schlafen können. Das Mittel hilft auch dem Patienten, der von Beruhigungsmitteln abhängig ist. Möglicherweise weint er im Schlaf.

Wenn Trauer die Schlaflosigkeit verursacht, ist *Ignatia* oft das richtige Heilmittel. Eine eindeutige Indikation für *Ignatia* ist häufiges Seufzen oder Gähnen. Manchmal schluchzt oder wimmert der Patient im Schlaf.

ZUSAMMENFASSUNG DER HEILMITTEL BEI SCHLAFLOSIGKEIT

Verabreichung der Medizin: Maximal alle 30 Minuten bis zu 3 Dosierungen.
Ein anderes Medikament ausprobieren: Immer noch schlaflos nach 2 oder 3 Dosierungen. Nicht mehr als 2 Mittel an einem Abend ausprobieren.

COFFEA*
Charakteristika
- Geistige Überaktivität verhindert den Schlaf (Patient nicht übermäßig reizbar oder ängstlich)

oder

- Schlaflosigkeit nach guten oder schlechten Nachrichten oder durch plötzliche Emotionen

oder

- Schlaflosigkeit nach dem Genuß von Kaffee oder anderen koffeinhaltigen Getränken

ARSENICUM
Charakteristika
- Schlaflosigkeit durch Beunruhigung oder Ängste; Patient wird von der Angst aus dem Bett getrieben oder hat Angstgefühle im Schlaf

oder

- ›Zu müde‹ zum Einschlafen (beispielsweise nach körperlicher oder geistiger Überanstrengung)

Bestätigende Symptome
- Unruhig vor und nach dem Einschlafen
- Schlaflosigkeit nach Mitternacht; Aufwachen zwischen Mitternacht und 1 Uhr

NUX VOMICA
Charakteristika
- Schlaflosigkeit nach Mißbrauch von Kaffee, Tee oder anderen Drogen; oder nach geistiger Belastung oder übermäßig anstrengendem Studium
- Reizbarkeit
- Überempfindlichkeit bei den kleinsten Geräuschen oder Störungen

Bestätigende Symptome
- Aufwachen um 3 oder 4 Uhr morgens, viele Gedanken im Kopf; kann nicht wieder einschlafen
- Schläft schließlich bei Tagesanbruch ein; fühlt sich beim Aufwachen nicht erholt

PULSATILLA
Charakteristika
- Wachgehalten von einem immer wiederkehrenden Gedanken

Bestätigende Symptome
- Patient weint, weil er nicht einschlafen kann
- Hände im Schlaf über dem Kopf

IGNATIA
Charakteristika
- Schlaflosigkeit durch Trauer

Bestätigende Symptome
- Schluchzen oder Wimmern im Schlaf
- Häufiges Seufzen oder Gähnen (im wachen Zustand)

CHAMOMILLA
Charakteristika
- Schlaflosigkeit durch Reizbarkeit

oder
- Schlaflosigkeit wegen körperlicher Schmerzen

oder
- Schlaflosigkeit durch Abhängigkeit von Beruhigungsmitteln

Bestätigende Symptome
- Weinen im Schlaf

PASSIFLORA
Charakteristika
- Schlaflosigkeit mit wenigen spezifischen Symptomen bei Kindern und älteren Menschen
- Geistige Überaktivität

ARNICA
Charakteristika
- Bett oder Kopfkissen werden als zu hart empfunden
- Unruhig im Bett, kann keine bequeme Lage finden

Nicht allein zu Hause behandeln

Gehen Sie bald zum Arzt:
- wenn Sie länger als 10 Tage große Schwierigkeiten mit dem Einschlafen oder Durchschlafen haben;
- wenn Sie wegen einer schmerzhaften oder lästigen Befindlichkeitsstörung nicht schlafen können.

Teil III

Liste der homöopathischen Mittel

Die hier aufgeführten Medikamente sind die, die am häufigsten bei akuten Fällen eingesetzt werden Die psychischen und körperlichen Allgemeinsymptome jedes Medikamentes werden beschrieben, manchmal zusammen mit den deutlichsten spezifischen körperlichen Symptomen, die eine Krankheit begleiten können und bei der das Medikament angewendet wird.

Wenn andere Medikamente dieselben Merkmale aufweisen, werden sie in Klammern aufgeführt. Wenn Sie mehr Einzelheiten zu den besonderen körperlichen Symptomen wissen wollen, lesen Sie die entsprechenden Abschnitte in Teil II des Buchs nach.

Wenngleich in der homöopathischen Medizin viel mehr Medikamente zur Anwendung kommen, werden hier nur die aufgeführt, die in den Kapiteln zu den einzelnen Krankheiten erwähnt werden. Einige der Medikamente aus den Krankheits-Kapiteln werden hier nicht erwähnt, entweder weil das Medikament keine deutlichen Allgemeinsymptome hat oder weil die wesentlichen Informationen schon in dem Kapitel über die Krankheit gegeben wurden.

Die hier beschriebenen Symptome sind Kurzfassungen, die für die Anwendung im akuten Fall gedacht sind. Viele Einzelheiten, die zu einer Konstitutionstherapie gehören, wurden hier weggelassen.

Aconitum* (Blasser Eisenhut, Sturmhut)

Die Symptome von *Aconitum* treten schnell, heftig und intensiv auf. *Aconitum* ist besonders nützlich, wenn hohes Fieber einsetzt, im Anfangsstadium einer Infektion und unmittelbar nach einem Verletzungs- oder Operationsschock.

Die Symptome treten im allgemeinen auf, kurz nachdem der Patient Kälte ausgesetzt war, oder nach plötzlichen Anfällen von Angst, Ärger oder Schock.

Weil *Aconitum* normalerweise beim Ausbruch der Krankheit eingesetzt wird, wird es auch häufiger von Laien angewendet als von Homöopathen. Denn bis der Patient zum Homöopathen kommt, ist die Krankheit schon über das *Aconitum*-Stadium hinaus.

---

* s. auch die Kapitel über Fieber und Grippe, 4 über Erkältungen, 7 über Halsschmerzen, 8 über Verdauungsprobleme und 14 über Unfälle und Verletzungen.

Für den emotionalen Zustand derer, die *Aconitum* brauchen, sind akute, panikartige Furcht und ängstliche Ruhelosigkeit typisch. Der Patient kann sich vor Tod, Dunkelheit, Menschenmengen oder irgendeinem unbekannten, drohenden Übel fürchten. In Extremfällen ist er sogar sicher, daß er stirbt, und er sagt vielleicht sogar seine Sterbestunde voraus. Der Patient ist körperlich und geistig sehr ruhelos, er wirft sich im Bett herum, um Linderung zu finden. Die Sinne sind hellwach. Schmerz bringt ihn zur Verzweiflung, und er reagiert empfindlich auf leichte Berührung, Licht und Lärm. Der Schlaf ist unruhig, der Patient wälzt sich herum und wacht mit der Angst auf, sterben zu müssen.

Aconitum-Patienten können Magenschmerzen haben, die durch kalte Getränke noch schlimmer werden (*Arsenicum*, *Rhus tox.*). Bei Fieber ist der Kopf heiß und schwer, während der Körper sich kalt anfühlt.

Obwohl wir *Aconitum* in einigen Kapiteln über akute Erkrankungen nicht besonders erwähnen, sollte dieses Medikament sicherlich in Betracht gezogen werden, wenn das Frühstadium einer Ohrenentzündung, einer Halsentzündung, einer Infektion der Harnwege oder einer anderen Krankheit gekennzeichnet ist durch den heftigen Ausbruch und die allgemeinen Symptome, die für *Aconitum* typisch sind.

Obwohl *Aconitum* und *Belladonna* beide den plötzlichen Ausbruch intensiver Beschwerden abdecken, sind Menschen, die *Aconitum* brauchen, ängstlich, voller Panik und geistig überwachsam, während die, die *Belladonna* brauchen, Fieberträume haben, verwirrt sind und ihre Umgebung weniger wahrnehmen. Der *Belladonna*-Patient kann sich vor eingebildeten Dingen und inneren Wahnbildern fürchten, aber die Angst ist nicht so typisch wie im *Aconitum*-Fall. Der *Belladonna*-Patient ist wahrscheinlich heftig und destruktiv, wenn er Fieberträume hat. Äußerlich hat der *Aconitum*-Patient ein gerötetes Gesicht, im Wechsel kommt es auch zu Blässe. Es kann auch sein, daß eine Wange gerötet und die andere blaß ist. Das Gesicht des *Belladonna*-Patienten ist ständig gerötet. Pupillenerweiterung tritt häufiger bei *Belladonna* auf. *Aconitum*-Patienten haben extremen Durst und verlangen im allgemeinen nach viel kaltem Wasser. Es ist nicht ungewöhnlich, daß *Belladonna* angezeigt ist, wenn *Aconitum* zu spät verabreicht wurde oder nur teilweise wirksam war.

Arsenicum ist ein weiteres Medikament, das *Aconitum* ähnelt, und beide decken Furcht und Unruhe ab. Aber *Aconitum* ist vor allem in dem frühesten Stadium einer allgemeinen Erkrankung hilfreich, wenn das gesamte Körpersystem betroffen ist, während *Arsenicum*-Beschwerden später auftreten und normalerweise eine lokalisierbare Infektion betreffen (Halsschmerzen, Verdauungsbeschwerden usw.). *Aconitum*-Patienten haben keine Angst vor dem Alleinsein, sondern sie fürchten sich vor Menschen und Menschenmassen. *Aconitum*-Patienten sind im allgemeinen weniger empfindlich gegenüber Kälte und Luftzug als *Arsenicum*-Patienten, obwohl die Beschwerden vielleicht zum Ausbruch gekommen sind, nachdem der Patient Kälte ausgesetzt war. Beide Medikamente decken extremen Durst ab, aber *Arsenicum*-Patienten verlangen vielleicht besonders nach vielen kleinen Schlucken Wasser.

Das macht die Aconitum-Symptome
schlimmer: kalter, trockener Wind, Aufstehen, Nacht, Lärm, Licht, Erschütterung, Liegen auf der schmerzenden Seite
besser: schwitzen

Apis mellifica* (Honigbiene)

Die vertrauten stechenden, brennenden Schmerzen nach dem Stich einer Biene und der Rand, der sich bildet, sind die Schlüsselsymptome von *Apis* in Situationen, in denen akute Hilfe notwendig ist. Jede akute Entzündung kann *Apis* erforderlich machen, wenn es zu starkem Stechen und Brennen, deutlicher Schwellung, Rötung und Empfindlichkeit des entzündeten Bereichs gegen jede Art von Hitze kommt.

Leute mit Halsentzündung, Nesselausschlag, Bindehautentzündung, Gerstenkörnern oder Insektenstichen brauchen häufig dieses Medikament.

---

* s. auch die Kapitel 4 über Erkältungen und Husten, 5 über Kinderkrankheiten, 7 über Halsschmerzen, 9 über Frauenkrankheiten 10 über Männerkrankheiten, 12 über Allergien, 13 über Hautprobleme und 14 über Unfälle und Verletzungen.

Jedes Einwirken von Hitze macht die Schmerzen intensiver, und der *Apis*-Patient findet Erleichterung durch kalte Bäder oder durch kalte Umschläge. Halsschmerzen werden durch kalte Getränke gelindert und durch warme Flüssigkeiten verschlimmert.

Die entzündeten Schwellungen, die am typischsten für dieses Medikament sind, wirken dick und wie mit Wasser gefüllt. Ein entzündetes Augenlid mit einem Gerstenkorn sieht wie ein roter Beutel mit Wasser aus. Die Innenhäute des Lids oder die oberen Schichten des Auges selbst können bei einer Augeninfektion stark anschwellen. Der Hals und der Gaumen des *Apis*-Patienten mit Halsentzündung sind rot und dick, und das Zäpfchen hängt herunter, als wäre es mit Wasser gefüllt.

Die Patienten, die *Apis* brauchen, haben im allgemeinen wenig Durst, obwohl sie manchmal immer wieder Milch trinken möchten. Die Haut ist wahrscheinlich heiß und trocken, und sie kann empfindlich auf Berührung reagieren, selbst wenn kein Ausschlag vorhanden ist. Manchmal tauchen die Symptome zuerst auf der rechten Körperseite auf und gehen dann im Verlauf der Krankheit auf die linke über.

Traurigkeit und Depressionen begleiten die körperlichen Beschwerden. Der Patient weint vielleicht dauernd ohne erkennbaren Grund. Er kann auch außerordentlich reizbar sein, und er ist vielleicht grundlos mißtrauisch und eifersüchtig. Er kann behaupten, daß es ihm gutgeht und daß er keine medizinische Behandlung braucht, auch wenn er ziemlich krank ist.

Apis sollte in Betracht gezogen werden, wenn der Erkrankung Eifersucht, Angst, Wut oder Enttäuschung folgen.

Das macht die Apis-Symptome
schlimmer: jede Art von Hitze, heiße Umschläge, warme Getränke, Wärme in geschlossenen oder geheizten Räumen, Liegen auf der rechten Seite, Berührung, Druck, die Zeit zwischen drei und fünf Uhr morgens, die Zeit nach dem Einschlafen
besser: kühle oder kalte Umschläge, kalte Bäder, frische Luft, Abdecken der Bettdecke

Arsenicum album* (Weißes Arsenik)

Zu den deutlichsten Anzeichen von *Arsenicum* gehören große Unruhe und Angst, deutliche Schwäche und Erschöpfung, starkes Frieren, brennende Schmerzen und Verschlimmerung der Beschwerden während der Nacht. Wann immer diese Gruppe von Beschwerden auftaucht, ist *Arsenicum* das Heilmittel, wie auch immer die lokalen Symptome beschaffen sein mögen.

Der *Arsenicum*-Patient fühlt sich sehr schwach und erschöpft, was oft in gar keinem Verhältnis zu der übrigen Krankheit steht. Bei der kleinsten Anstrengung ist er erschöpft. Aber oft ist diese große Schwäche von ängstlicher Unruhe begleitet. Der Patient ist ständig in Bewegung, bis er vollkommen am Ende seiner Kräfte ist; er wirft sich im Bett herum, oder er steht wieder auf und wandert herum.

Arsenicum-Patienten empfinden oft intensive Ängste. Eine ständige Besorgnis wegen der Gesundheit macht ihnen oft zu schaffen. Der Patient kann schreckliche Angst davor haben, an der Krankheit oder an irgendeiner anderen Katastrophe zu sterben. Nachts sind die Ängste am schlimmsten, auch die Furcht vor Dunkelheit kann ihn quälen. Er fürchtet sich vor dem Alleinsein und braucht zur Beruhigung Gesellschaft, sonst werden die Ängste unerträglich. Es kann sein, daß er es nicht ertragen kann, wenn man ihn anschaut.

Weil er so verunsichert ist, entwickelt der Patient gegenüber Menschen und Dingen Besitzansprüche. Er kann auch sehr nörgelig sein, und er hält es nicht in einer Umgebung aus, die nicht peinlich sauber ist.

Brennende Schmerzen sind das Schlüsselsymptom bei *Arsenicum*. Jeder Körperteil kann brennen, aber vor allem der Hals, die Augen und der Magen. Absonderungen wie eine laufende Nase oder Durchfall brennen auf der Haut und reizen sie. Ganz typisch ist, daß all diese brennenden Schmerzen sich durch Hitze bessern. Ein warmer Raum kann Linderung schaffen, oder der Patient möchte ein Heizkissen auf der schmerzhaften Infektion haben. Warme Getränke lindern das Brennen in Hals und Magen.

---

* s. auch die Kapitel 4 über Erkältungen und Husten, 5 über Kinderkrankheiten, 7 über Halsschmerzen, 8 über Verdauungsprohleme, 12 über Allergien und 13 über Hauterkrankungen.

Im allgemeinen friert der *Arsenicum*-Patient sehr, trotz der brennenden Schmerzen. Kälte jeder Art verschlimmert seinen Allgemeinzustand und alle individuellen Beschwerden (bis auf die Kopfschmerzen, die bei kalten Umschlägen besser werden). Der Patient sehnt sich nach Wärme, weil er sich dann wohler fühlt. Häufig sind einzelne Körperteile – Stirn, Gesicht, Brust, Knie, Hände oder Füße – eiskalt.

Die meisten Beschwerden sind nachts schlimmer, vor allem zwischen Mitternacht und zwei Uhr morgens. Der Kranke kann vielleicht nicht einschlafen wegen seiner Angst und Unruhe oder wegen der körperlichen Beschwerden wie Husten oder Erbrechen, die sich nachts verschlimmern. Er schläft unruhig und hat schreckliche Träume.

Arsenicum-Patienten haben brennenden Durst, obwohl sie häufig nur Wasser in kleinen Schlucken und kurzen Abständen trinken. Sie verlangen vielleicht nach kalten oder warmen Getränken, auch Milch, obwohl sie sich nach Milch manchmal schlechter fühlen.

Das macht die Arsenicum-Symptome
schlimmer: Kälte jeder Art, frische Luft und Zugluft, Nacht, die Zeit zwischen Mitternacht und zwei Uhr morgens, kalte Speisen und Getränke, körperliche Anstrengung, Seeluft, Liegen auf der rechten Körperseite, Obst
besser: Wärme, warme Umschläge, warme Speisen und Getränke, die Gesellschaft von anderen Menschen

Belladonna* (Tollkirsche)

Sie können schon sagen, daß jemand *Belladonna* braucht, wenn Sie ihn nur ansehen. Das Gesicht wirkt erhitzt, die Haut ist hellrot und trocken. Die Augen sind glasig und glänzend, die Pupillen erweitert. Der Patient sieht fiebrig aus, er wirkt dumpf, sogar ein bißchen dümmlich.

---

* s. auch die Kapitel 3 über Fieber und Grippe, 4 über Erkältungen und Husten, 5 über Kinderkrankheiten, 6 über Ohrenschmerzen, 8 über Verdauungsstörungen, 9 über Frauenkrankheiten, 11 über Kopfschmerzen, 13 über Hautprobleme, 14 über Unfälle und Verletzungen.

Belladonna ist im allgemeinen ein Medikament für das akute Frühstadium einer Infektionskrankheit, bei der hohes Fieber und starke Schmerzen typisch sind. *Belladonna*-Beschwerden setzen plötzlich und heftig ein, verschlimmern sich rapide und verschwinden so abrupt, wie sie gekommen sind. Fieber, Ohrenschmerzen, Halsschmerzen, Menstruationskrämpfe, Entzündungen der Harnwege und Hautinfektionen sind einige der häufigsten Erkrankungen, bei denen *Belladonna* erfolgreich eingesetzt wurde.

Intensive Hitze, Rötung, Pochen und Schwellungen sind die Schlüsselsymptome bei *Belladonna*. Fieber läßt die Haut so heiß werden, daß sie Hitze abzustrahlen scheint. Man sagt, daß *Belladonna* angezeigt ist, wenn Ihre Finger heiß bleiben, nachdem Sie die Haut des Patienten berührt haben. Die Haut ist hellrot, sie kann glänzen, aber mit der Zeit kann sich eine dunkle Farbe einstellen. Entzündete Bereiche (Hals, Haut, Trommelfell) sind hellrot und angeschwollen, aber nicht vereitert. Eine Schwellung entwickelt sich schnell und führt zu starken Schmerzen. Weil so viel Blut in den entzündeten Bereich geschickt wird, brennt und pocht er intensiv.

Der *Belladonna*-Patient spürt Hitze, Pochen und ein Gefühl von Fülle im Kopf, er hat Fieber, auch wenn die Gliedmaßen eiskalt sein können. Im allgemeinen ist er jedoch Temperaturen gegenüber weniger empfindlich als jene Patienten, die Medikamente wie *Arsenicum*, *Pulsatilla* oder *Nux vomica* brauchen. Die Haut und die Schleimhäute sind im allgemeinen trocken, aber wenn der Kranke sehr stark schwitzt und andere Symptome an dieses Medikament denken lassen, können Sie *Belladonna* in jedem Fall geben. Wenn wenig Schleim, Eiter oder anderer Ausfluß auftritt, ist er klar und dünn. Obwohl sie einen trockenen Mund haben, sind *Belladonna*-Patienten im allgemeinen nicht sonderlich durstig.

Meistens sind *Belladonna*-Patienten während des Fiebers abgeschlagen und müde. Typischerweise sind ihre Sinne übermäßig geschärft, und sie können durch Lärm, Berührung, Licht oder Erschütterung beunruhigt werden. Im allgemeinen ist jedoch ihre Aufmerksamkeit eher nach innen gerichtet, sie reagieren viel weniger auf Dinge, die um sie herum geschehen.

Fieber führt bei dem *Belladonna*-Patienten zu leichtem Delirium. Bei Fällen, die zu Hause behandelt werden, ist das nicht viel mehr als eine dumpfe, benommene Geistesabwesenheit; oder es kann zu leichtem Stöhnen oder zusammenhanglosem Sprechen kommen. Wenn jedoch das Fieber sehr hoch ist oder lange dauert, kann sich ein stärkeres Delirium entwickeln. Erschreckende Bilder und Halluzinationen können den Patienten verfolgen, vor allem, wenn er die Augen schließt. Wilde, schreckliche Träume stören seinen Schlaf. Er stöhnt ständig, oder seine Sprache wird schleppend oder vollkommen unverständlich. Er kann verwirrt sein, sich im Schlaf herumwerfen oder aufschreien, als ob er einen Schock erlitten hätte. Er kann sogar gewalttätig und zerstörerisch werden, Dinge zerbrechen, Leute oder eingebildete Sachen schlagen, und manchmal beißt er. Diese Art von Verhalten ist ein Anzeichen für eine schwere Erkrankung, und die sollte nicht allein zu Hause behandelt werden. Aber eine Dosis *Belladonna* auf dem Weg zum Arzt kann die Krise zum Stillstand bringen.

Belladonna-Schmerzen sind schwer, meistens brennen und pochen sie, aber das Medikament paßt bei jeder Art von Schmerzen. Die Schmerzen werden schlimmer durch plötzliche Bewegung. Plötzliche Berührung oder Druck verstärken die Schmerzen, aber vorsichtig ausgeübter Druck kann sie lindern. Es kommt oft zu einem Gefühl der Einengung, so als ob ein Band oder Seil um Kopf oder Brust gewickelt wäre. Der Patient kann das Gefühl haben, als hätte er einen Kloß irgendwo im Körper, vor allem im Hals, in der Blase oder im Bauch. Kopf, Augen, Gliedmaßen oder Gebärmutter (während der Menstruation) können sich schwer anfühlen.

Das macht die Belladonna-Symptome
schlimmer: Berührung, Erschütterung, Bewegung, helles Licht, Lärm, Liegen auf der schmerzenden Seite, Aufstehen, den betroffenen Bereich herabhängen lassen, Kopfbedeckung abnehmen
besser: Hinlegen, Liegen auf dem Bauch

Bryonia* (Rotbeerige Zaunrübe oder Teufelsrübe)

Das deutlichste Merkmal bei *Bryonia* ist die Verschlimmerung durch Bewegung. Jede Art von Bewegung macht die Beschwerden schlimmer. Gehen ist unerträglich. Auch die einfache Bewegung der Augen ist für einen *Bryonia*-Patienten mit Kopfschmerzen unerträglich. Tiefes Atmen führt zu Hustenreiz und scharfen Schmerzen in der Brust, auch Sprechen kann den Husten auslösen. Schlucken reizt den Hals.

Selbst die kleinste Veränderung in der Haltung eines weit entfernten Körperteils kann Muskelschmerzen oder neuralgische Schmerzen verursachen. Passive Bewegung, beispielsweise geschüttelt oder getragen zu werden, steigert die Schmerzen auch. Wenn *Bryonia*-Patienten akut erkrankt sind, wollen sie ganz still daliegen.

Bryonia-Patienten sind auch reizbar, leicht verärgert und schlecht gelaunt. Sie mögen nicht gestört oder befragt werden. Erwachsene, die *Bryonia* brauchen, sind lieber allein. Kranke Kinder wollen natürlich nicht ganz allein gelassen werden, aber sie wollen auch nicht viel Kontakt mit anderen Menschen und weniger Zuneigung.

Bryonia-Patienten sind wahrscheinlich geistig etwas durcheinander und benommen. Es kann sein, daß sie keine Lust zum Denken haben. Manchmal haben sie Heimweh und sagen, daß sie nach Hause wollen, auch wenn sie zu Hause sind. Es kann sein, daß Beruf oder Schule sie beschäftigen. Obwohl sie zu krank zum Arbeiten sind, können sie ausführlich über die Arbeit oder die Schule reden.

Leute, die *Bryonia* brauchen, haben im allgemeinen Kopfschmerzen, Atembeschwerden, Verdauungsstörungen und Muskel- und Knochenschmerzen. Bewegung jeder Art kann diese Beschwerden verschlimmern. Andererseits kann fester Druck auf die schmerzenden Stellen guttun, das Liegen auf dem schmerzhaften Bereich kann auch Erleichterung bringen.

Viele Symptome der *Bryonia*-Patienten verschlimmern sich nach dem Essen. Essen verstärkt beispielsweise Kopfschmerzen, Husten und Bauchschmerzen. Der klassische *Bryonia*-Patient will in großen Abständen viel trinken. In jedem Fall hat er wahrscheinlich großen

---

* s. auch die Kapitel 3 über Grippe und Fieber, 4 über Erkältung und Husten, 5 über Kinderkrankheiten, 8 über Verdauungsstörungen, 11 über Kopfschmerzen, 12 über Allergien 14 über Unfälle und Verletzungen

Durst. Der Bauch bläht sich nach dem Essen schmerzhaft auf. Es kann sein, daß der Patient Heißhunger auf Milch, Süßigkeiten oder Saures hat. Es kann ihm schlechter gehen, wenn er Obst, Brot, Bohnen oder Milch zu sich genommen hat. Obwohl er im allgemeinen kalte Getränke vorzieht, können die Magenbeschwerden durch warme Flüssigkeiten gelindert werden.

Verschiedene Beschwerden an Muskeln und Gelenken treten wahrscheinlich auch bei Leuten auf, die *Bryonia* brauchen. Ein allgemeiner Muskelkater, der durch Bewegung schlimmer wird, begleitet häufig *Bryonia*-Erkältungen und -Grippe. Gelenkschmerzen, die durch Bewegung schlimmer werden, können auf *Bryonia* hinweisen, ganz gleich, ob sie nach einer Verletzung oder bei Fieber auftreten.

Trockenheit ist ein weiteres typisches Symptom bei *Bryonia*. Bei dem Kranken sind oft Lippen, Mund, Zunge und Hals trocken. Der Stuhl ist umfangreich, hart und trocken, und der Stuhlgang macht Schwierigkeiten. Auch der Husten ist normalerweise trocken. Ebenso ist die Zunge ausgetrocknet, sie kann weiß und pelzig aussehen.

Im allgemeinen geht es dem *Bryonia*-Patienten bei Hitze, in warmen Räumen, in der Sonne und im Sommer schlechter, bei Kühle, an der frischen Luft oder nach kalten Umschlägen besser.

Husten, Kopf-, Muskel- und Gelenkschmerzen werden durch Wärme schlimmer. Dem *Bryonia*-Patienten kann in warmen Räumen schwindlig werden, und es kann sein, daß er schlecht einschläft, wenn das Zimmer nicht gut genug gelüftet ist. Eine kühle Umgebung und frische Luft können die Angst und Verwirrung mildern. Manche Beschwerden setzen ein, nachdem der Patient irgendwie Kälte ausgesetzt war.

Die Beschwerden von Menschen, die *Bryonia* brauchen, entwickeln sich langsam, verglichen mit dem schnellen Ausbruch der Symptome, wenn *Aconitum* oder *Belladonna* angezeigt sind. Viele Schmerzen sind auf der rechten Körperseite schlimmer.

Das macht die Bryonia-Symptome
schlimmer: Bewegung, Überanstrengung, Erschütterung, Aufstehen, Hitze, warme Zimmer, Sonne, Essen, Abend oder Nacht, Kälte (manchmal)
besser: Ruhe, Stilliegen, fester Druck, Liegen auf der schmerzenden Seite, Hinlegen, kalte Getränke (außer bei Magenbeschwerden), kühle Räume, frische Luft

Calcarea carbonica* (Calciumkarbonat)

Calcarea carb. wird manchmal bei akuten Erkrankungen eingesetzt, häufiger wird es jedoch in der Konstitutionstherapie verwendet. Anleitungen für die Anwendung geben wir in den Abschnitten über Scheidenentzündung in Kapitel 9 und über Hautinfektionen in Kapitel 13.

Leute, die *Calcarea* brauchen, sind körperlich und geistig geschwächt. Sie sind schnell müde und neigen bei der kleinsten Anstrengung zum Schwitzen. Meistens wird *Calcarea* Leuten gegeben, die rundlich und hellhäutig sind, schlaffe Muskeln haben und zu geschwollenen Lymphdrüsen neigen. Diese Menschen frieren schnell, es kann ihnen nie warm genug sein. Sie mögen keine Kälte und frische Luft; die Kälte scheint ihnen in allen Knochen zu stecken. Feuchtes, kaltes Wetter macht alles schlimmer, und eine akute Erkrankung kann sich entwickeln, nachdem der Mensch im Regen draußen war.

Calcarea-carb.-Patienten schwitzen leicht. Häufig schwitzen nur einzelne Körperteile, beispielsweise der Kopf, und zwar im Schlaf, kurz nach dem Einschlafen. Diese Patienten können auch an Bauch, Oberkörper, Genitalien, Füßen und Händen schwitzen. Schweiß, Ausfluß und Stuhl können oft sauer riechen.

Ein ausgeprägter Heißhunger auf Eier ist ein klassisches Symptom bei denen, die *Calcarea carb.* brauchen, aber er kann sich auch auf rohe Kartoffeln, Milch, Süßigkeiten oder Salz richten.

Andererseits können die Patienten eine Abneigung gegen Fleisch oder Milch haben. Sie haben häufig Durst auf kalte oder eisgekühlte Getränke.

Calcarea-carb.-Patienten sind oft passiv und gleichgültig, aber sie können überraschend eigensinnig werden, wenn sie etwas tun sollen, was sie nicht wollen. Sie können schwer von Begriff sein und bei geistigen Anstrengungen Schwierigkeiten bekommen. Oft haben sie Angst vor Dunkelheit, Alleinsein, Krankheit oder davor, verrückt zu werden.

---

* *Sulfur* sollte nie direkt nach *Calcarea* verabreicht werden.

Das macht die Calcarea-carbonica-Symptome
schlimmer: kaltes, feuchtes Wetter, Anstrengung, Angst
besser: Wärme, Hinlegen
(Siehe Kapitel 9 über die Gesundheitsprobleme von Frauen und Kapitel 13 über Hautbeschwerden.)

Chamomilla* (Echte Kamille)

Chamomilla-Patienten sind ärgerlich und wütend, vielleicht sind sie die reizbarsten unter allen homöopathischen Typen. Kinder neigen ganz besonders zu den offenen Ausbrüchen von Reizbarkeit und Unzufriedenheit, die so typisch für *Chamomilla* sind. Deshalb bekommen sie dieses Medikament häufiger als Erwachsene. Dem *Chamomilla*-Patienten ist nichts recht, alles scheint ihn zu ärgern. Er will etwas haben, aber wenn er es dann bekommt, weist er das zurück, was er gerade noch so dringend verlangt hatte, und er wird sogar noch ungnädiger. Er ist eigensinnig und weigert sich, irgend etwas zu tun, was man von ihm verlangt. Die Reizbarkeit steigert sich bis zum Wutanfall mit Geschrei, und ein *Chamomilla*-Kind kann jeden Menschen in seiner Reichweite schlagen, wenn es so einen Anfall hat. Es kann es nicht leiden, wenn man es anfaßt, anspricht oder auch nur ansieht, und es gibt immer neues Geschrei, wenn jemand einen Versuch dazu macht. Das Kind ist äußerst schmerzempfindlich und schreit, weil es leidet.

Chamomilla-Patienten sind kaum zu trösten. Beschwichtigende Worte und liebevolle Berührung bringen sie nicht zur Ruhe, eher werden sie noch aufgeregter. Das einzige, was einem *Chamomilla*-Kind helfen kann, sich besser zu fühlen, ist herumgetragen oder geschaukelt zu werden. Es kann in Ihren Armen einschlafen, aber gleich wieder Krawall machen, wenn Sie mit der Bewegung aufhören.

Kopf, Gesicht und Füße sind besonders heiß. Oft ist eine Wange heiß und rot, die andere kalt und blaß. Trotz der inneren Hitze friert das Kind. Diese Patienten haben meistens großen Durst, vor allem auf kaltes Wasser. Manchmal tritt ein taubes Gefühl neben den Schmerzen auf.

---

* s. auch die Kapitel 5 über Kinderkrankheiten, 6 über Ohrenschmerzen, 9 über Frauenkrankheiten, 12 über Allergien und 13 über Hautprobleme

Das macht die Chamomilla-Symptome
schlimmer: Bettwärme, Arger, Nacht, Berührung, Hinlegen, Liegen auf der schmerzenden Seite, Essen, Milch, warme Speisen, frische Luft, Wind, Kälte
besser: herumgetragen werden, passive Bewegung (beispielsweise geschaukelt werden), Fasten, Schwitzen, kalte Umschläge

Ferrum phosphoricum* (Phosphorsaures Eisen)

Ferrum phos. ist angezeigt im Frühstadium von verschiedenen Entzündungen. Leute, die *Ferrum* brauchen, haben ähnliche Symptome wie die, die *Aconitum* und *Belladonna* bekommen. Aber der Ausbruch der Symptome setzt bei *Ferrum* nicht ganz so schnell oder heftig ein. *Ferrum* wird meistens verordnet bei Fieber, Erkältungen und anderen Virusinfektionen oder Ohrenschmerzen. Es sollte gewählt werden, wenn der Patient keine deutlichen Symptome zeigt, die auf ein anderes Medikament hinweisen.

Der *Ferrum*-Patient hat ein rotes Gesicht, und er ist fiebrig heiß. Im klassischen Fall kommt es zu klar erkennbarer, kreisrunder Rötung auf den Wangen (bei *Belladonna* ist meistens das ganze Gesicht rot). Der Patient kann kälteempfindlich sein. Er ist müde und bei körperlicher Anstrengung schnell erschöpft, und manchmal kommt die Krankheit nach Überanstrengung zum Ausbruch. Er kann eine Neigung haben, schnell zu bluten. Nase oder Zahnfleisch können beim Ausbruch einer fiebrigen Erkrankung hellrot bluten; oder bei einem trockenen Husten kommt etwas blutiger Schleim heraus.

Ferrum-phos.-Patienten sind geistig wacher als die, die *Belladonna* brauchen, und weniger ängstlich als *Aconitum*-Patienten. Sie beobachten, was um sie herum vorgeht, und selbst bei hohem Fieber verfolgen sie mit den Augen jedes Ereignis im Zimmer.

Manchmal ist eine Neigung zu Redseligkeit und Fröhlichkeit zu beobachten. Die Patienten reden und machen ihre Späße, als wären sie gar nicht krank.

---

* s. auch die Kapitel 3 über Fieber und Grippe, 4 über Erkältungen und Husten, 5 über Kinderkrankheiten und 6 über Ohrenschmerzen.

Das Fieber kann die Konzentration erschweren, und manchmal werden sie vergeßlich, teilnahmslos und gleichgültig, wenn sie müde werden. Das sind Symptome wie bei Phosphorus, aber Phosphorus ist sinnvoller im späteren Stadium einer Krankheit und hat andere individuelle Symptome.

Das macht die Ferrum-phos.-Symptome
schlimmer: Kälte, Nacht, Anstrengung, Stehen
besser: sanfte Bewegung

Gelsemium* (Falscher Jasmin)

Schläfrigkeit und geistige und körperliche Schwäche sind die deutlichsten Merkmale des *Gelsemium*-Patienten. Der Körper fühlt sich schwer und müde an. Der Patient mag keine Bewegung, nicht etwa, weil die schmerzhaft wäre, sondern weil sie so sehr anstrengt. Vor allem die Gliedmaßen fühlen sich schwer an, und der ganze Körper ist müde. Die Augenlider sind schwer und hängen deutlich, das Gesicht sieht schläfrig und erschöpft aus. Die Gliedmaßen sind schwach und schwer, und die Beine werden beim Gehen oder anderer Anstrengung leicht müde.

Die geistige Erschöpfung des Patienten mit einer *Gelsemium*-Erkrankung entspricht dem körperlichen Zustand. Der Verstand arbeitet schwerfällig, der Patient wird unbeholfen, vergeßlich und gleichgültig. Er mag nicht angesprochen werden und will in einem ruhigen Zimmer einfach für sich allein sein. Er ist sogar viel zu erschöpft, um sich zu ärgern.

Der *Gelsemium*-Patient mit Grippe oder Fieber hat häufig überall Schmerzen. Der Hals und der obere Rücken können steif sein. Kopfschmerzen können die Beschwerden begleiten, im klassischen Fall beginnen sie an Hals und Rückseite des Kopfs und breiten sich erst zum vorderen Kopf, dann über den gesamten Kopf aus. Nach dem Wasserlassen kann der Patient vorübergehend Linderung spüren.

---

* s. auch die Kapitel 3 über Fieber und Grippe, 4 über Erkältungen und Husten, 5 über Kinderkrankheiten und 11 über Kopfschmerzen.

Gelsemium-Patienten haben oft Kältewellen, die ihnen den Rücken hinauf- und hinunterlaufen. Sie wollen viel Wärme, aber Sonnenschein kann bei ihnen Kopfschmerzen auslösen. Sie haben im allgemeinen wenig oder überhaupt keinen Durst. Das Gesicht kann erhitzt und dunkel gerötet aussehen.

Schlimme Vorahnungen, Nervosität und ähnliche Gefühle können die Symptome zum Ausbruch bringen.

Eine *Gelsemium*-Erkrankung kann beispielsweise vor einer Prüfung, einem öffentlichen Auftritt oder nach einer schlechten Nachricht zum Ausbruch kommen.

Das macht die Gelsemium-Symptome
schlimmer: böse Vorausahnungen und Ängste, schlechte Nachrichten
besser: Schwitzen, Wasserlassen

Hepar sulfuris* (Kalkschwefelleber)

Körperliche Überempfindlichkeit und geistige Reizbarkeit sind typisch für die Patienten, die *Hepar sulf.* brauchen. Diese Menschen sind ungewöhnlich empfindlich gegenüber Berührung, Kälte und Schmerz. Jeder entzündete Bereich (ein Furunkel, ein Gerstenkorn oder eine geschwollene Drüse) reagiert außerordentlich empfindlich auf Berührung, und der leichteste Druck löst einen spitzen, scharfen Schmerz aus – als ob ein Splitter oder ein Stückchen Glas in die Wunde eindringt. Es kommt zu einem Gefühl, als hätte man eine Gräte im Hals, und beim Schlucken werden die Schmerzen stärker.

Hepar-Patienten sind so empfindlich, daß sie schon das kleinste bißchen Kälte frieren läßt. Selbst wenn eine Hand oder ein Fuß unter der Bettdecke hervorgucken, friert der Patient.

Kalte Luft oder Umschläge auf der entzündeten Stelle können die Entzündungsschmerzen verschlimmern. Trockene, kalte Luft ist gerade eben noch erträglich.

Der *Hepar*-Patient ist überempfindlich gegen Schmerz, er kann vor Schmerzen sogar ohnmächtig werden.

---

* s. auch die Kapitel 4 über Erkältungen und Husten, 6 über Ohrenschmerzen, 7 über Halsschmerzen und 13 über Hauterkrankungen.

Hepar-Patienten sind reizbar, ungeduldig und unzufrieden. Alles ärgert sie, nichts ist ihnen recht. Sie sind wütend und leicht zu ärgern und können ohne ersichtlichen Grund Streit anfangen. Sie können plötzlich sehr heftig und impulsiv werden, und manchmal gerät ihnen ihr Zorn aus der Kontrolle.

Hepar-Kinder neigen jedoch etwas weniger zu Ausbrüchen und zum Schlagen als diejenigen Kinder, die *Chamomilla* brauchen.

Der *Hepar*-Patient riecht im allgemeinen sauer oder schlecht. Schweiß, Stuhl, Ausfluß aus der Nase, Eiter aus Furunkeln und herausgehusteter Schleim treten in Mengen auf und sind dick, gelb und käseartig.

Der *Hepar*-Patient mag Essig, eingelegte Gurken und andere saure Dinge ebenso gern wie Gewürze und Speisen mit kräftigem Geschmack. Es kann sein, daß er kein Fett mag. Er kann durstiger als sonst sein.

Das macht die Hepar-Symptome
schlimmer: Kälte, ein einzelner kalt werdender Körperteil, Abdecken der Bettdecke, Liegen auf der schmerzenden Seite, Druck, Nacht, trockenes Wetter, Bewegung, Anstrengung, enge Kleidung
besser: Wärme, heiße Umschläge, nasses Wetter, Liegen auf der schmerzfreien Seite

Ignatia* (Ignatiusbohne)

Obwohl wir *Ignatia* nur in zwei Kapiteln empfohlen haben, führen wir es hier auf, weil es einzigartig ist in seiner Anwendung bei Beschwerden, die durch akuten emotionalen Streß zum Ausbruch kommen. Ob die Symptome auftreten als Folge von Störungen im Nervensystem oder als Körperreaktion auf eine Infektionskrankheit, *Ignatia* kann die heilende Medizin sein, wenn die Erkrankung durch Trauer, Angst, Ärger, Verunsicherung oder Kritik ausgelöst wurde.

Der *Ignatia*-Patient versucht im allgemeinen, möglichst nicht in Gegenwart anderer Personen zusammenzubrechen, aber er seufzt so laut und so häufig, daß er damit seinen inneren Zustand verrät.

---

* s. auch die Kapitel 5 über Kinderkrankheiten und 14 über Unfälle und Verletzungen.

Obwohl manche *Ignatia*-Patienten öffentlich niemals weinen, brechen sie, wenn sie allein sind, ungewollt in bitteres Schluchzen aus, das vielleicht von krampfartigem Lachen unterbrochen wird. Wenn er getröstet wird, fühlt sich der Patient noch schlechter. Wahrscheinlich ist er Tadel gegenüber außerordentlich empfindlich, dennoch übt er heftige Selbstkritik, wenn er etwas nicht richtig gemacht hat.

Weil er emotional so durcheinander ist, kann der *Ignatia*-Patient oft schlecht schlafen. Das Gefühl, einen Kloß im Hals zu haben, tritt häufig auf, wenn Menschen emotionale Probleme haben, und das ist ein *Ignatia*-Symptom.

Scheinbar widersprüchliche Symptome sind typisch für *Ignatia*. Übelkeit kann durch Essen gelindert werden, während Essen den Hunger größer werden läßt. Ganz normales Obst verursacht Verdauungsstörungen, während schwere Speisen viel besser vertragen werden. Gewöhnliche Nahrungsmittel können den *Ignatia*-Patienten abstoßen, statt dessen kann er einen Heißhunger auf Unverdauliches haben. Es kann sein, daß er die Bettdecke loswerden und trinken möchte, wenn er friert; er hat aber auf dem Höhepunkt des Fiebers keinen Durst. Lautes Ohrensausen kann besser werden, wenn er Musik hört.

Der *Ignatia*-Patient hat oft Heißhunger auf Obst, obwohl das zu Verdauungsbeschwerden führen kann. Er kann sich aus Nervosität unruhig drehen und winden. Die Sinne sind aufs äußerste angespannt und wach. Manchmal ist nur eine Wange gerötet (hin und wieder auch ein Symptom bei *Chamomilla*, *Nux vomica* und *Pulsatilla*).

Wenn Sie beschließen, daß *Ignatia* bei einer akuten emotionalen Krise gegeben werden sollte, geben Sie eine einzige Dosis der Potenz C 30 oder D 30, und beobachten Sie die Ergebnisse sechs bis acht Stunden lang. Wenn die Symptome unverändert bleiben, können Sie noch eine oder mehrere Dosierungen geben, aber wenn das immer noch keine Ergebnisse bringt, suchen Sie nach einem anderen Medikament, das zu den Symptomen paßt. Wenn *Ignatia* zu helfen scheint, geben Sie es nur, wenn die Symptome sich deutlich verschlechtern, und auch nicht länger als einen oder zwei Tage.

Das macht die Ignatia-Symptome
schlimmer: Unterdrücken von Kummer oder anderen Gefühlen, tröstende Zuwendung, Tabak, Druck auf der schmerzfreien Seite
besser: Essen, Liegen auf der schmerzhaften Seite

Kalium bichromium* (Kaliumdichromat)

Dicke, faserige Absonderungen der Schleimhäute sind das deutlichste Symptom bei denen, die *Kalium* brauchen. Obwohl auch viele andere homöopathische Medikamente dicken, gelben oder grünen Ausfluß, der für *Kalium bi.* typisch ist, abdecken, ist eine deutlich klebrige, zähe Beschaffenheit bei diesem Medikament charakteristischer als bei anderen. Ausfluß aus der Nase beispielsweise bleibt leicht an den Nasenwänden und im Rachen kleben. Manchmal tritt der Ausfluß in fast festen Klümpchen aus. *Kalium bi.* sollte in Betracht gezogen werden, wenn es zu Ausfluß dieser Art kommt, ganz gleich, ob aus Augen, Ohren, Nase oder Rachen.

Andere typische Merkmale für *Kalium bi.* sind Symptome, die plötzlich kommen und wieder verschwinden, und Schmerzen, die auf kleine Körperbereiche begrenzt sind oder herumwandern. Häufig wechseln Gelenkschmerzen mit Verdauungsstörungen, Durchfall oder Atembeschwerden ab.

Kalium-bi.-Patienten frieren im allgemeinen schnell, aber bei Hitze fühlen sie sich noch schlechter. Diese Reaktionen auf Temperaturen sind nicht so ausgeprägt wie bei anderen Medikamenten, über die wir gesprochen haben. Der Zustand des Patienten, vor allem sein Husten, verschlimmert sich oft zwischen zwei und drei Uhr morgens.

Psychologisch gesehen sind Menschen, die *Kalium* brauchen, eher niedergeschlagen, schlecht gelaunt, reizbar und gleichgültig. Sie sind oft teilnahmslos und haben eine große Abneigung sowohl gegen geistige wie auch gegen körperliche Anstrengung.

Da es sich bei den stark ausgeprägten Symptomen um ›spezifische‹ handelt, die im allgemeinen bei *Kalium bi.* aber nicht besonders deutlich sind, suchen Sie erst nach einem Medikament, das zu irgendwelchen deutlichen allgemeinen Symptomen der Krankheit paßt, bevor Sie *Kalium bi.* geben. Wenn dicker, faseriger Ausfluß ein hervorstechendes Symptom ist, kann *Pulsatilla* angezeigt sein, auch falls der Patient gleichzeitig weinerlich und nicht durstig ist und sich in warmen Räumen nicht wohl fühlt. *Mercurius* kann besser passen, wenn

---

* s. auch die Kapitel 4 über Erkältungen und Husten, 5 über Kinderkrankheiten und 10 über Gesundheitsprobleme bei Männern.

der Patient reizbarer und durstiger ist, wenn er schwitzt und ihn Kälte und Hitze gleichermaßen stören. Nehmen Sie *Kalium bi.*, wenn das erste Medikament nicht geholfen hat oder wenn das einzige deutliche Merkmal der Erkrankung der dicke, faserige Ausfluß ist.

Das macht die Kalium-bi.-Symptome
schlimmer: Kälte, heißes Wetter, die Zeit zwischen zwei und drei Uhr nachts, Ablegen der Kleidung

Lachesis* (Schlangengift der lanzenförmigen Viper)

Symptome, die beim Aufwachen, im Schlaf oder in der linken Körperseite schlimmer sind und von einer wahren ›Vulkanstimmung‹ begleitet werden, sind die wichtigsten Hinweise auf *Lachesis*. Zu den Erkrankungen, bei denen die häusliche Behandlung mit *Lachesis* meistens sinnvoll ist, gehören Halsschmerzen, Furunkel und Abszesse und Menstruationsschmerzen.

Immer wenn die Symptome einer dieser Erkrankungen am stärksten beim Aufwachen oder im Schlaf sind, kann *Lachesis* die richtige Medizin sein. In der Tat, Leute, die *Lachesis* brauchen, können Angst vor dem Schlafen haben, weil sie schon die größeren Schmerzen vorausahnen, unter denen sie beim Aufwachen zu leiden haben. Schmerzen oder Entzündungen, die auf der linken Körperseite schlimmer sind oder links beginnen und sich dann nach rechts ausweiten, sind genauso typisch.

Der Seelenzustand des *Lachesis*-Patienten wurde oben als ›Vulkanstimmung‹ bezeichnet. Der Mensch ist redselig, eifersüchtig und mißtrauisch. Erregbarkeit und eine lebhafte Phantasie sind typisch. Der Patient redet ohne Unterbrechung, springt von einem Gedanken zum anderen, manchmal schon, bevor er den Satz beendet hat. Ungerechtfertigtes Mißtrauen und unbegründete Eifersucht können auftreten, und der Patient kann annehmen, daß sich andere gegen ihn verschworen haben oder daß sein(e) Partner(in) untreu war. Traurig-

---

* s. auch die Kapitel 4 über Erkältungen und Husten 7 über Halsschmerzen, 9 über Gesundheitsprobleme bei Frauen und 13 über Hautprobleme.

keit, die morgens, besonders beim Aufwachen, auftritt, ist bei *Lachesis* auch ein häufiges Symptom.

Die Sinne sind in höchstem Maß geschärft. Ein klassisches *Lachesis*-Symptom ist die Unfähigkeit, den Druck von Kleidung, vor allem an Hals und Taille, zu ertragen. Selbst der geringfügigste Kontakt mit Kleidung kann außerordentlich störend sein. Manchmal sorgt der Druck der Bettdecke dafür, daß der bettlägrige *Lachesis*-Patient sich schlechter fühlt.

Die Augen sind lichtempfindlich, Lärm stört, und leichte Berührung macht alles noch schlimmer; allerdings kann fester Druck beruhigend wirken.

Lachesis-Patienten sehnen sich im allgemeinen nach frischer Luft, also öffnen sie vielleicht sogar bei kaltem Wetter das Fenster. Sie bevorzugen kalte Temperaturen, ziehen sich nicht gern warm an und decken sich auch nicht gern warm zu. Extreme Hitze oder Kälte kann zu Schwäche führen.

Entzündete Bereiche, ob im Hals, auf der Haut oder sonst irgendwo, wirken bläulich oder purpurfarben. Auch das Gesicht kann purpurrot wirken bei Fieber oder einer akuten Erkrankung.

Das macht die Lachesis-Symptome
schlimmer: Schlaf, Aufwachen, Berührung, Druck, Kleidung, Hitze, Sonnenwärme, warme Räume, Hinlegen

Lycopodium* (Bärlapp)

Lycopodium ist ein Medikament, das bei einer Vielzahl von akuten und chronischen Erkrankungen häufig eingesetzt wird. Obwohl Sie nicht versuchen sollten, chronische Erkrankungen allein zu Hause zu behandeln, kann *Lycopodium* angezeigt sein bei der häuslichen Behandlung von Ohrenschmerzen, Halsschmerzen, Verdauungsstörungen und Problemen mit den Harnwegen.

---

* s. auch die Kapitel 6 über Halsschmerzen, 8 über Probleme mit der Verdauung und 13 über Hautprobleme.
Lycopodium sollte nicht unmittelbar im Anschluß an *Sulfur* verabreicht werden.

Verschiedene allgemeine Schlüsselsymptome von *Lycopodium* zeigen seinen Gebrauch an, ganz gleich, wo die spezifischen Probleme liegen. Beschwerden, die auf der rechten Seite deutlich schlimmer sind oder die rechts beginnen und dann nach links wandern, deuten stark auf *Lycopodium* hin. Die Schmerzen sind oft zwischen 16 und 20 Uhr am schlimmsten. Heißhunger auf Süßigkeiten ist auch typisch, genau wie der Wunsch nach warmen Getränken, die solche Beschwerden wie Husten, Halsschmerzen oder Übelkeit lindern.

Lycopodium-Patienten sind besonders anfällig gegen Störungen im Verdauungssystem, oft leiden sie unter Blähungen, die gleichzeitig mit anderen Symptomen auftreten. Die Blähungen sind nach dem Essen schlimmer, und der Bauch ist empfindlich gegenüber Druck durch Kleidung. Der Appetit ist durcheinandergeraten. Der *Lycopodium*-Patient kann sich durchaus hungrig zum Essen an den Tisch setzen, aber dann ist er schon nach einem oder zwei Bissen satt. Oder er kann bald nach einer großen Mahlzeit schon wieder einen Riesenappetit haben (dasselbe Symptom tritt auch bei *Phosphorus* auf).

Manchmal weckt großer Hunger den *Lycopodium*-Patienten aus dem Schlaf, und er kann Kopfschmerzen bekommen, wenn er dann nichts ißt. *Lycopodium*-Patienten haben manchmal eine Abneigung gegen Fleisch, und nach dem Genuß von Austern, Zwiebeln, Kohl oder Milch geht es ihnen bisweilen schlechter.

Dem *Lycopodium*-Patienten kann entweder warm oder kühl sein, im allgemeinen möchte er frische Luft und mag keine warmen Räume. Gelegentlich ist ein Fuß kalt, der andere heiß. Der *Lycopodium*-Patient bevorzugt warme Getränke, hat aber oft nur wenig Durst.

Die *Lycopodium*-Psychologie ist bestimmt von Unsicherheit, Feigheit. Der Patient wird ängstlich und besorgt, und er zweifelt an seinen Fähigkeiten, neue oder herausfordernde Aufgaben zu bewältigen. Besonders nervös ist er unter anderen Menschen, weil er sich überlegt, was die Leute wohl von ihm denken könnten. Er fürchtet Zurückweisung und glaubt, daß er kritisch beobachtet wird. Er versucht oft, seine Unsicherheit zu verbergen, indem er blufft oder sich aufspielt, und er kann zu herrischem Benehmen Zuflucht nehmen, vor allem gegenüber jüngeren, schwächeren und weniger intelligenten Menschen. Es kann sein, daß er die Gesellschaft von anderen Menschen nicht mag, aber er kann auch Angst vor dem Alleinsein haben. Im klassischen Fall möchte der *Lycopodium*-Patient wissen, daß jemand in seiner Nähe ist, aber nicht gerade im selben Raum.

Der *Lycopodium*-Patient kann sich auch vor Dunkelheit, Menschenmengen und dem Tod fürchten. Oft spürt er seine Ängste im Magen. Er kann zornig und verdrießlich sein, vor allem morgens beim Aufwachen. Furcht, Ärger und Schreck können seine Krankheit zum Ausbruch bringen.

Das macht die Lycopodium-Symptome
schlimmer: die Zeit zwischen 16 und 20 Uhr, warme Räume, Essen, Druck der Kleidung, Zwiebeln, Austern, Kohl, Obst, Milch, kalte Speisen und Getränke
besser: warme Speisen und Getränke, Mitternacht und die Stunden danach, Kühle und frische Luft, Abnehmen der Kopfbedeckung

Mercurius vivus und Mercurius solubilis*
(Quecksilber)

Mercurius vivus, die einfache Elementarform von Quecksilber, und *Mercurius solubilis,* eine lösliche Form von Quecksilber nach Hahnemann, werden von homöopathischen Experten im wesentlichen als identische Medikamente angesehen. Es gelten dieselben Indikationen, obwohl die chemische Zusammensetzung von beiden unterschiedlich ist.

Mercurius wird wahrscheinlich meistens bei akuten Beschwerden eingesetzt, bei denen es deutlich zu Entzündung der Haut und der Schleimhäute mit Eiterbildung und eventuell wunden, offenen Stellen kommt. Beispiel für diese Beschwerden sind Augeninfektionen mit dicker Eiterabsonderung, bakterielle Ohreninfektionen mit Eiterbildung hinter dem Trommelfell, Halsentzündungen mit großen Schmerzen, Eiterbildung und offene, wunde Stellen, Infektionen der Harnwege sowie Hautinfektionen wie Furunkel und Herpes.

---
* s. auch die Kapitel 4 über Erkältungen und Husten, 5 über Kinderkrankheiten, 6 über Ohrenschmerzen, 7 über Halsschmerzen, 8 über Verdauungsprobleme, 9 über Frauenkrankheiten, 10 über Männerkrankheiten und 13 über Hautprobleme.

Bei diesen und anderen Beschwerden verläuft die ganze Krankheit nach dem eindeutigen Muster der allgemeinen *Mercurius*-Symptome. Manchmal mag die Entscheidung für *Mercurius* allein auf den spezifischen Symptomen beruhen, aber Sie können sicher sein, daß Sie die richtige Medizin gewählt haben, wenn die allgemeinen Symptome von *Mercurius* vorliegen. Dazu gehören heftiges Schwitzen, bei dem der Patient sich oft schlechter fühlt, schlecht riechender Schweiß und Atem, schlechter Körpergeruch, starke Speichelproduktion, so daß Speichel ausfließt und das Kopfkissen des Patienten naß ist, und eine nächtliche Verschlimmerung der Symptome, die häufig nach Sonnenuntergang einsetzt.

Fast jeder Einfluß aus der Umgebung trägt in der Tat dazu bei, daß es *Mercurius*-Patienten schlechter geht, und nur wenige Dinge führen zu einer Besserung. Wie ein Quecksilber-Thermometer reagieren sie empfindlich auf Temperaturen, und es macht ihnen zu schaffen, wenn irgend etwas zu warm oder zu kalt wird. Frische Luft und Zugluft stören sie, aber bei warmer Luft oder Bettwärme fühlen sie sich auch schlechter.

Zittern ist ein weiteres allgemeines *Mercurius*-Symptom. Hände, Zunge, alle Gliedmaßen, praktisch jeder Körperteil, können zittern oder sichtbar zucken, vor allem wenn sie benutzt werden sollen. Der *Mercurius*-Patient ist ganz allgemein schwach und wird bei Anstrengung schnell müde. Die lebenswichtigen Reaktionen des Körpers sind schwach und langsam, und die infizierten Gewebe heilen langsam und sehen ungesund aus.

Auf geistiger und emotionaler Ebene kann es zu einer unbestimmten Aufregung, Unruhe und Hast kommen; der Patient spricht schnell und erledigt alle Dinge hastig. Er kann sich nicht konzentrieren und reagiert impulsiv, wenn ihm ein Gedanke durch den Kopf schießt.

Der Verstand arbeitet im allgemeinen langsam und schleppend, und es kann lange dauern, bis ein *Mercurius*-Patient Fragen beantwortet.

Wie auch immer die spezifischen Beschwerden aussehen, wahrscheinlich hat der *Mercurius*-Patient stark geschwollene Lymphdrüsen als Folge der Entzündung. Zusätzlich zu verstärkter Speichelproduktion und Speichelfluß sind Entzündung und Wundsein im Mund typisch, und oft kommt es zu einem metallischen Geschmack. Das

Zahnfleisch ist geschwollen und schwammig, beim Essen oder bei Berührung blutet es. Die Zunge ist geschwollen und weich, die Abdrücke der Zähne sind auf ihr erkennbar.

Oft haben *Mercurius*-Patienten eine Abneigung gegen Süßigkeiten, Fleisch, Fett oder Butter, obwohl sie manchmal auch einen Heißhunger auf Butterbrote haben. Sie können durstig sein und vor allem großen Appetit auf kalte Getränke haben.

Das macht die Mercurius-Symptome
schlimmer: Hitze, Kälte, Feuchtigkeit, warme Luft oder Bettwärme, frische Luft, die Zeit zwischen Sonnenuntergang und Sonnenaufgang, Schwitzen, Süßigkeiten, Bewegung, Liegen auf der rechten Seite
besser: gemäßigte Temperaturen

Natrium muriaticum* (Natriumchlorid – Speisesalz)

Bei einer akuten Krankheit kann *Natrium muriaticum* durch die spezifischen körperlichen Symptome angezeigt sein, selbst wenn die allgemeinen Symptome nicht klar erkennbar sind.

Wenn die psychischen oder körperlichen Allgemeinsymptome auftreten, dann wird die Wahl dieses Medikaments noch deutlicher bestätigt.

Natrium-Patienten werden oft krank, nachdem sie eine Art von emotionalem Trauma erlebt haben. Sie haben besondere Schwierigkeiten, mit Verlust oder Zurückweisung fertigzuwerden (Zerbrechen einer Beziehung oder Tod eines geliebten Menschen), und das kann ihr gesamtes System schwächen und eine Krankheit auslösen. Sie neigen auch zu Beschwerden, wenn sie kritisiert wurden. Obwohl diese Menschen emotional sehr empfindlich sind und ihre Gefühle leicht verletzt werden, können sie sie nur sehr schwer zum Ausdruck bringen. Sie behalten Trauer, Ärger, Enttäuschung und Frustration für sich und weinen selten in Gegenwart anderer Leute. Wenn sie allein sind, können sie allerdings zusammenbrechen und laut weinen. Es

---
* s. auch die Kapitel 4 über Erkältungen und Husten, 10 über Gesundheitsprobleme bei Männern, 13 über Hauptprobleme.

kann sein, daß der *Natrium-muriaticum*-Patient allzu große Intimität und Vertrautheit meidet, damit er nicht verletzt wird. Wenn er krank ist, möchte er allein sein, und er fühlt sich unbehaglich und gereizt, wenn andere Leute ihn zu trösten versuchen.

Plötzliche Geräusche wie das Klingeln des Telefons oder eine zuschlagende Tür können den *Natrium*-Patienten übermäßig aufschrecken; danach kann er sich sogar schwach und krank fühlen.

Der Patient neigt dazu, daß ihm körperlich warm ist, und Hitze macht ihm zu schaffen. Er ist oft empfindlich gegen Sonne, sie kann Erschöpfung oder Kopfschmerzen verursachen. An der frischen Luft oder auch nach einem kühlen Bad fühlt er sich besser.

Der klassische *Natrium*-Patient hat Heißhunger auf Salz, salzige Speisen und möglicherweise Brot. Manchmal allerdings mag er auch kein Brot und Salz, und sehr häufig lehnt er Fett und weiche, feuchte Speisen ab.

Trockenheit der Haut und der Schleimhäute kommt häufig vor, aber das Gesicht und die behaarten Körperteile können feucht und fettig sein. Der Stuhl ist auch oft trocken und hart, der Stuhlgang macht Schwierigkeiten.

Das macht die Natrium-Symptome
schlimmer: Trauer, Hitze, Sonne, die Zeit um zehn Uhr morgens, Lärm, Musik
besser: frische Luft, kühle Bäder, Fasten

Nux vomica* (Brechnuß oder Krähenauge)

Nux-Patienten sind reizbare, aufbrausende Menschen, die krank werden nach zu reichlichem Essen, Mißbrauch von Alkohol und Medikamenten oder nach zuviel geistiger Arbeit. Obwohl Sie vielleicht auf Grund der spezifischen Symptome entscheiden, *Nux* bei einer akuten Krankheit zu geben, wird Ihre Wahl bestätigt, wenn auch diese allgemeinen Schlüsselsymptome beim Patienten auftreten.

---

* s. auch die Kapitel 3 über Fieber und Grippe, 4 über Erkältungen und Husten, 8 über Verdauungsprobleme, 11 über Kopfschmerzen, 12 über Allergien.

Ungeduldige Reizbarkeit ist typisch für die Psychologie des *Nux*-Patienten. Er neigt zu Widerspruch und kann wegen einer angeblichen Beleidigung einen Streit vom Zaun brechen. Er ist in Eile und will die Dinge schnell zu einem Ende bringen. Er kann es nicht leiden, wenn er auf andere warten muß. Er ist wahrscheinlich kritisch und macht anderen Menschen schnell Vorwürfe, wenn sie seinen Anforderungen nicht entsprechen. Wenn er gereizt wird, kann er andere leicht anschnauzen. Oder aber er behält seinen Ärger für sich, aber seine Unzufriedenheit zeigt sich in seiner deutlichen Sprache und an seinem Stirnrunzeln. Er will lieber in Ruhe gelassen werden und haßt es, von anderen abhängig zu sein, die unfähiger als er sind. Er kann es nicht leiden, befragt zu werden.

Der *Nux*-Patient ist wählerisch und heikel mit kleinen Dingen, und er kann den zwanghaften Hang haben, seine Umgebung entsprechend seinem eigenen, sehr genauen Ordnungssinn zu gestalten. Sein Nervensystem ist überempfindlich. Leise Geräusche (etwa wenn Leute miteinander reden oder auch nur der Klang von Schritten) treiben ihn zur Verzweiflung. Und er kann helles Licht und schlechten Geruch nicht ausstehen.

Nux-Patienten frieren besonders leicht, und bei kaltem Wetter, vor allem wenn es trocken und kalt ist, fühlen sie sich schlechter (ein Symptom wie bei *Hepar*). Wenn sie frieren, dann sehr heftig, und sie können gar nicht wieder warm werden, selbst wenn sie an der Heizung sitzen. Wenn sie Fieber haben, können sie es nicht leiden, ohne Bekleidung oder ohne Bettdecke zu sein.

Schlafen ist schwierig für den *Nux*-Patienten. Vielleicht kann er nicht einschlafen, weil sein Verstand überaktiv ist oder weil er jedes kleine Geräusch wahrnimmt. Oder er wacht morgens sehr früh auf und kann nicht wieder einschlafen. Er ist besonders reizbar, wenn man ihn aus dem Schlaf oder aus einem Nickerchen weckt.

Das Verdauungssystem ist oft ein Schwachpunkt beim *Nux*-Patienten. Selbst wenn das Hauptproblem eine Erkrankung der Atemwege ist oder ein anderes System betroffen ist, kommt es zu einigen der bei *Nux* typischen Verdauungsstörungen als Begleiterscheinung. Das Verdauungssystem ist ganz generell schwach, und der *Nux*-Patient verträgt viele Speisen nicht. Beschwerden, Sodbrennen, Übelkeit, Völlegefühl, Blähungen und Verstopfung oder Durchfall können beim *Nux*-Patienten auftreten.

Der *Nux*-Patient braucht häufig Aufputschmittel wie Alkohol oder andere Drogen. Sehr oft kommen die Beschwerden durch Drogenmißbrauch zum Ausbruch.

Weil es die üblichen Katersymptome mit den typischen Kopfschmerzen und Verdauungsproblemen so gut abdeckt, ist *Nux* ein sehr wirkungsvolles Mittel für Leute mit eben diesen Beschwerden. Aber wir empfehlen Ihnen, Ihren Kater wirklich nur gelegentlich mit *Nux* zu bekämpfen.

Von *Nux*-Patienten weiß man auch, daß sie einen Heißhunger auf Fett, gewürzte Speisen und Milch haben. Sie können großen Durst haben, obwohl Trinken zu unangenehmen Blähungen führt.

Zu den anderen typischen *Nux*-Symptomen gehören eine Neigung zu Zuckungen oder Krämpfen in verschiedenen Muskeln (einschließlich Augenlider, Gliedmaßen, Rücken und Bauchdecke), Kopfschmerzen und Schmerzen am unteren Rücken, die beim Drehen im Bett besonders verschlimmert werden.

Das macht die Nux-vomica-Symptome
schlimmer: Ärger, geistige Anstrengung, die Zeit am Vormittag, Essen allgemein oder zu reichliches Essen, scharfe Gewürze, nahrhafte Speisen, Aufputschmittel, Rauschmittel, Alkohol
besser: Ruhe, der Abend

Phosphorus* (Phosphor)

Phosphorus ist ein tiefwirkendes Medikament, das selten am Beginn einer Erkrankung eingesetzt wird. Bei der Behandlung von akuten Fällen wird es meistens bei Husten und Verdauungsbeschwerden gegeben. Zu den für *Phosphorus*-Patienten typischen körperlichen Symptomen gehören ein unruhiger, übermäßig erregter Zustand, der zu Schwäche und Erschöpfung führen kann, Frieren, verbunden mit Durst auf kalte Getränke, und brennende Schmerzen.

Ähnlich typisch sind die psychologischen Symptome. Leute, die

---

* s. auch die Kapitel 4 über Erkältungen und Husten, 6 über Verdauungprobleme, 14 über Unfälle und Verletzungen.

Phosphorus brauchen, sind fröhlich, freundlich, offen und beeindruckbar. Sie sind klug und haben eine schnelle Auffassungsgabe. Selbst bei akuter Erkrankung sind *Phosphorus*-Patienten geistig wacher und mehr an ihrer Umgebung interessiert als man denkt. Sie haben eine lebhafte Phantasie. Sie sind angeregt und äußern sich frei. Wenn sie ihre Gefühle zeigen, sind sie hochdramatisch. Ihre Sinne sind geschärft; Licht und Lärm stören sie, und sie erschrecken leicht. Sie können intuitiv, manchmal sogar übersinnlich begabt sein. Nervosität und Angst entwickeln sich schnell bei ihrem aktiven, beeindruckbaren Verstand.

Sie können Dunkelheit, Donner, eingebildete Dinge, Krankheit oder Tod fürchten. Manchmal haben sie ein unbestimmtes Gefühl, daß etwas Schlimmes passieren wird.

Phosphorus-Patienten sind gesellig und sehnen sich auch nach Gesellschaft. Sie haben oft Angst, wenn sie allein sind. Sie suchen Mitgefühl und Aufmerksamkeit und fühlen sich besser, wenn sie beides bekommen. Aber verglichen mit *Pulsatilla*-Patienten wollen sie Zuneigung auch häufiger aktiv zurückgeben. Sie können schnell ängstlich oder traurig werden, aber beruhigende Worte und Ablenkung tragen schnell dazu bei, daß sie ihren Kummer vergessen.

Obwohl sie begeisterungsfähig sind, fehlt den *Phosphorus*-Patienten das Durchhaltevermögen, und sie werden körperlich und geistig schnell müde. Zuerst wirkt der Patient vielleicht kaum krank, er hat eine Energie und eine Vitalität, die für einen kranken Menschen ungewöhnlich sind. Er kann außerordentlich aufgeregt und körperlich ruhelos sein, vielleicht fängt er immer wieder Neues an. Aber die Rastlosigkeit weicht einer Erschöpfung, Niedergeschlagenheit oder Reizbarkeit, und angefangene Dinge bleiben unvollendet liegen.

Phosphorus-Patienten frieren meistens, ihre Beschwerden werden bei Kälte schlimmer, bei Hitze besser, obwohl es auch mal umgekehrt sein kann. Sie sind empfindlich bei plötzlichem Wetterwechsel. Frische Luft kann die Beschwerden verstärken oder lindern.

Phosphorus-Patienten haben Heißhunger auf Salz, gewürzte Speisen und Eiscreme (lindert Magenschmerzen). Durst auf kalte oder eisgekühlte Getränke ist oft zu bemerken, obwohl diese zu Erbrechen führen, sobald sie im Magen angewärmt werden.

Brennende Schmerzen können überall am Körper auftreten, aber vor allem an Kopf, Magen, Bauch und Brust und entlang der Wirbelsäule. Es besteht eine Neigung zu schnellen Blutungen; kleine Wunden können stark und hellrot bluten. Nasenbluten ist häufig eine Begleiterscheinung bei Erkältung oder Husten.

Das macht die Phosphorus-Symptome
schlimmer: Kälte oder Hitze (eins von beiden oder beides), Liegen auf der linken, schmerzenden Seite, Gewitter
besser: Massieren oder Reiben, kalte Speisen und Getränke

Pulsatilla* (Wiesenküchenschelle)

Pulsatilla ist eines der häufigsten Medikamente bei akuten Erkrankungen aller Art. Oft wird es in erster Linie auf Grund des emotionalen Zustands des Patienten ausgewählt: Wer *Pulsatilla* braucht, ist sanft, nachgiebig und wünscht sich Aufmerksamkeit und Beachtung. Zu den typischen körperlichen Symptomen gehören wenig Durst, Schmerzen, die von einem Körperteil zum anderen wandern, und generell sich ständig ändernde Symptome. Die Beschwerden werden bei Hitze schlimmer und durch langsame Bewegung gelindert. *Pulsatilla* ist im allgemeinen angezeigt bei Erkältungen, Husten, Verdauungsproblemen, Augen- und Ohreninfektionen und bei vielen anderen Beschwerden.

Verletzbarkeit, weinerliche Empfindlichkeit und der Wunsch nach Zuneigung und Trost sind charakteristisch für die *Pulsatilla*-Persönlichkeit. Das *Pulsatilla*-Kind beispielsweise hängt am Rockzipfel der Mutter, es wird quengelig, weinerlich und unruhig. Obwohl es unruhig und reizbar sein kann, bekommt es fast niemals wilde Wutausbrüche (wie das beim *Chamomilla*-Kind der Fall sein kann).

Der *Pulsatilla*-Patient möchte Menschen um sich haben und sehnt sich nach Trost. Er möchte Mitgefühl und fühlt sich dann auch gleich besser. Er kann Angst vor dem Alleinsein oder vor der Dunkelheit haben.

---

* s. auch die Kapitel 3 über Fieber und Grippe, 4 über Erkältungen und Husten, 5 über Kinderkrankheiten, 6 über Ohrenschmerzen, 8 über Verdauungsprobleme, 9 über Gesundheitsprobleme bei Frauen, 10 über Gesundheitsprobleme bei Männern, 11 über Kopfschmerzen, 12 über Allergien.

Stimmungsschwankungen sind typisch für Menschen, die *Pulsatilla* brauchen. Sie sind launenhaft – fröhlich und lachend in einem Augenblick, traurig und weinend im nächsten. Sie weinen leicht, selbst schon bei dem bloßen Gedanken an Schmerzen, und wenn sie krank sind, können sie ohne ersichtlichen Grund in Tränen ausbrechen; ihre Gefühle sind leicht zu verletzen; sie können tief betroffen sein, wenn sie die kleinste Kritik ernten, wenn sie übersehen werden oder wenn sie miterleben, wie ihnen nahestehende Menschen sich streiten.

Im allgemeinen sind *Pulsatilla*-Patienten lieb und liebenswert, und sie mögen Leute, die ihnen Zuneigung entgegenbringen. Es liegt ihnen etwas daran, was andere von ihnen denken; und sie tun alles, um anderen eine Freude zu machen. Sie neigen zu Großzügigkeit, und es kann sein, daß sie Ihnen nach dem Mund reden, um von Ihnen akzeptiert zu werden.

Die nette und liebevolle Art des *Pulsatilla*-Patienten macht es für andere leicht, Trost und Hilfe zu spenden. Umgekehrt sehnt sich der *Pulsatilla*-Patient nach Aufmerksamkeit und Zuwendung. Er hat eine Neigung zu Selbstmitleid, und ein Kranker kann jammern: »Warum muß das immer mir passieren?« oder »Warum verstehen die Menschen mich nicht besser?« Schenken Sie ein wenig Mitgefühl, und der Kranke vergißt seinen Kummer schnell.

Diese Menschen sind oft unentschlossen. Sie bitten vielleicht um etwas, und wenn sie es dann bekommen, wollen sie etwas anderes haben. Sie sind leicht zu lenken und abzulenken und neigen nicht zu Dickköpfigkeit.

Die körperlichen Symptome bei *Pulsatilla*-Patienten sind genauso wechselhaft wie die psychologischen. Die Beschwerden wandern von einem Körperteil zum anderen oder verändern ihren Charakter. Die Schmerzen können plötzlich auftreten und nach und nach wieder verschwinden. Manchmal ist der Stuhl bei jeder Darmentleerung in Beschaffenheit und Farbe anders.

Körperlich sind *Pulsatilla*-Patienten ›Warmblüter‹; sie brauchen nicht viel Bekleidung und bevorzugen sogar kaltes Wetter. Sie sind empfindlich gegen Hitze und warme Räume, und sie werden weniger tatkräftig und entwickeln körperliche Beschwerden, wenn sie Hitze ausgesetzt sind. Sie schlafen schlecht, wenn das Zimmer warm ist. Sie sehnen sich nach kühler, frischer Luft, weil dadurch viele Beschwerden gelindert werden. Sie können jedoch krank werden, wenn sie bei warmem Wetter frieren, und manchmal bekommen sie Beschwerden, wenn sie Eiscreme essen.

Langsame, vorsichtige Bewegung, vor allem an der frischen Luft, tut dem *Pulsatilla*-Patienten gut. Langsames Gehen lindert oft Kopfschmerzen, Verdauungsbeschwerden und Schmerzen ganz allgemein, und der Patient fühlt sich rundherum besser.

Pulsatilla kommt in Frage bei dickem, gelbem oder grünem Ausfluß. Schleim aus einer laufenden Nase oder hochgehustet, Ausfluß aus den Augen, Ohren oder der Vagina haben dieselben Merkmale. Der Ausfluß kommt in großen Mengen, reizt aber die Haut nicht.

Der *Pulsatilla*-Patient hat oft Verdauungsprobleme. Der Bauch ist aufgebläht und empfindlich bei Berührung, besonders nach dem Essen. Die Verdauungsprobleme können kurz nach dem Genuß von reichhaltigem oder fettem Essen auftreten, nach Schweinefleisch, Eiscreme, Obst oder kalten Speisen. Der Patient möchte etwas zu essen haben, weiß aber nicht, was. Er kann Heißhunger auf Speisen haben, die er gar nicht verdauen kann oder nach denen er sich schlecht fühlt. Er hat im allgemeinen eine Abneigung gegen Fett, Schweinefleisch, Fleisch, Milch oder Brot.

Das macht die Pulsatilla-Symptome
schlimmer: warme oder geschlossene Räume, fette Speisen, heiße Speisen oder Getränke, Essen, Abend, Liegen auf der sehmerzfreien Seite
besser: kühle, frische Luft, kalte Umschläge, kalte Speisen oder Getränke (aber der Patient hat keinen Durst), Liegen auf der schmerzenden Seite

Rhus toxicodendron* (Giftsumach)

Linderung der Symptome durch Bewegung ist ein Grundmerkmal bei *Rhus tox.* Das gilt sowohl für die einzelnen Symptome als auch für den Menschen als Ganzes. Besonders schmerzende Gelenke oder

---

* s. auch die Kapitel 3 über Fieber und Grippe, 4 über Erkältungen und Husten, 5 über Kinderkrankheiten, 7 über Halsschmerzen, 12 über Allergien, 13 über Hautprobleme und 14 über Unfälle und Verletzungen.

Muskeln tun noch mehr weh, wenn sie in Ruhestellung sind oder zuerst bewegt werden, und wenn sie bei ständiger Bewegung geschmeidiger werden, tritt Linderung ein. Ganz allgemein ist der *Rhus*-Patient ruhelos und ängstlich und fühlt sich nicht wohl, wenn er sich nicht bewegt. Unruhig wirft er sich im Bett hin und her, auch geistig fühlt er sich unruhig und ängstlich.

Die Unruhe und die Angst lassen den *Rhus-tox.*-Patienten schlecht schlafen. Abends und nachts sind die Symptome im allgemeinen schlimmer, und dann kann sich der Patient auch noch reizbarer und ängstlicher fühlen. Zusätzlich kann er sehr deprimiert sein und leicht weinen.

Rhus-tox.-Patienten frieren schnell, und bei kaltem, feuchtem Wetter geht es ihnen schlechter. Die Beschwerden verstärken sich sogar, wenn nur ein einzelner Körperteil unbedeckt ist oder kalt wird.

Rhus-tox. wirkt stark auf faserige Gewebe: Gelenke, Bänder, Sehnen und Bindegewebe. Die typischen Schmerzen – schlimmer bei der ersten Bewegung, besser durch ständige Bewegung – können bei akuten Erkrankungen auftreten, beispielsweise bei Grippe; oder sie können durch Verletzung verursacht sein. In der Tat, selbst wenn die Schmerzen bei Bewegung besser werden, kann längere oder größere Anstrengung für den *Rhus-tox.*-Patienten schwierig sein.

Die Beschwerden treten oft nach Überanstrengung auf, beispielsweise nach dem Heben schwerer Kästen oder nach harter körperlicher Arbeit.

Die Beschwerden in den Muskeln und Gelenken sind schmerzhaft, ein wundes oder stechendes Gefühl entsteht. Die Gelenke sind steif und vielleicht auch geschwollen, und sie tun weh. Die Schmerzen werden generell bei Kälte jeder Art (kalte Luft, kaltes Baden, kalte Umschläge) und bei kaltem Wetter schlimmer. Wärme lindert die Beschwerden. Fester Druck kann auch zu Besserung führen, und *Rhus-tox.*-Rückenschmerzen werden besser, wenn der Patient auf einer harten Unterlage liegt.

Jeder, der *Rhus tox.* schon einmal bekommen hat, weiß, daß es stark auf die Haut wirkt. Der Ausschlag ist rot und entzündet, er juckt schrecklich, vor allem nach dem Kratzen, nachts und in der Bettwärme. Bei einem *Rhus-tox.*-Ausschlag kommt es im allgemeinen zu entzündeten Bläschen von Stecknadelkopfgröße und noch größer. Die Bläschen können mit klarer Flüssigkeit oder mit Eiter gefüllt sein, und der Eiter näßt meistens. Diese *Rhus-tox.*-Symptome treten oft auf, wenn jemand Windpocken, Herpes oder ähnliches hat.

Der *Rhus-tox.* Patient hat im allgemeinen Durst, häufig auf kalte Getränke oder Milch. Kalte Getränke können jedoch die Symptome verschlimmern. Ein merkwürdiges *Rhus-tox.*-Symptom ist das Auftauchen eines roten Dreiecks auf der Zungenspitze.

Das macht die Rhus-tox.-Symptome
schlimmer: der Beginn einer Bewegung, lange Ruhe, Überanstrengung, Kälte, kaltes, feuchtes Wetter, Abnehmen der Bettdecke, Nässe, Nacht
besser: ständige Bewegung, Veränderung der Haltung, Schwitzen, warme Umschläge, warme Decken, Druck, Reiben

Sepia* (Tintenfisch)

Ein Mangel an Vitalität, sogar ein Gefühl von Leblosigkeit sind typische Merkmale bei *Sepia*. Der Patient fühlt sich schlaff, ihm fehlt jede Energie. Wenn er aber alle Kraft zusammennimmt und sich bewegt, fühlt er sich besser. Tanzen, schnelles Gehen oder sportliche Betätigung bessern den Allgemeinzustand und viele spezielle körperliche Beschwerden. Der Mangel an Vitalität des *Sepia*-Patienten ist auch daran erkennbar, daß er Kälte nicht verträgt.

Die für *Sepia* typische Leblosigkeit und Mattigkeit des Körpers kann sich auch im psychologischen Zustand zeigen. Der Patient zieht sich zurück, er ist gefühlskalt, leicht verärgert und deprimiert. Er kann eine innere Leere, ein Gefühl von Gleichgültigkeit oder Apathie empfinden. Das kann so stark sein, daß er Gleichgültigkeit oder gar Abneigung für den Ehepartner, die Kinder oder Geschwister entwickelt. Er interessiert sich nicht für Liebe und Sex und hat eine Abneigung gegen den Geschlechtsverkehr.

Sepia-Patienten können launenhaft sein – traurig, sanft und nachgiebig in einem Augenblick, unliebenswürdig, erregbar und eigen-

---

* s. auch die Kapitel 5 über Kinderkrankheiten, 9 Gesundheitsprobleme bei Frauen, 13 über Hautprobleme.

sinnig im nächsten. Sie sind leicht verletzt und können richtig gemein zu den Menschen in ihrer Umgebung sein. Oft haben sie eine Abneigung gegen Gesellschaft, aber auch gleichzeitig Angst vor dem Alleinsein. In ihrer Ablehnung sind sie schroff, und sie weinen schnell. Wenn man sich Mühe gibt, sie zu trösten, geht es ihnen noch schlechter.

Sepia-Patienten können eine solche Abneigung gegen Nahrungsmittel entwickeln, daß sie nicht einmal den Geruch ausstehen können. Essensgerüche können heftiges Erbrechen auslösen. Der Patient kann einen nagenden Hunger oder ein Gefühl der Leere in Magen oder Bauch haben, das durch Essen nicht beruhigt wird. Andererseits wird die Übelkeit nach dem Essen manchmal besser, und der Patient fühlt sich nach der Mahlzeit generell besser. *Sepia*-Patienten leiden oft unter Verstopfung. Sie haben Heißhunger auf saure, bittere, scharfe oder gewürzte Speisen; sie können eine starke Abneigung gegen Brot, Fett, Milch, Fleisch oder Salz haben. Wenn sie Brot, Fett, Obst, Milch, Schweinefleisch oder Saures essen, geht es ihnen schlechter.

Sepia-Patienten haben manchmal das Gefühl, einen Kloß im Körper zu haben. Das Gefühl kann in Hals, Bauch, After oder in der Gebärmutter sitzen. *Sepia*-Frauen können ein Gefühl von Druck oder Ziehen nach unten haben, als ob etwas aus der Vagina herausragt. Sie müssen dann unbedingt die Beine übereinanderschlagen, um Erleichterung zu finden.

Das macht die Sepia-Symptome
schlimmer: Kälte, die Zeit zwischen vier und sechs Uhr nachmittags, Morgen, Menstruation, Essensgerüche, Beginn einer Bewegung, Milch, Schweinefleisch, Fett, Brot, Obst, Saures, Gewitter
besser: Tanzen, schnelles Gehen, sportliche Betätigung, harter Druck, Essen

Silicea* (Wasserhaltige, polymerisierte Kieselsäure)

›Schwächlich‹ ist das treffende Wort, wenn man Leute beschreiben will, die *Silicea* brauchen. Bei einer akuten Erkrankung kommt es zu einem Mangel an geistigem und körperlichem Durchhaltevermögen, ganz gleich, ob der Patient normalerweise kraftvoll oder schwach ist. Wenn er krank ist, sind bei dem *Silicea*-Patienten die physiologischen Abwehrkräfte schwach. Seine Beschwerden entwickeln sich langsam und ohne Heftigkeit, aber er kann schließlich ziemlich krank werden.

Oft sind *Silicea*-Patienten im Grunde intelligent und von schneller Auffassungsgabe, aber ihr Verstand wird schnell müde, träge, schlaff und verwirrt. Obwohl der Patient Schwierigkeiten beim Denken und in der Konzentration haben kann, neigt er vielleicht dazu, sich mit unbedeutenden Einzelheiten übermäßig zu befassen. Er zweifelt an seinen Fähigkeiten, obwohl er, wenn er sich zwingt, durchaus erfolgreich mit Herausforderungen fertig wird.

Der *Silicea*-Patient ist schüchtern, feige und nachgiebig. Wahrscheinlich vertritt er seine eigene Meinung nicht mit Nachdruck und drängt sich anderen nicht auf. Er ist glücklich, wenn man ihn sieht, aber nicht hört.

Trotz seiner Passivität kann er jedoch eigensinnig und reizbar sein. Er will keine Einmischung und zieht sich in sich selbst zurück, wenn er aufgefordert wird, etwas zu tun, was er nicht will. Versuche, ihn zu trösten, irritieren ihn. Obwohl nervös und sogar zappelig, ist der Patient, der *Silicea* braucht, nicht wirklich ängstlich, und er wird selten durch große Furcht aus der Fassung gebracht.

Den *Silicea*-Patienten fehlt es an körperlichem Durchhaltevermögen. Sie sind schnell müde und frieren leicht. Ihre Hände und Füße werden kalt und dann einfach nicht wieder warm. Frische Luft und Zugluft machen das nur noch schlimmer.

Wie *Hepar*- und *Rhus*-Patienten können die *Silicea*-Patienten Beschwerden bekommen, wenn auch nur ein einziger Körperteil unbedeckt ist oder kalt wird. Entzündete Bereiche sind jedoch nicht ganz so kälteempfindlich wie bei *Hepar*-Patienten.

---

* s. auch die Kapitel 4 über Erkältungen und Husten, 6 über Ohrenschmerzen, 13 über Hautprobleme, 14 über Unfälle und Verletzungen

Dieser Mangel an Vitalität ist auch in anderen Symptomen erkennbar. Kleine Wunden entzünden sich leicht, und Hautinfektionen heilen langsam, sie verschwinden meistens nicht ganz, sondern hinterlassen rote Knötchen. Oft kommt es zu Verstopfung. Dem Körper fehlt einfach die Kraft, den Stuhl vollständig auszuscheiden.

Das sind einige der spezifischen Symptome: Geschwollene Lymphknoten treten häufig auf. Reichliches Schwitzen mit schlechtem Geruch ist vor allem an Füßen, Händen, Kopf und unterem Rücken erkennbar. Für *Silicea*-Kinder ist es typisch, daß sie hinten an Kopf und Hals schwitzen; der Schweiß riecht sauer. Diese Kinder können sich auch erbrechen, wenn sie Milch (auch Muttermilch) getrunken haben. Es kann ein Gefühl auftreten, als ob ein Splitter oder Stöckchen im Hals oder in anderen entzündeten Bereichen steckt. Auch hier ist die Ähnlichkeit mit *Hepar* zu erkennen, aber *Silicea*-Infektionen sind – wenngleich schmerzhaft – nicht empfindlich gegenüber Berührung wie bei *Hepar*.

Silicea-Patienten können eine Abneigung gegen Fleisch und Milch haben. Kinder können sogar die Muttermilch verweigern.

Obwohl kalte Speisen und Getränke die Symptome verschlimmern können, kommt es vor, daß der Patient eine Abneigung gegen warme Kost hat. Der Durst kann größer sein als sonst, vor allem nachts.

Das macht die Silicea-Symptome
schlimmer: Kälte, frische Luft, Winter, feuchtes Wetter, Abdecken der Bettdecke, Kälte schon an einem einzigen Körperteil, nasse Füße, kalte Speisen und Getränke, Liegen auf der schmerzhaften Seite, unterdrücktes Schwitzen, Essen
besser: Wärme

Sulfur* (Schwefel)

Sulfur ist eines der am häufigsten verordneten homöopathischen Medikamente bei chronischen Erkrankungen. Nur gelegentlich wird es

---

* s. auch die Kapitel 7 über Halsschmerzen 10 über Gesundheitsprobleme bei Männern, 12 über Allergien, 13 über Hautprobleme. *Sulfur* sollte nicht unmittelbar nach *Calcarea* verabreicht werden.

bei akuten Krankheiten verschrieben, aber es sollte bei Fieber, Hautinfektionen und einigen anderen Beschwerden durchaus in Betracht gezogen werden, wenn das Gesamtbild von *Sulfur* erkennbar ist.

Sulfur-Patienten werden im allgemeinen durch kaltes Wetter und Aufenthalt in der frischen Luft gekräftigt, sie fühlen sich schlechter, wenn es warm ist und wenn sie in warmen Räumen und im warmen Bett sind. Neben innerer Hitze treten oft brennende Schmerzen und Ausfluß auf. Der Ausfluß sorgt für Brennen auf der Haut. Augen, Ohren, Nase, Hals, Magen, After oder Oberkopf können heiß sein und weh tun, aber am typischsten ist, daß die Fußsohlen brennen. Der *Sulfur*-Patient muß die Füße und Hände unter der Bettdecke herausstrecken. Lippen und andere Schleimhäute sind rot und trocken. Die Haut ganz generell und besonders das Gesicht sind gerötet.

Ausfluß riecht wahrscheinlich schlecht, ganz gleich, ob er aus Nase, Augen, Ohren oder sonstwo austritt. Auch Atem, Stuhl und Schweiß riechen übel. Doch der Patient ist sich dieses Geruchs häufig gar nicht bewußt, und das, obwohl er gegen Gerüche in seiner Umgebung sehr empfindlich sein kann. Einige *Sulfur*-Patienten allerdings finden ihren eigenen Geruch sehr schlimm und ziemlich unerträglich, selbst nach dem Baden. Oft mag der Patient sich nicht waschen, und das Baden kann einige Beschwerden verschlimmern, vor allem auf der Haut.

Sulfur-Patienten sind oft robust und haben ein dickes Fell. Sie sind emotional weniger empfindlich als Patienten, die Medikamente wie *Pulsatilla* oder *Nux vomica* brauchen. Wenn sie akut erkrankt sind, können sie ungeduldig, rastlos und launisch sein. Doch neigen sie zu Faulheit und haben eine Abneigung gegen Arbeit oder irgendwelche systematischen Beschäftigungen. Sie werden nachlässig und unordentlich und lassen es zu, daß das Haus und der Arbeitsplatz unaufgeräumt sind. Die Unordnung stört sie nicht, denn sie behaupten, sie wüßten schon, wo alles zu finden ist, wenn sie es brauchen. Leute, die *Sulfur* benötigen, sind ›Sammler‹, die alles aufbewahren, weil es eine besondere Bedeutung für sie hat.

Während er der Umgebung und seinem äußeren Erscheinungsbild wenig Beachtung schenkt, kann der *Sulfur*-Patient sich fast mit Besessenheit an abstrakten Konzepten verbeißen, an religiösen oder philosophischen Fragen oder an anderen Dingen, bei denen es keine endgültigen Antworten gibt. Oder er kann sich ausführlich mit obskuren

Dingen und Einzelheiten oder mit gigantischen Luftschlössern befassen, obwohl er sonst oft gar nicht so produktiv und kreativ ist.

Sulfur-Kinder sind egoistisch und stellen Forderungen. Sie können Spielsachen, die sie gar nicht benutzen, regelrecht hamstern; oder es dreht sich bei ihnen alles um sie selbst, während sie den Bedürfnissen anderer Menschen gar keine Beachtung schenken. Sie stellen viele Fragen, vorzugsweise solche, die nicht beantwortet werden können.

Sulfur steht im Zusammenhang mit einer Reihe von Verdauungsbeschwerden. Eines der deutlichsten Merkmale ist ein leeres Gefühl im Magen, das mit Hunger zusammenhängen kann oder aber auch nicht. Oft hat der Patient um elf Uhr morgens einen Riesenappetit, der plötzlich einsetzt und gar nicht gestillt werden kann. Nach dem Essen hat der Patient oft Verdauungsbeschwerden. Früh am Morgen kann er durch einen plötzlichen, kräftigen Drang, Stuhlgang zu haben, aus dem Bett getrieben werden. Er hat eine Vorliebe für Gerichte mit kräftigem Geschmack und kann einen wahren Heißhunger auf gewürzte Speisen, Süßigkeiten, fettreiche Kost und Alkohol haben. Es kann auch sein, daß er eine Abneigung gegen Milch, Fleisch, Süßigkeiten und Fett entwickelt. Brot, kalte Speisen und Getränke, Fett, Süßigkeiten, Milch oder auch nur der Anblick von Essen können die Symptome verschlimmern.

Der *Sulfur*-Patient hat im allgemeinen ziemlich großen Durst. Es kann sein, daß er warme Getränke bevorzugt, die auch tatsächlich die Beschwerden bessern.

Der *Sulfur*-Patient ist oft nicht in der Lage, vor Mitternacht einzuschlafen. Oder er hat Schwierigkeiten, weil er zu früh aufwacht (häufig schon um drei Uhr herum). Wenn er zu lange geschlafen hat, fühlt er sich aller Wahrscheinlichkeit nach ungewöhnlich träge.

Sulfur wird bei zahlreichen unterschiedlichen Hautbeschwerden verabreicht, und Ausschläge können bei vielen Beschwerden Begleiterscheinung sein, wenn das Medikament angezeigt ist. Das Jucken ist normalerweise intensiv, und es wird nachts in der Wärme oder im warmen Bett am schlimmsten. Kratzen kann vorübergehend Erleichterung schaffen, führt aber oft zu noch stärkerem Jucken oder Brennen.

Typisch ist, daß die Patienten, die *Sulfur* brauchen, mehr Beschwerden auf der linken als auf der rechten Seite haben.

Das macht die Sulfur-Beschwerden
schlimmer: Wärme, warme Räume, Bettwärme, kalte Luft, die linke Seite, die Zeit um elf Uhr vormittags, Stehen, Waschen, Kratzen, langes Schlafen, wechselhaftes Wetter
besser: frische Luft, warme Getränke

Anhang

Homöopathische Organisationen

Deutscher Zentralverein Homöopathischer Ärzte
Mitgliederverwaltung: Alte Steige 3
 72213 Altensteig
 Tel. 07453/33 00
Informationen: Breite Straße 55 a
 53111 Bonn
 Tel.: 0228/63 92 30

Deutsche Gesellschaft für Klassische Homöopathie
Edelweißstraße 11
81541 München

Clemens von Bönninghausen-Gesellschaft für Homöopathik e. V.
Verwaltung: Am Knill 7 e
 22147 Hamburg
 Tel. und Fax: 040/6 45 47 95
Akademie: Kleiststraße 14-16
 38440 Wolfsburg

Für weitere Informationen empfiehlt sich ein Blick in das örtliche Telefonbuch und die Gelben Seiten unter den Stichwörtern: Ärzte/Heilpraktiker/Homöopathen

Empfohlene Literatur

Dank an Christine von Rosenberg, Heilpraktikerin in 22299 Hamburg, für Beratung bei der deutschen Bibliographie (d. Ü.)

Allen, H. C., *Leitsymptome wichtiger Arzneimittel der homöopathischen Materia Medica*, Burgdorf Verlag, Göttingen, 1994

Allen, John H., *Die chronischen Miasmen*, Barthel & Barthel Verlag, Hohenschäftlarn, 1996

Allen, John H., *Homöopathische Therapie der Hautkrankheiten*, Haug Verlag, Heidelberg, 1997

Barthel, Horst, *Charakteristika homöopathischer Arzneimittel*, Barthel & Barthel Verlag, Hohenschäftlarn, 1993

Berndt, Dietrich, *Gelebte Homöopathie*, Barthel & Barthel Verlag, Hohenschäftlarn, 1987

Blackie, Margery, *Lebendige Homöopathie*, Johannes Sonntag Verlag, Stuttgart, 1990

Boericke, William, *Handbuch der homöopathischen Materia Medica*, Haug Verlag, Heidelberg, 1996

Boger, Cyrus M., *Vorlesungen über Materia Medica*, Haug Verlag, Heidelberg, 1989

Borland, Douglas, *Homöopathie in der Alltagspraxis*, Johannes Sonntag Verlag, Stuttgart, 1992

Burnett, J. Compton, *Die Gicht und ihre Heilung,* Müller und Steinecke, München, 1994

Burnett, J. Compton, *Die Lebererkrankungen*, Müller und Steinecke, München, 1994

Burnett, J. Compton, *Die homöopathische Behandlung oder 50 Gründe, warum ich Homöopath bin,* Müller und Steinecke, München, 1997

Buschauer, Walter, *Grundlagen und Praxis der Homöopathie*, Haug Verlag, Heidelberg, 1994

Candegabe, Eugenio F., *Vergleichende Studien der homöopathischen Arzneimittelbilder*, Verlag Ulrich Burgdorf, Göttingen, 1994

Charette, Gilbert, *Homöopathische Arzneimittellehre für die Praxis*, Hippokrates Verlag, Stuttgart, 1997

Cooper, R. T., *Krebs und Krebssympotome*, Müller und Steinecke Verlag, München, 1996

Cornelius, Peter, *Nosoden und Begleittherapie*, Richard Pflaum Verlag, München, 1995

Coulter, Catherine R., *Portraits homöopathischer Arzneimittel*, Haug Verlag, Heidelberg, 1997

Delarue, Simone, *Impfschutz – Irrtum oder Lüge?* Hirthammer Verlag, München, 1995

Dorcsi, Mathias, *Arzneimittellehre,* Lernbuchreihe Homöopathie, Band 5, Haug Verlag, Heidelberg, 1991

Dorcsi, Mathias, *Ätiologie,* Lernbuchreihe Homöopathie, Band 2, Haug Verlag, Heidelberg, 1991

Eichelberger, Otto, *Klassische Homöopathie*, Haug Verlag, Heidelberg, 1997

Farrington, Ernest A., *Kompaktkurs Homöopathie*, Barthel & Barthel Verlag, Hohenschäftlarn, 1992

Farrington, Ernest A., *Vergleichende homöopathische Arzneimittellehre*, Similimum Verlag, Ruppichteroth, 1995

Farrington, Ernest A., *Klinische Arzneimittellehre*, Verlag Ulrich Burgdorf, Göttingen, 1991

Fritsche, Herbert, *Hahnemann – Idee und Wirklichkeit*, Klett Verlag, Stuttgart, 1954

Fritsche, Herbert, *Die Erhöhung der Schlange*, Verlag Ulrich Burgdorf, Göttingen, 1994

Gawlik, Willibald, *Arzneimittelbild und Persönlichkeit*, Hippokrates Verlag, Stuttgart, 1996

Gawlik, Willibald, *Homöopathie in der Weltliteratur*, Barthel & Barthel Verlag, Hohenschäftlarn, 1985 und 1994

Glaz, Vladimir, *Homöotherapie der Atemwegserkrankungen bei Kindern*, Johannes Sonntag Verlag, Stuttgart, 1992

Guernsey, Henry N., *Homöopathische Behandlung bei Säuglingen und Kleinkindern*, Similimum Verlag, Ruppichteroth, 1995

Hahnemann, Samuel, *Apothekerlexikon,* Haug Verlag, Heidelberg, 1986

Hahnemann, Samuel, *Chronische Krankheiten. Theoretischer Teil*, Barthel & Barthel Verlag, Hohenschäftlarn, 1983

Hahnemann, Samuel, *Die chronischen Krankheiten*, Haug Verlag, Heidelberg, 1995

Hahnemann, Samuel, *Erziehung des Kleinkindes*, Barthel & Barthel Verlag, Hohenschäftlarn, 1993

Hahnemann, Samuel, *Heilkunde der Erfahrung*, Haug Verlag, Heidelberg, 1989

Hahnemann, Samuel, *Reine Arzneimittellehre*, Haug Verlag, Heidelberg, 1995

Hahnemann, Samuel, *Versuch über ein neues Prinzip*, Haug Verlag, Heidelberg, 1988

Handley, Rima, *Eine homöopathische Liebesgeschichte*, Beck Verlag, München, 1996

Hartmann, Franz, *Die Kinderkrankheiten*, Verlag Arkana, Heidelberg, o. J.

Hering, Constantin, *Die Gynäkologie und Geburtshilfe*, Verlag Burgdorf, Göttingen, 1989

Hering, Constantin, *Homöopathischer Hausarzt*, B. v. d. Lieth, Hamburg, 1993

Hering, Constantin, *Kurzgefaßte Arzneimittellehre*, Verlag Ulrich Burgdorf, Göttingen, 1995

Hering, Constantin, *Wirkungen des Schlangengiftes*, Verlag Ulrich Burgdorf, Göttingen, 1989

Horvilleur, Alain, *Enzyklopädie der homöopathischen Therapie*, Haug Verlag, Heidelberg, 1987

Hutchinson, Y. W., *Siebenhundert Kardinalsymptome*, Müller & Steinecke Verlag, München, 1993

Illing, Kurt-Hermann, *Homöopathie für Anfänger*, Haug Verlag, Heidelberg, 1992

Julian, O. A., *Materia Medica der Nosoden*, Haug Verlag, Heidelberg, 1994

Julian, O. A., *Neuere homöopathische Arzneimittelbilder*, Johannes Sonntag Verlag, Stuttgart, 1988

Köhler, Gerhard, *Lehrbuch der Homöopathie*, 2 Bde., Hippokrates Verlag, Stuttgart, 1994 und 1997

Lathoud, Joseph-A., *Materia Medica*, Barthel & Barthel Verlag, Hohenschäftlarn, 1996

Lockie, Andrew, und Nicola Geddes, *Frauen Handbuch der Homöopathie*, Zabert Sandmann Verlag, München, 1994

Miller, Robert Gibson, *Arzneibeziehungen,* Haug Verlag, Heidelberg, 1995

Nash, Eugene B., *Leitsymptome in der homöopathischen Therapie*, Haug Verlag, Heidelberg, 1996

Risch, Gerhard, *Der sanfte Weg*, Müller und Steinicke Verlag, München 1994

Risch, Gerhard, *Homöopathik,* Richard Pflaum Verlag, München, 2. korrigierte und ergänzte Auflage, 1993

Stauffers homöopathisches Taschenbuch, Haug Verlag, Heidelberg, 26. Auflage 1996

Tyler, Margaret, *Homöopathische Arzneimittelbilder*, Verlag Ulrich Burgdorf, Göttingen, 1993

Ullman, Dana, *Homöopathie, Die sanfte Heilkunst*, Scherz Verlag, Bern

Ullman, Dana, *Homöopathie für Kinder*, Scherz Verlag, Bern

Voegeli, Adolf, *Das ABC der Gesundheit*, Haug Verlag, Heidelberg, 1994

Voegeli, Adolf, *Das Asthma und seine homöopathische Behandlung*, Haug Verlag, Heidelberg, 1996

Voegeli, Adolf, *Die korrekte homöopathische Behandlung*, Haug Verlag, Heidelberg, 1993

Voegeli, Adolf, *Die Kreislauferkrankungen*, Haug Verlag, Heidelberg, 1991

Voegeli, Adolf, *Die rheumatischen Erkrankungen*, Haug Verlag, Heidelberg, 1994

Wright-Hubbard, Elizabeth, *Kurzlehrgang der Homöopathie,* Barthel & Barthel Verlag, Hohenschäftlarn, 1993

Zur Lippe, Adolf, *Grundzüge und Charakteristische Symptome der homöopathischen Materia Medica*, Verlag Ulrich Burgdorf, Göttingen, 1996

Auswahl englischsprachiger Bücher

Einführung und Leitfaden für die ganze Familie
Buegel, Dale, Blair Lewis und Dennis Chernin, *Homeopathic Remedies for Health Professionals and Laypeople*, Honesdale/USA, Himalayan, 1991

Grossinger, Richard, *Homeopathy: An Introduction for Beginners and Sceptics*, Berkeley/USA, North Atlantic, 1993

Kruzel, Thomas, *Homeopathic Emergency Guide*, Berkeley/USA, North Atlantic, 1992

Jonas, Wayne, und Jennifer Jacobs, *Healing with Homeopathy*, Nerw York, Warner, 1996

Rose, Barry, *The Family Guide to Homeopathy*, Berkeley/USA, Ten Speed Press, 1993

Whitmont, Edward C., *The Alchemy of Healing*, Berkeley/USA, North Atlantic, 1993

Bücher für die Eigenbehandlung
Chappel, Peter, *Emotional Healing with Homeopathy*, Rockport/USA, Element, 1994

Hershoff, Asa, *Homeopathic Medicines for Muscoloskeletal Healing*, Berkeley/USA, North Atlantic, 1997

Moskowitz, Richard, *Homeopathic Medicine for Pregnancy and Childbirth*, Berkeley/USA, North Atlantic, 1992

Schmidt, Michael A., *Healing Childhood Ear Infections: Prevention, Home Care, and Alternative Treatment*, Berkeley/USA, North Atlantic, 1996

Subotnick, Steven, *Sport and Exercise Injuries: Conventional, Homeopathic, and Alternative Treatment*, Berkeley/USA, North Atlantic, 1991

Zur Philosophie und Methodik
Anmerkung: Diese Bücher sind in erster Linie für Studenten und praktizierende Homöopathen geeignet, aber jeder, der an Heilungsprozessen ernsthaft interessiert ist, kann viel daraus lernen.

Kent, James Tyler, *Lectures on Homeopathy*, Berkeley/USA, North Atlantic, 1979, Reprint

Sankaran, Rajan, *The Spirit of Homeopathy*, Bombay, Homeopathic Medical Publishers, 1991

Materia Medica und Repetitorien

Anmerkung: *Materia Medica* ist ein Buch, das homöopathische Mittel und die verschiedenen Symptome und Syndrome auflistet, von denen bekannt ist, daß sie heilen. Ein Repetitorium führt Symptome und die verschiedenen Medikamente auf, bei denen man herausgefunden hat, daß sie in Überdosis diese Symptome hervorrufen und in homöopathischer Dosierung heilen. Normalerweise besitzen Homöopathen mehrere *Materia Medica* und mindestens ein Repetitorium.

Die meisten dieser Bücher sind in erster Linie für professionelle Homöopathen von Nutzen, aber auch viele andere Interessierte werden sie verstehen und verwenden. Wenn Sie eine *Materia Medica* und ein Repetitorium im Bücherschrank haben, können Sie die Auswahl des individuellen Medikaments präziser treffen.

Bailey, Philip, *Homeopathic Psychology: Personality Profiles of the Major Constitutional Remedies*, Berkeley/USA, North Atlantic, 1995

Gibson, D. M., *Studies of Homeopathic Remedies,* Beaconsfield/England, Beaconsfield Publishers, 1987

Herscue, Paul, *The Homeopathic Tretamen of Children: Pediatric Constitutional Types*, Berkeley/USA, North Atlantic, 1991

Morrison, Roger, *Desktop Guide to Keynotes and Confirmatory Symptoms*, Berkeley/USA, Hahnemann Publishing, 1993

Schroyens, F., *Synthesis Repertorium*, London, Homeopathic Book Publishers, 1993

Vermeulen, Frans, *Concordant Materia Medica*, Haarlem/Niederlande, Merlijn Publishers, 1994

Wissenschaft und Forschung

Coulter, Harris L., *Homeopathic Science and Modern Medicine: The Physis of Healing with Microdoses*; Berkeley/USA, North Atlantic, 1980

Geschichte der Homöopathie
Handley, Rima, *In Search of Later Hahnemann*, Beaconsfield/England, Beaconsfield Publishers, 1996

Wood, Matthew, *The Magical Staff: The Vitalist Tradition in Western Medicine*, Berkeley/USA, North Atlantic, 1992

Homöopathie international im Internet

http://www.homeopathic.com.
Das ist die Website von *Homeopathic Educational Services*, einem der führenden amerikanischen Zentren für homöopathisches Material. Inhalt: Mehr als 100 Artikel über homöopathische Medizin, die für das allgemeine Publikum und professionelle Homöopathen gleichermaßen von Interesse sind; außerdem ein Katalog mit homöopathischen Büchern, Bändern, Medikamenten und Software, die alle auf Bestellung geliefert werden. (Wichtige Anmerkung: Versandhandel von Medikamenten ist in Deutschland nicht erlaubt; auch homöopathische Mittel sind apothekenpflichtig.)

http://www.dungeon.com/~cam/homeo.html
Hierunter finden Sie eine Reihe von homöopathischen Quellen und Websites in der ganzen Welt. Sie können sich kostenlos in einer homöopathischen Diskussionsrunde anmelden; und Sie haben über das Inhaltsverzeichnis Zugang zu verschiedenen Themen.

http://antenna.n1/homeoweb
Hier finden Sie eine Liste homöopathischer Internet-Seiten und Internet-Adressen von wichtigen homöopathischen Organisationen und Experten.

http://www.wolfe.net.com/~enos/ho_web/index.html
Hierbei handelt es sich um ein homöopathisches Online-Magazin mit Artikeln, Kritiken und Berichten über persönliche Erfahrungen mit der Homöopathie.

http://www.monmouth.com/~altvetmed/
Wer sich für Informationen über homöopathische und alternative Tiermedizin interessiert, findet hier einen Überblick.

http://www.healthy.com
Health World bietet Zugang zu einer Vielzahl von Informtionen über alternative Medizin, Organisationen, Dienstleistungen und Produkte.

Glossar

Allgemeine Symptome: Das sind die Symptome, die zu dem Menschen als Gesamtheit gehören. Darunter fallen alle psychologischen Symptome und jene körperlichen, die den ganzen Körper betreffen (beispielsweise Energie-Ebene, Ruhelosigkeit, Kälteempfindlichkeit, Müdigkeit am Morgen). Weil diese Symptome ein Bild der Gesamtreaktion des Körpers sind, werden sie als tiefergehende Symptome angesehen. Sie sind besonders wichtig bei der Auswahl des richtigen homöopathischen Medikaments.

Allopathie: Der homöopathische Begriff für die herkömmliche Medizin. Das Wort ist aus dem Griechischen abgeleitet; ›allos‹ bedeutet ›fremd, anders‹, ›pathos‹ ist ›Leiden‹. In der Allopathie werden im allgemeinen Medikamente verschrieben, die einfach nur ausgewählt wurden, weil sie die Beschwerden verringern, oft auch, weil sie dem Krankheitsverlauf entgegenwirken.

Antidot: Gegenmittel oder Gegengift. Eine Substanz, die die Heilwirkung eines homöopathischen Medikaments verlangsamt, stoppt oder umkehrt.

Heilung: Eine tiefe, allgemeine Verbesserung der Gesundheit, bei der der einzelne Mensch zu einem Gefühl körperlicher, emotionaler und geistiger Freiheit kommt.

Heilungskrise: Eine häufige Erfahrung von Patienten, die chronische Erkrankungen und einige akute Krankheiten mit homöopathischen Mitteln behandeln. Einige der äußeren Beschwerden verschlimmern sich zu Beginn des Heilungsprozesses.

Herings Gesetze der Heilung: Constantine Hering (1800–1880) hat diese Prinzipien zuerst beschrieben. Sie legen die Veränderungen bei den Symptomen fest, die bei einer wirklichen Heilreaktion auf die Behandlung auftreten sollten. Die drei Hauptpunkte sind: 1. Die Heilung schreitet voran aus den tiefsten Bereichen des Organismus, die für Überleben und Wachstum notwendig sind, bis hin zu den oberflächlichsten Bereichen. 2. Die Heilung schreitet von oben nach unten beim Menschen voran. 3. Die Heilung setzt in umgekehrter Reihenfolge im Vergleich zum Auftreten der Symptome ein.

Konstitution: Der gesamte Gesundheitszustand eines Menschen, wie er von der Erbanlage, der Lebensgeschichte, der Lebensweise, der Umgebung und von früheren Behandlungen bestimmt wird.

Konstitutionstherapie: Eine Behandlung, die sich sorgfältig mit der Konstitution eines Menschen und dem Gesamterscheinungsbild der vorhandenen Symptome befaßt, um die Heilkräfte des Menschen so tief wie möglich anzuregen.

Linderung der Symptome: Eine zeitweilige Erleichterung bei den Beschwerden, ohne daß die Krankheit, die sie verursacht hat, geheilt wird.

Materia medica: Aus dem Lateinischen, ›medizinische Materialien‹. Homöopathische *materia medica* sind Bücher, in denen Medikamente und detaillierte Hinweise auf ihre Anwendung aufgeführt sind.

Modalitäten: Äußere Einflüsse, die den allgemeinen Gesundheitszustand oder spezifische Symptome bessern oder verschlimmern (beispielsweise Schwäche, die morgens schlimmer ist, Kopfschmerzen, die durch kalte Umschläge besser werden. ›Morgens schlimmer‹ und ›durch kalte Umschläge besser‹ sind die Modalitäten).

Potenz: Ein homöopathischer Begriff, mit dem beschrieben wird, wie oft eine Substanz nach den Regeln der Homöopathie verdünnt wurde. Die Potenzen geben das Verhältnis von Arznei zu Trägerstoff an. D = Dezimalpotenzen, 1:9. C = Centesimalpotenzen, 1:99. LM = Quinquigenta-Millesimalpotenzen, 1 :50 000.

Potenzierung: Der pharmazeutische Prozeß wiederholter Verdünnung unter heftigem Schütteln, bei der das homöopathische Medikament stufenweise zubereitet wird.

Prüfung: Der Prozeß, gesunden Menschen Dosierungen einer Substanz zu verabreichen, um so herauszufinden, was die Überdosis der Substanz verursacht und welche Heilungsmöglichkeiten in ihr stecken, wenn Kranke sie in potenzierter Form bekommen.

Repetitorium: Ein wertvoller homöopathischer Text, der Symptome aufführt und eine Liste der Medikamente liefert, von denen man weiß, daß sie spezifische Symptome verursachen und/oder heilen.

Simileprinzip: Die Grundlage der Homöopathie. Eine Substanz, die beim gesunden Menschen bestimmte Symptome verursacht, wirkt als Heilmittel, wenn sie Kranken mit gleichen Symptomen verabreicht wird.

Spezifische Symptome: Die Symptome, die lokal auf einen bestimmten Körperbereich begrenzt sind (beispielsweise ein pochender Schmerz im Kopf, Brennschmerz im Magen oder Jucken auf der Kopfhaut).

Symptome: Erkennbare oder spürbare Veränderungen im körperlichen, emotionalen oder geistigen Zustand eines Menschen, die die optimale Gesundheit einschränken. Homöopathen glauben, daß Symptome die Anstrengungen des Organismus darstellen, mit innerem oder äußerem Streß und Belastungen fertig zu werden.

Übliche Symptome: Jene Symptome, die bei einer speziellen Krankheit üblicherweise auftauchen (beispielsweise Gelbsucht und Appetitlosigkeit bei Hepatitis). Diese Symptome sind die unwichtigsten bei der Auswahl des richtigen homöopathischen Medikaments für den einzelnen Menschen.

Unterdrücken der Symptome: Symptome so zu behandeln, daß sie verschwinden, sich dafür aber schwerere Symptome einstellen.

Vis medicatrix naturae: Die innere Heilkraft des Organismus, die die Fähigkeit hat, sich selbst zu regulieren und zu organisieren, um die Gesundheit wiederherzustellen.

Register

Abszesse s. Furunkel
Acethylcholin 31
Aconitum 72, 92, 386 ff.
   Blasenkatarrh 242, 244 f.
   Emotionale Störungen 374
   Erkältungen und Husten 98–119
   Fieber 80, 82
   Grippe 84–89
   Halsschmerzen 179
   Hepatitis 216, 218
   Krupp 98, 115 f.
   Masern 145, 147
   Mumps 154
   Röteln 151
Aesculus
   Hämorrhoiden 210 ff.
Akne 341
Allergie 94, 165, 280–299
Allergien der oberen Atemwege 288–291
   Allium cepa 290
   Arsenicum 290 f.
   Euphrasia 290
   Nux vomica 290 f.
   Sabadilla 290 f.
   Wyethia 290 f.
Allium cepa 72
   Erkältungen und Husten 99, 108, 117 ff.
   Allergien 290
Aloe
   Hämorrhoiden 213
Ampfer, Krauser s. Rumex
Anacardium 72
   Kontakt-Dermatitis 283 f.

Antibiotika 39, 163, 176, 252
Antimonium crudum 72
   Impetigo 314 f.
   Windpocken 158
Antimonium tartaricum 72
   Erkältungen und Husten 106, 114
   Warzen 329
   Windpocken 158 f.
Apis mellifica 72, 388 f.
   Bindehautentzündung 125
   Blasenkatarrh 244 ff.
   Gerstenkörner 310 f.
   Halsschmerzen 180 f., 184 f.
   Herpes zoster 325
   Masern 147
   Nesselausschlag 286 f.
   Prostataentzündung 258
   Stiche und Bisse von Insekten und Spinnen 367 ff.
   Stichwunden 348
Arnica montana 72
   Blaue Flecken 346
   Brüche 356 f.
   Gelenke, ausgekugelte 355
   Kopfverletzungen 359
   Rückenschmerzen 353
   Schlaflosigkeit 380, 383
   Schnitte 344, 370
   Schock 364
   Stichwunden 348
   Zahnschmerzen 372
   Zerrungen 350
Arsenicum album 72, 390 f.
   Allergien 290 f.
   Asthma 294 f., 297

Erkältungen und Husten 101, 103, 109 f., 112
Furunkel 305, 307
Halsschmerzen 179 f., 184
Herpes simplex 320 f.
Herpes zoster 324, 326
Impetigo 315 f.
Masern 147
Mumps 154
Mykose 337 ff.
Ringelflechte 332 f.
Schlaflosigkeit 380 f.
Verdauungsprobleme 196 f., 199 f., 202
Windpocken 158
Arsenik weißes
s. *Arsenicum album*
Aspirin 79, 157
Asthma 292–299
   Arsenicum 294 f., 297
   Bryonia 295, 298
   Chamomilla 296 ff.
   Ipec. 294
   Lobelia 295, 297
   Pulsatilla 294 f.
   Sambucus 295, 297
   Spongia 295 f.
Atopie 287 f.
Augentrost s. *Euphrasia*

Bach-Blütentherapie 41 f.
Badeschwamm s. Spongia
Bärlapp s. *Lycopodicum*
Beinwell s. *Symphytum*
Beinwurz s. *Symphytum*
Belladonna 72, 391 ff.
   Bettnässen 141, 143
   Bindehautentzündung 125
   Erkältungen und Husten 98 f.
   Fieber 81 f.
   Furunkel 304, 306
   Gehörgang, Äußerer 167 f., 170
   Grippe 86, 89
   Hämorrhoiden 211, 213
   Hepatitis 216, 218
   Hitzschlag 367
   Kopfschmerzen 271 ff., 275
   Masern 145, 147 f.
   Menstruationsbeschwerden 233 f., 236
   Mumps 152 f., 155
   Mykose 336, 338
   Röteln 151
   Verdauungsprobleme 198 f., 203
   Windpocken 158
Bellis perennis 72
Berberis vulgaris 72
   Blasenkatarrh 243, 246
Berberitze, Gemeine s. *Berberis vulgaris*
Bergwohlverleih s. *Arnica montana*
Bettnässen 137–143
   Belladonna 141, 143
   Causticum 140 ff.
   Equisetum 141 f.
   Kreosotum 140 ff.
   Pulsatilla 141 f.
   Sepia 140 ff.
Bindehautentzündung 123–127
   Apis 125
   Belladonna 125
   Euphrasia 125
   Hepar sulf. 126
   Mercurius 126
   Pulsatilla 125 f.
Bisse von Tieren und Menschen 370 f.
   Arnica 370
   Hypericum 370
   Ledum 370
Bittersüß s. *Dulcamara*
Blaseninfektion 250 f.
Blasenkatarrh 240–247
   Aconitum 242, 244 f.
   Apis 244 ff.
   Berberis 243, 246
   Cantharis 242 ff.
   Equisetum 244, 247
   Mercurius 242 f., 245
   Nux vomica 242 f., 245

Pulsatilla 243 f., 246
Sarsaparilla 242, 245
Staphisagria 243, 246
Blaue Flecken 347
  Arnica 347
  Ledum 347
  Ruta 347
Blinddarmentzündung 194 f.
Blutwurzel, Kanadische s. *Hydrastis* und *Sanguinaria*
Borax 72
  Mykose 337, 339 f.
  Scheidenentzündungen 228, 230
Brechnuß s. *Nux vomica*
Brechwurzel s. *Ipecacuanha (Ipec.)*
Brennessel s. *Urtica urens*
Bronchitis 93
  Ipec. 105 f., 114
Brüche 356 ff.
  Arnica 356 f.
  Bryonia 357
  Eupatorium perfoliatum 356 f.
  Silicea 357
  Symphytum 357
Bryonia 72, 394 f.
  Asthma 295, 298
  Brüche 357
  Erkältungen und Husten 102, 111
  Grippe 86, 89
  Koliken 132, 134
  Kontakt-Dermatitis 283, 285
  Kopfschmerzen 271 ff., 275 f.
  Masern 146, 149
  Mumps 154
  Rückenschmerzen 353
  Verdauungsprobleme 199, 203 f.
Buchenholzteerkreosot s. *Kreosotum*

Calcarea carbonica 72, 396 f.
  Ringelflechte 332
  Scheidenentzündungen 227 f., 230
Calciumkarbonat s. *Calcarea carbonica*

Calendula 72
  Herpes simplex 320
  Impetigo 313
  Kontakt-Dermatitis 283
  Mykose 335
  Reizung der Vorhaut 260
  Schnitte und Kratzer 343 f.
  Verbrennungen 361 ff.
Candida s. Mykose
Candida albicans
  Mykose 337, 339
Cantharis 72
  Blasenkatarrh 242 ff.
  Verbrennungen 362
Carbo vegetabilis 72
  Mumps 154
Caulophyllum 72
  Menstruationsbeschwerden 235, 238
Causticum 72
  Bettnässen 140 ff.
  Laryngitis 103, 114
  Prostataentzündung 258 f.
  Warzen 329
Chamomilla 72, 397 f.
  Asthma 296 ff.
  Emotionale Störungen 375
  Gehörgang, Äußerer 168, 171 f.
  Koliken 132 f.
  Menstruationsbeschwerden 234 f., 237
  Mykose 336, 338, 340
  Schlaflosigkeit 380, 382
  Zahnen 136 f.
  Zahnschmerzen 372
Chelidonium majus 73
  Hepatitis 216–219
Chimaphilla umbellata 73
  Prostataentzündung 257, 259
China 73
  Hepatitis 217, 220
Chinarindenbaum s. *China*
Cholera 37 f.
Cimicifuga racemosa 73
  Menstruationsbeschwerden 234, 237

Cocculus 73
   Reisekrankheit 221
Coffea
   Emotionale Störungen 375
   Schlaflosigkeit 379 ff.
   Zahnschmerzen 371
Colocynthia 73
   Koliken 132 f.
   Menstruationsbeschwerden 234, 237
   Rückenschmerzen 354
   Verdauungsprobleme 198, 203
Croton tiglium 73
   Kontakt-Dermatitis 283 f.
Cuprum metallicum 73
   Schwächeanfall durch Hitze 365

Dosierung 60–63
Drosera 73
   Erkältungen und Husten 104
   Krupp 116
Drüsenfieber 177
Dulcamara 73
   Erkältungen und Husten 107
   Ringelflechte 332
   Warzen 329
Durchfall 186–190

Edelraute s. *Ruta*
Eisen, Phosphorsaures s. *Ferrum phosphoricum*
Eisenhut, Blauer s. *Aconitum*
Eitergrind s. Impetigo
Ekzeme s. Atopie
›Elefantenlaus‹, Ostindische s. *Anacardium*
Emotionale Störungen 373–376
   Aconitum 374
   Chamomilla 375
   Coffea 375
   Ignatia 374
   Nux vomica 375
   Opium 374 f.
Entenfuß s. *Podophyllum*

Equisetum 73
   Bettnässen 141 f.
   Blasenkatarrh 244, 247
Erbrechen 186 ff.
Erkältungen 91–110
   Aconitum 98
   Allium cepa 99, 108
   Arsenicum 101, 109 f.
   Belladonna 98 f.
   Euphrasia 99 f., 108
   Ferrum phos. 99
   Gelsemium 101, 110
   Kalium bichromium 101 f., 110
   Natrium muriaticum 100, 108 f.
   Nux vomica 100 f., 109
   Pulsatilla 110
Eupatorium perfoliatum 73
   Brüche 356 f.
   Grippe 88 ff.
Euphrasia 73
   Allergien 290
   Blindehautentzündung 125
   Erkältungen und Husten 99 f., 108
   Masern 146, 148

Ferrum phosphoricum 73, 398 f.
   Erkältungen und Husten 99
   Fieber 81, 83
   Gehörgang, Äußerer 167, 171
   Masern 147
   Röteln 151
Fieber 76–83
   Aconitum 80, 82
   Belladonna 81 f.
   Ferrum phos. 81, 83
   Nux vomica 81, 83
   Pulsatilla 81 ff.
Frauenkrankheiten 222–247
Frauenwurzel s. *Caulophyllum*
Fremdkörper, Einatmen von 96
Furunkel 302–308
   Arsenicum 305, 307
   Belladonna 304, 306
   Hepar sulf. 304 ff.

Lachesis 305, 307
Mercurius 305 f.
Silicea 305, 307
Fußpilz s. Ringelflechte

Gänseblümchen s. *Bellis perennis*
Gastroenteritis 186 f., 199
Gegengiftwirkung 60 ff.
Gehörgang, Entzündung des
 Äußeren 166–173
 Belladonna 167 f., 170
 Chamomilla 168, 171 f.
 Ferrum phos. 167, 171
 Hepar sulf. 167 ff., 171
 Mercurius 167, 169 f., 172
 Pulsatilla 167 ff., 171
 Silicea 167, 169, 172
Gelbwurz, Kanadische
 s. *Hydrastis*
Gelenke, ausgekugelte 355
 Arnica 355
Gelenkrheuma 176 f.
Gelsemium 73, 399 f.
 Erkältungen und Husten 101, 110
 Grippe 85 f., 89
 Kopfschmerzen 273 f., 277
 Masern 145 f., 148
Germer s. *Veratrum album*
Gerstenkörner 308–312
 Apis 310 f.
 Graphites 310 f.
 Hepar sulf. 309, 311
 Lycopodium 310 f.
 Pulsatilla 309 f.
 Silicea 310, 312
 Staphisagria 310f
Geschlechtskrankheiten 248 f.
Giffsumach s. *Rhus toxicodendron*
Glonoinum 73
 Hitzschlag 367
Gnaphalium
 Rückenschmerzen 354
Gonorrhöe 249 f.

Graphites 73
 Gerstenkörner 310 f.
 Herpes simplex 320, 322
 Impetigo 314 f.
 Kontakt-Dermatitis 283, 285
 Mykose 337 f.
 Ringelflechte 332 f.
 Scheidenentzündungen 227 f., 230
Grippe 84–90
 Bryonia 86, 89
 Eupatorium perfolatium 88 ff.
 Gelsemium 85 f., 89
 Rhus tox. 87, 89
 Oscillococcium 88, 90
Gürtelrose s. Herpes zoster

Hahnemanns Calcium Sulphid s. *Hepar sulfuris*
Hahnenfuß, Blauer s. *Caulophyllum*
Halsschmerzen 174–185
Hamamelis
 Hämorrhoiden 209 f., 212 f.
Hämorrhoiden 208–214
 Aesculus 210 ff.
 Aloe 213
 Belladonna 211, 213
 Hamamelis 209 f., 212 f.
 Nux vomica 211 ff.
 Pulsatilla 211 f., 214
 Salzsäure 211 f., 214
Harnröhrenentzündung 249–253
 Mercurius 252 f.
 Natrium muriaticum 251 ff.
 Pulsatilla 251 ff.
 Salpetersäure 252 f.
 Sulfur 252 f.
Hautausschlag s. Allergien
Hautinfektionen s. Furunkel
Hautprobleme 300–341
Hefepilze s. Mykose
Hepar sulfiris 73, 400 f.
 Bindehautentzündung 126
 Erkältungen und Husten 105

Furunkel 304 ff.
Gehörgang, Äußerer 167 ff., 171
Gerstenkörner 309, 311
Halsschmerzen 180 f., 183 f.
Herpes simplex 320, 322
Herpes zoster 325
Impetigo 315 f.
Krupp 116
Mykose 337, 339
Nebenhöhlen, Probleme mit 123
Hepatitis 215–220
 Aconitum 216, 218
 Belladonna 216, 218
 Chelidonium 216–219
 China 217, 220
 Lycopodium 217, 219
 Mercurius 217, 219
 Nux vomica 217, 219f,.
Herpes simplex 317–323
 Arsenicum 320 f.
 Calendula 320
 Graphites 320, 322
 Hepar sulf. 320, 322
 Natrium mur. 320, 322
 Petroleum 321 f.
 Rhus tox. 320 f.
 Sepia 320 ff.
Herpes zoster 323–327
 Apis 325
 Arsenicum 324, 326
 Hepar sulf. 325
 Iris versicolor 325 f.
 Lachesis 324 ff.
 Mercurius 325
 Mezereum 325 f.
 Ranunculus bulbosus 325 f.
 Rhus. thox. 324 f.
 Sulfur 325
Hitzschlag 365 ff.
 Belladonna 367
 Glonoinum 367
Hoden, Probleme mit den 260 ff.
Holzkohle s. *Carbo vegetabilis*
Honigbiene s. *Apis mellifica*

Husten (s. auch Erkältungen) 111–114
 Antimonium tart. 106, 114
 Arsenicum 112
 Bryonia 102, 111
 Causticum 103, 114
 Drosera 104
 Dulcamara 107
 Hepar sulf. 105
 Ipecac. 105 f., 113 f.
 Kalium carbonicum 107, 115
 Lachesis 105, 113
 Phosphorus 102 f., 112
 Pulsatilla 103, 113
 Rhus tox. 106 f., 114 f.
 Rumex 104, 111
 Spongia 103 f.
Hydrastis 73
 Mykose 338, 340
Hypericum perforatum 73
 Rückenschmerzen 353
 Schnitte und Kratzer 343 f., 370
 Stichwunden 347 f.
 Verbrennungen 362
 Zahnschmerzen 372

Ibuprofen 79
Ignatia amara 73, 401
 Emotionale Störungen 374
 Koliken 133, 135
 Schlaflosigkeit 381 f.
 Zahnen 136 f.
Ignatiusbohne s. *Ignatia amara*
Impetigo 312–317
 Antimonium crudum 314 f.
 Arsenicum 315 f.
 Calendula 313
 Graphites 314 f.
 Hepar sulf. 315 f.
 Mercurius 314 ff.
 Rhus tox. 314 ff.
Ipecacuanha 73
 Asthma 294
 Bronchitis 105 f., 114
 Erkältungen und Husten 105 f., 113 f.

Koliken 133 f.
  Verdauungsprobleme 197 f., 202
Iris versicolor 73
  Herpes zoster 324 ff.
  Kopfschmerzen 274, 277 f.

Jalapa
  Koliken 133, 135
Jasmin, Falscher s. *Gelsemium*
Johanniskraut s. *Hypericum perforatum*

Kalium bichromium 73, 403
  Erkältungen und Husten 101 f. 110
  Masern 147
  Mumps 154
  Nebenhöhlen, Probleme mit 122
  Prostataentzündung 257, 259
Kalium carbonicum
  Husten 107, 115
Kaliumdichromat s. *Kalium bichromium*
Kaliumhydrat s . *Causticum*
Kalkschwefelleber s. *Hepar sulfuris*
Kamille s. *Chamomilla*
Kehlkopfdeckel,
Schleimhautentzündung des 177–185
  Aconitum 179
  Apis 180 f., 184 f.
  Arsenicum 179 f., 184
  Belladonna 179, 182
  Hepar sulf. 180 f., 183 f.
  Lachesis 180 f., 183
  Lycopodium 180, 183
  Mercurius 180, 183
  Phytolacca 181 ff.
  Rhus tox. 179 f., 184
  Sulfur 181 f., 185
Kehlkopfentzündung s. Laryngitis
Kellerhals s. *Mezereum*
Kermesbeere s. *Phytolacca*
Kieselsäure, wasserhaltige
polymerisierte s. *Silicea*
Kinderkrankheiten 128–160
Knollenhahnenfuß s. *Ranunculus bulbosus*

Kockelskörner s. *Cocculus*
Koliken 129–135
  Bryonia 132, 134
  Chamomilla 132 f.
  Colocynthia 132 f.
  Ignatia 133, 135
  Ipecacuanha 133 f.
  Jalapa 133, 135
  Magnesium phosphoricum 132, 134
  Nux vomica 132, 134
  Pulsatilla 132, 134
Koloquinte s. *Colocynthia*
Kombinationsmedikamente 40 ff.
Kontakt-Dermatitis 281–285
  Anacarcdium 283 f.
  Bryonia 283, 285
  Calendula 283
  Croton tig. 283 f.
  Graphites 283, 285
  Rhus diversiloba 283 f.
  Rhus tox. 282 ff.
  Sepia 283, 285
  Sulfur 283, 285
Kopfschmerzen 263–279
  Belladonna 271 ff., 275
  Bryonia 271 ff., 275 f.
  Gelsemium 273 f., 277
  Iris 274, 277 f.
  Nux vomica 271 ff., 275 f.
  Pulsatilla 273, 276 f.
  Sanguinaria 273 f., 278
  Spigelia 274 f., 278
Kopfverletzungen 358 ff.
  Arnica 359
  Natrium sulf. 359
Krähenauge s. *Nux vomica*
Kratzer s. Schnitte
Kreosotum 73
  Bettnässen 140 ff.
  Scheidenentzündungen 227 ff.
  Zahnen 136 f.
  Zahnschmerzen 372
Krupp 93, 115 f.
  Aconitum 115 f.

Drosera 116
Hepar sulf. 116
Spongia 116
Kupfer, Metallisches s.*Cuprum metallicum*
Kürbisgewächs, Bitteres s.*Colocynthia*

Lachesis 73, 404 f.
  Erkältungen und Husten 105, 113
  Furunkel 305, 307
  Halsschmerzen 180 f., 183
  Herpes zoster 324 ff.
  Menstruationsbeschwerden 235, 237 f.
Laryngitis 103
  Causticum 103
Läusekörner s. *Sabadilla*
Lebensbaum, Abendländischer s. *Thuja occidentalis*
Leberentzündung s. Hepatitis
Ledum palustre 73
  Bisse 368
  Blaue Flecken 346
  Stiche und Bisse von Insekten und Spinnen 368
  Stichwunden 348
  Zerrungen 350
Leibschmerzen 193
Lobelia
  Asthma 295, 297
Lungenentzündung 93 f.
Lycopodium 74, 405 ff.
  Gehörgang, Äußerer 310 f.
  Gerstenkörner
  Hepatitis 217, 219
  Prostataentzündung 258 f.

Magnesiumhydrogenphosphat s. *Magnesium phosphoricum*
Magnesium phosphoricum 74
  Koliken 132, 134
  Menstruationsbeschwerden 234, 236
  Verdauungsprobleme 198, 203
Maiapfel s. *Podophyllum*

Malakkanuß s. *Anacardium*
Männerkrankheiten 248–262
Masern 143–150
  Aconitum 145, 147
  Apis 147
  Arsenicum 147
  Belladonna 145, 147 f.
  Bryonia 146, 149
  Euphrasia 146, 148
  Ferrum phos. 147
  Gelsemium 145 f., 148
  Kalium bi. 147
  Pulsatilla 146, 148 f.
  Rhus tox. 147
Maßliebchen s. *Bellis perennis*
Menstruationsbeschwerden 231–239
  Belladonna 233 f., 236
  Caulophyllum 235, 238
  Chamomilla 234 f., 237
  Cimicufuga 234, 237
  Colocynthia 234, 237
  Lachesis 235, 237 f.
  Magnesium phos. 234, 236
  Pulsatilla 235, 238
Mercurius 74, 407 ff.
  Bindehautentzündung 126
  Blasenkatarrh 242 f., 245
  Furunkel 305 f.
  Gehörgang, Äußerer 167, 169 f., 172
  Harnröhrenentzündung 252 f.
  Hepatitis 217, 219
  Herpes zoster 325
  Impetigo 314 ff.
  Mumps 153, 155 f.
  Mykose 337, 340
  Windpocken 158
  Zahnschmerzen 372
Mezereum 74
  Herpes zoster 325 f.
Mittelohr 162–165
Mumps 151–156
  Aconitum 154
  Arsenicum 154
  Belladonna 152 f., 155

Bryonia 154
Carbo veg. 154
Kalium bi. 154
Mercurius 153, 155 f.
Phytolacca 153, 155
Pilocarpium 153 f., 156
Pulsatilla 153, 155
Rhus tox. 154
Mykose 334–341
  Arsenicum 337 ff.
  Belladonna 336, 338
  Borax 337, 339 f.
  Calendula 335
  Candida albicans 337, 339
  Chamomilla 336, 338, 340
  Graphites 337 f.
  Hepar sulf. 337, 339
  Hydrastis 338, 340
  Mercurius 337, 340
  Sulfur 337–340

Naproxen 79
Natrium muriaticum 74, 409 f.
  Erkältungen und Husten 100, 108 f.
  Harnröhrenentzündung 251 ff.
  Herpes simplex 320, 322
Natriumsulfat, Trockenes s. *Natrium sulfuricum*
Natrium sulfuricum 74
  Kopfverletzungen 359
Natriumtetraborat s. *Borax*
Nebenhöhlen, Probleme mit 121 ff.
  Hepar sulf. 123
  Kalium bi. 122
  Pulsatilla 122
  Silicea 122
  Spigelia 123
Nesselausschlag 286
  Apis 286 f.
  Rhus tox. 287
  Urtica urens 287
Nieswurz, weiße s. *Veraticum album*
Nitroglyzerin s. *Glonoinum*

Nux vomica 74, 410 ff.
  Allergien 290 f.
  Blasenkatarrh 242 f., 245
  Emotionale Störungen 375
  Erkältungen und Husten 100 f., 109
  Fieber 83
  Hämorrhoiden 211 ff.
  Hepatitis 217, 219 f.
  Koliken 132, 134
  Kopfschmerzen 271 ff., 275 f.
  Reisekrankheit 221
  Rückenschmerzen 353
  Schlaflosigkeit 380, 382
  Verdauungsprobleme 200, 204

Ohrenschmerzen 161–173
Opium
  Emotionale Störungen 374 f.
Oscillococcium
  Grippe 88, 90

Paracetamol 79
Passiflora 380, 382
Petroleum 74
  Herpes simplex 321 f.
  Reisekrankheit 221
Pfeifen und Schnaufen 94
Phosphor, Gelber s. *Phosphorus*
Phosphorus 74, 412 ff.
  Erkältungen und Husten 102 f., 112
  Verbrennungen 362
  Verdauungsprobleme 199, 205
  Zahnschmerzen 372
Phytolacca 74
  Halsschmerzen 181 ff.
  Mumps 153, 155
Pilocarpinum 74
  Mumps 153 f., 156
Pilzinfektionen s. Ringelflechte
Plantago
  Zahnschmerzen 371
Podophyllum 74
  Verdauungsprobleme 200
Prostataprobleme 254–259

Prostataentzündung 255–259
  Apis 258
  Causticum 258 f.
  Chimaphilla umbellata 257, 259
  Kalium bi. 257, 259
  Lycopodium 258 f.
  Pulsatilla 257 f.
  Sabal serrulata 258 f.
Pulsatilla 74, 414 ff.
  Asthma 294 f.
  Bettnässen 141 f.
  Bindehautentzündung 125 f.
  Blasenkatarrh 243 f., 246
  Erkältungen und Husten 103, 110, 113
  Fieber 83
  Gehörgang, Äußerer 167 ff., 171
  Gerstenkörner 309 f.
  Hämorrhoiden 211 f., 214
  Harnröhrenentzündungen 251 ff.
  Koliken 132, 134
  Kopfschmerzen 273, 276
  Masern 146, 148 f.
  Menstruationsbeschwerden 235, 238
  Mumps 153, 155
  Nebenhöhlen, Probleme mit 122
  Prostataentzündung 257 f.
  Röteln 151
  Scheidenentzündung 227, 231
  Schlaflosigkeit 380, 382
  Verdauungsprobleme 201, 204 f.
  Windpocken 158 f.
Purgierkörner s. *Croton tiglium*

Quecksilber s. *Mercurius*

Ranunculus bulbosus 74
  Herpes zoster 325 f.
Reisekrankheit 221
  Cocculus 221
  Nux vomica 221
  Petroleum 221
  Tabacum 221
Reißblei s. *Graphites*

Reye-Syndrom 79, 84, 90, 157, 160
Rhus diversiloba 74
  Kontakt-Dermatitis 283 f.
Rhus toxicodendron 74, 416 ff.
  Erkältungen und Husten 106 f., 114
  Grippe 87, 89
  Halsschmerzen 179 f., 184
  Herpes simplex 320 f.
  Herpes zoster 324 f.
  Impetigo 314 ff.
  Kontakt-Dermatitis 282 ff.
  Masern 147
  Mumps 154
  Nesselausschlag 287
  Rückenschmerzen 353
  Windpocken 157 ff.
  Zerrungen 350
Ringelblume s. *Calendula*
Ringelflechte 330–333
  Arsenicum 332 f.
  Calcarea 332
  Dulcamara 332
  Graphites 332 f.
  Sepia 332 f.
  Sulfur 332 f.
  Tellurium 332 f.
Röteln 150 f.
  Aconitum 151
  Belladonna 151
  Ferrum phos. 151
  Pulsatilla 151
Rückenschmerzen 352–355
  Arnica 353
  Bryonia 353
  Colocynthis 354
  Gnaphalium 354
  Hypericum 353
  Nux vomica 353
  Thus tox. 353
  Tellurium 354
Rumex 104
  Erkältungen und Husten 104, 111
Ruta 74
  Blaue Flecken 346

Warzen 329
Zahnschmerzen 372
Zerrungen 350

Sabadilla 74
   Allergien 290 f.
Sabal serrulata
   Prostataentzündung 258 f.
Salpetersäure
   Harnröhrenentzündung 252 f.
   Scheidenentzündung 228, 230 f.
   Warzen 329 f.
Salz s. *Natrium muriaticum*
Salzsäure
   Hämorrhoiden 211, 214
Sambucus
   Asthma 295, 297
Sanguinaria 74
   Kopfschmerzen 273 f., 278
Sarsaparilla 74
   Blasenkatarrh 242, 245
Sauerdorn s. *Berberis vulgaris*
Schachtelhalm s. *Equisetum*
Scheidenentzündungen 223–231
   Borax 228, 230
   Calcarea carbonica 227 f., 230
   Graphites 227 f., 230
   Kreosotum 227 ff.
   Pulsatilla 227, 231
   Salpetersäure 228, 230 f.
   Sepia 227 ff.
Schlaflosigkeit 376–383
   Arnica 380, 383
   Arsenicum 380, 381
   Chamomilla 380, 382
   Coffea 379 ff.
   Ignatia 381 f.
   Nux vomica 380, 382
   Passiflora 380, 382
   Pulsatilla 380, 382
Schlangenbisse 369 f.
Schlangengift s. *Lachesis*
Schnaufen s. Pfeifen
Schnitte 343 ff.

   Arnica 344
   Calendula 343 f.
   Hypericum 343 f.
Schnupfen 101, 107
   Arsenicum 101
   Dulcamara 107
   Pulsatilla 103
Schock 363 f.
   Arnica 364
Schöllkraut s. *Chelidonium majus*
Schüßler, Wilhelm Heinrich
Schwächeanfall durch Hitze 364 f.
   Cuprum metallicum 365
   Veratrum album 365
Schwefel s. *Sulfur*
Schwertlilie, Buntfarbige s. *Iris versicolor*
Seidelbast s. *Mezereum*
Sepia 74, 418 f.
   Bettnässen 140 ff.
   Herpes simplex 320 ff.
   Kontakt-Dermatitis 283, 285
   Ringelflechte 332 f.
   Scheidenentzündungen 227 ff.
Silicea 74, 420 f.
   Brüche 357
   Furunkel 305, 307
   Gehörgang, Äußerer 167, 169, 172
   Gerstenkörner 310, 312
   Nebenhöhlen, Probleme mit 122
   Tränenkanäle, blockierte 126
Smilax s. *Sarsaparilla*
Sonnenstich s. Hitzschlag
Sonnentau s. *Drosera*
Spanische Fliege s. *Cantharis*
Spießglanz, Schwarzer s.
   Antimonium crudum
Spigelia
   Kopfschmerzen 274 f., 278
   Nebenhöhlen, Probleme mit 123
Spongia 74
   Asthma 295 f.
   Erkältungen und Husten 103 f.
   Krupp 116

Staphisagria 74
   Blasenkatarrh 243, 246
   Gerstenkörner 310 f.
   Stiche und Bisse von Insekten und Spinnen 368
   Stichwunden 348
   Zahnschmerzen 371
Steinöl s. *Petroleum*
Stephanskraut s. *Staphisagria*
Stiche und Bisse von Insekten und Spinnen 367 ff.
   Apis 368
   Ledum 368
   Staphisagria 368
   Urtica urens 368
Stichwunden 347
   Apis 348
   Arnica 348
   Hypericum 347 f.
   Ledum 348
   Staphisagria 348
Streptokokkenangina 175 ff.
Sturmhut s. *Aconitum*
Sulfur 74, 421–424
   Halsschmerzen 181 f., 185
   Harnröhrenentzündung 252 f.
   Herpes zoster 325
   Kontakt-Dermatitis 283, 285
   Mykose 337–340
   Ringelflechte 332 f.
Sumpfporst s. *Ledum palustre*
Symphytum 74
   Brüche 357
Symptome 46–59, 439
   –, Allgemeine 49, 439
   Art der 48 f.
   Beginn der 48
   Beschreibung der 46 f.
   –, Besondere 51 f.
   Bewertung der 55–59
   Lokalisierung der 48
   –, Psychische 53 f.
   –, Spezifische 439
   –, Übliche 439
   Unterdrücken der 439
   Unterscheidung der 47 f.
   Ursachen der 48

Tabacum 74
   Reisekrankheit 221
Tabak s. *Tabacum*
Tellur s. *Tellurium*
Tellurium 74
   Ringelflechte 332 f.
   Rückenschmerzen 354
Teufelsrübe s. *Bryonia*
Thuja occidentalis 74
Tränenkanäle, blockierte 126
   Silicea 126
Tripper s. Gonorrhoe
Tinte des Tintenfischs s. *Sepia*
Tollkirsche s. *Belladonna*

Unfälle 342–372
Urtica urens 75
   Nesselausschlag 287
   Stiche und Bisse von Insekten und Spinnen 368
   Verbrennungen 361 f.

Veratrum album 75
   Schwächeanfall durch Hitze 365
   Verdauungsprobleme 200, 205
Verbrennungen 360–363
   Calendula 361 f.
   Cantharis 362
   Hypericum 362
   Phosphorus 362
   Urtica urens 361 f.
Verdauung, Probleme mit der 186–221
   Arsenicum 196 f., 199 f., 202
   Belladonna 198 f., 203
   Bryonia 199, 203 f.
   Colocynthia 198, 203
   Ipec. 197 f., 202
   Magnesium phos. 198, 203
   Nux vomica 200, 204
   Phosphorus 199, 205

Podophyllum 200
Pulsatilla 201, 204 f.
Veratrum album 200, 205
Verletzungen 342–372
Verstauchungen s. Zerrungen
Verstopfung 207
Vitamin C 95
Vorhaut, Reizung der 260
  Calendula 260

Wanzenkraut
  s. *Cimicifuga racemosa*
Warzen 327–330
  Antimonium crudum 329
  Causticum 329
  Dulcamara 329
  Ruta 329
  Salpetersäure 329f
  Thuja 329
Wasserentzug 190 ff.
Wasserhanf s. *Eupatorium perfoliatum*
Weinraute s. Ruta
Wiesenküchenschelle s. *Pulsatilla*
Windpocken 156–160
  Antimonium crudum 158
  Antimonium tart. 158 f.
  Arsenicum 158
  Belladonna 158
  Mercurius 158
  Pulsatilla 158 f.
  Rhus tox. 157 ff.
Wintergrün, Doldenblütiges s.
Chimaphilla umbellata
Winterlieb, Doldenblütiges s.
Chimaphilla umbellata
Wolferlei s. *Arnica montana*
Wurmkraut s. *Spigelia*
Wyethia 75
  Allergien 290 f.

Zahnen 135 ff.
  Chamomilla 136 f.
  Ignatia 136 f.
  Kreosotum 136 f.

Zahnschmerzen 371 f.
  Arnica 372
  Chamomilla 372
  Coffea 371
  Hypericum 372
  Kreosotum 372
  Mercurius 372
  Phosphorus 372
  Plantago 371
  Ruta 372
  Staphisagria 371
Zaunrübe, Rotbeerige s. *Byronia*
›Zellsalze‹ 41
Zerrungen 349 ff.
  Arnica 350
  Ledum 351
  Rhus tox. 350
  Ruta 350 f.
Zinkgluconat 95
Zwiebel s. *Allium cepa*

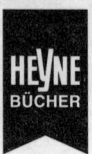

Von der Kraft des Mondes

Anna-Maria Bauer
Das Heyne-Mondjahrbuch 1998
Natürlich leben im Rhythmus der Natur
08/5145

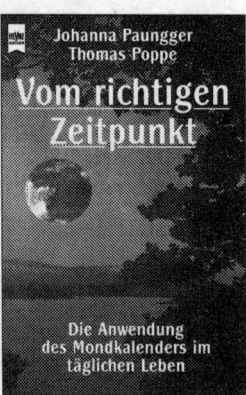

01/9803

Erich Bauer
Barbara Conrad
Das Mondphasen-Kochbuch
Gesunde Ernährung im Einklang mit dem Mond
07/4690

Johanna Paungger
Thomas Poppe
Vom richtigen Zeitpunkt
Die Anwendung des Mondkalenders im täglichen Leben
01/9803

Christina Zacker
Die Monddiät
Schlank und schön im Einklang mit dem Mondjahr
08/5036

Christina Zacker
Mondphasen
Der Einfluß des Mondes auf den Lebensrhythmus der Frau
08/5047

Christina Zacker
Das persönliche Mondhoroskop
Mondphasen und Tierkreiszeichen
08/5155

Heyne-Taschenbücher

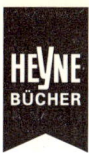

Gesunde Küche leichtgemacht

Eve Marie Helm
Feld-, Wald und Wiesen-Kochbuch
07/4295

Anita Höhne
Medizin am Wegesrand
Die Heilkraft der Kräuterküche
07/4700

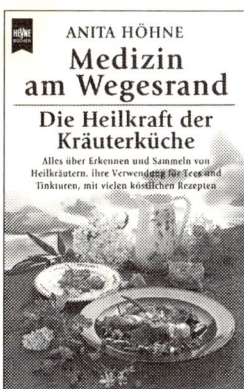

07/4700

Anita Höhne
Dr. Leonard Hochenegg
Zauberkraft Saft
Frisch gepreßte Obst-, Gemüse- und Kräutersäfte
07/4704

Amadea Morningstar
Urmila Desai
Die Ayurveda-Küche
Eine harmonische Ernährungsweise zur Stärkung des Energiesystems von Körper und Seele
07/4633

Rose-Marie Nöcker
Makrobiotische Küche
Die Kunst, sich in Harmonie mit der Natur zu ernähren
07/4288

**Fit mit Rohkost
Sonne essen – ungekocht**
150 Rezepte zur Rohkosttherapie
07/4689

Ursula Paschen
Fit durch Trennkost
Alles über die gesunde Ernährungsform mit zahlreichen Rezepten
07/4653

Vegetarische Trennkost
Neue Trennkost-Rezepte für alle, die lieber fleischlos essen
07/4679

Heyne-Taschenbücher

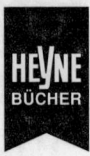

»natürlich gesund«

Bücher für Körper und Seele

Sven-Jörg Buslau
Corinna Hembd
Kombucha - Der Tee mit großer Heilkraft
08/5131

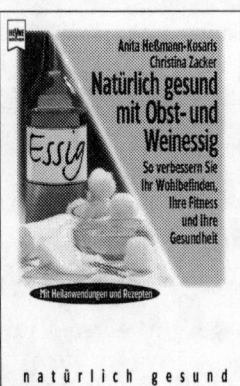

08/5130

Stephen Cummings
Dana Ullman
Das Hausbuch der Homöopathie
08/9088

Ulrike M. Klemm
Reiki - das Handbuch für die Praxis
08/5121

Brigitte Neusiedl
Heilfasten - Harmonie von Körper, Geist und Seele
08/5105

Magda Palmer
Die verborgene Kraft der Kristalle und Edelsteine
08/5043

Dr. Flora Peschek-Böhmer
Colon-Hydro-Therapie
Ein neuer Weg zur umfassenden Entschlackung und zur Heilung chronischer Krankheiten
08/5109

Mechthild Scheffer
Selbsthilfe durch Bach-Blüten-Therapie
08/9517

Dr. Wolf Ulrich
Schmerzfrei durch Akupunktur und Akupressur
08/4497

Heyne-Taschenbücher